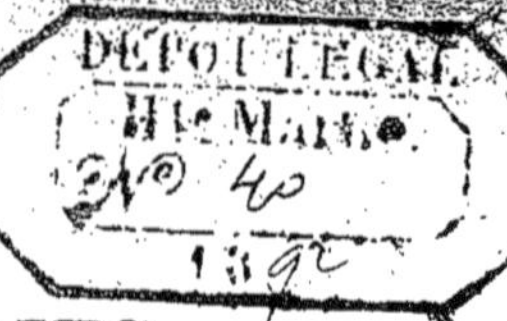

TRAITÉ DES MALADIES

DES

ORGANES GÉNITO-URINAIRES

PAR

LE Dr PAUL FURBRINGER

DIRECTEUR DE L'HOPITAL FRIEDRICHSHAIN DE BERLIN

TOME DEUXIÈME

TRADUCTION FRANÇAISE ANNOTÉE

PAR

LE Dr HENRI HARTMANN

ANCIEN PROSECTEUR A LA FACULTÉ

---

54 FIGURES DANS LE TEXTE

PARIS

G. STEINHEIL, ÉDITEUR

2, RUE CASIMIR-DELAVIGNE, 2.

1892

TRAITÉ DES MALADIES
DES
ORGANES GÉNITO-URINAIRES

TRAITÉ DES MALADIES

DES

ORGANES GÉNITO-URINAIRES

PAR

LE Dr PAUL FURBRINGER

DIRECTEUR DE L'HOPITAL FRIEDRICHSHAIN DE BERLIN

TOME DEUXIÈME

TRADUCTION FRANÇAISE ANNOTÉE

PAR

LE Dr HENRI HARTMANN

ANCIEN PROSECTEUR A LA FACULTÉ

54 FIGURES DANS LE TEXTE

PARIS

G. STEINHEIL, ÉDITEUR

2, RUE CASIMIR-DELAVIGNE, 2.

1892

TABLE DES MATIÈRES

PREMIÈRE PARTIE

Maladies chirurgicales du rein.

CHAPITRE I. — SÉMÉIOLOGIE DES MALADIES CHIRURGICALES DU REIN. — SON EXAMEN CHIRURGICAL.

CHAPITRE II. — LÉSIONS TRAUMATIQUES DU REIN.

CHAPITRE III. — INFLAMMATIONS RÉNALES ET PÉRINÉNALES.

CHAPITRE IV. — NÉPHROLITHIASE. CALCULS RÉNAUX. CONCRÉTIONS RÉNALES.

CHAPITRE V. — TUMEURS RÉNALES.

CHAPITRE VI. — DÉPLACEMENTS DU REIN.

CHAPITRE VII. — OPÉRATIONS PRATIQUÉES SUR LE REIN.

DEUXIÈME PARTIE

Maladies de la vessie.

CHAPITRE I. — SÉMÉIOLOGIE DES MALADIES DE LA VESSIE. — SON EXAMEN CHIRURGICAL.

CHAPITRE II. — LÉSIONS TRAUMATIQUES DE LA VESSIE.

CHAPITRE III. — CYSTITE. — CATARRHE VÉSICAL. — INFLAMMATION DE LA VESSIE.

CHAPITRE IV. — LITHIASE URINAIRE. — PIERRE. — CALCULS VÉSICAUX.

CHAPITRE V. — CORPS ÉTRANGERS DE LA VESSIE.

CHAPITRE VI. — TUBERCULOSE DE LA VESSIE.

CHAPTRE VII. — TUMEURS DE LA VESSIE.

CHAPITRE VIII. — NÉVROSES DE LA VESSIE.

CHAPITRE IX. — EXSTROPHIE DE LA VESSIE.

CHAPITRE X. — OPÉRATIONS QUI SE PRATIQUENT SUR LA VESSIE.

TROISIÈME PARTIE

Maladies de l'urèthre.

CHAPITRE I. — LÉSIONS TRAUMATIQUES DE L'URÈTHRE.

CHAPITRE II. — INFLAMMATIONS DE L'URÈTHRE.

CHAPITRE III. — RÉTRÉCISSEMENTS DE L'URÈTHRE.

APPENDICE SUR QUELQUES COMPLICATIONS DES RÉTRÉCISSEMENTS.

CHAPITRE IV. — SPASME DE L'URÈTHRE.

CHAPITRE V. — INFLAMMATION DES GLANDES DE COWPER.

CHAPITRE VI. — VICES DE CONFORMATION DE L'URÈTHRE.

CHAPITRE VII. — DES OPÉRATIONS PRATIQUÉES SUR L'URÈTHRE

QUATRIÈME PARTIE

Affections des organes génitaux.

CHAPITRE I. — MALADIES DE LA PROSTATE.

CHAPITRE II. — MALADIES DES VÉSICULES SÉMINALES.

CHAPITRE III. — MALADIES DU TESTICULE ET DE L'ÉPIDIDYME.

CHAPITRE IV. — IMPUISSANCE CHEZ L'HOMME.

CHAPITRE V. — STÉRILITÉ CHEZ L'HOMME.

PREMIÈRE PARTIE

MALADIES CHIRURGICALES DES REINS

CHAPITRE PREMIER

Séméiologie des maladies chirurgicales du rein. — Son examen chirurgical (1).

§ 1. — SÉMÉIOLOGIE DES MALADIES CHIRURGICALES DU REIN.

Les maladies chirurgicales du rein se traduisent par un certain nombre de troubles fonctionnels que le professeur Guyon divise en *directs* et *indirects*. Les troubles fonctionnels directs répondent à une modification dans la quantité ou dans la qualité de l'urine ; les troubles fonctionnels indirects ne sont que la manifestation lointaine de la souffrance d'un de nos grands appareils « qui devient ainsi l'écho de l'état morbide des reins ».

A. Troubles fonctionnels directs. — Au début de beaucoup d'affections rénales, on note une exagération sécrétoire de l'organe. Cette *polyurie*, qui n'est que rarement considérable, qui dépasse rarement 3 litres, a une grande valeur lorsqu'elle est *durable*. Claire au début, elle devient plus tard trouble, lorsque des agents infectieux se sont introduits dans l'appareil urinaire et en ont déterminé la suppuration.

Les urines, d'apparence laiteuse, ne se décantent pas (*urines rénales*); elles ne fermentent que difficilement, ce qui tient à ce qu'en général la

---

(1) Consulter, F. Guyon, *Leç. clin. sur les mal. des voies urinaires*, 2e éd., Paris, 1885, et Diagnostic des affections chirurgicales des reins. Séméiologie. Exploration. *Journ. de méd. et de chir. pratiques*, Paris, 1891, t. LXII, p. 209 et 289. — Récamier (J.). *Étude sur les rapports du rein et son examen chirurgical*, G. Steinheil, éditeur. Paris, 1889.

matière fermentescible, l'urée, ne s'y trouve qu'en faibles proportions (F. Guyon). Aussi dans les *grandes pyuries,* le pus a-t-il l'apparence de celui qui s'écoule d'unabcès au lieu de donner ces dépôts glaireux, si fréquents dans les cystites. L'étude de la marche de la pyurie a une

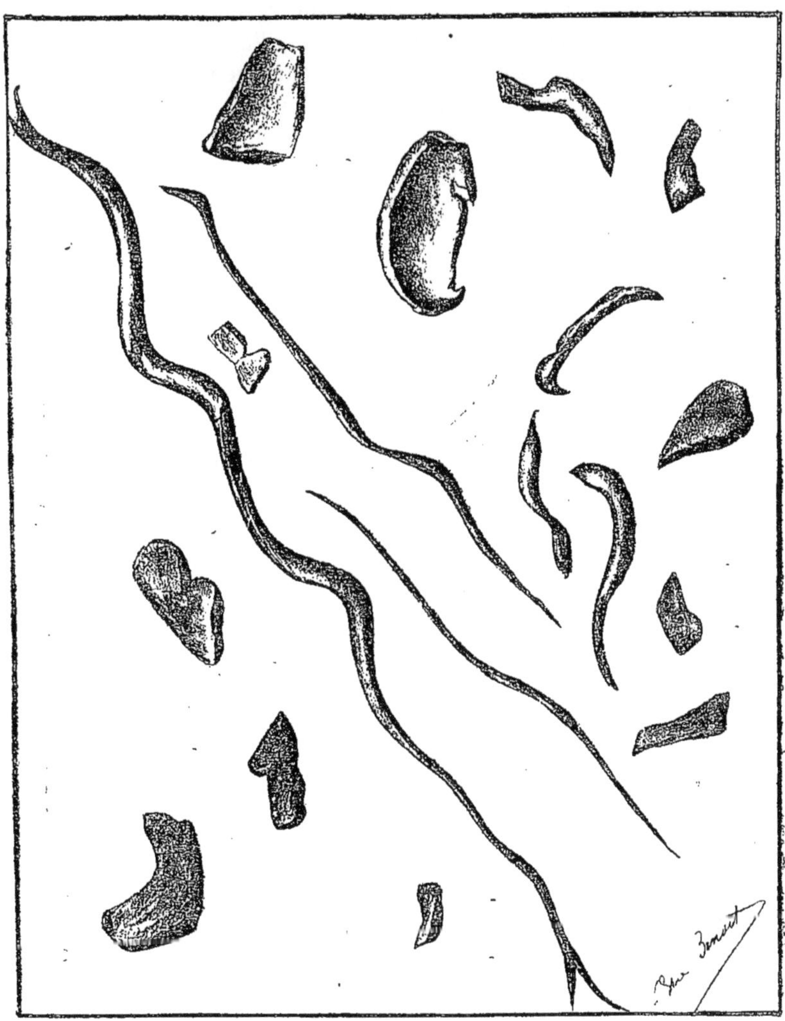

Fig. 1. — Caillots rendus par un malade porteur d'une énorme tumeur du rein (Guillet).

grande importance. Lorsqu'on la voit cesser momentanément pendant quelques heures, un jour, deux jours ou plus, puis reparaître, on peut affirmer qu'on se trouve en présence d'une suppuration rénale et que cette suppuration est unilatérale. Si, pendant le cours de sa disparition, la quantité et la composition chimique ne se trouvent pas modifiées, on peut en conclure que le rein opposé non seulement est sain, mais est en état d'assurer à lui seul l'excrétion régulière des matériaux urinaires.

La présence du sang dans l'urine, l'*hématurie,* a, de même, une grande valeur séméiologique. Malheureusement le sang pouvant venir de la vessie, de la prostate, on a quelquefois de grandes difficultés à en établir l'origine (1). On a dit que dans l'hématurie rénale, le sang, bien mélangé à l'urine, lui communiquait une teinte *couleur de fumée* (2), mais on a beaucoup exagéré la valeur de ce symptôme. Certes lorsqu'il y a, dans une même miction, un mélange inégal du sang et de l'urine (3), que la première ou la dernière partie du jet seule est colorée ou même qu'elle est simplement plus rutilante, on peut conclure au rejet du point de départ rénal de l'hématurie. Mais le mélange intime du sang et de l'urine peut se rencontrer dans l'hématurie vésicale aussi bien que dans l'hématurie rénale et n'a dès lors aucune valeur pour le diagnostic de celle-ci. Ce qui en a beaucoup plus, c'est la constatation dans l'urine de *longs caillots fibrineux* formés dans l'uretère ou de *cylindres hématiques* venus des reins. Les premiers longs et minces, moulés sur l'uretère peuvent mesurer jusqu'à 22 centimètres, c'est-à-dire la longueur normale de l'uretère (4) ; leur expulsion peut s'accompagner de douleurs rappelant la colique néphrétique. Malheureusement ces faits sont rares et la constatation d'un caillot fibrineux court est sans valeur, le moulage pouvant s'être fait dans la partie profonde du canal, ce qui n'est pas très rare dans les hématuries prostatiques, où le sang coule et se caille dans la partie profonde du canal.

Il faut donc recourir au microscope. Celui-ci fait quelquefois constater la présence dans l'urine de cylindres de sang coagulé, parfois

---

(1) Nous ne parlons pas du sang qui vient de l'urèthre antérieur. Celui-ci s'écoule dans l'intervalle des mictions ; il n'est pas mélangé à l'urine. Aussi est-il impossible de confondre ces deux symptômes : *Uréthrorrhagie* et *hématurie.*

(2) THOMPSON (H.), *Leç. clin. sur les maladies des voies urin.* ; trad. R. JAMIN, Paris, 1889, p. 580.

(3) Fait facile à constater si l'on fait uriner le malade successivement dans 3 verres séparant ainsi l'urine du début, de celle du milieu et de celle de la fin de la miction.

(4) On en trouve de beaux exemples recueillis par le professeur Guyon dans GUILLET, *Des tumeurs malignes du rein*, Paris, 1888 (Voir fig. 1).

assez longs, moulés dans les canalicules. Ces cylindres sont facilement reconnaissables au microscope, sans l'emploi de matières colorantes, par leur couleur jaune. Ils sont formés par des globules rouges emprisonnés dans un réticulum fibrineux. Parfois on trouve des cylindres dont la portion centrale est formée par du sang et la périphérie par des cellules épithéliales (1).

La grande abondance et la *brusquerie* de l'hématurie n'ont pas l'importance que quelques auteurs ont voulu leur donner. Mais, pour le professeur Guyon, des alternances réitérées et très rapprochées d'urines sanglantes et d'urines claires ne se voient guère que dans l'hématurie rénale. L'arrêt de l'hématurie pendant quelques heures est souvent sui-

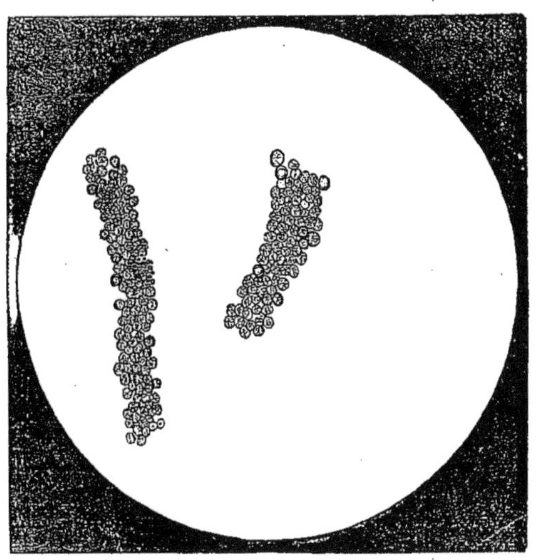

Fig. 2. — Cylindres hématiques (Eichhorst, *Traité de diagnostic*).

vie de l'expulsion d'un caillot allongé, dont le séjour dans l'uretère détermine parfois des malaises significatifs. Il est donc capital, en même temps qu'on étudie directement et au microscope les urines sanglantes, de s'enquérir de la marche, de la durée et de la succession des crises d'hématurie; c'est la seule façon de tirer de ce symptôme toute la valeur séméiologique qu'il comporte.

Lorsque l'on a déterminé le point de départ rénal de l'hématurie, il

(1) Voir Guyon et Albarran, Anat. et physiol. path. de la rétention d'urine, *Arch. de médecine expérimentale*, Paris, mars 1890.

faut en préciser la *cause*. Son apparition, immédiatement après un traumatisme localisé à la région lombaire, chez un malade indemne de tout symptôme rénal antérieur, fera penser à une *lésion traumatique du rein*. Il faut toutefois savoir que dans l'*hématurie calculeuse*, le traumatisme semble quelquefois jouer un rôle ; celle-ci toutefois est surtout déterminée par les mouvements brusques et actifs ; elle s'arrête par le repos (1). Bien au contraire l'*hématurie néoplasique*, de beaucoup la plus fréquente, apparaît spontanément et disparaît de même ; le repos le plus rigoureux, la médication la mieux dirigée reste sans action sur elle ; elle se répète et elle dure. Avant et après elle, les urines restent d'une limpidité parfaite. Aussi a-t-elle une valeur capitale au point de vue du diagnostic des néoplasmes rénaux (2).

La diminution de la quantité des urines, l'*oligurie*, à part quelques cas exceptionnels (3), ne s'observe qu'à une période avancée des maladies rénales, alors que les reins, arrivés au terme de leur fonctionnement, vont cesser complètement leur rôle. C'est qu'en effet dans les maladies chirurgicales, bien différentes en cela des néphrites médicales, les reins conservent le plus souvent leurs fonctions. Les urines ne contiennent pas d'albumine et, l'on n'observe guère la diminution de l'urée et de l'acide urique que chez les malades dont les lésions sont anciennes et la nutrition entravée. La diminution de l'urée, donnée par Rommelaere comme un signe diagnostic général de la malignité des tumeurs, et récemment

(1) A part quelques cas exceptionnels ; mais alors il s'agit d'un calcul engagé et l'on ne tarde pas à voir éclater la colique néphrétique.

(2) Cette valeur est d'autant plus grande que l'hématurie peut survenir dès le début de la maladie, alors que la tumeur rénale n'est pas encore appréciable (Guillet, *loc. cit.*, p. 60).

(3) Nous avons eu l'occasion d'observer un cas d'anurie complète chez un rétréci présentant des accidents infectieux à la suite d'une tentative de cathétérisme. L'anurie dura 4 jours et s'accompagna d'une élévation de la température (41°), suivie le 3e jour d'un abaissement (35°, 6). Le malade guérit cependant en présentant une éruption très étendue de vésicules d'herpès disposées suivant des trajets nerveux. Des anuries persistantes et suivies de guérison au cours de la lithiase ne sont pas très rares (voir Merklen, *De l'anurie*, th. de Paris, 1881). C'est que l'anurie, comme le dit notre maître M. Guyon, est la résultante d'une sorte de surprise du rein, d'une perturbation fonctionnelle intense et brutale, et comporte par suite un pronostic beaucoup moins grave que la simple diminution des urines, dernière manifestation morbide de l'état d'un organe depuis longtemps altéré.

par Thiriar comme un symptôme de cancer du rein, n'a en réalité aucune valeur (1).

B. Troubles fonctionnels indirects. — Les troubles fonctionnels indirects ont été étudiés d'une manière toute spéciale par le professeur Guyon qui a contribué, dans une large mesure, à en faire apprécier la valeur, tant au point de vue du diagnostic qu'à celui du pronostic à porter chez les malades. Ils peuvent atteindre tous nos grands appareils (2), mais ils ne se présentent avec une grande fréquence que sous deux formes: troubles digestifs et accidents fébriles ; les deux étant souvent combinés.

Les *troubles digestifs* ont une valeur exceptionnelle, établie par la constance et la durée de leurs manifestations (3). La soif est augmentée, l'appétit amoindri ; les digestions sont lentes, quelquefois accompagnées de migraine, la constipation est habituelle ; la bouche pâteuse, quelquefois sèche ; il y a fréquemment un état nauséeux.

Si la situation s'aggrave, chacun de ces symptômes s'exagère, mais plus particulièrement l'état pâteux de la bouche, sa sécheresse, la répulsion pour les aliments qu'il faut broyer et insaliver, et en première ligne pour le pain et la viande.

La langue est rouge à la pointe et sur les bords, enduite au centre d'une couche saburrale de teinte variable, lisse et luisante dans les cas simples, souvent très sèche, franchement rouge, lorsque la situation est plus sérieuse. La rougeur s'accentue, la sécheresse augmente ; la langue se fendille, se raccornit, devient noirâtre (*langue urinaire*).

La muqueuse buccale tout entière, y compris celle de l'isthme du gosier, participe aux modifications de couleur et d'humidité de la lan-

---

(1) Nous croyons l'avoir établi d'une manière péremptoire dans un travail fondé sur l'analyse *répétée* des urines d'un grand nombre de malades, cancéreux ou non (Hartmann et Gundelach, Contribut. à l'étude de la valeur séméiologique de l'hypoazoturie au point de vue du diagnostic et du pronostic des affections chirurgicales, *Ann. de gynécol.*, Paris, 1890, t. I, p. 17).

(2) On observe, au cours des accidents infectieux chez les urinaires, des irrégularités cardiaques, des poussées de congestion pulmonaire, quelquefois même des accidents cérébraux comateux, etc.

(3) Nous empruntons entièrement l'exposé qui va suivre à l'enseignement de notre maître, M. Guyon, qui le premier a donné une description, d'emblée complète, de ces accidents.

gue. La salive épaisse forme dans quelques points un enduit visqueux et filant, elle est rare ; sa réaction est devenue acide ; aussi le muguet est-il fréquent, sans que sa présence implique un pronostic particulièrement grave.

La *fièvre* n'est pas constante. C'est une fièvre rémittente, avec des défervescences et des ascensions plus ou moins accentuées, avec un seul frisson initial ou plusieurs frissons. Les accès ont le plus souvent leur summum le soir, mais il peut y avoir, dans les mêmes 24 heures, plusieurs alternatives de montée et de descente. Ce qui caractérise l'état fébrile d'origine rénale, ce qui le distingue des autres accès fébriles urinaires, en particulier de ceux qui ont leur point de départ dans une inoculation uréthrale, c'est leur *durée*.

Certaines maladies chirurgicales du rein, les néoplasmes malins par exemple, ne s'accompagnent d'aucun de ces troubles fonctionnels indirects ; cela tient d'une part à leur unilatéralité, et à l'hypertrophie compensatrice du rein opposé, d'autre part à ce fait que ces troubles sont particulièrement liés à des lésions suppuratives de l'appareil urinaire. L'insuffisance rénale a sa part dans leur production, mais l'infection du malade en a peut-être une encore plus grande et la simple destruction du rein ne donne guère lieu à cet ensemble tout spécial d'accidents digestifs et fébriles, comme on peut s'en assurer, en suivant l'évolution de la maladie kystique des reins.

§ 2. — Examen chirurgical du rein et de l'uretère.

A. Examen du rein. — L'examen chirurgical du rein permet de déterminer l'état de sa sensibilité, sa position, ses rapports, son volume, sa forme, sa consistance et sa mobilité.

La simple *inspection* fait constater immédiatement les tuméfactions notables du rein. Celles-ci ne sont jamais appréciables à la région postérieure (1), le rein en se développant soulevant presque toujours la partie antérieure du flanc. Si la tuméfaction est considérable, la circulation est gênée et l'on voit se dessiner sur la paroi abdominale des réseaux veineux bleuâtres. Assez souvent, lorsqu'on se trouve en présence d'un néoplasme du rein, on constate l'existence dans la portion correspondante du scrotum d'un *varicocèle*, dont la valeur séméiologique a été bien indiquée par M. Guyon.

---

(1) Nous laissons évidemment de côté les abcès périnéphrétiques qui, du reste, ne déterminent de tuméfaction lombaire apparente que lorsque le pus a commencé à se diriger vers le triangle de J. L. Petit.

Pas plus que l'inspection, la *percussion* ne conduit à des résultats pratiques importants (1). En arrière, elle ne donne rien, la matité du rein se confondant avec celle des parties molles épaisses qui le recouvrent. En avant, elle permet quelquefois de préciser les rapports du rein avec l'intestin et de noter l'existence d'une bande sonore entre la matité de la tumeur et celle du foie.

Pour acquérir sur les tuméfactions rénales des renseignements plus précis, il faut avoir recours à la *palpation*. Celle-ci peut être pratiquée de différentes façons et l'on doit à Glénard, à Israël et à Guyon des procédés spéciaux qu'il est utile de connaître.

1° Procédé de Glénard (2). — M. Glénard, dans son procédé de palpation, on pourrait dire de *pincement*, a surtout pour but de constater la mobilité rénale. Il étreint solidement de la main gauche, — pour la recherche du rein droit, — pouce en avant, médius en arrière, la zone des parties molles immédiatement sous-jacente au rebord costal. Les doigts forment ainsi un anneau étroit, qui sera complété à sa partie interne en arrière par la colonne vertébrale, en avant par la main droite; celle-ci déprime la paroi antérieure dans le prolongement de l'extrémité du pouce gauche, qui se trouve à la hauteur et au-dessous de l'extrémité de la neuvième côte droite. La main droite est chargée surtout de déprimer, le pouce gauche de palper. C'est à ce pouce gauche que doit être dévolu le rôle intelligent. Lorsque, par une forte inspiration, on a déterminé la descente du rein, on augmente brusquement la constriction exercée à travers les tissus par les doigts, en rapprochant le plus possible l'une de l'autre, l'extrémité du pouce et celle du médius gauche. Pendant ce temps, la main droite veille à ce que le rein ptosé ne soit pas dévié vers la ligne médiane et n'échappe pas à la préhension de la main gauche.

Au moment où l'on espère saisir la ptose, on sent profondément un corps orbe, lisse, dur, qui, sous l'influence de la pression brusque exer-

---

(1) Zuelzer (*Berl. klin. Woch.*, 1887, n° 21, p. 374) a conseillé de recourir à la percussion combinée ou transsonance plessimétrique ; il percute la région dorso-lombaire et ausculte, avec un sthétoscope placé sur un autre point de l'abdomen du même côté, les vibrations produites ; son procédé ne semble guère avoir été mis en pratique.

(2) Glénard (F.). A propos d'un cas de neurasthénie gastrique (entéronéphroptose traumatique), Diagnostic de l'entéroptose, *Province médicale*, 10 avril 1887. — Note sur l'exploration manuelle du rein, *Gaz. hebdom.*, Paris, 1889, p. 122.

cée, saute comme une bille et s'échappe en haut, en laissant aux doigts une sensation analogue à celle qu'ils éprouvent lorsqu'ils viennent de projeter par pression un noyau de cerise.

2° PROCÉDÉ D'ISRAEL. — Israël (1) fait remarquer que, si l'on élève une verticale passant par le milieu de l'arcade de Fallope, le rein se trouve sur cette ligne, à deux doigts au-dessous du rebord costal. Se fondant sur ce rapport anatomique, il conseille de déprimer en ce point la paroi abdominale pour aller à la rencontre de la face antérieure du rein. On pourrait, suivant lui, *palper le rein non hypertrophié et non déplacé*, en agissant de la manière suivante :

Le malade est dans le décubitus latéral, sur le côté non examiné, position où les muscles sont relâchés et où le rein exploré tend, de par son poids, à se porter en bas et en avant. Les membres inférieurs sont en légère flexion. Le patient respire largement la bouche ouverte. Pour explorer le côté gauche, le chirurgien se place à la droite du lit, la face tournée vers la tête du malade. Il met les doigts de la main droite à plat sur la région lombaire gauche : la main gauche sur le point correspondant de la paroi abdominale antérieure, de façon que le bout de l'index et du médius soit à deux doigts au-dessous du point de réunion des neuvième et dixième cartilages costaux. Puis, tandis que la main droite appuie sur la région lombaire, on fait faire au malade des inspirations profondes et on appuie au moment où débute l'expiration. On appuie doucement, de la main mise bien à plat, en même temps que les doigts allongés font de légers mouvements de flexion dans les articulations métacarpo-phalangiennes. Le bout du doigt arrive ainsi peu à peu au-dessus de l'extrémité inférieure du rein, lorsque cet organe est dans la position la plus basse, c'est-à-dire à la fin de l'inspiration ; on sent l'organe s'élever pendant l'expiration. Une fois l'extrémité inférieure reconnue, on palpe la face antérieure, lorsque va commencer l'expiration, car c'est alors que la surface accessible est *maxima*. Les mouvements d'ascension et de descente font sentir avec netteté les irrégularités que peut présenter cette surface.

Par cette méthode, on pourrait palper le tiers inférieur ou même la moitié d'un rein normal. On sent alors un corps convexe, lisse, à bords mousses ce qui le différencie du foie et de la rate. Si palpant à gauche on trouve un organe à bord tranchant, c'est la rate ; on doit en conclure qu'on palpe trop superficiellement et trop latéralement. Sou-

(1) ISRAEL, Ueber Palpation gesunden u. krank. Nieren, *Berl. klin. Woch.*, 1889, n°s 7 et 8, p. 125 et 156, traduit par A. BROCA in *Gaz. hebd.*, Paris, 1889, p. 237.

vent du reste, à droite comme à gauche, on ne sait exactement ce qui appartient au foie ou à la rate et ce qui dépend du rein, que si l'on réussit, ce qui est le plus souvent possible, à introduire le bout du doigt entre les deux organes ; la face palmaire touche le rein alors que la face dorsale sent le foie ou la rate. Pour ces palpations subtiles on n'arrive qu'avec le temps à une analyse exacte, en perfectionnant peu à peu cette analyse par des explorations successives, à mesure qu'on enregistre des sensations nouvelles.

3° Procédé de F. Guyon. — Le malade dont on aura vidé l'intestin la veille, sera à jeun de manière à ce que le ventre soit le moins ballonné possible. On le placera dans le décubitus dorsal, la tête peu élevée mais cependant soutenue, les membres reposant dans toute leur longueur sur le plan du lit (1).

Pour pratiquer la *palpation bimanuelle*, on glisse une main entre le matelas que l'on déprime et le sujet qui y repose ; on reconnaît les apophyses des premières lombaires et la dernière côte. C'est dans ce triangle costo-vertébral qu'il faut explorer le rein (voir fig. 3). La main, placée entre la crête iliaque et la dernière côte, se rapproche bien de l'extrémité inférieure du rein, mais n'est pas exactement à son niveau. Pour l'atteindre directement, il faut n'agir qu'avec l'extrémité d'un ou de deux doigts tout au plus. On peut ainsi exercer des pressions sur le rein. La main antérieure, placée vis-à-vis, empiète quelque peu sur la partie externe du grand droit de l'abdomen. A droite, elle peut se tenir au-dessous des côtes et se contenter de les effleurer ; à gauche, elle s'insinue quelque peu sous leur rebord. Il ne s'agit plus que de la rapprocher de la main postérieure. Pour cela, il faut aller en mesure, profitant de chaque expiration pour avancer et demeurant immobile pendant l'inspiration, au point même où l'on a pénétré, conservant le terrain conquis. On descend ainsi par gradations successives dans les profondeurs de la région et l'on arrive à saisir d'une manière très nette les organes profonds de la région lombaire saisis entre les deux mains. On peut ainsi, et sans recourir à l'anesthésie, palper des reins relativement très peu augmentés de volume, déterminer leur consistance, l'état de leur sensibilité, etc. C'est le procédé de choix.

Malheureusement, lorsque la paroi abdominale ne se laisse pas bien déprimer et que l'augmentation de volume du rein est minime, il ne

(1) La flexion des cuisses, communément conseillée, a l'inconvénient de mettre les membres en état de vigilance musculaire, et de déterminer par ce fait des contractions synergiques des muscles du tronc, qui gênent l'explorateur (F. Guyon). (H. H.)

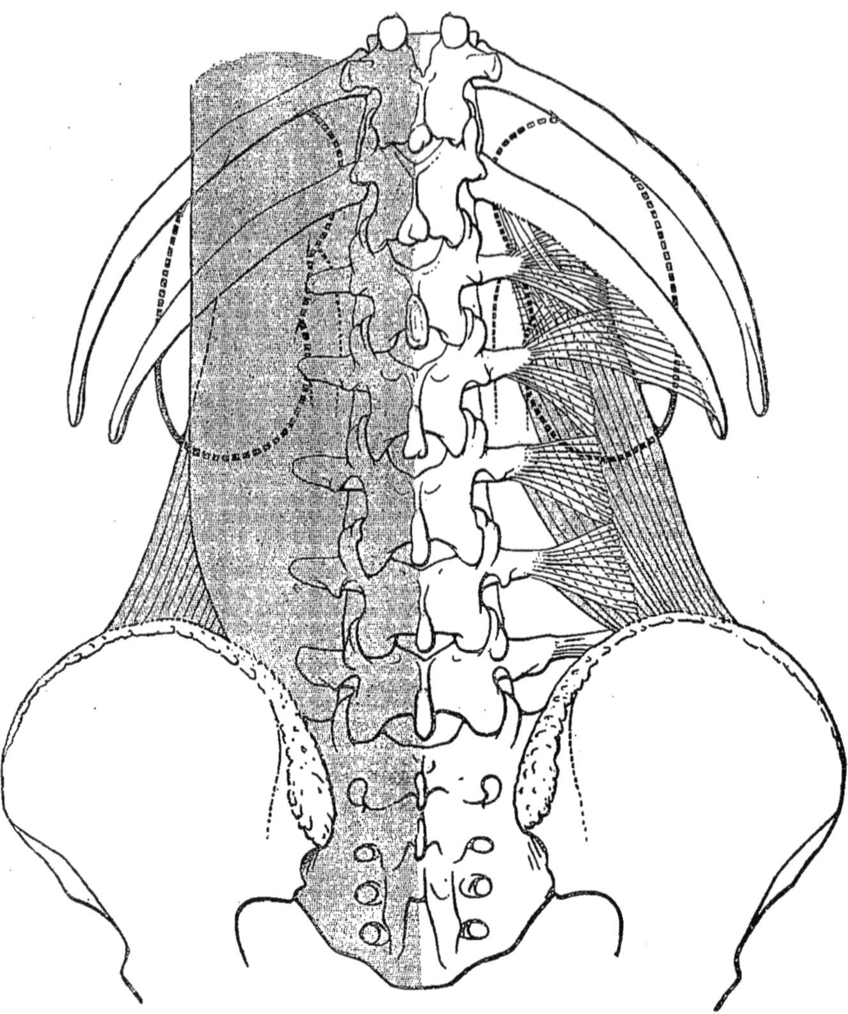

Fig. 3. — Rapports de la face postérieure du rein (L.-H. Farabeuf).

Du côté gauche de la figure, on voit la *masse sacro-lombaire* teintée en gris, débordée en bas sur une étendue notable par le *carré lombaire.*

Du côté droit la masse sacro-lombaire a été enlevée. On a sous les yeux les insertions de l'*aponévrose moyenne du transverse* de l'abdomen, qui naît de chaque apophyse par un faisceau en éventail. Des deux premières apophyses transverses lombaires naissent des faisceaux qui continuent la série de ces insertions et qui vont s'attacher au bord inférieur de la 12e côte jusque près de son sommet (*ligament lombo-costal*). Lorsque la 12e côte est courte, ce ligament lombo-costal conserve les mêmes rapports, mais va s'insérer à la 11e côte (Th. Récamier).

donne aucun résultat; on peut alors recourir à la recherche du *ballottement rénal,* sur lequel le professeur Guyon a, dès 1886, appelé l'attention (1).

La main abdominale, très intimement appliquée à la paroi, ne la déprime que modérément de manière à laisser au-devant du rein un espace libre, où il puisse se mouvoir. Par une flexion répétée des phalanges de la main postérieure, agissant dans l'aire du triangle costo-vertébral, on imprime à la paroi postérieure et, par suite, au rein, qui lui est contigu, des secousses. A proprement parler, il ne s'agit pas là d'un ballottement, le rein n'est pas lancé en avant pour retomber ensuite sur le doigt qui l'a poussé ; on ne sent pas de choc en retour. Le ballottement se produit grâce à la brusquerie des secousses qui surprennent les muscles de la paroi et les dépriment ; si le rein se met en contact avec la main antérieure, c'est donc sans quitter la paroi postérieure, mais soulevé par elle (Récamier) (2).

Toute tumeur *en rapport immédiat* avec la paroi abdominale postérieure peut donner la sensation de ballottement. M. Tuffier l'a notée dans un kyste hydatique situé au-dessus du rein droit. M. Albarran dans un cancer du jéjunum, nous-même dans un cas de lobe mobile de la face inférieure du foie et dans un cas de kyste du pancréas ; nous l'avons encore obtenue, avec notre maître M. Guyon, dans un cas de cancer du côlon descendant. Mais le ballottement rénal a quelque chose de spécial ; il est lombo-abdominal, ne s'obtient pas seulement par la pression de la partie postérieure du flanc mais, au contraire, *a son maximum de netteté lorsque les pressions sont exercées dans le triangle costo-vertébral.*

Lorsque ces divers moyens simples de recherches sont insuffisants on a conseillé de recourir à la ponction ou à l'incision exploratrice.

La *ponction* peut permettre de déterminer si une tumeur est solide ou liquide; quelquefois même elle a pu déceler la présence de cal-

---

(1) F. Guyon, Diagnostic et traitement des tumeurs de la vessie, *Congrès franç. de chir.*, 2e session. Paris, 1886, p. 571.

(2) Au début, M. Guyon avait cru à une véritable mobilisation du rein (*Congrès de chir.*, 1886) ; mais cette erreur fut de courte durée et dès le début de 1888, dans un article sur le traitement chirurgical des pyélites (*Gaz. des hôp.*, Paris, 7 janvier 1888), nous mentionnions des faits, bien connus de notre maître, de pyélites adhérentes ayant donné lieu au ballottement. Depuis lors les faits se sont accumulés et actuellement le mécanisme du ballottement n'est plus discutable.

culs (1). Mais c'est un procédé incertain (2) et quelquefois dangereux, exposant à la lésion de l'intestin, de vaisseaux, etc.

Il faut lui préférer *l'incision exploratrice.* La *voie abdominale* a l'avantage de mettre à même de palper les deux reins, mais elle est insuffisante à donner des résultats précis et peut faire croire à l'absence de reins simplement diminués de volume (Récamier), Aussi doit-on recourir à la *voie lombaire*, qui permet d'attirer le rein dans la plaie, de le palper sur toutes ses faces et même de l'ouvrir, comme le conseillait H. Morris dès 1880 (3).

B. Examen de l'uretère (4). — La *palpation directe de l'uretère* à travers la paroi abdominale (5) permet quelquefois de le sentir, surtout au niveau du point où il va s'engager dans le bassin. Ce point est situé sur une ligne horizontale passant par l'épine iliaque antérieure et supérieure, à 4 à 5 centimètres de la ligne médiane.

Le *toucher vaginal de l'uretère* donne des résultats bien autrement importants (6) et dans nombre de cas nous avons pu sentir ce conduit et en apprécier le volume. Il faut, pour cela chercher l'uretère droit avec l'index droit, le gauche avec l'index gauche afin de toujours présenter au contact de l'uretère la face palmaire du doigt ; portant tout d'abord le doigt en avant du col, au fond du cul de sac vaginal antérieur on le tourne la pulpe en avant, puis l'attirant d'un centimètre en avant on se trouve entre les deux uretères. Faisant alors décrire une courbe régulière au doigt on suit sur la paroi antéro-latérale le trajet de l'uretère que l'on sent avec la plus grande facilité, pour peu qu'il y ait un peu

---

(1) Barker, *Lancet*, 1880, t. I, p. 681 ; Barlow et Godlee, *Trans. of the clin. soc.*, Lond., t. XV, p. 134.

(2) Hilton Pollard (*Brit. med. J.*, 1885, t. I, p. 435), retira par la néphrotomie 45 calculs d'un rein dans lequel la ponction n'avait rien révélé.

(3) Morris (H.), A case of nephrolithotomy, *Trans. of the clin. soc.*, Lond., 1881. Consulter en outre Belfield (William T.), *Med. Rec.*, N-Y, 1887, t. XXXI, p. 537.

(4) Hallé (N.), *Urétérites et pyélites*, Paris, 1887, et Les maladies chirurgicales de l'uretère, son exploration. *Gaz. des hôp.*, Paris 1877, p. 925.

(5) Hallé, *loc. cit.* — Tourneur, *Urétérites et périurétérites*, Th. de Paris, 1886.

(6) Saenger, Uber Tastung der Harnleiter beim Weibe, *München. klin. Woch.*, 1886, n° 70.

d'uretérite. Le *toucher rectal* peut aussi permettre d'atteindre l'uretère chez l'homme.

Grâce à ces différents modes de palpation on détermine le volume, la consistance et la sensibilité de l'uretère ; mais pas plus que par l'examen chirurgical du rein on n'acquiert de cette manière des notions précises sur le fonctionnement de celui-ci. Aussi a-t-on cherché à étudier directement la sécrétion de chacun des reins. On y arrive de diverses façons : Tuchmann (1) *oblitérant un orifice uretéral* avec une sorte de petit lithotriteur spécial, a recueilli l'urine du rein opposé. Partant de la même idée, Silbermann (2) a cherché à comprimer le méat uretéral, à l'aide d'un ballon en caoutchouc introduit dans une grosse sonde puis gonflé de mercure ; Polk comprime l'uretère entre un gros cathéter vésical et un embout rectal rigide. Ebermann emploie, dans le même but, une sorte de pince, etc. Tous ces moyens sont en somme peu pratiques.

Le *cathétérisme des uretères*, fait par Simon (3), simplifié et vulgarisé par Pawlick (4), a donné des résultats bien meilleurs. Il est considérablement facilité si l'on vient, comme l'a conseillé P. Poirier (5) à éclairer l'intérieur de la vessie à l'aide du cystoscope de Nitze ou de celui de Boisseau du Rocher.

L'endoscopie simple de la vessie peut même, en l'absence de tout cathétérisme urétéral, rendre des services en montrant *de visu* les caractères de l'urine qui sort de chacun des uretères (6).

---

(1) Tuchmann, *Wiener klin. Woch.*, 1874, n° 21 et 22.

(2) Silbermann, *Berlin. klin. Woch.*, 1883, n° 34.

(3) Simon, *Samml. klin. Vort.*, Leipz., 1885, n° 88.

(4) Pawlick, *Arch. f. Gyn.* Berlin, 1886, Bd. XVIII, vcft 3.

(5) Poirier (P.), Cathétérisme des uretères, *Acad. des Sciences*, Paris, sept. 1889.

(6) Consulter sur ce point Nitze, Du rôle de l'endoscopie vésicale pour le diagnostic des affections chirurgicales des reins, *Soc. de méd. berlin.*, 29 oct. 1890. — Austin (C. K.), *Sur le diagn. précoce des néoplasmes de la vessie et du rein au moyen du cystoscope*, Th. de Paris, 1889-1890, n° 265 (Bibliogr.).

CHAPITRE II

Lésions traumatiques du rein.

Les *lésions traumatiques des reins* sont connues depuis la plus haute antiquité. Celse mentionnait déjà les blessures de ces organes ; Jean de Vigo les décrit et beaucoup d'autres après lui, comme on peut le voir dans l'historique fort complet de la question, que donne Rayer dans son admirable *Traité des maladies du rein*. Les thèses de Ravel, de Bloch, de Gargam, de Véret, nous donnent de bonnes descriptions de ces lésions dont la thérapeutique n'entre dans une voie active qu'après l'apparition de la néphrectomie. De nombreux travaux dus à G. Simon, à Maas, à Clément Lucas, à Edw. Otis, à Maunoury, à Demons, etc. marquent une nouvelle phase dans l'histoire de ces lésions qui sont devenues aujourd'hui justiciables de l'intervention opératoire dans un certain nombre de cas (1).

Nous étudierons successivement les contusions et les plaies qui peuvent être accompagnées ou non de hernies de l'organe.

§ 1. — Contusions du rein.

On décrit sous le nom de contusion du rein, la rupture traumatique de l'organe sans communication directe avec l'extérieur.

Etiologie et mécanisme. — Les contusions du rein s'observent surtout chez l'homme adulte. Tuffier, sur 200 cas, en relève 29 au-dessous de 16 ans ; 17 chez la femme, 136 chez l'homme. Dans 78 cas la lésion occupait le rein droit, dans 62 le gauche, dans 6 enfin elle frappait les deux reins à la fois.

Il est généralement admis que la contusion du rein peut se produire soit *par action indirecte*, soit *par action directe*. Le premier mode de production est rejeté par Guyon, par Le Dentu et par Tuffier (2)

---

(1) Consulter pour la bibliographie, Le Dentu, *Affect. chirurg. des reins*, Paris, 1889.

(2) Consulter Maas, Klin. u. experiment Untersuchungen uber die subcutanen Questschwunden u. Zerreissungen der Nieren, *Deutsche Zeitsch. f. Chir.*, Leipzig, 1878, Bd. X. — Le Dentu, *loc. cit.*, p. 48. — Tuffier, *Arch. gén. de Méd.*, Paris, 1888, t. II. p. 591 et 697. — G. Marchant et A. Aldibert, *Du diagnostic et de l'intervention chirurgicale dans les déchirures du rein*, Paris, 1889.

qui a publié sur la contusion du rein un travail excellent, auquel nous avons fait de nombreux emprunts. *A priori*, il semble évident, vu le mode de suspension et la mobilité du rein dans sa capsule adipeuse, qu'une chute sur les pieds ou que des secousses à cheval sont incapables de déterminer des ruptures de l'organe. Les observations citées à l'appui de ce mécanisme ne sont du reste nullement concluantes. Le bon A. Paré qui avait pissé du sang « pour avoir resté trop longtemps à cheval, en allant au camp de Perpignan (1) » avait peut-être des calculs rénaux ; cette dernière hypothèse semble applicable à la plupart des observations analogues. Dans d'autres cas, il s'est agi d'erreurs grossières ; tel celui si souvent cité de Bazile (2), où il s'agissait d'un pissement de sang consécutif à une chute à califourchon et, par conséquent, probablement à une rupture de l'urèthre.

La contusion rénale *par effort musculaire*, que décrivait Rayer, qu'admet encore Clément Lucas, ne nous paraît pas reposer sur des bases plus sérieuses. C'est dire que la seule variété de contusion rénale bien établie est la contusion *par cause directe*. Comme dans toute contusion, nous avons à étudier la puissance, le point d'appui et la résistance.

La *puissance* est un agent vulnérant des plus variables (coup de pied de cheval, chute sur une barre de fer, sur l'angle d'une table, passage d'une roue de voiture, tamponnement de chemin de fer, etc.). Au point de vue du mode d'action, on distingue les corps vulnérants en étroits, qui peuvent pénétrer dans l'échancrure iléo-costale sans léser les organes voisins, limitant leur action au rein, et en larges qui fracturent les côtes et contondent, en même temps que le rein, des organes plus superficiels (foie, rate, etc.). De plus, comme le fait remarquer Tuffier, il faut que le mode d'attaque soit rapide, que la paroi abdominale soit surprise, l'échancrure iléo-costale étant alors ouverte à son maximum, les muscles abdominaux flaccides ne défendant pas les organes profonds.

La *résistance* est représentée par le parenchyme rénal, qui est friable et se romprait bien souvent n'étaient d'une part sa capsule qui augmente sa résistance, d'autre part sa mobilité qui le protège en lui permettant de fuir devant les chocs. Il faut, pour que le rein se rupture, qu'il soit calé.

Il y a donc nécessité d'un *point d'appui* qui peut être naturel ou artificiel ; dans le premier cas le rein se déchire contre la 12e côte ou plutôt contre l'apophyse transverse de la première lombaire (Tuffier) ; de là la fréquence relative des ruptures siégeant à la face postérieure ou au

(1) Ambroise Paré, liv. 17, chap. XXXI.

(2) Bazile, *Mém. de l'Acad. royale de chir.*, t. IV, p. 626.

voisinage du hile. Dans le deuxième, le corps vulnérant frappe l'abdomen pendant que la région lombaire est appuyée contre un corps résistant (mur, tronc d'arbre, roue de voiture, etc.)

Anatomie pathologique. — Les lésions varient de la simple ecchymose à la rupture complète de l'organe. M. Tuffier, qui les a étudiées expérimentalement, en distingue trois degrés :

Dans le *premier degré*, on a de simples ecchymoses sous-corticales, formées par de petits épanchements miliaires ou de larges nappes sanguines.

Dans le *deuxième degré*, on trouve non seulement l'hématome sous-capsulaire, mais encore des foyers sanguins dans la substance corticale et même dans la médullaire. Le parenchyme est plus ou moins écrasé. La rupture, quelquefois interstitielle, s'étend souvent jusqu'au bassinet, avec la cavité duquel le foyer communique. Mais toujours la capsule reste intacte ; aussi l'hémorrhagie n'est-elle jamais ni très abondante, ni immédiatement menaçante.

Dans le *troisième degré*, au contraire la capsule est rompue ; la fissure est le plus souvent unique, à bords nets ; quelquefois elle est étoilée. Dans les chocs violents, l'organe peut être entièrement séparé en deux moitiés ou même réduit en bouillie. Il se fait un gros épanchement sanguin extra-rénal ; le sang peut filtrer jusque dans le cul-de-sac recto-vésical ou encore le long des vaisseaux spermatiques. Enfin, dans des cas heureusement rares, le péritoine est déchiré et le malade peut mourir par hémorrhagie intra-péritonéale.

En même temps que la contusion du rein, on peut observer d'autres déchirures du foie (23 cas), de la rate (11 cas), du pancréas, de l'intestin, de l'estomac, des fractures de côtes, des os du bassin, de la colonne vertébrale. En l'absence du danger créé par l'hémorrhagie ces lésions évoluent souvent assez simplement. L'épanchement sanguin se résorbe rapidement et la déchirure se cicatrise, il se fait une réunion fibreuse et le parenchyme rénal ne se détruit que sur une bande très étroite. On cite quelques cas de collections considérables d'urine autour du rein, dus à Taylor, Rawdon, Godlee ; mais ce sont des exceptions. Le plus souvent l'épanchement urineux manque, ou, s'il existe, est sans grande importance, car, *le plus souvent, il ne suppure pas*, ce qui s'explique facilement par l'absence d'agents pathogènes dans l'urine normale.

L'infection du foyer peut toutefois se faire facilement, l'hématome communiquant par l'uretère avec la vessie ; aussi est-il d'une importance capitale d'être strictement aseptique si l'on est obligé de pratiquer le cathétérisme. Dans des cas plus rares l'infection se fait par la voie sanguine. Nous en avons observé un cas remarquable chez un enfant qui, à la suite d'une chute du haut des fortifications dans le fossé, portait au poignet une lésion infectée et qui vit suppurer successivement les nombreux foyers de contusions qu'il portait, par une sorte d'auto-inoculation d'origine traumatique (1). Dans ce cas, le rein était séparé en deux moitiés. La partie inférieure, entièrement privée de ses connexions vasculaires, baignant dans le pus, était transformée en une masse blanc-jaunâtre. Au microscope on y constatait une sclérose rénale très accentuée, caractérisée par un épaissement et une transformation fibreuse du tissu conjonctif péritubulaire et périglomérulaire. L'épithélium des tubuli était partout le siège d'une dégénérescence granulo-graisseuse et avait pris par places une forme cubique. La moitié supérieure du rein, qui avait conservé une partie de ses connexions, présentait, au contraire, son aspect normal.

Symptômes. — Les symptômes varient beaucoup suivant les cas. Vu la communication ordinaire avec l'uretère, on pourrait *à priori* croire qu'il y a toujours hématurie. Il n'en est rien et les symptômes sont quelquefois à peu près nuls même quand il s'agit d'une rupture totale (2). Dans les cas typiques, au contraire, on se trouve en présence d'un ensemble de symptômes objectifs et subjectifs qui imposent le diagnostic.

A. Symptomes subjectifs. — Les symptômes subjectifs sont en rapport avec le degré de la violence traumatique. Immédiatement après l'accident, le blessé est en état de *choc* ; sa face est pâle, ses lèvres livides, sa peau froide et couverte de sueurs ; ses pupilles sont dilatées, son pouls petit, mou et dépressible ; il y a de l'hypothermie et quelquefois des vomissements.

La *douleur*, d'intensité variable, quelquefois réduite à un simple endolorissement de la région, est dans d'autres cas extrême, syncopale. Elle s'irradie en bas le long des uretères, des nerfs lombaires, dans les testicules à la partie supérieure des cuisses. Cette douleur est profonde, augmentée par la contraction des muscles abdominaux et fréquemment accompagnée de rétraction des testicules. Elle s'accroît par la pression et gêne l'exploration ; mais, en général, elle disparait assez vite.

Lorsqu'un caillot uretéral arrête l'écoulement des urines, elle s'exaspère et rappelle celle des coliques néphrétiques. Dans quelques cas

---

(1) *Bull. de la Soc. anat.*, Paris, 1884, et *Progrès médical*, Paris, 1884.

(2) Nous rappellerons à cet égard le cas de Danyau fils.

elle se complique de douleurs dues à la distension de la vessie par des caillots et l'on a même vu ces dernières acquérir une intensité telle que certains chirurgiens ont eu recours à la cystotomie pour soulager les malades (1).

B. Signes physiques. — Le symptôme le plus important est l'*hématurie.* Celle-ci se montre soit immédiatement ; soit un temps assez long après le traumatisme, après 58 heures dans un cas de Bloch, après 3 semaines et même deux mois dans des observations de la thèse de Ravel. Elle manque quand l'uretère est bouché et que le sang s'épanche dans l'atmosphère périnéphrique ou dans le péritoine. Elle serait aussi absente d'après les expériences de Tuffier, dans les cas où les calices ne sont pas intéressés. Dans quelques faits de Maunoury, de Barth, de Guillet, l'hématurie a été intermittente, par suite de la présence temporaire de caillots dans l'uretère, ce qu'indiquaient du reste des crises de colique néphrétique concomitante. L'abondance de cette hématurie est variable ; Harrison, Bryant ont signalé dans l'urine la présence de longs caillots moulés sur les uretères ou encore des moulages de tubuli. Sa durée quelquefois longue peut atteindre 13, 15 et même 25 jours consécutifs.

L'*ecchymose* n'est pas en rapport avec la gravité de la lésion du rein. Elle peut être très minime avec une lésion viscérale grave ou, au contraire, être marquée dans des lésions superficielles. Aussi n'a-t-elle aucune valeur séméiologique lorsqu'elle est immédiate ; elle en a, au contraire une réelle lorsqu'elle est tardive et n'accompagne pas une lésion osseuse voisine ; cette ecchymose tardive se montre soit au niveau de la région lombaire, soit au niveau du pli de l'aîne, comme dans un cas dû à M. Letulle, où le sang s'était infiltré le long des vaisseaux spermatiques, à travers le trajet inguinal.

Dans les contusions graves, on peut observer une *tumeur* ; lorsqu'il s'agit d'un hématome rénal on a la sensation d'un rein hypertrophié ; lorsque l'hématome est extra-rénal, il existe une tuméfaction plus diffuse, faisant corps avec la fosse lombaire et s'étendant en bas vers la région iliaque. La tumeur n'est, du reste, pas toujours constituée exclusivement par du sang et, dans un certain nombre d'interventions, on a pu constater qu'il y avait à la fois accumulation de sang et d'urine, d'où le nom d'hydronéphrose traumatique donné par un certain nombre d'auteurs à ces cas.

---

(1) D'après Newmann, *On the diseases of the Kidney*, etc., Lond. and N.-Y., 1888, p. 302.

La *quantité de l'urine* est ordinairement diminuée au début ; il y a même quelquefois anurie. Le plus souvent la sécrétion va progressivement en augmentant et peut même dépasser la normale (1).

Pronostic et complications. — Le *pronostic* est des plus variables et dépend souvent de l'existence d'autres lésions viscérales concomitantes, en particulier de la déchirure du péritoine qui permet l'épanchement de sang et d'urine dans celui-ci (2).

Des cas légers, ne donnant lieu qu'à une légère douleur, une hématurie passagère aux cas graves entraînant la mort par choc, hémorrhagie interne ou anurie, on a tous les intermédiaires. Si on laisse de côté les cas, pour ainsi dire immédiatement mortels, on peut dire que les cas graves sont ceux qui, sans hématurie concomitante, s'accompagnent d'oligurie et de formation d'une tumeur volumineuse.

Assez souvent la contusion du rein se complique d'accidents inflammatoires suppuratifs (abcès périnéphriques, abcès intra-rénal, pyélonéphrite), de néphrite interstitielle tardive (3) ou même de formation secondaire de calculs rénaux, de ptose rénale, enfin de tumeurs. Il est possible que dans un certain nombre de ces cas, le traumatisme n'a pas été la cause d'une contusion réelle du rein et qu'en réalité il n'a été que la cause déterminante d'une hématurie chez un malade déjà porteur d'un néoplasme ou d'un calcul.

Traitement. — Au début on oppose aux accidents de choc leur traitement habituel (injections d'éther, etc.). Le malade sera tenu au lit ; on prescrira des boissons délayantes, une alimentation légère et

---

(1) G. Simon attribuait cette polyurie à une hypertrophie du rein opposé. Peut-être tient-elle simplement à des poussées congestives du côté des reins, cela semble d'autant plus probable que la polyurie peut exister dans de simples contusions de la région lombaire sans affection du rein (consulter à cet égard, Vénot, *Des troubles de la sécrétion urinaire consécutifs aux contusions lombaires et abdominales*, Thèse de Paris, 1882, n° 39).

(2) Cet épanchement intra-péritonéal se traduit le plus souvent par des douleurs abdominales vives, de la sensibilité, du tympanisme, des vomissements, de la prostration, etc., en un mot par les symptômes de la péritonite par perforation.

(3) Nous rappellerons ici ces faits difficilement explicables d'hémianasarque consécutive à la contusion unilatérale du rein (Voir Potain, Anasarque unilatérale, *Progrès médic.*, août 1880, p. 685).

l'on n'interviendra chirurgicalement que si la situation devient menaçante ou s'il survient des complications.

Le traitement de ces dernières (abcès, pyélonéphrite, etc.) ne présente de particulier que ce fait qu'une fois le foyer ouvert on doit enlever les morceaux de rein privés de connexion et simplifier ainsi le foyer (1). Le gros danger est l'hémorrhagie.

Les caillots, par leur accumulation dans la vessie, par la rétention urinaire qu'ils déterminent, et les douleurs qu'ils causent, ont obligé Rowdon, Hilton, etc., à recourir à la cystotomie. Nous croyons qu'actuellement on pourrait beaucoup plus simplement arriver à les évacuer par l'aspiration à travers un gros cathéter. Il faudra, dans tous les cas, ne recourir au cathétérisme que contraint et le faire strictement aseptique, les infections ascendantes de l'appareil urinaire étant la cause la plus habituelle de la suppuration du foyer rénal.

En l'absence de suppuration de celui-ci, on peut être conduit à intervenir dans un certain nombre de cas. Les succès actuellement obtenus, la possibilité, démontrée aujourd'hui, de faire des sutures sur le parenchyme rénal, doivent engager à recourir plus rapidement qu'autrefois à une incision exploratrice (2).

Celle-ci est formellement indiquée dans les cas rares où l'hématurie est menaçante par son abondance et dans ceux plus fréquents où l'infiltration de sang et d'urine est une cause d'accidents, soit en passant dans le péritoine et causant des accidents inflammatoires de la séreuse, soit en déterminant la formation d'une tumeur de plus en plus volumineuse. On aura recours à la voie transpéritonéale ou à la voie lombaire, suturant ou réséquant en totalité ou en partie le rein, se comportant, en un mot, suivant les indications que présenteront les lésions. Dans les hémorrhagies graves, il faut aller droit au pédicule et le saisir avec une forte pince (Le Dentu). Malheureusement les hémorrhagies primitives sont souvent si rapidement mortelles que le chirurgien n'a pas le temps d'intervenir (G. Marchant et Aldibert),

---

(1) Consulter sur ce point Maunoury. Note sur les indic. opérat. dans les déchir. traum. sous-cut. du rein, 1er *Congrès franç. de chir.*, Paris, 1885, p. 259.

(2) Voir Récamier, *Rapp. du rein et son explor. chir.*, Paris, 1889, p. 81. — Obalinski, Zur modernen Nierenchirurgie, *Samml. klin. Vort.* Leipzig, 1891, n° 16. — Homer Gage, A case of nephrectomy for injury of the Kidney, *Bost. med. and surg. Journ.*, 30 july 1891, t. CXXV, p. 103.

§ 2. — PLAIES DU REIN (1).

Etiologie. — Les plaies du rein sont rares, ce qui s'explique facilement par la situation de l'organe. Elles résultent de l'action d'instruments piquants, tranchants ou contondants ou de projectiles. Celles par instruments piquants, poignard (Fallope), épée (Garengeot, Dumont), baïonnette (Bourienne), ciseaux (Ackerly), lame (G. Simon), etc., sont de beaucoup les plus fréquentes. De plus, les instruments tranchants, couteau, sabre, agissent souvent par leur pointe comme l'indique la petite étendue de la plaie cutanée. Les plaies par instruments contondants sont encore plus rares, à moins que ces instruments ne soient en même temps pointus (Le Dentu) ; telle une fourche, une corne de taureau; On trouve, à cet égard, relaté le cas fort curieux d'un coup de fourche qui, après avoir pénétré par l'anus, est allée léser le rein (Murphy, cité par Rayer). Les plaies par armes à feu sont, au contraire, moins rares, et l'on en trouve 78 cas dans les relevés de la guerre de sécession.

Anatomie et physiologie pathologiques. — La plaie pourrait occuper la région antérieure du tronc (H. Morris) ; c'est exceptionnel et, dans la presque totalité des cas, l'organe est atteint par la région lombaire. La plaie du rein peut être superficielle, limitée à la substance corticale, s'étendre à la région médullaire ou même aller plus loin, jusqu'aux calices et au bassinet et atteindre les vaisseaux du hile ; on a même noté sa section complète par un coup de sabre (Haneken). Dans les plaies par armes à feu, le rein peut être perforé de part en part (Cooper) ; plus souvent il est creusé d'une cavité pulpeuse noirâtre ou éclaté en rayons divergents (Legouest).

Ces diverses plaies s'accompagnent d'une hémorrhagie assez abondante, insuffisante cependant pour amener la mort chez le chien (Maas), ce qui ne prouve nullement qu'il doive en être de même chez l'homme (Le Dentu).

Souvent il y a lésion concomitante des organes voisins. Sur 78 cas, observés pendant la guerre de sécession, on trouve 13 plaies du rein droit et du foie, 6 du rein gauche et de la rate, 7 du rein gauche et de

---

(1) Voir Ravel, *Des lésions traumatiques des reins*, Th. de Paris 1870, n° 188 ; Gravitz, Ueber Nierenverletzungen, *Arch. f. klin. Chir.*, Berlin, 1889, t. XXXVIII, p. 420 ; Tuffier, Des plaies du rein, *Arch. gén. de médec.*, 1889, t. I, p. 335 ; Homer Gage, Nephrectomy for injury of the Kidney, *Bost. med. and Surg. J.*, 1891, t. CXXV, p. 103.

l'intestin. L'instrument vulnérant peut atteindre aussi les os environnants, la plèvre, le diaphragme, ou encore le poumon (Baudens).

La cicatrisation de ces diverses plaies est établie par la clinique. Elle est possible même en la présence d'un corps étranger et l'on a vu l'enkystement dans le rein d'une balle de revolver (Nauwerck), d'une balle de chassepot (Socin). Tillmans, puis Tuffier ont étudié expérimentalement le mode de cette cicatrisation. D'après les recherches de Tuffier, il n'y a pas d'infiltration d'urine, tant que le bassinet ou les uretères ne sont pas intéressés ; immédiatement se fait une dégénérescence des tubuli sur la surface de section ; un dépôt fibrineux les oblitère. La réunion se fait rapidement en 7 jours, si la plaie a été affrontée. Cette réunion sans suppuration peut même s'observer dans des plaies par balle, où cependant il existe une attrition notable des tissus ; les autopsies de Legouest et de Luys le prouvent d'une manière irréfutable. Le malade de Legouest, un soldat russe blessé à la bataille d'Inkermann, étant mort d'une plaie au genou, on put constater à l'autopsie une masse fibreuse déprimée, d'où partaient des tractus cicatriciels radiés. Dans le cas de Luys, on trouva, 9 ans après le traumatisme, une masse fibreuse cicatricielle dans le parenchyme rénal.

Symptômes. — Immédiatement après le traumatisme, le malade est souvent en état de *choc* ; dès qu'il en est sorti, il se plaint de *douleurs*, quelquefois peu marquées, d'autres fois vives, excruciantes, occupant la région lombaire et s'irradiant le long de l'uretère, dans le testicule ou même dans la cuisse correspondante. Assez souvent le testicule est rétracté.

La *plaie*, dont on doit noter le siège, la direction, la profondeur, sans cependant l'explorer avec le stylet, ne présente le plus souvent rien de particulier ; elle n'est intéressante que par les écoulements dont elle peut être le siège.

L'*hémorrhagie*, lorsqu'elle est abondante et persistante, a une grande valeur séméiologique ; elle indique que la plaie est profonde et a probablement atteint le rein. Elle peut être mortelle lors de blessure d'un gros vaisseau du hile ou même lors de lésion d'un vaisseau moins important, lorsque l'instrument a ouvert la cavité péritonéale et que le sang peut couler librement dans celle-ci ; dans quelques cas, en particulier dans les plaies par armes à feu, le malade a été emporté par une hémorrhagie secondaire ; le fait était déjà mentionné par Rayer ; plus récemment Socin a vu un blessé mourir d'hémorrhagie 48 jours après avoir reçu un coup de lance dans la région lombaire.

L'*écoulement d'urine* par la plaie est un signe pathognomonique. Il est malheureusement rare et au dire de Rayer, confirmé par H. Morris, ne se rencontrerait que dans les cas où la plaie a atteint les calices ou le bassinet.

L'état de la *sécrétion urinaire* doit toujours être noté avec soin. L'anurie est exceptionnelle ; mais l'oligurie, souvent suivie de polyurie, est fréquente. Ces divers troubles sont toutefois loin d'avoir l'importance de l'hématurie. Celle-ci, à part les cas de plaie très superficielle du rein, est presque constante. Elle peut se montrer dès les premières heures qui suivent le traumatisme ou, au contraire, n'apparaître qu'au bout de quelques jours. Son abondance présente de même les variations les plus grandes. Elle peut manquer alors même que le malade meurt d'hémorrhagie. Morgagni, dans une de ses lettres, raconte que chez un blessé, mort d'hémorrhagie intra-péritonéale à la suite d'une plaie du rein ayant intéressé la grande séreuse abdominale, il ne trouva dans la vessie qu'une très petite quantité d'urine ne contenant pas la moindre trace de sang.

L'*excrétion de l'urine* peut de même être troublée ; quelques malades ont des besoins fréquents et impérieux qu'ils ne peuvent pas satisfaire, ce qui s'explique facilement par la présence de caillots à l'intérieur de la vessie.

Complications. — Les plaies du rein peuvent être compliquées de lésions des organes environnants, qui se traduisent chacune par ses symptômes propres. Les complications dépendant d'une manière plus directe de la plaie du rein, sont : 1° La hernie de l'organe ; 2° le développement de phénomènes inflammatoires locaux ; 3° la présence de corps étrangers.

1° *Hernie du rein.* — La hernie du rein se rencontre surtout dans les plaies par instrument tranchant. Elle n'est ordinairement que partielle et accompagne les plaies étendues des parties molles. La hernie, quelquefois primitive, suivant le retrait de l'instrument vulnérant, est le plus souvent secondaire ; elle se produit alors dans un accès de toux, un éternuement ou pendant un effort quelconque.

Le rein, partiellement engagé dans la plaie, y est plus ou moins serré ; il peut même être réellement étranglé et tomber en putrilage à la suite de cet étranglement.

2° *Inflammations consécutives.* — Nous nous contenterons de mentionner les diverses complications inflammatoires qui peuvent survenir ; la péritonite, l'abcès périnéphrique, la pyélite, etc. L'infiltration d'urine est rare, la sécrétion rénale se trouvant le plus souvent suspendue tout au moins temporairement; on ne l'observe guère que dans les plaies des calices ou du bassinet. Des fistules purulentes ou urinaires succèdent quelquefois à ces inflammations, mais elles guérissent presque toujours parfaitement.

3° *Corps étrangers.* — Les corps étrangers s'observent surtout dans les plaies par armes à feu et sont quelquefois une des causes de l'infection de la plaie. Ils peuvent descendre par l'uretère jusque dans la vessie en provoquant des crises néphrétiques quelquefois atroces et sont alors rendus par l'urèthre. C'est ce qu'a observé Hermen chez un blessé qui présenta des signes de pyélite jusqu'au jour où, après une colique néphrétique, il rendit par l'urèthre, 7 mois après le traumatisme, un débris de vêtement encroûté d'une masse grisâtre. Demme (de Saint-Francisco) a de même rapporté l'histoire d'un soldat qui, après une plaie du rein par arme à feu, rendit par l'urèthre un fragment de vêtement entouré de détritus épithéliaux.

Diagnostic. — Le *diagnostic* repose essentiellement sur le siège de la plaie, l'abondance de l'écoulement sanguin qu'elle donne quelquefois, l'écoulement d'urine, enfin et surtout l'hématurie. L'exploration de la plaie est généralement rejetée par crainte de déterminer un retour de l'hémorrhagie. On est toutefois autorisé à la faire dans les cas où l'hémorrhagie est abondante ou lorsque l'on craint la présence d'un corps étranger, l'infection de la plaie. Il ne faut pas alors se contenter d'une exploration au stylet. Il faut que l'exploration soit complète et constitue le premier temps du traitement.

Pronostic. — Le *pronostic* doit toujours être réservé et repose en grande partie sur la notion de l'existence de lésions dans les organes voisins.

Traitement. — Il y a quelques indications thérapeutiques générales à remplir dans tous les cas de plaies du rein : lutter au début contre les phénomènes de choc ; plus tard tenir le malade au repos complet, l'alimentant avec du lait, de la glace, etc. ; assurer l'asepsie de la plaie, et *aussi de la vessie*, en évitant le cathétérisme, n'y recourant que s'il est absolument nécessaire et avec les plus grandes précautions, les infections ascendantes se faisant avec la plus grande facilité. Dans le même but, on débridera les plaies que l'on supposera infectées, on extraira les corps étrangers et après avoir, grâce aux antiseptiques, désinfecté la plaie, on la drainera en cherchant toujours à conserver le rein.

Lorsque l'hémorrhagie est inquiétante et que le tamponnement iodoformé de la plaie a été insuffisant, on n'hésitera pas à intervenir. On incisera largement la plaie et l'on se rendra compte des lésions *de visû*. S'il s'agit d'une simple plaie du rein on tentera de l'arrêter par la suture, s'il s'agit d'une lésion d'un gros vaisseau on le pincera et on le liera. On réséquera les portions de rein complètement détachées, mais l'on ne fera la néphrectomie que dans les cas où le rein paraîtra gravement lésé, où l'uretère aura perdu ses connexions avec l'organe; alors, mais alors seulement la néphrectomie primitive est permise; elle est même commandée comme étant le moyen le plus sûr d'assurer la guérison du blessé.

Lorsque le rein est hernié, si la lésion qu'il présente est minime, le mieux est, après l'avoir bien désinfecté, de le réduire dans sa loge. Si une de ses extrémités est gravement lésée, on fera la néphrectomie partielle et l'on ne recourra à l'ablation totale de l'organe, que s'il paraît entièrement perdu au point de vue fonctionnel; soit que son attrition paraisse telle qu'il doive être éliminé, soit qu'il ait perdu ses connexions avec l'uretère. Ce dernier point est toujours des plus importants à déterminer lorsqu'on se trouve en présence d'une hernie du rein.

On se comportera en présence des complications inflammatoires, suivant les règles habituelles de leur traitement.

§ 3. — LÉSIONS TRAUMATIQUES DES URETÈRES (1).

Les *lésions traumatiques des uretères* sont rares. Elles s'observent surtout au cours des opérations abdominales, de l'ablation des tumeurs rétro-péritonéales ou de celles qui se sont développées entre les feuillets du ligament large. On les a de même produites au cours de l'hystérectomie, soit par la voie vaginale, soit par la voie sacrée. Dans ce dernier cas elle siège toujours du côté par lequel on a pénétré dans le bassin, ce qui tient peut-être à ce qu'on a décollé, pendant la création d'une voie sacrée préliminaire, l'uretère de ses connexions et que dès lors on a plus facilement lésé cet uretère décollé pendant la suite de l'opération.

Ce peut être, suivant les cas, une plaie par instrument tranchant (bistouri, ciseaux), une déchirure par traction, un pincement. Le sphacèle de l'uretère, à la suite d'un séjour trop long de la tête fœtale dans

(1) Consulter: H. MORRIS, *Diseases of the Kidney*, Lond., 1885, p. 176; D. NEWMANN, *Diseases of the Kidney*, N.-Y., 1888, p. 302; T. TUFFIER, *Arch. gén. de méd.*, Paris, 1889, t. I, p. 355: S. POZZI, *Congrès franç. de chir.*, Paris, 1891, p. 606.

l'excavation ou à la suite de l'application sur ce conduit d'une pince à demeure, a été de même observé.

La déchirure sous-cutanée de l'uretère, à la suite d'une contusion abdominale, a été observée par Barker, par Godlee, par Stanley, par Poland, etc. Dans le cas de Barker, que nous pouvons regarder comme type, le passage d'une roue de voiture sur le ventre d'un enfant avait été suivi du développement d'une tuméfaction ayant tous les caractères d'une hydronéphrose. La néphrectomie, qui fut faite, montra qu'on était en présence d'une déchirure de l'uretère. Ces ruptures de l'uretère sont ordinairement totales, s'accompagnent d'écartement et siègent à la jonction de l'uretère et du bassinet. C'est là que s'arrache l'uretère, nous dit Tuffier dans ses expériences.

La petitesse de ce canal et son siège font qu'il n'est que rarement atteint dans les plaies accidentelles. On trouve cependant partout relaté le cas de l'archevêque de Paris, en 1848, frappé par une balle, qui lésa la queue de cheval et l'uretère du côté droit.

Le fait capital de l'histoire de ces lésions traumatiques de l'uretère, c'est qu'elles sont à peu près constamment suivies de fistules. Aussi a-t-on presque toujours été conduit à pratiquer la néphrectomie que l'on ne doit toutefois pas faire immédiatement, la guérison spontanée pouvant avoir lieu, comme l'a montré Haviland, par l'oblitération du bout supérieur et l'atrophie du rein.

CHAPITRE III

Inflammations rénales et périrénales.

§ 1. — PYÉLITE ET PYÉLONÉPHRITE.

Il est si rare, dans les cas de phlegmasie de la muqueuse des calices et du bassinet du rein, de rencontrer intacte la portion papillaire des cônes médullaires, que cette circonstance suffit à elle seule pour justifier la réunion des deux titres en un seul. Toutefois, la description anatomique et symptomatologique nous montrera pourquoi, lorsque la pyélonéphrite n'a pas encore amené d'inflammations pyo-nécrotiques étendues, il faut conserver le terme de pyélite.

Étiologie et pathogénie. — Quoique l'affection qui nous occupe n'épargne aucun âge, elle montre une certaine prédilection pour l'âge mûr et le sexe masculin. Il est beaucoup plus fréquent de rencontrer cette affection comme conséquence de *processus locaux* que de la voir résulter de *maladies générales*.

Calculs. — Le plus souvent l'inflammation du bassinet est due à la *formation de concrétions* (pyélite calculeuse). La description de ces dernières exige un chapitre spécial, sur lequel nous reviendrons plus loin.

Fermentation ammoniacale de l'urine. — A côté de la néphrolithiase, le facteur étiologique le plus important est la décomposition ammoniacale de l'urine, lorsqu'elle résulte de la *stase vésicale*. Les obstacles à l'écoulement peuvent être très nombreux ; les principaux sont, d'après la statistique de Dickinson, l'*hypertrophie de la prostate* et le *rétrécissement de l'urèthre*. Selon Goodhart, la moitié environ des individus, atteints de lésions qui amènent un obstacle à l'émission des urines, meurent de suppuration pyélonéphritique. A l'autopsie, on trouve cette lésion chez 41 0/0 des malades atteints de rétrécissement uréthral et chez 74 0/0 de ceux qui ont souffert d'hypertrophie de la prostate.

A ces deux causes pathogéniques, il faut ajouter la *paralysie vésicale* d'origine cérébrale et spinale (voyez Etiologie de la *cystite* et de la *cystoplégie*), la lithiase vésicale opérée ou non, les néoplasmes de la vessie, le phimosis très accentué, etc.

La prédilection de cette affection pour les hommes mûrs ne doit donc plus étonner. La majeure partie des malades de ce genre a été *sondée* fréquemment. Contrairement à ce que Traube a fait ressortir le premier, et nous reviendrons sur ce point à propos du catarrhe vésical, il est généralement admis aujourd'hui qu'en dehors de l'introduction artificielle dans les voies urinaires d'agents de fermentation par l'intermédiaire d'un instrument incomplètement aseptique, les cas de décomposition ammoniacale de l'urine *spontanés* (1) ne sont pas rares. Dans l'état actuel de nos connaissances on ne peut déterminer d'une façon précise, la part qui revient à l'irritation ammoniacale chimique et celle qui incombe aux microorganismes qui engendrent la fermentation ammoniacale et à leurs produits de sécrétion (voyez *catarrhe vésical*) dans la production de la phlegmasie de la muqueuse. Ce qu'il y a de certain, c'est que le développement de la pyélite n'est lié en aucune façon à la fermentation urinaire ; on l'a même observée assez fréquemment comme conséquence de la *propagation* de l'inflammation par continuité de tissu, en dehors de toute stase urinaire.

L'étiologie de certaines de ces formes ascendantes nous est expliquée par les découvertes de Klebs. Ce sont des bactéries phlogogènes qui pénètrent de la vessie dans les canalicules urinaires, remontant en sens inverse du cours de l'urine, et qui créent la pyélonéphrite secondaire. D'après Steven, on les rencontrerait également dans les vaisseaux lymphatiques. On a donc à incriminer ici toutes les formes de cystite, et principalement celles qui reconnaissent une origine blennorrhagique, car, d'après la statistique de Finger, elles amèneraient la pyélite 18 fois 0/0.

Cependant la phlegmasie peut également provenir du rein et des parties avoisinantes ; la pyélite peut être notamment la conséquence d'une néphrite suppurée ou d'une paranéphrite ;

---

(1) Par décomposition ammoniacale *spontanée*, Fürbringer veut certainement dire décomposition ammoniacale produite sans cathétérisme antérieur, la décomposition ammoniacale spontanée en dehors de toute introduction de micro-organismes étant impossible, comme le fait a été démontré, il y a déjà bien des années, par Pasteur. (H. H.)

quant à la *néphrite diffuse*, elle ne s'accompagne jamais que de lésions pyélitiques peu accentuées.

Grossesse. — Opérations périvésicales. — On connaît la fréquence relative de la pyélite dans la *grossesse*, l'*état puerpéral*, ou encore à la suite d'*opérations gynécologiques* portant sur des régions voisines de la vessie. Une partie de ces cas est mise à bon droit sur le compte de la stase urinaire, résultant de la compression des uretères par l'utérus et d'autres viscères pelviens augmentés de volume (Kaltenbach, Stadfeldt) ; on peut encore les attribuer à la propagation de processus phlegmasiques, puerpéraux ou traumatiques, voire même à la rupture de collections purulentes dans la vessie ; cependant un assez grand nombre de cas restent en apparence *idiopathiques*, et par conséquent d'origine obscure. On a même observé des récidives coïncidant avec de nouvelles grossesses. La pyélite, symptôme partiel de la fièvre puerpérale, appartient au groupe dont nous allons nous occuper.

Maladies infectieuses. — Au point de vue clinique les pyélites *latentes* qui font partie du cortège symptomatique des *maladies infectieuses* aiguës, graves, qui engendrent si facilement et si souvent l'inflammation croupale et diphtéritique des muqueuses, ont une importance variable mais moindre que les formes précédentes. Parmi ces maladies infectieuses, nous citerons surtout le choléra, le typhus, la scarlatine, la diphtérie dans ses formes les plus graves, la variole hémorrhagique. Cette dernière manifeste volontiers sa localisation sur le bassinet rénal par la production de la pyélite hémorrhagique, et par là, se rapproche d'autres états de dissolution du sang, tels que l'anémie pernicieuse, le scorbut, affections auxquelles il faut encore joindre l'infection puerpérale, la pyémie et la septicémie.

Quant aux formes qui surviennent dans le cours du diabète sucré et de la gastro-entérite aiguë des nouveau-nés (Hüttenbrenner, Ritter), leur pathogénie reste douteuse.

Intoxications. — Le bassinet rénal peut encore être lésé dans les cas d'intoxication par les cantharides, les balsamiques et des substances analogues qui ont déjà été mentionnées à propos de l'étiologie de la néphrite aiguë diffuse et qui frappent tout d'abord la vessie. En ces cas, on rencontre principalement la forme inflammatoire croupale.

Les calculs vésicaux et d'autres *corps étrangers*, tels qu'échinocoques, œufs de distome, soies de porc (Steven) ou caillots fibrineux, peuvent encore être le point de départ de la pyélite. D'après Ollivier et Dickinson, dans la pyélite des vieillards, les caillots fibrineux ont une importance spéciale ; car ils témoignent de la production d'hémorrhagies hors de vaisseaux atteints d'artério-sclérose. Mais nous ne pouvons nous résoudre à faire, en ces cas, abstraction complète de la présence de microparasites phlogogènes.

Nous avons enfin à considérer les pyélites dues à la présence de tumeurs, notamment des néoplasmes tuberculeux et cancéreux.

Traumatismes. — En ajoutant à l'ensemble de ces causes les traumatismes directs, dont le rôle étiologique a été plaidé récemment par Fischl, on est loin d'avoir épuisé la pathogénie complète de la pyélite. Il est un groupe assez considérable de formes que nous devons nous contenter de regarder comme primitives (pyélites *à frigore* ; Le Dentu, Roberts). Selon Rosenstein, les conditions climatériques auraient une certaine influence ; Fischl a également fait ressortir la grande importance du refroidissement et de l'humidité en ce qui concerne les *formes rhumatismales* de la pyélite. Robin soupçonne même les formes primitives de dériver de méfaits antérieurement causés par des concrétions. Personnellement nous n'avons rencontré que très peu de cas ne pouvant être attribués à des agents nocifs connus. Dans bien des circonstances, la cause soi-disant inconnue n'était autre qu'une blennorrhagie latente déjà ancienne, presque oubliée, mais que révélait l'examen du sédiment urinaire (filaments). Cela ne nous empêche pas de reconnaître avec Fischl que bien souvent l'existence de la pyélite est méconnue, l'examen des urines étant omis ou mal pratiqué, et que fréquemment on met les symptômes d'une pyélite au compte d'un rhumatisme musculaire ou d'une gastralgie, etc. (1).

Anatomie pathologique. — La maladie frappe plus souvent un

---

(1) Toute cette étiologie des pyélites peut être résumée en quelques mots : La pyélite, à part quelques variétés spéciales, dues à une cause bien déterminée (absorption de cantharides par exemple), résulte de l'introduction dans le bassinet d'un agent infectieux venu, fait rare, par l'intermédiaire de la circulation (certaines pyélites typhoïdes) ou remonté de la vessie au rein. Ce double mécanisme est bien mis en évidence dans une expérience d'Albarran et Hallé: Injection d'une culture bactérienne dans un uretère et ligature au-dessous ; pyélite ascendante de ce côté, descendante du côté opposé.

Cette infection microbienne du bassinet est favorisée par la stase urinaire, l'existence de calculs rénaux, etc., toutes *causes prédisposantes*, en ce qu'elles facilitent le développement de l'élément infectieux, *cause déterminante*.

A côté de ces cas bien déterminés, il en est d'autres où la pyélite se développe, pour ainsi dire, sans cause connue, où l'infection semble se faire par la voie circulatoire. Ces derniers, qui évoluent lentement et s'accompagnent quelquefois de pyonéphrose ou même d'abcès périnéphrétiques, se rencontrent surtout chez de jeunes sujets, souvent lymphatiques ou tout au moins suspects au point de vue constitutionnel. Aussi le professeur Guyon les décrit-il sous le nom un peu vague de *pyélites diathésiques*, désignation d'attente à laquelle on pourra substituer une épithète plus significative lorsqu'on connaîtra mieux la terminaison de ces cas. Ils évoquent l'idée de tuberculose, sans que l'on puisse toutefois affirmer l'existence de celle-ci en l'absence de la constatation directe du bacille. (H. H.)

seul des reins que les deux à la fois. La pyélite double s'observe surtout à la suite de stase urinaire dans la vessie (1). Cette affection reconnaît une forme *aiguë* et une forme *chronique* plus fréquente ; on distingue encore la pyélite *catarrhale*, *croupale* et *diphtéritique*.

L'hyperémie et la tuméfaction de la muqueuse, l'exagération de la desquamation épithéliale, la production de mucus et de pus, sont les phénomènes essentiels qui caractérisent la forme *catarrhale aiguë* et qui peuvent s'accompagner — selon le cas — d'extravasations sanguines allant de la pétéchie punctiforme jusqu'à l'hémorrhagie en nappe (pyélite hémorrhagique). Les formes *chroniques* se reconnaissent au gonflement de la muqueuse qui est d'une couleur rouge brun, quelquefois ardoisée et dont la surface est devenue granuleuse (pyélite granuleuse, noueuse, folliculeuse) par suite du dépôt dans le tissu muqueux et sous-muqueux de foyers nodulaires gris constitués par du tissu lymphadénoïde.

Dans ces formes on peut même rencontrer des végétations polypiformes. Cependant, nous y avons aussi constaté, plutôt que dans les cas aigus en général, une coloration rouge plus foncé, une hyperémie plus intense.

Dans l'inflammation *catarrhale simple*, l'ulcération est exceptionnelle. La surface de la muqueuse est tapissée d'une quantité variable de sécrétions muco-purulentes, dans lesquelles le microscope ne révèle point la présence d'un microorganisme déterminé, mais — presque sans exception — d'après nos propres expériences de cocci et de bacilles divers et même de très longs filaments. Dans la pyélite *croupale*, on

(1) C'est là une remarque absolument juste et, si la pyélite unilatérale est beaucoup plus fréquente chez la femme que chez l'homme, cela tient probablement, comme l'enseigne M. Guyon, à ce que la rétention vésicale est rare chez la femme. (H. H.)

observe des exsudats fibrineux de formes et de dimensions variables sans ulcérations notables de la muqueuse.

Il est difficile de préciser jusqu'à quel point se rapprochent de cette dernière les formes *diphtéritiques*, qu'on rencontre si souvent au cours des processus septicémiques et pyohémiques ou encore sous l'influence de la décomposition ammoniacale de l'urine résultant de stase. Dans les deux cas, l'on trouve des fausses membranes adhérentes, de coloration sale, avec mortification de la muqueuse sous-jacente, parfois incrustées de phosphates urinaires. Aussi ne faut-il pas s'étonner que l'on commette couramment la confusion, blâmée si énergiquement par Birch-Hirschfeld, de la diphtérie avec l'inflammation nécrotique de la muqueuse.

Les obstacles de nature multiple à l'écoulement de l'urine, que nous aurons à étudier dans le chapitre traitant de l'hydronéphrose, peuvent produire une *dilatation du bassinet* et *des calices*, plus tard même une atrophie du parenchyme rénal due à la compression ; en un mot, il se développe de véritables *sacs rénaux*, reins kystiques (Küster) ; puis la décomposition de l'urine, jointe à une sécrétion abondante de pus, engendre des *pyonéphroses*, qui constituent finalement des vastes poches cloisonnées, remplies de pus fétide, rendu mucilagineux par l'ammoniaque, d'une bouillie analogue à de la chaux et de masses sanguinolentes, poches dont les parois sont rugueuses, dures et incrustées d'urate d'ammoniaque, de phosphate de chaux et de phosphate ammoniaco-magnésien. Les ulcérations profondes sont de règle.

Quant aux altérations qui peuvent frapper les *pyramides*, par suite de la compression, nous les étudierons en traitant de l'hydronéphrose. Dans trois cas, nous avons vu la compression de l'organe se compliquer de nécrose avec étranglement et même élimination des parties papillaires.

Pour la rupture de ces poches dans le voisinage et la découverte possible et simultanée de concrétions, nous renvoyons au chapitre qui traite de la néphrolithiase.

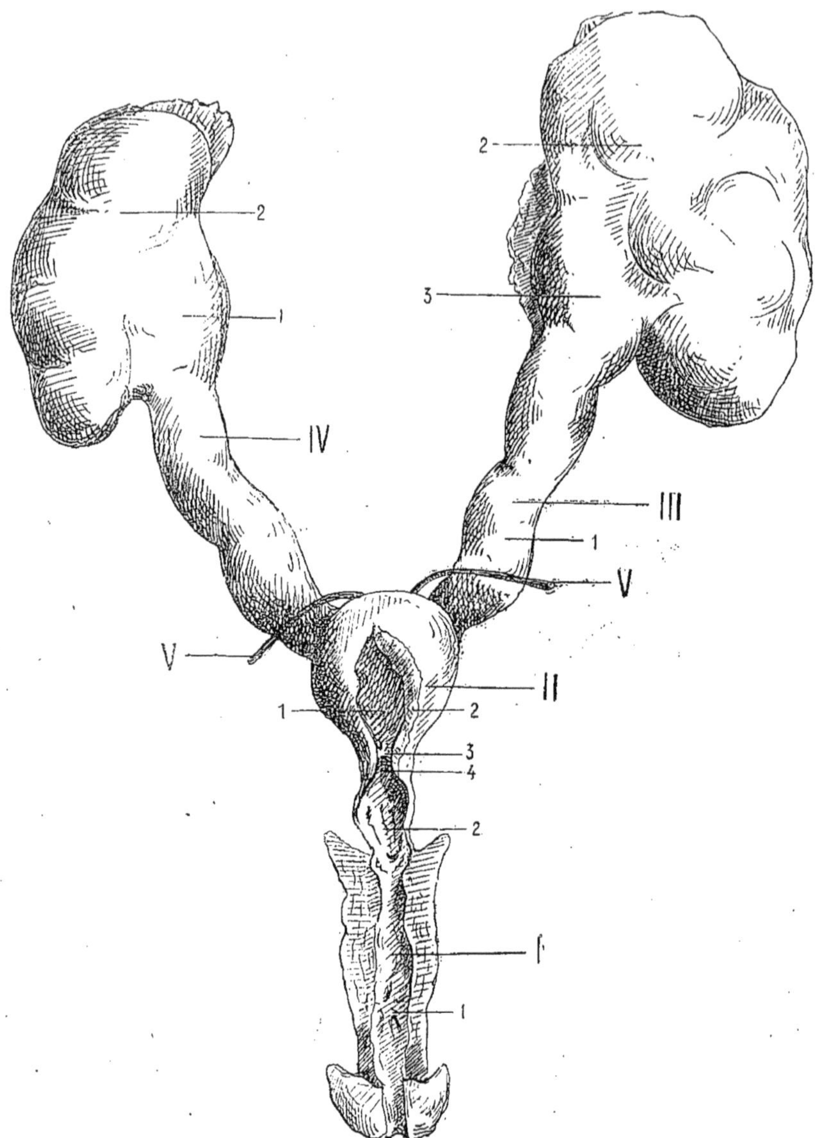

Fig. 4. — Urétéro-pyélite bilatérale avec dilatation (N. Hallé).

Uretère. — Il n'est pas rare de constater les mêmes lé-

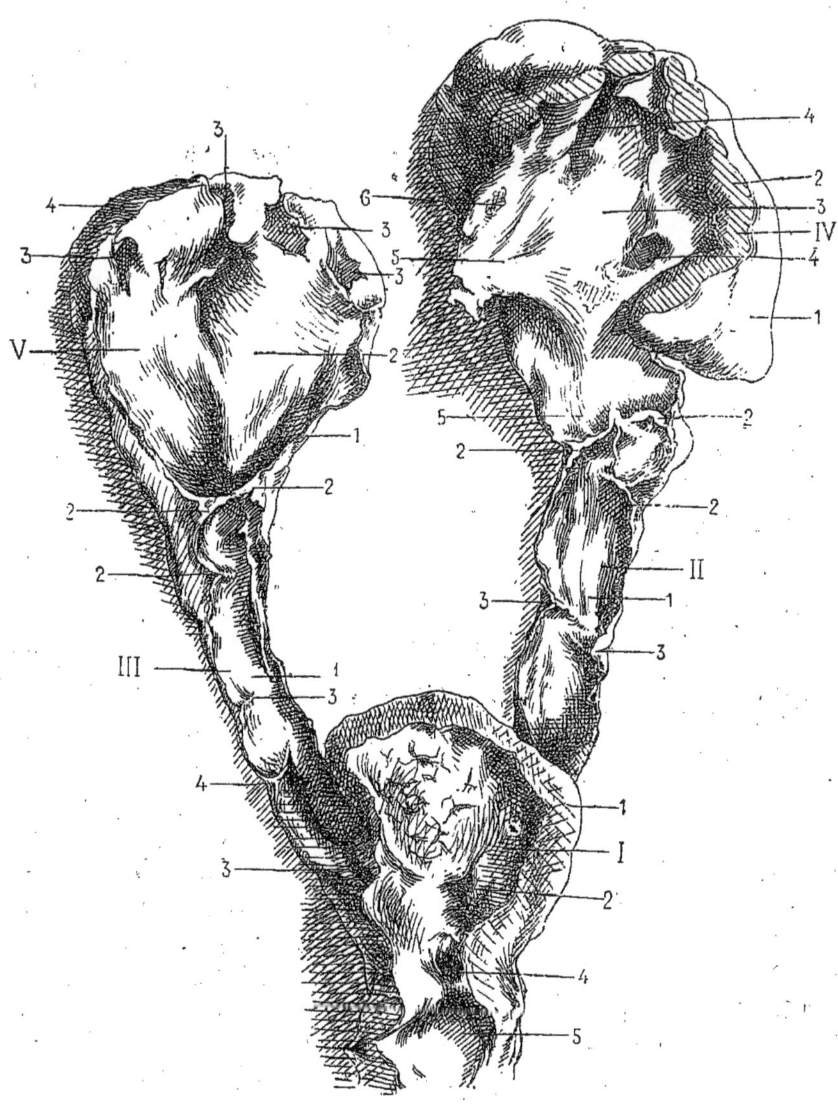

Fig. 5. — Urétéro-pyélite bilatérale avec dilatation (N. Hallé).

I. Vessie ouverte par sa face antérieure (1, coupe de sa paroi très épaissie ; 2, orifice dilaté de l'uretère gauche ; 3, orifice de l'uretère droit incisé).
II et III. Uretères droit et gauche. (En 2, 2, 2, plis valvulaires supérieurs ; en 1, partie moyenne dilatée ; en 3 et 4, plis valvulaires inférieurs).
IV et V. Reins gauche et droit, atrophiés et dilatés.

sions du côté de la vessie, même alors que l'uretère paraît relativement intact. D'autres fois, l'uretère présente tous les

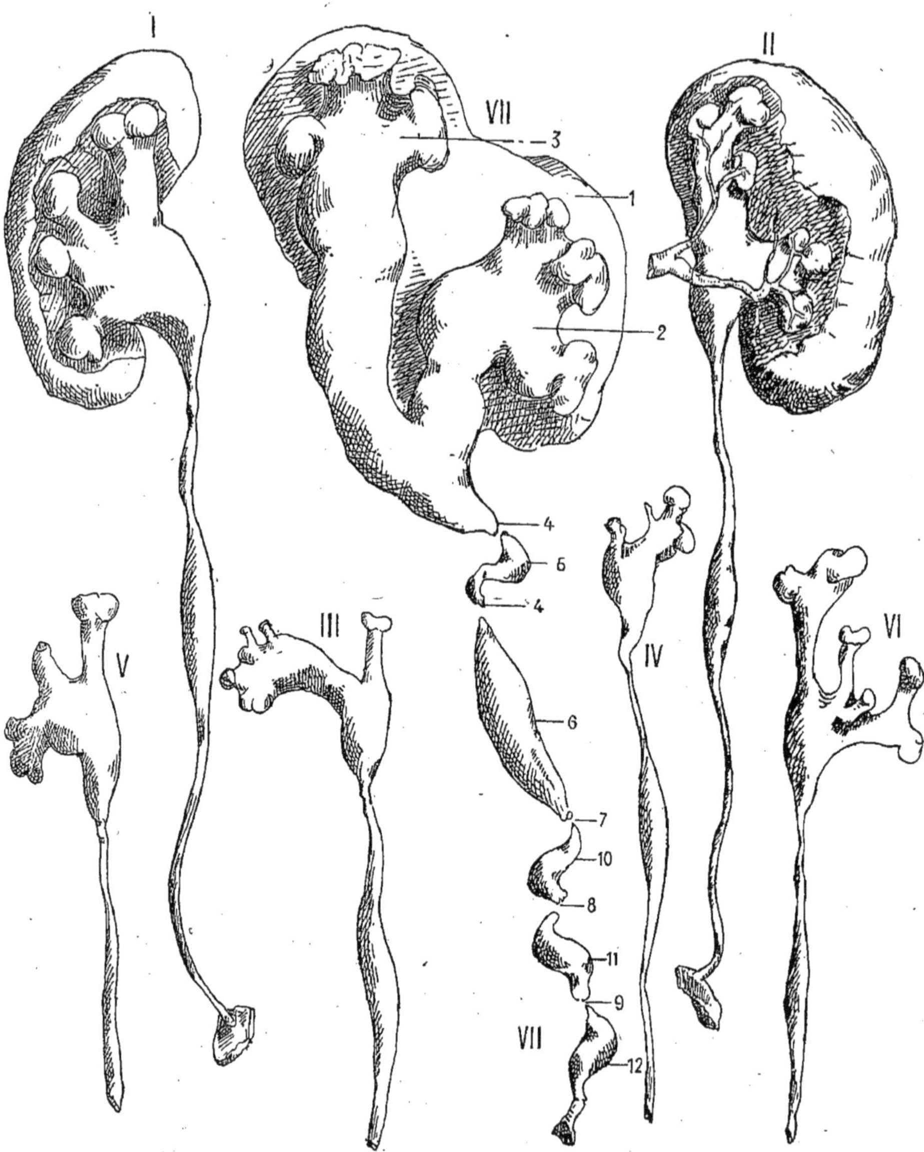

Fig. 6. — On voit en VII le moulage intérieur de la pièce représentée fig. 4 et 5. Les moulages I, II, III, IV, V et IV correspondent à des injections d'uretères e de bassinets *normaux*. (N. Hallé).

caractères de l'inflammation aiguë ou chronique, dilatation, nécrose de la muqueuse. Ainsi que Hallé l'a démontré récemment en s'appuyant sur des recherches très minutieuses, il s'agit dans l'immense majorité des cas d'une uretéro-pyélite ascendante, caractérisée par l'existence de dilatations multiples moniliformes avec structures valvuloïdes ou bien de rétrécissements indurés et cicatriciels (1). On a regardé comme

---

(1) Ces lésions urétérales, que nous avons étudiées en 1885, dans le service de notre maître commun M. Guyon, avec notre ami N. Hallé, ont été fort bien décrites par celui-ci dans sa thèse (*Uretérites et pyélites*, Paris 1887). Elles se présentent sous deux types assez distincts :

Dans le premier groupe de faits, les uretères sont très dilatés, avec des rétrécissements valvulaires bien accusés et sans périurétérite accentuée.

Dans le second, les uretères sont moins dilatés, surtout épaissis, avec ou sans rétrécissements fibreux annullaires, entourés et englobés dans le tissu fibro-lipomateux de la périurétérite qui leur adhère intimement.

Le type du premier groupe peut être représenté par des pièces que nous avons déposées au musée Civiale (nos 134 et 135 de la collection anatomo-pathologique du professeur Guyon) figurées ci-contre (voir fig. 4, 5 et 6) : rétrécissement traumatique de l'urèthre avec infiltration périnéale et fistule, dilatation de l'urèthre profond, vessie petite à parois très épaissies. Les orifices vésicaux des uretères sont dilatés des deux côtés ; on peut y engager une sonde de femme ; on en fait sourdre du pus à la moindre pression des uretères. Ces conduits présentent un volume énorme ; ils sont bien plus gros que le pouce. Leur dilatation est irrégulière ; ils ont une apparence tortueuse, moniliforme des plus accusée, à peu près semblable des deux côtés, rappelant un gros cordon ombilical. En incisant l'uretère on trouve l'explication de l'apparence spiroïde extérieure, dans la présence de replis, sortes d'épaississements valvulaires de la paroi qui font saillie dans la cavité et la partie supérieure de l'uretère droit à sa jonction, avec le bassinet, ces replis forment une série de rétrécissements très appréciables. Tandis que l'uretère mesure dans ses parties dilatées jusqu'à 3 cent. de circonférence intérieure, il ne mesure que 8 millim. au niveau de ce point. D'autres rétrécissements du même genre se voient le long de l'uretère, particulièrement à une petite distance au-dessus de son abouchement vésical ; immédiatement en avant de cet abouchement se voit une dila-

sous la dépendance de la phlegmasie uretérale chronique, le développement de nombreux kystes, attribués tantôt à la rétention des sécrétions catarrhales (Litten), tantôt à des pro-

tation très considérable. — A gauche, lésions de même ordre. — L'étude histologique de ces épaississements en forme de replis saillants dans la cavité uretérale a été faite par N. Hallé. A leur niveau, il semble qu'il y ait, non seulement plicature et changement de direction de la couche musculaire, mais encore et surtout, hypertrophie et néoformation de faisceaux (voir fig. 7).

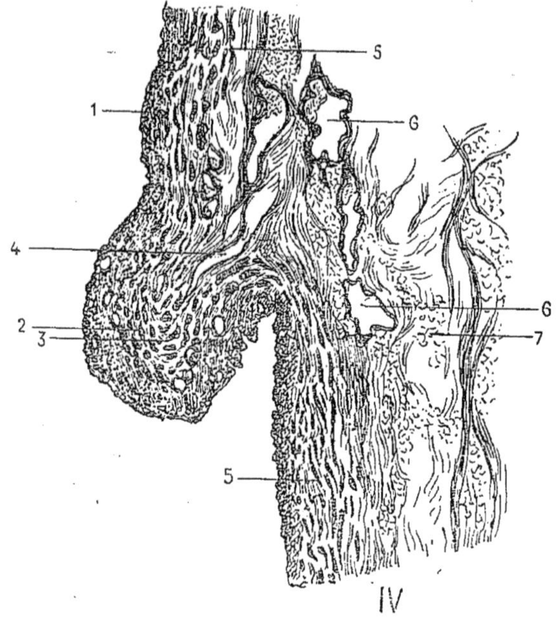

Fig. 7. — Coupe longitudinale d'un rétrécissement valvulaire d'urétérite (N. Hallé). 1. Muqueuse (vaisseaux dilatés, cavités kystiques au début). — 2. Pli valvulaire. — 3. Muscles du pli valvulaire. — 4. Interstice de plissement. — 5. Couche musculaire longitudinale. — 6. Vaisseaux. — 7. Tissu cellulo-adipeux extérieur.

Dans le deuxième groupe, on se trouve en présence d'une urétérite scléreuse avec périurétérite et rétrécissements simples, inflammatoires à siège variable, alors que ceux de la première variété occupent constamment les mêmes points.

Comme l'a fort bien montré N. Hallé, ces deux types de lésions sont bien différents et ne se combinent pas. Le premier est bilatéral ; la dilatation y tient la première place. Le deuxième est unilatéral et paraît

cessus de dégénérescence graisseuse et intéressant le tissu muqueux infiltré de cellules rondes (Ebstein) (1).

Rein. — L'altération du rein lui-même n'a rien de bien caractéristique dans la pyélite modérée et récente ; tout se borne le plus souvent à l'hyperémie de l'organe en totalité, surtout des papilles, dont la coupe a un aspect trouble et humide, dû à son imbibition par un liquide renfermant des cellules épithéliales, des globules de pus, des bactéries, parfois aussi des cylindres hyalins.

Il n'en est plus de même dans la *pyélonéphrite* en plein développement, qui accompagne volontiers les cas graves et traînants de pyélite. Il survient alors une phlegmasie *pyonécrotique*, qui se manifeste par de longues traînées correspondant au trajet des canalicules urinaires droits et s'amin-

---

correspondre à des inflammations rapides et profondes. Aussi n'est-on pas étonné de voir que la cause de ces diverses urétérites est différente. Aux premières correspondent des cas où l'obstacle matériel au cours de l'urine dans l'uretère a toujours été considérable (rétrécissement uréthral très serré, rétention prostatique avec distension, etc.). Dans les autres, l'obstacle mécanique manque souvent, il y a de la cystite plus ou moins ancienne, on peut admettre que la lésion a été surtout inflammatoire dès le début, atteignant un appareil non dilaté, que l'inflammation a été intense et profonde, qu'elle s'est propagée aux tissus voisins, produisant ces périurétérites, qui sont ici la règle. Nous ajouterons à ces données, empruntées au travail de N. Hallé, une remarque. D'après ce que nous avons vu dans ces dernières années, bon nombre de pyonéphroses unilatérales, accompagnées d'urétérite et de périurétérite, sont de nature tuberculeuse et l'on pourrait peut-être rattacher à ce dernier ordre de lésions un certain nombre des urétérites du deuxième groupe. (H. H.)

(1) Frédéric S. Eve (Psorospermial cysts of both ureters, *Trans. of the pathologic Soc. of London*, 1888-1889, T. XL, p. 444) a trouvé dans le contenu colloïde de ces kystes des psorospermies, fait confirmé par Bland Sutton (*The Lancet*, London, 21 décembre 1889, T. II, p. 1278). (H. H.)

cissant vers le sommet des pyramides, entourées d'une zone d'hyperémie.

Souvent ces traînées jaunâtres se continuent jusque vers la surface du rein, qui présente alors un pointillé jaune, tandis que la coupe offre des stries de même teinte.

Toutefois, Bazy a montré récemment que dans un certain nombre de cas les pyramides peuvent demeurer intactes et l'écorce seule de l'organe être atteinte.

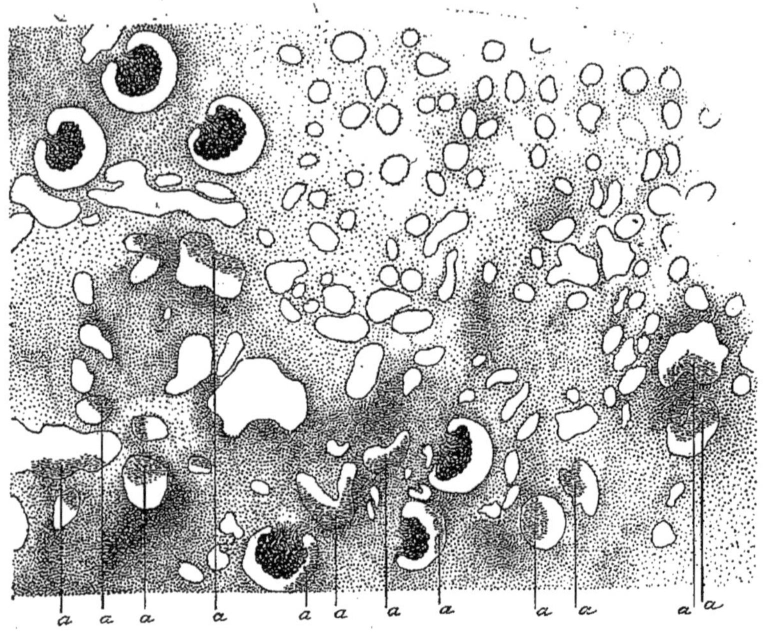

Fig. 8. — Néphrite canaliculaire microbienne. — Coupe schématique du rein, empruntée à la thèse d'Albarran, *a*, *a*, bactéries pyogènes dans les tubes.

En présence de cette prédilection de la lésion pour la surface du rein, Steven fait remarquer combien est vraisemblable le transport des bactéries le long des voies lymphatiques qui, ainsi que l'ont reconnu Ludwig et d'autres, font communiquer les vaisseaux lymphatiques de l'uretère et ceux qui courent entre la capsule rénale et le parenchyme.

Le microscope montre à son tour que, contrairement à ce

Comme complication, la *dégénérescence amyloïde* n'est pas rare.

Symptomatologie. — La forme diphtéritique de la pyélite, provoquée par les maladies générales graves dont nous avons fait mention, disparaît devant le complexus symptomatique de ces dernières et elle n'est guère susceptible par suite d'un diagnostic certain ; il en est de même de l'inflammation croupale du bassinet. Chez une typhique de la clinique d'Iéna, cette phlegmasie se traduisit par l'élimination d'un cordon fibrineux cylindrique, long de 15 cent., tapissé d'un revêtement épithélial, ayant le diamètre d un rayon fin, avec une extrémité épaissie, correspondant évidemment à la première portion du bassinet. Nous avons nous-même observé un cas analogue également chez un typhique.

Pour la pyélite calculeuse, affection de grande importance, nous prions le lecteur de se reporter au chapitre qui en traite spécialement.

Composition de l'urine. — Au premier rang des symptômes objectifs de la pyélite, nous avons à considérer la composition de l'urine. Autant celle-ci a peu d'importance pour le diagnostic de la néphrite suppurée non compliquée, autant les diverses altérations de ses caractères normaux ont de prix dans le cas qui nous occupe. Dans la pyélite chronique catarrhale, ce qui frappe tout d'abord, c'est l'*augmentation* de la quantité des urines ; le chiffre normal est doublé parfois. Ce phénomène, fréquent quoi qu'inconstant, est dû en partie à l'hypertrophie cardiaque concomitante, hypertrophie résultant elle-même des complications d'atrophie produites dans le domaine des reins. Cependant il s'observe également, comme le dit Fischl, en l'absence de toute lésion de l'appareil circulatoire ; aussi l'explication précise en est-elle encore à donner. On a invoqué une hyperémie collatérale des *vasa afferentia* (Oppolzer) ou des troubles dans la résorption par la substance corticale malade du liquide urinaire dont Ribbert a de nouveau prouvé récemment la réalité par ses expériences. Plus les urines sont abondantes, plus aussi leur teinte est claire et moins leur densité est élevée.

Pus. — Quand il n'existe pas d'obstacles marqués à l'évacuation de l'urine, celle-ci entraîne constamment le produit essentiel du catarrhe de la muqueuse, le *pus* ; dans les formes simples il ne constitue d'abord que des sédiments peu prononcés, mais son abondance augmente ensuite. Ordinairement ces sédiments, du moins au début de l'affection, renfer-

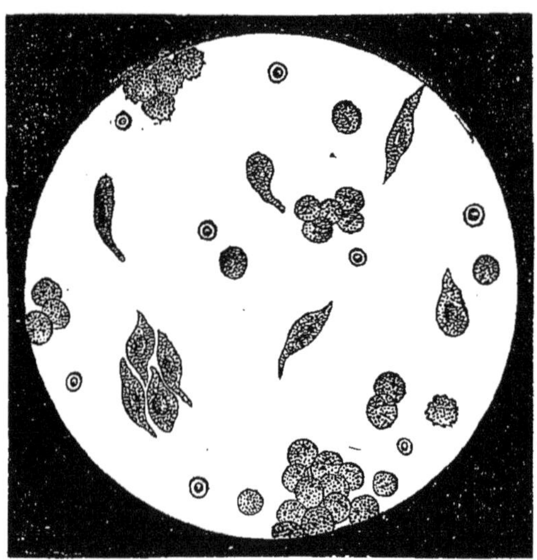

Fig. 9. — Sédiment urinaire dans la pyélite.
On y voit des leucocytes, des globules sanguins et des cellules épithéliales.

ment également une petite quantité de mucus et du sang en quantité variable (fig. 9). Ce dernier, même dans les formes non calculeuses, peut dans certains cas masquer le rare sédiment purulent.

Jamais l'abondance du pus n'enlève à l'urine sa réaction *acide* ; quand celle-ci fait place à la réaction alcaline, cette dernière est due, abstraction faite du passage d'alcalis fixes, à la fameuse fermentation ammoniacale (1). En ces cas, l'urine a une odeur repoussante et laisse déposer un précipité abondant gélatineux. Ce précipité n'est pas constitué par du mucus, comme l'écrivent encore certains auteurs ; c'est du pus métamorphosé par l'ammoniaque, du pus dont les éléments figurés sont à peine encore reconnaissables, par suite du gonflement, de l'éclaircissement et de la dissociation qu'ils ont subis.

Albumine. — L'urine filtrée contient naturellement de l'albumine de par la présence du pus ; mais l'albumine existe en quantité plus considérable que ne l'indiquerait la pyurie à elle seule ; et cela tient à l'apparition d'une albuminurie rénale, résultant de l'altération concomitante de la portion papillaire du rein.

D'après Ultzmann ce fait ne pourrait nullement rester douteux pour un praticien expérimenté. Des expériences personnelles et impartiales nous font un devoir de recommander la réserve dans l'appréciation de cette question. Dans un cas de cystite récente sans complications, nous fûmes frappé du contraste qu'offrait le chiffre élevé de l'albumine avec le peu d'abondance du sédiment purulent ; au contraire, dans un cas de pyélite blennorrhagique, ce fut la petite proportion d'albumine qui excita notre surprise. Nous avons observé le même contraste plus tard à propos de deux cas suivis d'autopsie (les malades morts de maladie intercurrente).

Nous n'avons pu constater le phénomène relaté par Ultz-

(1) Comme l'a montré M. Guyon et avec lui son élève Guiard (*Sur la transformation ammoniacale des urines* ; *ammoniurie*, Th. Paris. 1883), l'alcalinité, liée à la transformation ammoniacale des urines, est effectivement rare chez les pyélitiques, par suite de la *rareté*, dans leur urine, *des principes fermentescibles*, de l'urée en particulier. (Voir plus haut p. 1, ce que nous avons dit de la *polyurie trouble* des rénaux.) (H. H.)

mann et Fischl, et donné comme constant dès les premiers jours par ce dernier, que dans un nombre restreint de cas de pyélite tantôt probable, tantôt confirmé. Il serait peut-être plus logique de dire que, comparée à la pyélite simple, la pyélonéphrite est caractérisée par une albuminurie relativement intense. Toutefois, dans ces cas, on devra accorder plus de prix à la découverte de cylindres.

D'après Finger, l'albuminurie relativement abondante n'est pas seulement propre à la pyélite blennorrhagique, elle existe encore dans la cystite gonorrhéique comme effet de la strangurie intense ; celle-ci une fois supprimée, l'albuminurie rénale disparaît, et le taux de l'albumine n'est plus indiqué que par le contenu de l'urine en pus. Mais c'est encore un fait que nous n'avons pu confirmer par nous-même.

Bactéries. — Cellules épithéliales. — A côté des éléments du pus, même en l'absence de décomposition, dans l'urine fraîchement émise et inodore, le microscope décèle ordinairement la présence de nombreuses *bactéries*, cocci et bacilles, quelquefois aussi des *filaments* ; ces derniers, découverts par nous depuis des années, ont acquis beaucoup d'importance depuis les recherches bactériologiques récentes d'Albarran et de Hallé. Souvent aussi, mais pas toujours, on y rencontre des *hématies* et des *fragments épithéliaux*. On continue à parler de la forme caractéristique, *pathognomonique*, imbriquée, de l'épithélium du bassinet ; c'est à tort, comme l'ont montré notamment Ultzmann, Ebstein, Bizzozero, Fischl et Coe. Nous ne pouvons que nous associer à ces auteurs, contrairement à l'opinion de Rosenstein, qui, tout en parlant toujours de preuves certaines, s'obstine à ne pas accepter des expériences suffisamment démonstratives ; en dehors du cas assez rare où ces éléments sont suffisamment groupés, nous recommanderons de ne pas se hâter de conclure relativement au point d'origine de ces éléments, car on manque de caractères distinctifs sérieux permettant de distinguer avec certitude les épithéliums pavimenteux, de transition et cylindriques qui proviennent du bassin, et de l'uretère et de la vessie.

Rosenstein prétend qu'on rencontre souvent des cellules oblongues, caudées, à un ou plusieurs noyaux *provenant des couches épithéliales profondes* ; nous sommes d'accord avec lui sur ce point, mais ne pouvons admettre par contre la signification qu'il attribue à ces cellules. En un mot, pour le praticien qui examine au microscope le sédiment urinaire, l'épithélium du bassinet ne peut être regardé ni comme un phénomène constant, ni comme un attribut caractéristique de la pyélite.

Je crains fort qu'il en soit de même de l'épithélium des canalicules collecteurs remis récemment sur le tapis par Fischl ; car les signes qui le différencient d'épithéliums analogues provenant d'autres segments des voies urinaires (nous excluons ici la possibilité d'une confusion avec les leucocytes, reconnaissables presque toujours à leur triple noyau quand on les traite par l'acide acétique) sont tellement minutieux, que nous n'avons jamais osé nous servir d'éléments de ce genre pour poser un diagnostic, alors même que nous les rencontrions par lambeaux.

Il en est autrement lorsqu'ils reproduisent la forme exacte, cylindrique des canaux collecteurs et trahissent leur origine, rien que par leur diamètre, diamètre auquel nous attachons le plus grand prix. Alors, comme dit Fischl, ils sont d'une importance capitale. Nous devons cependant avouer que nous n'avons observé qu'exceptionnellement cette forme purement desquamative ; par contre, nous avons rencontré fréquemment ces moules auxquels Klebs accorde une importance diagnostique si considérable, ces *cylindres microbiens* solides, épais et imprégnés de micro-organismes (voir fig. 10).

Presque aussi souvent, nous avons rencontré des éléments cylindriques composés en majeure partie de chaînettes bacillaires et de filaments enchevêtrés. Leur genèse ressort suffisamment des constatations de l'autopsie.

Nous dirons enfin un mot à propos d'un signe auquel on a attribué beaucoup d'importance pour le diagnostic différentiel; nous voulons parler de la présence dans le sédiment urinaire

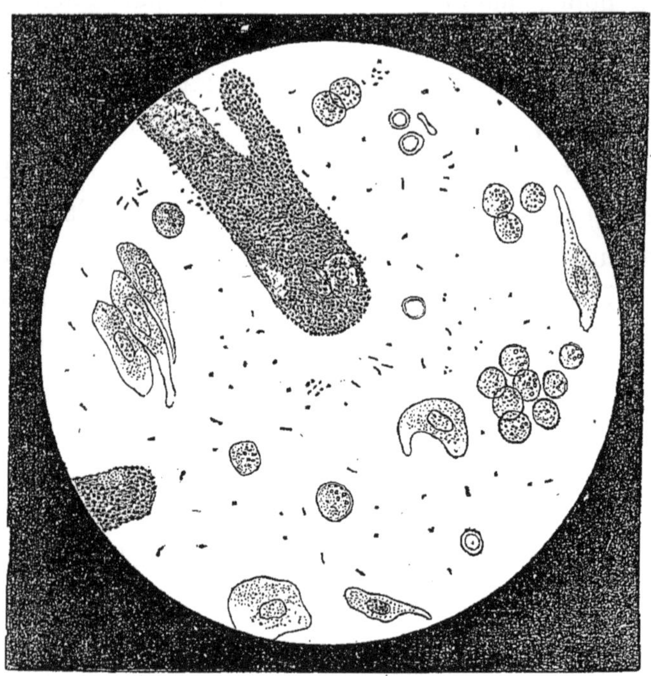

Fig. 10. — Sédiment urinaire dans la pyélonéphrite parasitaire.

de bouchons cylindriques, constitués par des globules de pus, bouchons qu'on a considérés comme des moules de conduits papillaires atteints de catarrhe (Dittel, Fischl). Personnellement, nous sommes convaincu que ces éléments, qui représentent des formes réduites des filaments gonorrhéiques bien connus et dont nous avons parlé déjà à propos des cylindres, peuvent se développer dans n'importe quelle localisation du processus catarrhal dans le domaine des voies urinaires, depuis l'urèthre jusqu'à l'écorce rénale ; et nous ne pouvons pas comprendre comment on leur assigne comme origine spéciale la portion papillaire. Je ne dis pas qu'ils ne puissent pas servir à confirmer le diagnostic ; mais il y a loin de là à édifier celui-ci rien que du fait de leur présence.

Cristaux. — Il est évident que dans l'urine en décomposition ammoniacale, il ne manque pas de cristaux de phosphate triple, de globules d'urate d'ammoniaque et de phosphate de chaux amorphe. Pour les caractères particuliers des cas précipités, je renvoie aux ouvrages qui traitent de l'analyse des urines. Souvent on constate déjà à l'œil nu, dans l'urine fétide, ammoniacale, des lambeaux blanchâtres incrustés de poussière de phosphate triple ou imbibés de bouillie calcique qui ne sont autre chose qu'une agglomération de cellules épithéliales, des exfoliations de muqueuse ou enfin des membranes diphtéritiques.

Cessation brusque de la pyurie. — Il faut attacher une grande importance à la *cessation* brusque de la pyurie ; ce symptôme peut se manifester par la production d'obstacles à l'écoulement de l'urine (obstacles qui seront étudiés avec plus de détails lorsque nous traiterons de la néphrolithiase et de l'hydronéphrose), d'oblitération de l'uretère, en supposant bien entendu que l'affection n'existe que d'un seul côté. Dans ce cas, tandis que le rein sain excrète une urine claire, à peu près normale, le rein malade augmente de volume, non sans occasionner de violents malaises, surtout une sensation de tension douloureuse, progressive, des frissons et des vomissements. L'écoulement est-il rétabli, ces symptômes disparaissent rapidement et l'urine émise se trouve de nouveau fortement troublée par du pus. Cette pyonéphrose intermittente peut se répéter assez fréquemment et l'on comprend que les malades, dès qu'ils évacuent des urines limpides, s'effrayent de la douleur que ce fait leur annonce et attendent avec anxiété la réapparition du sédiment purulent. Ces rétentions intermittentes de pus peuvent aussi être l'expression d'alternatives de perméabilité et d'imperméabilité des communications entre le bassinet et de véritables abcès néphrétiques ou péri-néphrétiques.

L'oblitération absolue des deux uretères engendre naturellement l'*anurie* et l'*urémie* ; il en sera de même, si la lésion unilatérale frappe un individu porteur d'un rein unique.

Symptômes généraux. — En ce qui concerne les autres symptômes, le développement de la *pyélite aiguë* s'annonce ordinairement par de la *fièvre* avec frissons, parfois aussi par des vomissements. Dans certains cas, les malades se plaignent d'une *douleur lombaire* s'accompagnant d'irradiations caractéristiques le long de l'uretère du côté malade. Cette douleur, tantôt modérée et supportable, tantôt à peine indiquée, n'apparaissant souvent, sans localisation bien précise, qu'au moment de la palpation du bas-ventre, peut atteindre une très grande intensité et rappeler la colique néphrétique, comme Ebstein l'a observé, dans le cours des formes puerpérales idiopathiques de la maladie.

Pour les symptômes et la pathogénie de la *pyélite calculeuse*, nous renvoyons au chapitre correspondant. Dans la pyélite essentiellement chronique, il se peut que le malade ne ressente pas la moindre douleur et que la palpation ne révèle pas la moindre sensibilité à la pression, malgré la stase et la décomposition urinaire la plus complète. La strangurie n'accompagne ordinairement pas la pyélite sans complications.

L'élévation initiale de la *température*, dont nous avons parlé, ne doit pas être confondue avec la fièvre hectique grave, à caractère moins continu et interrompue par des frissons, qui accompagne fréquemment, mais pas toujours, les abcès pyélonéphrétiques tout comme la néphrite suppurée généralisée. Assez souvent, il s'y associe un de ces états *typhiques* (urémiques, ammoniémiques, pyémiques, septiques) que nous avons déjà étudiés en détail, avec pouls petit et fréquent, vomissements, somnolence, etc. Dans un cas de pyélonéphrite avec fermentation alcaline de l'urine, que nous avons observé assez longtemps, un délire tranquille se prolongea pendant plusieurs semaines uni à une hydropisie prononcée même de la partie supérieure du tronc, ce qui nous porta fort à considérer les accidents comme d'origine urémique. En outre, dans un cas de pyélonéphrite suppurée disséminée, décrit par Butte (vieillard atteint d'hypertrophie de la prostate), le caractère urémique d'une amaurose subite et de violents accidents dyspnéiques put être reconnu par l'examen du sang obtenu avec des ventouses scarifiées. Ce sang renfermait 0,5 0/0 d'urée. Ce genre d'investigation a surtout une grande importance chez les vieillards, car dans ce cas l'urémie passe souvent inaperçue, les accidents étant mis sur le compte de l'emphysème ou de l'atrophie cérébrale sénile.

Pour ce qui est des divers modes de *rupture* de la pyonéphrose dans le voisinage, tout ce qui a été dit à propos de la néphrite suppurée trouve son équivalent ici.

Palpation du rein (1). — Un signe particulièrement précieux consiste dans la constatation d'une tumeur palpable, appartenant au rein malade, sensible, assez fréquemment aussi fluctuante, du moins quand la pyonéphrose est notablement développée. Cette constatation, sur l'importance de laquelle

(1) Voir plus haut page 7, ce que nous avons dit de l'examen chirurgical du rein. (H. H.)

nous reviendrons à propos de l'hydronéphrose, a un caractère absolument pathognomonique, lorsqu'elle coïncide avec la suppression de la pyurie observée jusqu'alors et le mauvais état général décrit précédemment. Dans un certain nombre de cas, que nous étudierons en détail au chapitre de l'hydronéphrose, on a réussi à observer la diminution et l'augmentation de volume de la tumeur, selon que l'obstacle au passage de l'urine se trouvait supprimé ou non.

La *pyélite blennorrhagique* mérite quelques considérations spéciales, j'entends la forme aiguë et non pas celle qui, après plusieurs années, se développe consécutivement à des rétrécissements de l'urèthre et à la fermentation ammoniacale de l'urine. C'est certainement un effet du hasard, vu la rareté de cette complication de la blennorrhagie, que nous ayons pu observer à peu d'intervalle les uns des autres toute une série de cas de ce genre, de nature non douteuse, puisque le diagnostic était fondé sur la découverte de moules des canaux collecteurs et sur les caractères de l'urine que nous avons énumérés. En ce qui concerne le processus symptomatique nous sommes à peu près d'accord avec les données de Zeissl et de Tarnowsky. Dans la totalité des cas, il y eut de la cystite prémonitoire, une explosion subite de fièvre annoncée par des frissons, une douleur vive dans le côté atteint, de la sensibilité à la pression de la région rénale, une marche aiguë, se comptant par journées, contrairement à la forme idiopathique qui est sujette à récidives et tend à devenir chronique. Dans une de mes observations, il survint également des vomissements abondants et une céphalalgie intense.

Dans deux cas, la cessation des accidents fut suivie de suppression totale de la pyurie, par conséquent de guérison simultanée de la pyélite, de la cystite et de l'uréthrite. Dans un autre cas enfin, la pyélite s'était développée immédiatement après une brève interruption du séjour au lit, jusqu'à ce moment scrupuleusement observé ; bien qu'elle n'eût duré qu'une semaine elle s'était accompagnée d'une pyurie intense.

Au cours de la gonorrhée aiguë, il peut survenir subitement un processus pyélonéphritique : le fait est démontré par les observations de Vidal, de Rosenstein et de Murchison. Peut-être faut-il adjoindre à ces derniers le cas de Bockhart, où il s'agit d'infection artificielle par des « cultures pures » de gonocoques.

Dans les cas où il s'est produit une néphrite ascendante *non-suppurée* et de l'atrophie consécutive par suite de la pyélite catarrhale et du catarrhe rénal, on constatera le complexus symptomatique complet du rein atrophique.

Diagnostic. — D'après les éléments de diagnostic indiqués dans le paragraphe qui précède, éléments qui montrent suffisamment combien il est difficile, en général, de reconnaître la maladie qui nous occupe, on voit qu'il faut se mettre en garde contre la confusion fort possible de la pyélite avec la cystite.

Cystite et pyélite.— La croyance ancienne d'après laquelle l'urine devait être *ammoniacale* dans la cystite, alors qu'elle était *acide* dans la pyélite, n'a plus de raison d'être aujourd'hui ; ce qui ne veut pas dire qu'on ne reconnaisse plus à l'urine de la cystite une tendance à subir de préférence la fermentation alcaline.

Nous avons également fait ressortir le peu de confiance qu'il faut accorder à l'existence dans l'urine d'épithélium du bassinet et d'une proportion d'albumine supérieure à ce que peut fournir le pus.

La *polyurie* a une certaine valeur ; mais elle ne constitue nullement un signe pathognomonique. Quant à la douleur, elle n'a d'importance que par sa localisation précise dans l'un des côtés de la région rénale ; ses irradiations sont sujettes à trop d'interprétations pour qu'elles puissent servir à l'édification en dernier ressort du diagnostic de la pyélite. En revanche, la présence dans le sédiment urinaire de moules des canaux collecteurs et des canalicules droits, surtout des cylindres de coccus dont nous avons parlé précédemment, indique avec un certain degré de certitude que le pus provient du bassinet et du rein.

Un signe important, mis en lumière à juste titre par Ebstein, c'est l'*absence* des symptômes créés par le catarrhe vésical. Toutefois il ne faut pas oublier que, même en cas de pyélite pure, des douleurs s'irradiant vers la région vésicale peuvent simuler une maladie de cet organe (Rosenstein) (1).

Dans les cas si difficiles et malheureusement si fréquents où la pyélite *se complique de cystite*, il est quelquefois possible de poser un diagnostic certain à l'aide de l'appréciation exacte de la chronologie des accidents ; d'autres fois il faut s'en tenir aux suppositions, ainsi que nous l'ont prouvé des observations nouvelles, prises sans parti pris.

Tout récemment encore, Coe insiste sur la difficulté du diagnostic en ces cas ; souvent en effet la cysto-pyélite a une marche latente analogue à celle de la pyélonéphrite. Cet auteur a réussi, dans un cas de fistule vésico-vaginale, à comparer directement les liquides de la cystite et ceux de la pyélite, sans trouver de notables différences entre les deux. Ce fait seul justifie notre scepticisme dans ces circonstances. Coe,

(1) Le diagnostic entre ce *cystisme* réflexe et les douleurs de la cystite vraie est facile à faire si l'on recourt à l'exploration directe de la sensibilité vésicale. Lorsque la vessie est indemne, il n'y a, comme l'enseigne M. Guyon, ni sensibilité à la pression extérieure de l'organe, ni douleur à la pression interne avec des explorateurs, ni exaspération de la réaction à la distension (Voir notre travail, *Des névralgies vésicales*, Paris, 1878). (H.H.)

qui, à notre avis, accorde encore trop d'importance à la présence d'épithélium rénal dans l'urine, concède quelque valeur, en faveur de la pyélite, à l'existence dans l'urine d'un sédiment purulent épais, non accompagné d'une forte quantité de mucus. Ce signe n'a de prix tout au plus que pour les cas exempts de fermentation alcaline de l'urine.

Nous n'avons guère plus d'enthousiasme pour les résultats fournis, dans la pyélocystite, par les lavages répétés de la vessie; en effet, la différence de composition des diverses portions de l'urine est bien peu accusée. Assurément, si, par la compression de la région rénale, la proportion du pus contenu dans le liquide intra-vésical se trouve nettement augmentée, grâce au passage à travers l'uretère — perméable — du contenu pyonéphritique, l'interprétation n'est pas douteuse (Bergmann et autres). Mais jusqu'ici, nous n'avons pu encore nous assurer de ce fait personnellement.

Nous parlerons plus loin du diagnostic différentiel spécial de la *tumeur du rein* en elle-même (voyez *Paranéphrite* et *Hydronéphrose*). Dans les cas où l'on ne perçoit point les caractères propres à une tumeur fluctuante et sensible, même alors que la ponction exploratrice a fourni du pus, il faut se tenir en garde contre la confusion avec la périnéphrite, les abcès du psoas et même les kystes hydatiques du foie.

La pyélite et la pyélonéphrite compliquant les maladies générales graves échappent le plus souvent au diagnostic.

Pronostic. — Le diagnostic et le pronostic de la pyélite calculeuse seront étudiés à propos de la néphrolithiase. La maladie fondamentale et les complications possibles sont en général les éléments les plus graves du pronostic, et il n'est besoin de rien ajouter, à ce propos, à ce qui a été dit dans l'article Symptomatologie. Les pyélites aiguës au cours de la blennorrhagie, des suites de couches (excepté bien entendu les formes puerpérales septicémiques) et de la convalescence du typhus, etc. sont généralement d'un pronostic favorable, aussi longtemps qu'elles conservent le caractère simplement catarrhal.

Le pronostic s'assombrit quelque peu pour les formes *primitives à frigore*, qui ont grande tendance à récidiver et à devenir chroniques, fait toujours sérieux.

Point n'est besoin d'insister sur les dangers particuliers de la pyélonéphrite, de la pyonéphrose en plein développement, de la fièvre hectique, de l'empoisonnement urineux ; ces dangers ont cependant diminué, grâce à l'intervention d'une chirurgie rationnelle.

La pyélonéphrite *double* intense, résultat de stase urinaire avec décomposition ammoniacale de l'urine, amène la plupart du temps la mort au bout de quelques semaines ; il est rare de lui voir une marche plus lente (un an) ; il est plus rare encore de la voir guérir.

Nous avons indiqué plus haut la valeur pronostique des différentes ruptures dans le voisinage. Quant à la gravité de l'oblitération des deux uretères, elle est évidente ; l'occlusion unilatérale elle-même a ses dangers, parmi lesquels nous citerons non seulement le développement d'une pyonéphrose avec menace de perforation, mais encore une action réflexe fort grave sur le rein bien portant. Nous avons vu succomber une malade par anurie et urémie, et cependant l'autopsie ne révéla l'existence que d'une pyélite unilatérale sans obstruction uretérale bien nette ; l'autre rein était normal. Par contre, de même que Fischl, nous avons vu des pyonéphroses avec oblitération uretérale unilatérale, de nature indéterminée, mais certainement pas calculeuse, guérir complètement, après une marche hyperpyrétique de plusieurs mois, en l'absence de toute intervention et après des alternatives de suppression et de rétablissement de l'obstacle ureteral.

Traitement (1).—Le traitement de la pyélite en tant que ca-

---

(1) Le traitement de la pyélite doit tout d'abord s'adresser à sa cause. Dans certaines formes aiguës (absorption de cantharidine, abus des balsamiques, etc.), la suppression de la cause amène rapidement une amélioration que complètent les boissons émollientes abondantes, les bains, le repos (Le Dentu). Mais le plus souvent on a affaire à des formes chroniques, il convient alors de recourir à l'antisepsie urinaire indirecte par l'administration à l'intérieur de biborate de soude (F. Terrier) ou mieux de salol (F. Guyon). L'emploi du lait, de certaines eaux minérales (Vichy, Evian, etc.), de tisanes (bourgeons de sapin, buchu, etc.), du benzoate de soude, de la térébentine, etc. a son utilité. Mais ces divers modes de traitement n'ont qu'une action adjuvante. Ce qui convient avant tout, c'est de supprimer la cause si c'est possible (calcul vésical, rétrécissement uréthral, etc.). Dans tous les cas de pyélite ascendante, ce sont les plus fréquents, l'antisepsie des voies urinaires inférieures est de la plus haute importance. Il faut toujours agir activement sur la vessie enflammée. La guérison de la cystite est souvent suivie d'une amélioration considérable dans l'état des parties supérieures de l'arbre urinaire.

Dans les cas rebelles, on pourrait, chez la femme, recourir à la colpo-uretéro-cystotomie. Cette opération, préconisée par Bozeman * et consistant en la création, à l'un des angles du trigone, d'une fistule artificielle par laquelle on pourrait faire dans l'uretère et le bassinet des injections modificatrices, agirait peut-être principalement par l'amélioration de la vessie, qu'elle détermine, en assurant son repos physiologique (Guyon).

Le champ des interventions directes sur le rein, dans les cas de pyélite, se trouve donc, en somme, très limité. L'intervention chirurgicale n'est guère commandée que dans les pyélites avec distension (*pyonéphroses*). Toutefois, avant d'agir directement sur le rein, on devra, même dans ces cas, chercher s'il n'est pas possible de s'attaquer à la cause de la distension.

L'ablation d'une tumeur de l'ovaire ou de l'utérus, la cure d'un ré-

* Scherwood Dunn, *La Colpo-uretéro-cystotomie*, Th. de Paris, 1888-1889, n° 36.

tarrhe des voies urinaires sera étudié à propos de celui de la cystite (voir ce chapitre); pour les considérations relatives à

---

trécissement uréthral, le traitement régulier d'un prostatique, l'extraction d'un calcul enclavé dans l'orifice vésical de l'uretère, suffiront quelquefois à guérir le malade.

Dans des cas où l'obstruction uretérale était de date récente, on a pu, par des pressions et des frictions exercées sur la tumeur, par l'ingurgitation abondante de liquides, arriver à déplacer le gravier, le magma muqueux, purulent ou sanguin, cause des accidents (Morris). Mais ces manœuvres sont souvent douloureuses et quelquefois nuisibles, soit parce qu'elles augmentent l'inflammation, soit parce qu'elles déterminent la rupture de la poche pyélitique (Morris). Nous ne saurions conseiller ces pratiques, et nous pensons préférable de recourir à un acte plus franchement chirurgical.

Une collection purulente est accumulée en un point; elle ne se vide pas ou se vide mal par les voies naturelles (uretère), on doit lui donner issue. C'est là un principe de chirurgie générale qui trouve, dans l'espèce, son application. Nous ne croyons toutefois pas à la nécessité d'une incision immédiate dans tous les cas. On a signalé des guérisons spontanées. Todd en a rapporté un exemple des plus remarquables, après une saison passée au bord de la mer. Roberts admet la possibilité de la guérison de deux manières différentes : par diminution progressive de l'écoulement purulent qui finit par cesser, ou par enkystement de la collection qui se transforme en une masse pâteuse ne donnant plus lieu à aucun accident.

Ces cas sont malheureusement exceptionnels et, le plus souvent, la pyonéphrose est une cause d'accidents, plus ou moins graves, soit qu'elle détermine la mort par épuisement, ce qui est rare, soit, ce qui est plus ordinaire, que la poche purulente se rompe dans le tissu cellulaire ou dans l'un quelconque des organes avoisinants.

Aussi, pour déterminer la conduite à suivre, devra-t-on se guider, ainsi que le fait très justement observer notre maître M. Guyon, non pas sur le volume de la tumeur, mais sur sa marche et sur les accidents qu'elle détermine.

On peut se contenter d'un traitement palliatif (repos, applications calmantes, régime léger, borate de soude à l'intérieur), lorsque l'obstruction est incomplète, qu'il n'y a pas d'accidents de résorption putride (fièvre, hecticité, diarrhée), que la tumeur n'est que peu douloureuse et qu'elle a diminué par suite de l'évacuation partielle de la poche dans

celui de la pyélonéphrite accompagnée de suppuration rénale diffuse et de la pyonéphrose, nous renvoyons le lecteur aux

---

la vessie. L'opération est dans ces cas *discutable* ; on peut la différer *momentanément* et suivre pendant quelque temps les malades.

D'autres fois, au contraire, elle est *urgente*. Lorsqu'il existe des accidents d'anurie, accompagnés de symptômes urémiques, il n'y a pas d'hésitation possible. Il faut intervenir immédiatement.

Enfin, l'opération, tout en n'étant pas aussi urgente, est néanmoins *nécessaire* lorsque les symptômes de rétention sont très marqués et vont croissant, lorsque la tumeur augmente graduellement de volume, qu'il existe une douleur constante, une fièvre continue à exacerbation vespérale, des troubles digestifs, ou lorsque tel ou tel symptôme indique la propagation de l'inflammation aux tissus périnéphriques.

L'indication de l'opportunité d'une intervention opératoire sur le rein étant établie, comment faut-il agir ? Le plus grand nombre des chirurgiens veulent que l'on recoure à la *néphrotomie*, moins grave que la *néphrectomie*. La statistique de Bureau (*Du traitem. chirurg. des pyonéphroses*, Th. Paris, 1889-1890, n° 158), qui repose sur 142 observations, donne pour la néphrotomie lombaire, une mortalité de 21,8 0/0, alors que Newmann (*On the diseases of the Kidney*, N-Y., 1888, p. 237), sur 88 néphrectomies lombaires, note 28 morts, soit 31,8 0/0 et sur 24 néphrectomies abdominales, 12 morts, soit 50 0/0. Cette mortalité considérable de la néphrectomie résulte surtout de l'existence de lésions du rein opposé, restées méconnues. Elle dépend aussi des difficultés inhérentes à l'opération, par suite de l'existence d'adhérences avec les organes voisins. Billroth, Périer ont déchiré la veine cave, Braun a perdu un malade d'hémorrhagie, par suite d'adhérences de la tumeur à la veine cave et à l'aorte. Lange, Briddon, Bergmann, n'ont pu faire l'extirpation totale par suite d'adhérences à l'intestin et au péritoine ; Barker déchira le côlon, etc. On comprend dès lors très bien la répugnance que manifestent en général les chirurgiens pour l'opération radicale. La néphrotomie a toutefois ses inconvénients. Elle est souvent suivie de fistule persistante, 10 fois sur 26, soit 1 sur 2 1/2 (Hartmann, *Gaz. des hôp.*, 1888, p. 21) ; elle nécessite un traitement long et prolongé. D'autre part, en choisissant ses cas, on peut obtenir une diminution considérable dans la mortalité de la néphrectomie. K. Thornton, sur 25 opérations, n'a que 5 morts, soit 20 0/0. Aussi H. Morris, il y a quelques années encore, partisan de la simple incision avec drainage lombaire, accepte-t-il la néphrectomie

articles : néphrite suppurée, lithiase rénale et hydronéphrose.

---

immédiate lors de vastes collections liquides. Bruce-Clark, F. Imlach, acceptent cette manière de voir. En France, notre maître F. Terrier est, comme Thornton en Angleterre, partisan de la néphrectomie immédiate, toutes les fois que les lésions sont unilatérales. La question est donc loin d'être tranchée.

Lors de lésions certainement unilatérales avec urétérite manifeste, ne permettant guère d'espérer le rétablissement du cours normal des urines, nous croyons qu'on peut sans hésiter recourir à la néphrectomie immédiate, surtout si la tumeur est volumineuse, s'il s'agit d'une de ces poches à la constitution desquelles le tissu rénal ne prend, pour ainsi dire, plus de part. On aura recours alors à la néphrectomie transpéritonéale suivant le procédé Terrier. Celle-ci pourra toutefois être impossible lors d'adhérences intimes du côlon, ce que l'on constatera immédiatement après l'ouverture de l'abdomen. On refermera la plaie abdominale antérieure et l'on incisera en arrière, se contentant d'une simple néphrotomie si le parenchyme adhère à sa capsule, recourant au contraire à la néphrectomie sous-capsulaire, si les restes du rein sont décollables, comme le fit, avec un plein succès, M. F. Brun dans une opération où nous l'assistions (*Bull. et Mém. de la Soc. de chirurgie*, Paris, 1890, N. S., t. XVI, p. 1888).

Nous ne voyons à la néphrectomie immédiate, dans les cas que nous venons de préciser, qu'une contre-indication : un état d'épuisement notable du malade. La simple incision, réduisant le traumatisme à son minimum, est alors préférable. La néphrotomie est de même indiquée, lorsqu'on n'a pas la certitude de l'intégrité du rein opposé.

Dans la suite, s'il persiste une fistule, la conduite à tenir variera suivant les cas. Si l'uretère est perméable, si le rein s'est aseptisé à la suite du traitement et s'il a une utilité sécrétoire, on pourra, comme le conseillait dès 1888 notre maître M. Guyon, extirper le trajet fistuleux et suturer le rein, guérissant ainsi la fistule en conservant l'organe. Mais il faudrait, au dire de M. Tuffier, qui pratiqua cette opération, commencer par libérer le rein et par le mobiliser, ce qui est loin d'être toujours facile, vu l'épaississement et l'induration des tissus fibro-adipeux qui existe souvent autour de ces reins suppurants et fistuleux.

Le plus souvent on a recours pour tarir ces fistules soit à des débridements qui, en ouvrant des foyers mal drainés, permettent la guérison,

§ 2. — PÉRINÉPHRITE ET PARANÉPHRITE.

Il est impossible, en pratique, de séparer l'une de l'autre ces deux affections. Les épaississements chroniques ou inflammations de la capsule fibreuse du rein, notamment celles qui sont en connexion avec les diverses formes de néphrite et pour lesquelles quelques auteurs veulent réserver le nom de périnéphrite (dans le sens étroit du mot), n'ont aucun intérêt clinique. Notre étude se borne donc aux phlegmasies du tissu cellulaire, chargé de graisse, qui entoure le rein ; seules ces phlegmasies peuvent avoir l'importance de processus bien établis et caractérisés. Pour suivre les habitudes reçues et pour éviter des circonlocutions, nous nous servirons du terme de paranéphrite, dont la vogue, paraît-il, augmente tous les jours.

La maladie est *rare*. Des recherches faites il y a quelques années (Rosenberger, Nieden, H. Fischer, Fenwick) ont réuni une centaine de cas certains. Nous-même, nous n'avons observé cette affection, en tant qu'entité morbide, que quatre fois ; et nous ne l'avons rencontrée que huit fois à l'autopsie, comme lésion secondaire.

Étiologie et pathogénie. — Avec H. Fischer, nous distinguerons les formes *primitives* et les formes *secondaires* de cette affection. A peu d'exceptions près, elle est unilatérale ; elle peut s'observer chez le fœtus (Weber), mais son maximum

---

soit à la néphrectomie secondaire qui a été pratiquée un grand nombre de fois dans ces conditions.

Il est bien évident que si le rein opposé est atteint, la conduite la plus sage est de conserver la fistule, se contentant de faire porter au malade un appareil pour l'empêcher de se souiller et rendant ainsi permanent l'orifice créé, véritable *méat contre nature lombaire*, suivant l'expression du professeur Guyon. (H. H.)

de fréquence est entre 30 et 50 ans (Hallé), elle frappe de préférence le sexe masculin (Nieden).

Comme *causes locales* de la paranéphrite primitive, il faut citer les *traumatismes* les plus variés, les blessures directes, les contusions, les efforts violents et subits. Les hémorrhagies traumatiques, même très abondantes, du tissu cellulaire pararénal, n'amènent pas nécessairement la suppuration ; à l'autopsie de l'une de mes malades (morte, il y a quelques années, de maladie intercurrente), nous découvrîmes un foyer hémorrhagique pararénal de la grosseur d'une tête d'enfant, en voie de régression parfaitement aseptique.

Les causes *générales* sont les *maladies infectieuses* aiguës, en première ligne la fièvre puerpérale, le typhus (Rosenstein), la variole (Wagner), la scarlatine, la diphtérie, la pyohémie et la septicémie, puis le *refroidissement*, d'après Rosenstein, Elias, Fischer et Fenwick.

Les *formes secondaires* sont plus fréquentes. Elles sont ordinairement le résultat de *suppurations rénales*, surtout de la pyélite calculeuse et de la pyélonéphrite avec ou sans perforation. Selon Steven, ce seraient principalement les voies lymphatiques qui se chargeraient du transport de l'élément infectieux (1). Enfin, l'abcès périnéphritique peut être le résultat de la *propagation* de processus pyo-phlegmasiques d'origine diverse. A ce point de vue, il nous faut considérer les abcès

(1) Le même mécanisme est admis par J. Albarran (*Soc. de biologie*, 29 juin 1889). Celui-ci a pu déterminer expérimentalement l'invasion du tissu périrénal, en injectant des microbes pyogènes dans l'uretère et en liant ensuite ce conduit. Dans des examens bactériologiques de 7 cas d'abcès périnéphrétique, il a trouvé 4 fois la bactérie pyogène pure, une fois cette bactérie associée à des microcoques, deux fois des microcoques pyogènes seuls. Sur des coupes colorées, on voit que les microorganismes traversent les parois du bassinet et qu'ils peuvent passer directement du rein à la capsule. (H. H.)

du psoas, la carie vertébrale, les inflammations du tissu cellulaire du petit bassin, la paramétrite, la péricystite, la périproctite, la péritonite purulente ; nous y adjoindrons les suppurations rétrocœcales consécutives à la typhlite, les opérations sur l'utérus, le testicule (Chopart), le rectum (Kœnig), les affections inflammatoires du duodénum, celles de la vésicule biliaire dans le cas de calculs (Trousseau, Ebstein), les abcès du foie, l'empyème (Lancereaux), les cavernes pulmonaires s'étant fait jour à travers le diaphragme (Rayer), enfin l'actinomycose (Fischer).

On a soutenu que les affections névralgiques de l'appareil génito-urinaire pouvaient donner lieu au développement de la paranéphrite (Trousseau) ; ce qui a peut-être autant de raison d'être que d'admettre que la paranéphrite est endémique.

Dans un assez grand nombre de cas, la maladie a pris naissance *sans cause visible*. Trois de nos cas primitifs appartiennent à cette catégorie, car nous hésitons à regarder comme facteur étiologique l'action du froid, que l'interrogatoire dégageait d'ailleurs à grand peine.

Anatomie pathologique. — La paranéphrite se manifeste communément par un *véritable abcès* bien circonscrit, et pouvant renfermer plusieurs litres de pus (1). Dans la plupart des

(1) A côté de l'*abcès périnéphrique*, seule forme de périnéphrite décrite par Fürbringer, il faut mentionner la *périnéphrite non suppurée*, intéressante pour le chirurgien à cause des *adhérences* qu'elle détermine entre le rein et les organes voisins. Cette périnéphrite, caractérisée dans ses formes légères par un simple épaississement, avec induration et adhérence à la capsule du rein, de l'atmosphère celluloadipeuse, arrive dans ses formes graves à former de *véritables tumeurs* par substitution de la graisse au tissu rénal et accumulation de cette graisse indurée autour du rein. La substitution de la graisse au tissu rénal semble se faire tout d'abord au niveau du hile, par formation de tissu scléro-adipeux autour des calices (HARTMANN, *Société anatomique de Paris*, 1885). (H. H.)

cas, on trouve dans la poche, en dehors du pus, des lambeaux de tissu cellulaire nécrosé, de la graisse et du sang ; plus rarement, il s'agit de phlegmons gangréneux, septiques, sanieux ; nous en avons rencontré cependant dans un cas de suppuration pararénale idiopathique, sans participation du rein.

Le tissu cellulaire non détruit est décoloré ; ses mailles sont imprégnées de pus. Par suite des progrès de la fonte purulente de sa capsule graisseuse, le rein peut perdre son soutien, devenir mobile et flotter au milieu de l'abcès. Le pus creuse lentement — fait caractéristique — les régions avoisinantes. Le plus souvent le processus morbide s'étend au tissu cellulaire rétropéritonéal, point où la résistance est la moindre, c'est-à-dire dans le domaine de tout l'espace compris entre le diaphragme et la fosse iliaque, au niveau du bord latéral du carré des lombes, dont les couches musculaires ne sont pas plus épargnées que celles du psoas iliaque et deviennent le siège de fusées à trajet sinueux.

Quand un phlegmon remonte hors du bassin, suivant le siège de l'affection primitive, il suit la direction des ligaments ronds, des ligaments larges, le canal inguinal, ou les canaux spermatiques. Dans un cas, emprunté à nos observations personnelles, la suppuration ascendante du tissu cellulaire périfuniculaire avait amené une périnéphrite, puis une péritonite mortelle.

Le plus souvent la *rupture de l'abcès périnéphrétique* a lieu en dehors et en arrière vers la région lombaire ; souvent elle ne se fait pas directement. La perforation dans le côlon est un peu moins fréquente (Duffin, Nieder) ; elle se produit après établissement d'adhérences, le plus souvent sans que le contenu de l'intestin pénètre dans l'abcès (Féron) ; malgré cela, le pus peut posséder une odeur fécale.

Sur la même ligne que le côlon se trouvent les voies urinaires, notamment le bassinet. Puis, nous trouvons la rupture dans la cavité pleurale à travers le diaphragme, dans les bronches (avec empyème et pneumonie), dans l'intestin grêle, la cavité abdominale, le péricarde, le vagin.

Il ne manque pas d'observations où le pus a suivi une *marche descendante*, où, comme celui des abcès par congestion, il longe le psoas et vient se loger au-dessous du ligament de Poupart (Kœnig), dans la fosse iliaque, au niveau du périnée et du scrotum.

Quand la maladie se prolonge et tend à la guérison, il est très fréquent de rencontrer des enkystements fibreux et des épaississements couenneux du tissu environnant. Enfin les reins peuvent être intéressés et devenir le siège d'une phlegmasie diffuse suppurée, suivie d'atrophie ou même de nécrose.

Symptomatologie. — Les formes *secondairés* associées aux maladies générales graves, du moins celles qui sont liées à la fièvre puerpérale, échappent la plupart du temps à l'observation clinique ; celles qui accompagnent la pyélite calculeuse peuvent même être complètement masquées par les symptômes de la maladie fondamentale.

Il en est autrement de la *périnéphrite aiguë* qui donne le plus souvent lieu à une série de symptômes pathognomoniques, parmi lesquels viennent en première ligne la *douleur*, la *fièvre* et la *constatation d'une tumeur*.

La douleur, qui peut quelquefois se produire immédiatement (traumatisme), se localise de préférence dans la région des lombes, dans la région postéro-latérale de la zone médio-abdominale. Parfois bilatérale, elle peut être également ressentie du côté sain par le malade. — Nous en avons vu deux cas. — Elle est tantôt modérée, tantôt vive ; elle prend le caractère permanent, rémittent ou intermittent, et peut même adopter le type tierce (Elias) ; elle s'irradie fréquemment vers les régions inférieures et ne manque jamais complètement quand la maladie dure quelque temps. Elle s'exagère sous l'influence d'une forte pression, des mouvements actifs ou passifs et de l'ébranlement du corps.

Les malades marchent avec précaution, redoutent de tousser, d'éternuer et de faire des efforts ; ils se penchent volontiers vers le côté malade (Hagen). Dans un cas observé par nous, nous pûmes constater pendant des semaines une sensibilité excessive de la région lombaire et des paroxysmes de souffrance à la palpation de cette région.

La *fièvre* s'annonce fréquemment par un frisson ; d'autres fois, elle s'établit graduellement. Plus tard, elle prend la forme hectique et se trouve interrompue par des frissons fréquents. Presque toujours on observe des accidents dyspeptiques sérieux et une constipation opiniâtre que n'explique qu'en partie la compression du côlon par la tumeur ; dans une de nos observations personnelles ces accidents, associés à de la respiration très accélérée causée par les entraves opposées aux excursions du diaphragme, constituaient les symptômes les plus pénibles.

La tumeur ne devient souvent *accessible à la palpation* que longtemps après le début de la maladie. Celle-ci, pour peu que les douleurs soient modérées, peut être prise par des observateurs négligents pour un rhumatisme fébrile, d'autant plus qu'elle s'accompagne volontiers de rémissions trompeuses. Il est de règle que le siège de la tumeur et celui de la douleur se confondent. L'exploration doit donc porter sur les côtés latéraux des muscles longs du dos. Un œil attentif s'apercevra souvent de la présence de la tumeur, grâce à l'augmentation de volume et de largeur de la région lombaire.

La multiplicité de formes que prend la tumeur peut la faire confondre avec la coprostase, ce qu'éclaircira l'administration de lavements purgatifs ; on reconnaît qu'elle est indépendante du foie en ce qu'elle ne participe pas la plupart du temps aux mouvements respiratoires.

L'existence de la *fluctuation* a une importance capitale. Au bout de quelques jours ou de quelques semaines, on peut réussir à la constater profondément, au niveau du bord latéral du sacro-lombaire. Il est inutile d'insister sur la valeur d'une tuméfaction érysipélateuse ou œdémateuse simultanée de la région correspondante des téguments (1).

Souvent les malades se plaignent de paresthésies, de névralgies, de faiblesse paralytique de la cuisse du côté malade qu'ils tiennent presque constamment fléchie.

L'*urine* ne présente rien de particulier ; l'absence de pus et de sang dans ce liquide a du prix en ce qu'elle exclut l'existence d'une pyélite. Dans une observation personnelle, nous fûmes frappé de la grande richesse en micro-organismes, analogues aux bacilles de la pustule maligne, d'une urine fraîchement émise, non albumineuse et ne contenant que de rares leucocytes. Cette bactériurie se produisit plusieurs semaines avant la rupture spontanée de l'abcès dans le bassinet, et occasionna des accidents de cystite.

La *rupture spontanée* de l'abcès se fait le plus souvent — nous le répétons — vers l'extérieur, au-dessous des fausses côtes, dans le dos, ainsi que dans le gros intestin et les voies urinaires. Elle a comme conséquences habituelles sinon constantes une diminution subite du volume de la tumeur et une

(1) Un fait qu'a bien mis en relief le professeur Guyon c'est que, lors même d'irradiation phlegmoneuse vers la fosse iliaque, le foyer de suppuration est surtout lombaire, à part les cas d'abcès à point de départ intestinal. (H. H.)

suppression presque immédiate des symptômes. Dans le cas de rupture dans l'intestin ou les voies urinaires, on rencontre naturellement du pus dans les selles ou dans les urines. L'ouverture dans les voies urinaires peut se produire assez longtemps après l'incision de l'abcès périnéphritique (Henoch).

Nous n'avons rien à ajouter au chapitre traitant de la suppuration rénale en ce qui concerne la marche clinique des autres modes de perforation. Dans un cas de Jacoby, la perforation eut lieu du côté du poumon sans que les symptômes graves fussent modifiés.

Quand le phlegmon s'étend considérablement, envahit toutes les régions avoisinantes, presque toujours le malade succombe, malgré la rupture spontanée et favorable de l'abcès, à l'épuisement causé par la suppuration continue et à la fièvre hectique. Quand la terminaison fatale ne survient pas, l'occlusion des fistules exige une année entière et même davantage (1).

Lorsque l'affection a une marche traînante, elle se complique fréquemment de phlegmasie secondaire des séreuses, notamment de pleurésie. D'autre part, la compression de l'uretère peut provoquer la stase urinaire avec fermentation ammoniacale de l'urine. Comme dans les ruptures dans le bassinet, le malade en ce cas peut être enlevé par des accidents septicémiques, au milieu des phénomènes typhoïdes déjà bien des fois décrits.

Elias a observé l'apparition d'une ascite consécutivement à la compression de la veine-porte.

---

(1) Un fait particulier à ces abcès est la fréquence de la réouverture des foyers (F. Guyon). Alors même qu'on a beaucoup tardé à retirer le drain, on voit la cicatrice se rouvrir. C'est là un accident sans grande importance, ces petits foyers secondaires guérissant en général bien. (H. H.)

Diagnostic. — Au début, la forme primitive peut simuler les *affections névralgiques*, le *rhumatisme musculaire*, l'*abcès rénal*. La marche de la fièvre empêche, il est vrai, une confusion prolongée avec les deux premières maladies ; quant au diagnostic différentiel avec la néphrite suppurée simple, l'ensemble des trois symptômes cardinaux n'a qu'une valeur douteuse ; la marche générale de la maladie a plus d'importance, mais l'élément véritablement pathognomonique réside dans l'existence d'un œdème cutané inflammatoire simultané.

Les caractères de l'urine n'élucident guère la question ; comme dans la paranéphrite primitive elle-même, elle peut renfermer, ainsi que nous l'avons vu, des bactéries et des produits catarrhaux, quoique peu abondants ; son examen ne décide rien non plus, pour distinguer la paranéphrite du rein kystique pyélonéphritique, qui peut fournir, suivant le degré d'oblitération de l'uretère, un liquide, pauvre ou riche en pus ou même n'en contenant pas trace.

Le diagnostic des formes *secondaires* à la pyélite calculeuse, ou à d'autres affections, est plus difficile encore à poser ; même en présence d'une tumeur fluctuante, il est souvent impossible d'établir la différenciation. Aussi ne peut-on recommander assez fortement l'examen pendant le sommeil anesthésique. Les ponctions exploratrices ont une certaine valeur, et fixent parfois le diagnostic ; nous conseillons de ne les faire qu'en dehors du péritoine, par conséquent dans la région postérieure (1).

(1) Les ponctions exploratrices, de même que les examens pendant le sommeil anesthésique, nous semblent inutiles pour le moins et quelquefois dangereuses. Lorsqu'on se trouve en présence d'une tuméfaction liquide inflammatoire de la région du rein, la ligne de conduite est toute tracée. Que le pus soit extra ou péri-rénal, il faut lui donner

D'après Rosenstein, les *tumeurs rénales* pointent plutôt vers la partie antérieure de l'abdomen ; les tumeurs paranéphritiques se développent de préférence vers la région dorsale. Nous avons cependant observé des exceptions très nettes à cette règle d'ailleurs fort importante.

Un malade, que je soignais dernièrement, présentait tous les symptômes d'une tumeur du rein qui fut regardée comme un néoplasme malin, vu la cessation de la fièvre, la cachexie progressive et les résultats négatifs de ponctions répétées. La marche ultérieure de l'affection, qui se termina par la guérison, ne laissa subsister aucun doute sur la nature paranéphritique du processus.

Pour distinguer la paranéphrite de l'*abcès du psoas*, on a recours aux signes suivants qui plaident en faveur de la première affection : douleur à la pression dans la région rénale, mouvements actifs et passifs de la cuisse à peu près exempts de souffrance (Rahn), ascension du bassin (Bowditch et Duffin), suppression de l'attitude anormale de la cuisse par la narcose, tendance du pus à se faire jour au dehors. Toutefois, d'après nos documents personnels, nous pensons, avec Rosenstein, que tous les symptômes qui caractérisent l'irritation du psoas peuvent se produire secondairement par propagation de l'abcès paranéphritique. Si la paranéphrite a donné lieu à des abcès par congestion, réussir dans le diagnostic différentiel avec des abcès congestifs dus à d'autres causes témoignerait plus de chance que de mérite, bien entendu dans les cas où il n'existe pas de renseignements anamnestiques certains relativement aux accidents du début.

On n'oubliera pas enfin qu'un *empyème* a pu descendre

---

issue, il faut inciser. Une fois l'incision faite, on se comportera suivant les circonstances. C'est là, sans contredit, la conduite la plus profitable au malade. (H. H.)

dans la région lombaire (Eichhorst) (1) et qu'au début de l'affection, un examen insuffisant des rougeurs érysipélateuses et des tuméfactions de la région peut faire conclure à un érysipèle traumatique ou à un phlegmon sous-cutané. Dans le cas d'un de nos malades, chez qui la suppuration avait gagné déjà la superficie, cette question ne put être tranchée d'une façon certaine même par l'opération.

Pronostic. — La plupart des *périnéphrites primitives,* si elles sont reconnues de bonne heure et traitées d'une façon rationnelle et notamment par l'intervention chirurgicale, se terminent au bout de quelques semaines par la guérison. La résorption spontanée est rare ; cependant, malgré l'opinion de Fischer, nous l'avons incontestablement observée, sans rupture, à une période où une fièvre de plusieurs septénaires de durée avait dénoncé la suppuration.

Plus le processus pathologique se montre chronique, plus le pronostic est sombre. Dans ce cas, en effet, on est exposé aux fontes purulentes étendues ; sans compter les dangers des perforations et de l'adynamie. Pour ce qui est du pronostic des ruptures de l'abcès, nous renvoyons à ce qui en a déjà été dit précédemment. Dans deux de nos cas, l'évacuation de l'abcès dans les voies urinaires a occasionné une cystite chronique d'intensité modérée.

Traitement. — Dans les formes aiguës primitives, jusqu'au moment où l'on constate l'existence de l'abcès, les indications

(1) Ces migrations de l'empyème vers la région lombaire ont été bien étudiées par Y. Delotte (*Etude sur la migration de l'empyème dans la région lombaire*, Th. de Paris, 1884). Elles succèdent surtout à des pleurésies diaphragmatiques. Le diagnostic avec les collections primitivement périnéphriques se fonde sur la marche des accidents et sur l'existence de certains symptômes thoraciques (ampliation du thorax à sa base, abaissement du diaphragme se traduisant par celui de la dernière côte, dyspnée avec respiration costale). (H. H.)

sont les suivantes : repos absolu, applications locales froides, au besoin émissions sanguines locales, traitement de la fièvre comme pour la néphrite suppurée et la néphrite diffuse ; il faudra, en outre, combattre la douleur et les troubles graves de la digestion, enfin s'opposer dans la mesure du possible à la dépression des forces. On s'expose à des échecs à peu près certains, en essayant de produire la résolution du phlegmon à l'aide de l'onguent gris et d'autres altérants. Les cataplasmes et les bains chauds ne méritent pas plus de confiance.

Dès que le diagnostic est assuré, et avant que la région lombaire offre une rougeur de la peau, avant de sentir la fluctuation, il faut ouvrir l'abcès par une *incision* verticale extra-péritonéale et non pas par une pâte caustique. Pour la technique opératoire et le traitement consécutif (antisepsie, draînage), on consultera les traités de chirurgie. Duffin recommande la *ponction précoce* de l'abcès ; nous ne la conseillerons pas comme moyen curatif. Si le diagnostic n'est pas assuré, il vaut mieux attendre un peu plus longtemps ; nous avons vu de grandes plaies inutiles être nuisibles au malade et ne profiter guère au médecin.

Les interventions opératoires destinées à empêcher la paranéphrite de s'associer à d'autres affections rénales (lithiase, pyonéphrose) peuvent avoir une valeur particulière (Fischer) (1).

---

(1) Il faut toujours faire une incision large et voir en principe s'il y a lieu d'intervenir sur le rein. Malheureusement en pratique, celui-ci est généralement repoussé en avant, vers la colonne vertébrale, perdu dans des fausses membranes. On ne peut le reconnaître ; aussi en est-on réduit le plus souvent à se contenter de l'ouverture de l'abcès. On assurera l'écoulement du pus par un large drainage avec deux gros tubes, qu'on laissera en place très longtemps, alors même que le malade sera rendu à la vie commune, pour éviter la réouverture de la cicatrice. (H. H.)

CHAPITRE IV

Néphrolithiase. — Calculs rénaux. — Concrétions rénales (1).

Étiologie et pathogénie. — Partout où il existe des conditions propres à produire la précipitation de certains éléments de l'urine, soit dans le rein, soit dans le bassinet, il *peut* se former des concrétions rénales. On a prétendu que les matériaux urinaires ne pouvaient se précipiter que quand leur proportion était augmentée dans l'urine ; pour se convaincre du contraire il suffit de se rappeler que l'acide urique, même quand il est en proportion inférieure à la normale, se précipite dès que l'*acidité* de l'urine s'accroît, que les phosphates terreux se déposent également lorsque la réaction *alcaline* de l'urine ne leur permet plus de rester en solution, enfin que la précipitation de l'oxalate de chaux se produit de pair avec la neutralisation de l'acide minéral libre de l'urine.

Diathèses urique, phosphatique, oxalique. — C'est en partant de ces faits qu'il faut juger l'ancienne théorie des diathèses urique, phosphatique et oxalique. Les anomalies organiques qui, par oxydation incomplète des tissus, donnent lieu à la formation exagérée d'acide urique et oxalique, les altérations fonctionnelles du système nerveux, qui exagèrent de la même façon la production des phosphates, ont été constamment considérées, depuis Boerhave, comme provoquant la lithiase.

Partant de ces théories et de recherches, cliniques et expérimentales, on a fait énormément de bruit, au sujet de cette

(1) Sur toute cette question de la lithiase rénale, on consultera avec avantage un mémoire excellent de M. Legueu (*Des calculs du rein et de l'uretère au point de vue chirurgical*, Paris, G. Steinheil, 1891).

pathogénie, sans jamais pouvoir donner une preuve certaine de sa réalité. Nous adopterons ici les idées plus récentes de Dana; cet auteur, se basant sur ses études personnelles, admet que certaines formes de neurasthénie et d'autres névroses, la goutte, peut-être aussi le rhumatisme, peuvent s'accompagner d'une exagération dans l'excrétion des éléments urinaires dont nous avons parlé, mais il rejette la théorie de la diathèse lithiasique.

On sait que Virchow s'est aussi élevé avec force, il n'y a pas longtemps, contre l'opinion courante qui veut que la présence dans le bassinet et la vessie de concrétions uriques soit en rapport avec la goutte ; il n'admet cette coïncidence fortuite que dans bien peu de cas. Nous avons vu que la goutte ne devient dangereuse pour les reins que par le dépôt d'acide urique dans le rein lui-même et avant tout dans les canalicules urinaires.

En examinant de nombreux procès-verbaux d'autopsie, M. Stern a trouvé que la dégénérescence cardiaque est une complication très fréquente de la néphrolithiase ; de même que Maschka, Leube et d'autres, il lui concède un rôle dans son étiologie.

Composition des calculs. — Les calculs rénaux sont presque constamment (80 0/0 de la totalité des cas) constitués par l'*acide urique* et ses sels ; ces derniers constituent le sable et le gravier urinaire. En seconde ligne vient l'*oxalate de chaux*. Quant aux concrétions formées uniquement de *phosphates terreux*, elles sont exceptionnelles, et plus rares que les calculs phosphatiques dits secondaires, dont le noyau est formé par de l'acide urique ou de l'oxalate de chaux et l'enveloppe par des phosphates terreux. Les éléments anormaux de l'urine, tels que la *cystine*, peuvent éventuellement entrer dans la constitution des calculs. Nous ne pouvons donner ici de détails sur les concrétions d'indican et sur d'autres raretés du même genre.

Calculs d'acide urique. — Les recherches les plus minutieuses et les plus multipliées n'ont jusqu'à présent donné que peu de renseignements sur les conditions intimes du développement des concrétions urinaires. Ce que nous savons de certain, c'est que dans le développement des *concrétions uriques* les changements de température, la simple augmentation de la concentration de l'urine ne jouent pas un rôle bien important. D'ailleurs, je le répète, la précipitation d'acide urique et d'urates dans l'urine ne permet pas de formuler la moindre conclusion au sujet de la quantité d'acide urique contenue dans l'urine. Les conditions de cristallisation résident plutôt dans une *acidité* anormale de la sécrétion rénale, qui enlève cet acide à ses combinaisons alcalines. En ce qui concerne l'étude de la fermentation acide de l'urine, on consultera les traités d'analyse des urines.

Herrmann a observé également chez un leucémique des coliques néphrétiques avec expulsion de graviers et de calculs d'acide urique. En présence de l'exagération connue, dans les cas de leucémie, de la production d'acide urique, il regarde la rareté de cette complication comme surprenante.

Il est bon nombre de gens dont l'urine renferme, au moment même de l'émission, des cristaux d'acide urique, du *sable rénal*, sans que pour cela il se développe nécessairement des *graviers* et des *calculs rénaux*.

Ce fait soulève les deux questions les plus importantes de la pathologie de la néphrolithiase urique :

1°. — Comment se produit l'exagération d'acidité de l'urine, qui isole l'acide urique de ses combinaisons ?

2°. — Quelles sont les conditions qui déterminent la formation de concrétions vraies avec l'acide urique précipité ?

Nous sommes loin de pouvoir donner une réponse satisfaisante à ces questions ; à peine savons-nous si l'urine subit une sorte de fermentation acide dans le parcours des voies urinaires, et jusqu'à quel degré peut aller cette acidité.

Goutte. — Il semblait tout naturel de déduire de la présence de dépôts d'urates dans le rein goutteux l'existence de rapports étiologiques entre la *goutte* et la néphrolithiase et de considérer celle-ci comme la conséquence d'une *vie inactive* et d'une *nourriture copieuse* avec abus de viandes. Magendie relate l'histoire d'un commerçant qui par deux fois vit disparaître avec sa fortune ses concrétions rénales, pour les voir revenir avec la reprise de sa vie luxueuse. La plupart des médecins pourraient citer des exemples montrant que la lithiase rénale dépend bien d'une vie sédentaire associée à la trop bonne chère. Et cependant ces observations ne démontrent point la relation de cause à effet entre la lithiase urique et la goutte, relation d'ailleurs hautement niée par Virchow, qui se base pour cela sur les données de l'anatomie pathologique, et contredite de plus par la répartition géographique de l'affection. Elles ne nous dispensent pas d'admettre une *prédisposition* individuelle ou héréditaire pour la lithiase rénale ; car une foule de gens demeurent épargnés, bien que vivant dans les mêmes conditions et souffrant de la goutte comme ceux qui sont atteints de lithiase rénale. Bien qu'il n'ait vu que rarement la lithiase coïncider avec la goutte, Rosenstein regarde cependant les deux groupes de phénomènes comme des expressions équivalentes d'une anomalie survenue dans les échanges intra-organiques (1).

---

(1) Pour le professeur Bouchard, chez l'enfant comme chez l'adulte, la présence de calculs uriques est la manifestation d'un ralentissement de la nutrition. (H. H.).

Tout récemment, à l'autopsie d'un individu atteint de leucémie, nous avons trouvé le bassinet de l'un des reins rempli de gros calculs uriques. Il faut se garder de conclure de ce fait, déjà mentionné par Virchow, à l'existence constante dans la leucémie de conditions suffisantes pour qu'il se forme des concrétions, bien qu'il se produise souvent au cours de cette affection des dépôts d'acide urique.

Alimentation. — La même réflexion s'applique à l'influence longuement discutée de l'ingestion exagérée des *féculents* qui augmente la production d'acide lactique (Magendie), du *lait*, dont Cantani a signalé récemment à cet égard les dangers, de la *bière* et du *vin*, surtout quand ils sont jeunes et que leur fermentation n'est pas complète, des indigestions avec formation dans l'estomac de quantités abondantes d'acide butyrique, etc. Tous ces facteurs favorisent tout au plus la production de la néphrolithiase. Rosenstein fait remarquer avec raison que la fréquence de la lithiase chez l'enfant, chez qui les conditions précitées ne sont que peu ou point remplies, plaide contre leur valeur pathogénique réelle.

L'*eau de boisson*, accusée par quelques auteurs, ne saurait pour moi être incriminée dans la formation des calculs du rein. Une eau richement calcaire s'opposera plutôt à la précipitation de l'acide urique, car elle diminue l'acidité de l'urine ; et, d'autre part, l'alcalinité d'une eau calcaire est trop faible pour rendre possible la précipitation des phosphates terreux.

En ce qui concerne la seconde question, nous savons aujourd'hui, grâce aux recherches d'Ultzmann et de Krüche, que les calculs rénaux ne sont pas de simples agglomérations, mais bien qu'ils sont formés de masses cristallines soumises aux lois générales de la cristallographie. Quel est le mécanisme de ces cristallisations ? Assmuth, Ultzmann, Cantani accusent de la production des concrétions l'existence de formes cristallines spéciales, à arêtes irrégulières (voir fig. 11), et qui résultent d'une acidité exagérée de l'urine. On ne comprendrait pas pourquoi, s'il en était ainsi, la formation des concrétions ne se produirait pas dans d'autres cas exactement pareils aux premiers.

Constitution des calculs. — Le centre des dépôts, le *noyau* des concrétions est constitué le plus souvent par un *corps*

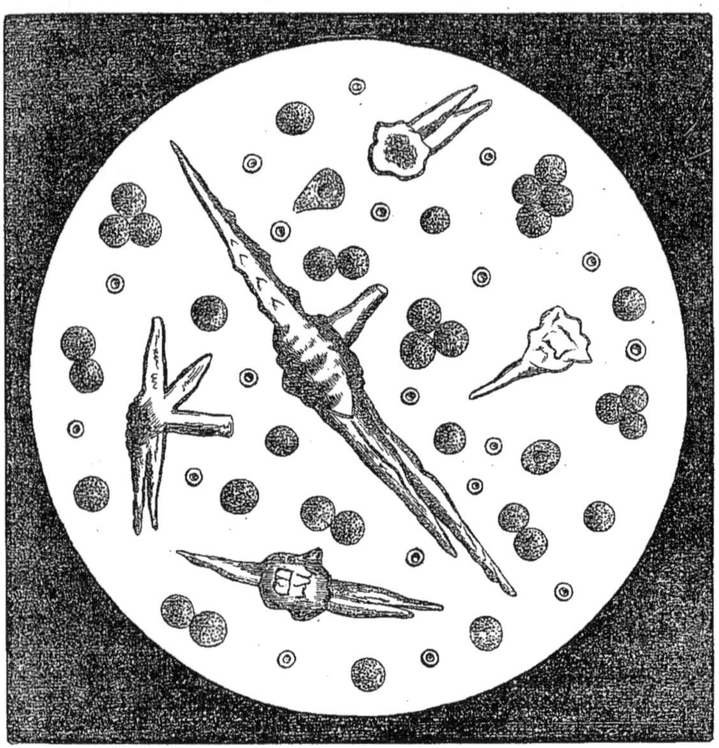

Fig. 11. — Sédiment urinaire dans la pyélite calculeuse.

étranger : caillot sanguin, peut-être restes d'infarctus uriques des nouveau-nés, œufs de distoma, lambeaux d'épithélium, produits catarrhaux, notamment flocons de mucus. H. Meckel a même parlé d'un *catarrhe lithogène* s'établissant sans bruit par un travail de sécrétion superficiel, de nature particulière. Cohnheim estime, avec raison, que la présence dans le bassinet de corps mous ou durs ne constitue pas un facteur suffisant pour la création de concrétions ; et il fait remarquer que le bassinet du rein est traversé par toutes sortes d'éléments corpusculaires charriés par le sang. Un fait très significatif à cet égard est l'absence de production de toute concrétion un peu grosse dans les cas assez nombreux où existe de la stagnation urinaire prononcée, et malgré la formation et l'excrétion de graviers abondants; Scherer considère ce fait comme d'une importance capitale.

Quoi qu'il en soit, le désir incessant de trouver à la pétrification une base organique a été le point de départ de recherches nouvelles très importantes et qui ont donné des résultats réels (1). Cantani pense que l'agent de cohésion n'est autre que le mucus des voies urinaires. En examinant de la poussière très fine de calculs, Ebstein a réussi à constater l'existence de l'acide urique entre et au milieu des diverses couches d'un stroma spécial composé de matières albuminoïdes et à découvrir dans la présence de ce dernier parmi les matériaux futurs des graviers et des calculs, c'est-à-dire parmi le sable urinaire, un caractère différentiel fondamental entre ce sable et le sédiment urique simple de l'urine (2). L'existence d'un stroma organique, dans les mailles duquel se déposent les

(1) La présence d'une substance organique à l'intérieur des calculs avait été bien indiquée, dès le début de ce siècle, par Fourcroy et Vauquelin. Elle se présente tantôt à l'état de noyau central, tantôt à l'état de reticulum. (H. H.)

(2) Le calcul urique est formé par le dépôt, autour d'un noyau organique, de couches successives d'acide urique. L'*acide urique* résulte d'un état diathésique, caractérisé par le ralentissement de la nutrition (Bouchard) ; la matière organique, de la nécrose ou de la destruction de cellules épithéliales du rein, consécutive à un processus inflammatoire et nécrosique, que provoque l'élimination en excès de l'acide urique, véritable poison chimique pour les tissus (Ebstein). (H. H.)

éléments lithogènes, a été confirmée récemment par Posner. C'est ce qui nous montre, Posner insiste sur ce point, que le processus pathologique obéit aux mêmes lois que le processus normal du développement des parties solides du squelette. La masse. qui demeure après dissolution des concrétions, masse délicate, se colorant avec l'iode et le carmin et probablement d'origine épithéliale, est spéciale aux microlithes de Posner, formes cristallines déviées du type ordinaire précisément du fait de cette combinaison et dont la présence

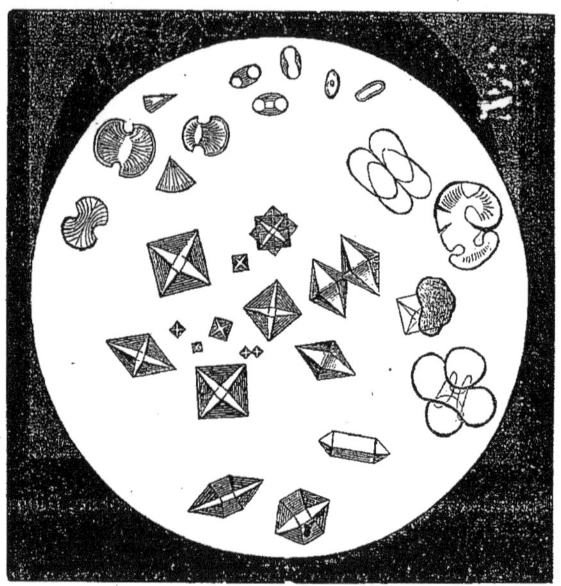

Fig. 12. — Cristaux d'acide oxalique provenant d'urine humaine.

dans le sédiment urinaire, témoigne du moins d'un processus de pétrification locale si elle n'est pas, comme le voulait Carter, une preuve absolue que le sujet est atteint de tlihiase rénale.

Calculs d'oxalates. — La pathogénie des concrétions *d'oxalate de chaux* est encore plus obscure que celle des calculs d'acide urique. Nous savons que l'oxalate de chaux, élément constitutif normal de l'urine d'après Schultzen et nous-même, est introduit journellement dans notre organisme par les divers aliments ou peut être même produit par l'organisme et qu'il se précipite sous la forme de ces fameux cristaux en enveloppe de lettre (fig. 12), aussi bien dans les urines acides concurremment avec l'acide urique que dans les urines neutres et alcalines, fait sur lequel on n'a pas assez insisté. C'est pourquoi l'oxalate de chaux constitue tantôt le noyau,

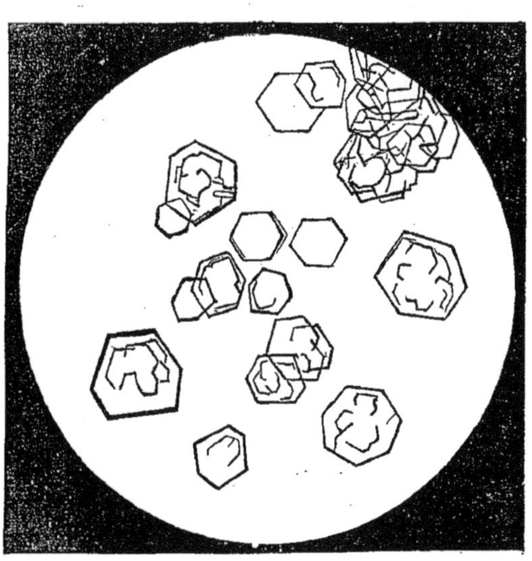

Fig. 13. — Cristaux de cystine, 275 diamètres (d'après EICHHORST, *Diagnostic médical*).

tantôt la périphérie des concrétions. L'existence de l'*oxalurie* même intense, dont l'importance comme symptôme pathologique, et comme expression de troubles d'oxydation et d'innervation, a été fortement mise en doute par Ebstein, ne coexiste pas nécessairement avec le développement de calculs d'oxalate de chaux. Récemment Somma a donné cette affection comme une névrose d'épuisement du grand sympathique ; Ellis incrimine certaines bactéries du contenu intestinal qui auraient la propriété de transformer en acide oxalique d'autres acides organiques.

Calculs phosphatiques. — En ce qui concerne le rôle que jouent, comme producteurs de concrétions, les *phosphates*, phosphate de chaux, phosphate de magnésie, phosphate ammoniaco-magnésien (fig. 12), il faut naturellement faire entrer en ligne de compte avant tout l'acidité insuffisante de l'urine, par conséquent sa réaction neutre ou alcaline. C'est en particulier la fermentation alcaline de ce liquide qui est cause de la fréquence avec laquelle on rencontre les concrétions phosphatiques comme enveloppes des calculs rénaux et des calculs vésicaux (1). En revanche, il est très rare de rencontrer dans le bassinet des calculs phosphatiques primitifs.

Calculs de cystine. — L'histoire du développement des *calculs de cystine*, si riches en soufre, qui se séparent de l'urine acide, était demeurée pour nous lettre close, malgré les relations très minutieuses d'une série de cas de cystinurie (Bartels, Ebstein, Cantani, Stadthagen, Czapek, etc.) jusqu'à l'époque toute récente où de nouvelles recherches (Baumann, Goldmann, Brieger) ont montré les rapports de la cystinurie avec une sorte de mycose intestinale, dissipant ainsi quelque peu les ténèbres qui entouraient la question (production de diamines par certaines bactéries, combinaison dans l'intestin de ces diamines avec la cystine produit normal des transformations intra-organiques, passage du sel dans l'urine acide et précipitation). Ebstein, dans les 63 cas qu'il a pu réunir, n'a pas réussi à découvrir un stroma organique servant de soutien à la matière fondamentale du calcul; cette matière, d'après Fabre, ne se rencontre d'ailleurs qu'exceptionnellement dans l'urine.

---

(1) Les calculs phosphatiques méritent le nom de calculs *secondaires*, car ils sont toujours consécutifs à une lésion ancienne suppurative de la portion de l'appareil urinaire où ils se développent. (H. H.)

Udranzky et Baumann ont publié des faits très intéressants sur la nature de la *cystinurie* ; ils ont démontré que c'est une maladie infectieuse, dont le siège est dans l'intestin. Comme dans un cas très bien décrit de cystinurie, Leo n'est arrivé aucunement à influencer l'élimination de cystine par

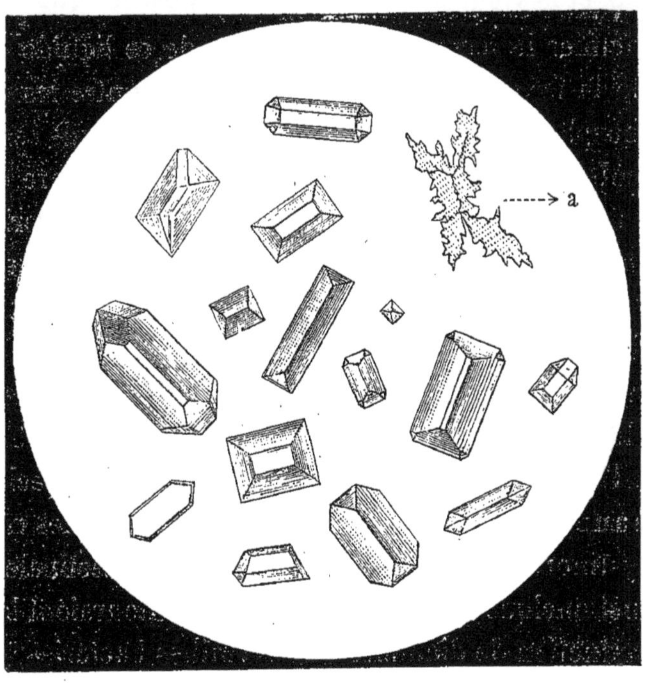

Fig. 14. — Phosphate ammoniaco-magnésien sous les formes les plus fréquentes (d'après Eichhorst).

l'emploi d'une alimentation albuminoïde, il se pourrait que la résorption des peptones dans les segments supérieurs de l'intestin marchât de pair avec un développement d'activité des micro-organismes correspondants dans les parties inférieures.

Influence de l'âge. — L'expérience apprend que la néphrolithiase se rencontre à tous les âges de la vie, même chez le fœtus (Wœhler, Denis), du moins dans les classes pauvres (Thompson). Toutefois, si l'on croit Mœller, W. Müller ne put en constater un seul cas sur les 300 autopsies d'enfants mort-nés qu'il pratiqua. Durant la période embryonnaire, les conditions de développement de la lithiase ne se trouvent donc que rarement remplies. Le *premier âge* fournit un contingent important (Heusinger, Civiale); de même l'*âge mûr* et la vieillesse. Sur 277 cas positifs que lui fournirent 5013 autopsies pratiquées à l'Institut pathologique d'Iéna, Mœller constata une prépondérance frappante de l'affection chez les enfants d'un an et les vieillards de 80 ans; nous avons constaté à plusieurs reprises, chez des nourrissons, de véritables coliques néphrétiques. Peut-être une partie des cas de lithiase rénale chez les adultes est-elle sous la dépendance de l'infarctus urique des nouveau-nés (Brücke). Mais jusqu'à présent cette idée est demeurée à l'état d'hypothèse. De l'avis unanime des auteurs, le sexe masculin est de beaucoup le plus fréquemment atteint. Du tableau de Mœller, il ressort que la femme est plus prédisposée à la lithiase rénale, l'homme à la lithiase vésicale.

L'influence de l'*hérédité* est incontestable, même là où il ne s'agit point de goutte, comme dans la cystinurie, par exemple.

La *répartition géographique* de la lithiase est très inégale; il n'est point de pays qui jouisse d'une immunité complète; d'autres fournissent un contingent assez sérieux, tel le nord-ouest de l'Europe. Il existe des différences frappantes entre des contrées très voisines; ici, la maladie est presque à l'état endémique, là, elle est à peine connue. Le pourquoi de cet état de choses reste pour nous lettre morte; très probablement on n'a pas à faire entrer en ligne de compte le climat proprement dit. Rosenstein incrimine les variations brusques de température et l'état hygrométrique prononcé de l'atmosphère. D'après Hirsch la répartition géographique de la goutte est loin de coïncider avec celle de la lithiase.

Nous devons une mention spéciale aux *infarctus d'acide urique et de bilirubine des nouveau-nés* dont nous avons déjà parlé. Les premiers ont été étudiés surtout par Virchow et interprétés comme la manifestation d'une exagération de l'activité des transformations intra-organiques physiologiques, due à l'établissement de la respiration, de la calorification et de la digestion. Certains auteurs prétendent que l'infarctus ne se rencontre pas chez les enfants mort-nés et qu'il est d'essence extra-utérine ; il suffit de leur opposer la constatation effective d'infarctus chez des enfants n'ayant pas respiré (Hoogeweg, H. Schwartz, Birch-Hirschfeld, Ebstein, B. Schultze) ; quant à ceux qui incriminent la combustion incomplète résultant de l'oxydation imparfaite du sang, ils se trouvent en contradiction avec ce fait qu'on rencontre fréquemment l'infarctus chez des enfants vigoureux, ayant largement respiré et qu'au contraire il en tout aussi souvent absent chez des enfants qui ont succombé à l'insuffisance respiratoire, à l'atélectasie ou à la pneumonie (Cohnheim). L'infarctus urique, qui, du reste, n'atteint que la minorité des nouveau-nés, s'observe avec son maximum de fréquence du 2e jour après la naissance à la fin de la seconde semaine ; il est rare en cas de mort survenant immédiatement après la naissance ; dans certains cas — nos propres documents nous permettent d'affirmer le fait — on le rencontre encore au delà de trois mois.

Il faut distinguer nettement de l'infarctus urique l'*infarctus de bilirubine* qu'on lui trouve souvent associé, et qui a été décrit pour la première fois par Neumann comme expression de l'ictère des nouveau-nés, et l'infarctus *pigmento-hémorrhagique*, consécutif à de petites extravasations sanguines.

Enfin l'on observe dans le rein des *précipités calciques*, la plupart du temps, comme l'a montré Virchow, sous la dépendance intime de processus catarrhaux dans le domaine des papilles et de la néphrite développée dans la substance corticale. Ces sortes de précipités compliquent la néphrite hydrargyrique ; on les observe également à la suite de la ligature de l'artère rénale, telle que la pratique Litten ; cet auteur nous a notamment appris que les sels calcaires peuvent incruster l'épithélium rénal depuis la capsule jusqu'aux sommets papillaires, où les maintiennent certaines altérations des cellules, surtout la nécrose coagulatrice, associée à la réaction correspondante de l'urine.

Tout récemment, on a presque réussi à réaliser la genèse expérimentale de la néphrolithiase. En nourrissant avec de l'oxamide des chiens et des lapins, Ebstein et Nicolaier ont obtenu de belles et grosses concrétions de cette substance avec substratum albuminoïde. Nous nous sommes assuré par nous-mêmes de la présence de ces concrétions dans l'appareil urinaire des sujets, spécialement dans le bassinet du rein.

Anatomie pathologique. — Il est inutile de rappeler ici la division courante des dépôts et concrétions du bassinet en *sable* (microlithes), *graviers* (gravelle) et *calculs rénaux*. Cette classification, basée sur des différences de volume et présentant uniquement un intérêt pratique, est naturellement assez élastique.

A. Calculs rénaux. — D'un commun accord, on désigne, du nom de calculs, les concrétions ayant à peu près la grosseur d'un grain de millet. Ces calculs ont généralement une *forme* ronde, ellipsoïde, en amande ou en haricot ; on en rencontre rarement de coniques ; rarement aussi ils reproduisent les dispositions corolliformes du bassinet et des calices (1). Leur *grosseur* dépasse rarement celle d'un haricot ; lorsqu'ils pèsent plus de 100 grammes, on les considère comme extraordinaires. Leur *nombre* est extrêmement variable, mais reste ordinairement inférieur à cent (2). Gee trouva, dans un cas, le bassinet dilaté rempli d'environ un millier de calculs, parmi lesquels il y en avait un pesant plus d'un kilog. (3).

Les traités d'analyse des urines donneront de plus amples détails sur la composition physico-chimique des calculs rénaux. Nous nous contenterons ici de mentionner les faits constants.

Calculs d'acide urique. — Les calculs rénaux, formés d'acide urique et d'urates, sont *durs*, ordinairement lisses ; la surface de cassure est cristalline pour les plus petits, plutôt amorphe, serrée, presque ligneuse, pour les plus grands. Ils sont toujours colorés ; la teinte est tantôt orange, tantôt brune, tantôt même noirâtre. Les couches claires alternent assez souvent avec des couches plus foncées. Souvent le noyau central seul est constitué par de l'acide urique et des urates,

---

(1) D'une manière générale, la forme est en rapport avec le volume (Legueu) ; les petits calculs ont des formes très variables ; les moyens sont arrondis, lisses et à facettes ; les gros ont souvent des branchements qui s'engagent dans les dépressions normales des calices et du bassinet. (H. H.)

(2) Morris a trouvé 200 calculs dans un rein et Keetley 150. Ces faits sont exceptionnels ; le seul point important en pratique est de savoir que dans la moitié des cas il y a plusieurs calculs, et que, dans un tiers environ, il y en a plus de deux (relevés de Melchior Torrès et de Legueu). (H. H.).

(3) Dans la moitié des cas, la lithiase occuperait simultanément les deux reins (38 sur 76, Legueu). En présence d'un rein calculeux, il faut donc toujours craindre des lésions similaires du rein opposé. (H. H.)

tandis que la coque est faite d'oxalate de chaux (Seeligsohn). La disposition inverse est exceptionnelle ; mais il n'est pas rare de rencontrer alternativement des couches d'acide urique et d'oxalate calcique.

Une surface inégale, mamelonnée, voire même hérissée et épineuse est un caractère propre aux calculs d'*oxalate de chaux*. Ce sont les plus durs des calculs. Leur couleur fonda-

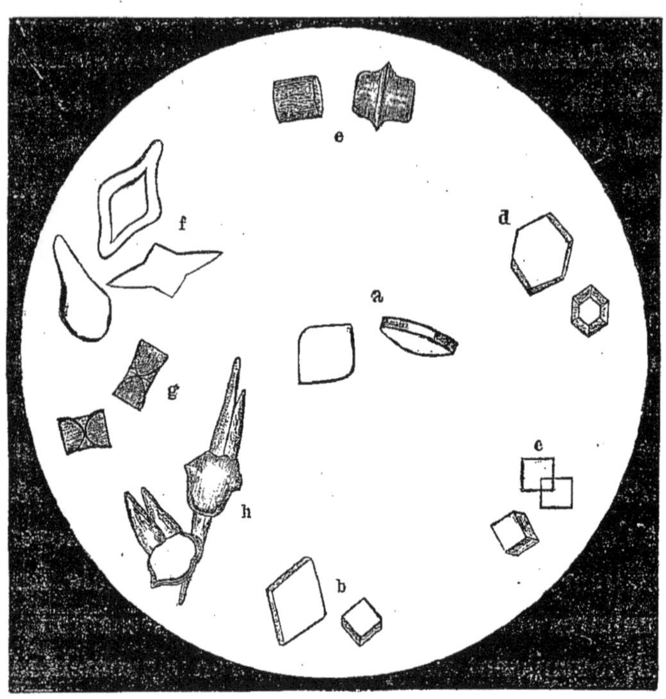

Fig. 15. — Différentes formes de cristaux d'acide urique, 275 diamètres (d'après EICHHORST)

mentale est le brun gris ; mais l'adjonction d'hémoglobine décomposée, peut leur faire prendre une nuance très foncée. A la cassure, la surface apparaît amorphe, ou assez souvent étoilée.

Calculs de phosphate de chaux. — Les calculs composés de phosphate de chaux ont une teinte plus claire, souvent absolument blanche ; leur dureté est médiocre ; leur surface est lisse, légèrement rugueuse ou taillée à facettes. La plupart du temps, on trouve disséminés dans leur masse des cristaux d'acide urique. Leur surface de brisure molle, terreuse, présente un contraste frappant avec celle grossièrement cristallisée des concrétions de phosphate *ammoniaco-magnésien* ; il est de règle que l'on trouve associés au phosphate triple, du phosphate de chaux, de l'urate d'ammoniaque et, aussi, d'après nos recherches personnelles, de l'oxalate de chaux.

Calculs d'oxalate de chaux. — Ces concrétions sont toujours rugueuses à la surface ; elles ressemblent à de la pierre-ponce et offrent des inégalités dendritiques. Nous avons déjà eu l'occasion de dire que ce sont les phosphates terreux qui composaient la coque d'enveloppe du calcul dans le plus grand nombre des cas liés à une fermentation alcaline de l'urine ; néanmoins, on a eu tort, — Ebstein l'a prouvé, — de nier d'une façon absolue l'existence de calculs primitifs, de phosphate triple. Ceux-ci peuvent même occasionner la précipitation secondaire d'acide urique et d'oxalate de chaux ; car la formation de la coque dépend uniquement de la réaction acide de l'urine, par laquelle on peut à l'aide de moyens appropriés, remplacer la fermentation ammoniacale. Les couches annulaires nettement alternantes, que présente la coupe du calcul, fournissent quelquefois des renseignements fidèles et certains sur l'histoire de son développement et sur les états antérieurs de l'urine.

Cystine. — Les calculs de cystine, d'un jaune pâle, ont une surface tantôt lisse, tantôt verruqueuse, une stratification indistincte et surtout un éclat cireux. Ebstein contredit l'assertion de Roberts qui prétend que ces calculs, abandonnés à l'air libre, prennent une teinte bleu-verdâtre.

Nous laisserons de côté ici les rares concrétions de carbonate de chaux, de xanthine, d'indican, car, au point de vue clinique, elles n'offrent qu'un intérêt assez médiocre.

Krukenberg a trouvé un calcul friable dont l'origine était un fragment de paraffine introduit dans la vessie par une bougie de cette matière qui s'était rompue. Il pense que les calculs stéariques que l'on a signalés n'ont pas d'autre origine.

Lésions du rein dans la lithiase. — Après ce qui a été dit de la pyélite et de la suppuration rénale d'origine pyonéphrétique, nous pourrons être bref en ce qui concerne les lésions produites dans le *rein* et le *bassinet* par les calculs. Ces lésions sont le plus souvent unilatérales. Le corps étranger provoque une réaction qui se traduit par la *pyélite calculeuse*, dont l'intensité (suppuration, hémorrhagie, ulcération) varie en grande partie avec les caractères du calcul. Aussi craint-on surtout et avec raison les concrétions oxaliques, à surface rugueuse.

Il ne faut cependant pas oublier que les néphrolithes, de l'aspect le plus bénin, peuvent engendrer des états d'irritation intense, et qu'au contraire des calculs anfractueux, épineux, sont parfois fort bien tolérés (1).

---

(1) Ces différences dans l'état du rein tiennent à l'existence ou à l'absence d'une infection surajoutée, l'évolution du calcul pouvant être *septique* ou *aseptique* :

Dans le premier cas, on a, à côté d'un bassinet légèrement enflammé, un rein atrophié et sclérosé ou des lésions de pyélonéphrite suppurée vulgaire, et même des pyonéphroses avec des périnéphrites suppurées ou graisseuses. Dans ces pyonéphroses, le rein prend souvent une forme particulière, en fer à cheval (Guyon), l'augmentation de volume plus marquée au centre déterminant l'incurvation des deux extrémités qui, déviées, deviennent difficiles à explorer après la néphrotomie, si bien que des calculs échappent facilement au chirurgien.

Dans le deuxième cas, le rein présente au début des lésions de stase urinaire ; la dilatation commence au glomérule et s'étend à tout le système tubulaire. Les artères sont atteintes d'endartérite et de périartérite. Plus tard la prolifération de tissu conjonctif, surtout autour des

Les détails que nous avons donnés sur le développement de calculs phosphatiques, à la suite de la fermentation alcaline de l'urine, montrent clairement que le mal peut débuter par la pyélite et que la formation des calculs peut n'être que secondaire, accompagner cette affection ou l'entretenir. La propagation du processus inflammatoire du bassinet au rein avec formation d'abcès, le plus souvent multiples, n'offre rien de particulier. Si la guérison survient à cette période, elle peut amener l'atrophie de l'organe, par suite du processus destructeur et de la compression ; le rein se trouve alors remplacé par une petite poche privée de parenchyme, englobant étroitement les concrétions. Quant au rein du côté opposé, il est la plupart du temps le siège d'une hypertrophie compensatrice.

La pyélite calculeuse peut donner lieu à un accident sérieux, à savoir l'*oblitération de l'uretère* par une ou plusieurs concrétions. Cette oblitération siège, ou à l'orifice supérieur du bassinet, ou sur le trajet de l'uretère (1) : le tout dépend de la grosseur du calcul. Là encore, ce sont les calculs rugueux et dentelés qui sont les plus redoutables.

Les premiers phénomènes qui se produisent sont la stagnation de l'urine et la rétention des produits catarrhaux (pus, mucus, sang) dans le bassinet ou, selon les cas, dans le

---

tubes, s'ajoute à la dilatation. La paroi des vaisseaux est hypertrophiée ; on trouve autour d'eux des fibres musculaires en faisceaux. Si la sclérose prédomine, le rein s'atrophie, se ratatine autour du calcul, si, au contraire, c'est la dilatation, le rein se transforme en une poche hydronéphrotique ; celle-ci est très rare en l'absence de phénomènes infectieux (Jardet, *Des lésions rénales consécutives à la lithiase urinaire*, Th. de Paris, 1888). (H. H.)

(1) H. Morris (*Amer. J. of med. Sc.*, oct. 1884, p. 458), dit que les calculs s'arrêtent en des lieux de prédilection : sur 8 cas qu'il a observés, il a vu le calcul 4 fois à l'orifice supérieur pour 3 fois dans la partie terminale et 1 fois au niveau du détroit supérieur. (H. H.)

segment supérieur de l'uretère. La stagnation elle-même est fréquemment suivie de la fermentation ammoniacale de l'urine avec toutes ses conséquences.

Quand l'oblitération de l'uretère se prolonge, le bassinet et les calices subissent une forte dilatation, le tissu rénal comprimé s'atrophie et se développe en une hydronéphrose ou une pyonéphrose. Par deux fois, nous eûmes occasion de voir l'uretère malade transformé partiellement en une poche de la grosseur de l'intestin, remplie de concrétions innombrables, petites et grosses, et produisant un bruit analogue à celui d'un sac de chevrotines. En ce qui concerne l'ouverture de l'hydronéphrose et de la pyonéphrose dans le tissu périrénal, nous n'avons rien à ajouter à ce qui a été dit précédemment.

Dans le cours ultérieur de la suppuration rénale, la dégénérescence cireuse est un phénomène assez fréquent. Parfois aussi le rein du côté sain est affecté par sympathie. La néphrite diffuse est, selon nous, une complication moins rare qu'on ne l'admet communément. C'est même précisément dans la pyélite calculeuse que nous avons observée cette dernière, exempte de tout processus suppuratif et associée en partie à de l'atrophie nettement accentuée.

L'*infarctus d'acide urique et de bilirubine des nouveau-nés* se traduit par la présence, dans le domaine des pyramides, au moins dans la portion papillaire, de stries dont la teinte varie de l'orangé au brun. De ces pyramides, il s'écoule, à la pression, un liquide trouble dont l'examen révèle que, dans le premier cas, il s'agit de dépôts d'urates, surtout d'urate d'ammoniaque (Virchow) ou d'acide urique pur (Ebstein), qui, sous forme de masses granuleuses, occupent les canalicules béants des pyramides ; dans le second cas, les canalicules, les épithéliums, le tissu interstitiel, les vaisseaux sanguins sont infiltrés d'aiguilles et de tablettes de bilirubine.

Les infarctus calcaires, en dehors des conditions mentionnées plus haut (p. 81), se rencontrent surtout chez les gens d'un certain âge, associés à des métastases calcaires dans d'autres organes. Leur siège de prédilection sont les cônes médullaires, et aussi, d'après Henle, les canaux contournés. Macroscopiquement, ils se manifestent par l'existence de pointillé ou de stries d'un blanc jaunâtre, analogues aux concrétions goutteuses, ou d'une teinte blanchâtre plus diffuse. Au microscope, on constate ou une calcification de la tunique propre des canalicules urinaires privés de leur épithélium (Virchow) ou une accumulation dans la lumière et dans l'épithélium des canalicules et des capsules, — ce phénomène est prononcé surtout pour la substance corticale, — de granulations et de sphérules foncées, ayant, d'après Ebstein, un substratum organique, qui comprime les glomérules. Litten a montré, comme je l'ai déjà dit, que la nécrose de coagulation de l'épithélium fournit les conditions les plus favorables à la précipitation des sels calcaires que le sang contient à l'état de dissolution et qui sont amenés par lui au rein. Est-ce à dire que la dégénérescence cellulaire qui engendre la calcification soit nécessairement liée à la présence de bactéries ? C'est là une question que nous laisserons sans la résoudre, malgré la découverte de Wagner, qui a constaté l'existence de dépôts calcaires dans le domaine des vaisseaux glomérulaires et des canalicules urinaires, dans les exanthèmes aigus et surtout dans la diphtérie.

Symptomatologie. — Dans certains cas, la néphrolithiase, même la plus accentuée, n'est découverte que par hasard à l'autopsie ; grâce à une tolérance spéciale, l'individu atteint n'a jamais eu de son vivant le moindre soupçon de sa maladie (1). D'autres fois, l'évacuation, même répétée, de calculs rénaux a lieu sans provoquer aucun accident ; d'autres fois encore, il se produit des phénomènes tout à fait indéterminés, ou bien le complexus symptomatique semble indiquer une affection de l'estomac ou de la vessie, viscères que l'autopsie révèle intacts.

Douleurs intermittentes. Sable urinaire. Graviers. — Dans la majorité des cas cependant, la maladie se traduit par des signes déterminés, non équivoques, que le praticien attentif peut parfois prévoir de très loin, grâce aux troubles engendrés par l'expulsion dans les urines de sable et de graviers rénaux. Parmi ces signes, il faut noter les *hémorrhagies* périodiques, les *douleurs* intermittentes dans la région rénale, accompagnées de légers mouvements fébriles, douleurs qui s'irradient volontiers le long du cordon, et, avant tout, la présence de *sable* ou de *graviers dans l'urine fraîchement émise et encore chaude*, du moins lorsque cette présence est unie aux symptômes précédents. Les malades intelligents apprennent bien vite, par l'examen de leur urine, à priser à sa juste valeur le dépôt rouge pulvérulent qu'elle a entraîné. Que les troubles initiaux précités, subjectifs et objectifs, aient existé ou non, les symptômes cardinaux sont : la *pyélite* accompagnée d'*hématurie* qui en est un attribut constant, d'après Teuffel, des *douleurs* permanentes et, en première ligne, la *colique néphrétique*. Combinés, ces symptômes sont de grande valeur (2).

---

(1) Chez un rétréci cachectique urinaire, que nous avons observé dans le service de notre maître M. Guyon, et dont nous avons déposé les pièces au *Musée Civiale* (nos 137 et 138 *de la collection anatomo-pathologique du professeur Guyon*), nous avons trouvé dans le bassinet du rein gauche, un gros calcul phosphatique qui s'était développé sans le moindre symptôme. Bien plus, c'est à peine si la succussion du rein déterminait une légère sensibilité. (H. H.)

(2) Legueu, qui dans sa thèse a bien étudié les symptômes des cal-

Pyélite. — Les accidents de pyélite peuvent se produire avant ou après la colique. Nous ne reviendrons pas sur le ta-

---

culs rénaux, les divise en 3 catégories : 1° la douleur ; 2° les phénomènes réflexes ; 3° l'hématurie.

A. — La *douleur* est lombaire et profonde ; c'est un endolorissement général de toute la région avec sensation nette d'un point douloureux plus profond (Le Dentu). Cette douleur se manifeste le plus souvent par intermittences, par crises. La marche, la course, l'équitation, les transports dans les voitures mal suspendues sur un terrain mal pavé, les provoquent. De même la pression et la percussion du rein. Dans quelques cas exceptionnels, la douleur est surtout et presque exclusivement nocturne (Jacobson). D'autres fois la douleur est à peu près nulle; ces différences tiennent à l'existence ou à l'absence d'une inflammation concomitante du bassinet, très sensible lorsqu'il est enflammé, nous dit Legueu, ce que contredisent quelques faits que nous avons observés. La mobilité du calcul nous paraît surtout en cause.

Ces douleurs s'irradient en général vers le testicule, les membres inférieurs, la paroi abdominale, elles sont lancinantes ou contusives et réveillées par les mêmes causes que les douleurs lombaires.

B. — Les *douleurs réflexes* peuvent affecter le rein opposé ou la vessie. Les premières, *douleurs réflexes réno-rénales*, ont été bien démontrées par M. Guyon qui, en maintes circonstances, a pu, par la pression d'un rein, déterminer, avec une douleur localisée, une douleur de même nature du côté opposé, fait d'une grande importance, car il peut induire le chirurgien à inciser un rein sain, comme cela est arrivé à Godlee.

Les *douleurs réflexes réno-vésicales* déjà connues de Morgagni, ont été mises en relief par les professeurs Verneuil et Guyon. Nous-même en avons donné un exposé il y a quelques années (Hartmann, *Des névralgies vésicales*. Paris, Steinheil, 1889). Elles simulent d'autant mieux la cystite, qu'elles s'accompagnent d'une grande fréquence dans les mictions, véritable *cystisme réflexe* ; on les distingue facilement des douleurs de cystite par les résultats négatifs de l'examen local de la vessie.

On a encore signalé comme symptômes réflexes des douleurs le long de l'uretère, importantes parce qu'elles peuvent faire croire à la présence d'un calcul dans ce conduit, des vomissements, des coliques interstitielles.

C. — L'*hématurie*, à part quelques faits exceptionnels de Guyon, de

bleau clinique de cette maladie. Il est évident qu'ici il s'agit avant tout de la découverte de concrétions rénales, de quelque nature qu'elles soient, dans l'urine purulente et presque toujours acide (fig. 16) (1).

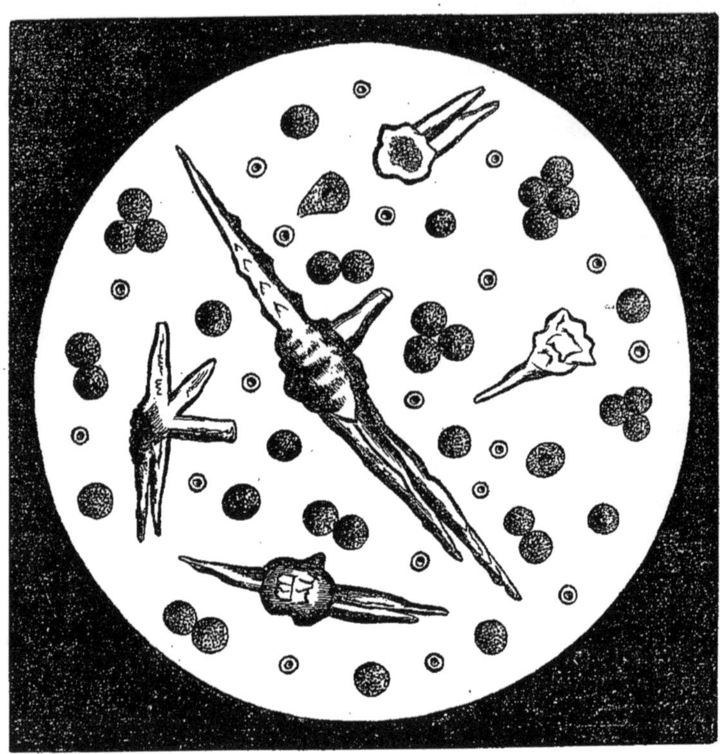

Fig. 16. — Cristaux irréguliers d'origine rénale dus à l'acidité de l'urine.

Guillet, est peu abondante. Elle est presque toujours provoquée par le mouvement et dure peu. Nous l'avons cependant vue survenir au repos complet, chez un enfant qui avait subi l'ostéoclasie suivant la méthode de Robin, et que nous avions placé depuis quelques jours dans un appareil plâtré. Elle se produit encore à l'occasion du passage du calcul dans l'uretère (colique néphrétique). (H. H.)

(1) Le professeur Guyon insiste sur ce fait que la pyurie n'est que la manifestation d'un accident, que les calculeux rénaux ne suppurent que lorsqu'ils sont infectés. Un calcul ne détermine pas de suppuration lorsqu'il est aseptique. C'est là un fait que semblent oublier les chirurgiens anglo-américains, qui continuent à attacher une grande impor-

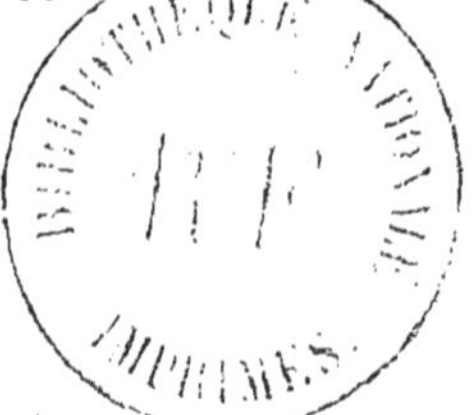

Hématurie. — Fait digne de remarque, les hémorrhagies intenses, du moins celles qui sont dues à la présence de calculs aigus d'oxalate de chaux, entravent en général notablement la nutrition des malades. En cas de suppression prolongée des communications entre la vessie et le bassinet par l'incarcération de calculs engagés dans l'uretère, le patient est exposé à tous les dangers de la suppuration et de la maladie kystique du rein (pyémie, empoisonnement urineux, perforations, etc.). Dans ce cas, on constate parfois la présence d'une tumeur palpable dans la région rénale (cf. néphrite suppurée, pyélonéphrite, hydronéphrose).

Douleurs permanentes. — Ce symptôme accompagne la plupart des cas de néphrolithiase ; les douleurs ont une intensité des plus variables ; le plus souvent les malades accusent une sensation douloureuse de tension, de pression sourde dans la région rénale, les souffrances sont exagérées par le redressement de la colonne vertébrale : aussi le patient adopte-t-il d'instinct une attitude légèrement penchée en avant. Ces douleurs, lorsqu'elles ne peuvent s'expliquer par le catarrhe concomitant du bassinet, sont dues très vraisemblablement à une irritation directe des terminaisons nerveuses par les concrétions elles-mêmes (Curnow, Ebstein).

Colique néphrétique. — Le complexus symptomatique qu'on désigne ainsi a une bien autre importance que les douleurs permanentes dont la signification peut être multiple. La colique est la manifestation clinique *caractéristique* de la lithiase rénale ; c'est pour ainsi dire un signe pathognomonique de l'entrée d'un calcul dans l'uretère ; car il est bien rare que le passage de caillots sanguins, de fragments de tumeurs,

---

tance à la pyurie au point de vue du diagnostic des calculs rénaux. (H. H.)

de parasites ou qu'un spasme uretéral dit idiopathique donne lieu à de véritables coliques néphrétiques. Les souffrances occasionnées par celles-ci sont épouvantables ; elles amènent parfois la syncope chez l'homme le plus stoïque ; elles se développent tantôt graduellement, tantôt subitement, aussi bien après quelque effort ou secousse physique que pendant le sommeil, au milieu de la nuit. Elles résultent évidemment plutôt de la dilatation violente, aiguë des voies urinaires au-dessus du calcul incarcéré et des mouvements péristaltiques frustes (Prout, Traube) que de l'irritation directe de la muqueuse par la concrétion (1).

La douleur la plus aiguë correspond à peu près au milieu de l'uretère du côté malade ; de là, elle s'irradie dans tout le bas-ventre et vers les hypochondres, mais surtout du côté de la vessie, de l'orifice uréthral externe et du testicule correspondant, qui se rétracte et subit souvent une tuméfaction inflammatoire ; les irradiations vers la cuisse se traduisent souvent par des paresthésies. Très fréquemment il s urvient en même temps des nausées et des vomissements ; c'est ce qui explique la confusion, commise assez souvent, entre les paroxysmes de colique néphrétique et la gastralgie, la colique hépatique et les coliques intestinales.

Les attaques, dont la durée varie de quelques heures à plusieurs jours, présentent des alternatives de rémission et d'exacerbation. Pendant les dernières, la figure pâlit, les extrémités se refroidissent, le pouls devenu petit s'accélère ; la fièvre, les frissons entrent en scène et la malheureuse victime, couverte de sueurs, se tord, se roule, près de mourir,

---

(1) Les douleurs de la colique néphrétique ne sont conformément à leur nom que des douleurs de colique, manifestation de la contracture douloureuse des fibres musculaires lisses de l'uretère.

(H. H.)

dans le sens exact du mot. Chez les enfants, la douleur engendre fréquemment des accès d'éclampsie.

La plupart du temps, l'accès s'accompagne d'une *strangurie* extrêmement pénible ; le malade n'urine que quelques gouttes d'un liquide concentré, sanguinolent ; ce n'est qu'en cas d'oblitération parfaite de l'uretère et d'intégrité entière du rein du côté opposé, que les urines émises sont claires et pâles. C'est là un signe important de l'état normal de ce dernier.

Ordinairement le soulagement est subit ; le calcul franchit le dernier obstacle, l'orifice vésical de l'uretère, et l'exacerbation finale extrême des souffrances fait place à une sensation indescriptible de bien-être.

Obstruction des deux uretères. — Lorsque les concrétions obstruent les deux uretères ou le canal de l'urèthre, ou bien que le malade porteur de l'uretère oblitéré ne possède qu'un *rein unique*, le cours de l'urine peut être arrêté assez longtemps pour que la mort survienne au milieu de symptômes urémiques, parfois dès le premier jour ; il est bien exceptionnel que l'anurie soit supportée pendant une semaine sans coma ni convulsions.

La littérature renferme des exemples de tolérance extraordinaire de l'organisme pour la surcharge du sang par des substances urinaires non excrétées. Schwenger parle d'un malade privé du rein gauche, chez lequel l'uretère droit était oblitéré et qui eut une anurie de 8 jours ; ce n'est qu'au 10e jour que survinrent les accidents urémiques. Paget observa une anurie de 20 jours sans symptômes d'urémie ; Russel vit guérir un individu après 28 jours d'anurie complète.

Il est difficile de donner une explication des cas où la terminaison fut fatale par stagnation urinaire, quoiqu'un seul uretère se trouvât compromis et que le rein du côté opposé fût dans son état normal, par conséquent apte à ses fonctions; dans ces cas, on considère ses fonctions comme ayant été supprimées par voie *réflexe*. Nous serions assez tenté d'admettre la façon dont Godlee et I. Israël — ce dernier vit, ainsi que Sonnenburg, la mort survenir après une néphrolithotomie pratiquée avec succès — ont expliqué récemment cette suppression réflexe si grave. Ils incriminent l'état d'irritation de l'uretère atteint d'incarcération calculeuse. Israël compare le phénomène, avec raison ce nous semble, à la violente contraction des vaisseaux du rein qui se produit lorsqu'on irrite le nerf ischiatique sectionné (Cohnheim et Roy), de même qu'à l'anurie spasmodique complète observée parfois chez les hystériques pendant plusieurs jours (Charcot). Senger a attiré l'attention sur un point très important dans ces sortes de cas : les antiseptiques employés peuvent occasionner une lésion du rein bien portant, lésion qui devient le point de départ de la suppression fonctionnelle. A l'urémie de dégénérescence, conséquence de la nécrose coagulatrice de l'épithélium rénal (E. Frænkel), vient se joindre ici la présence, par suite de la maladie de l'organe éliminateur, d'obstacles à l'excrétion des antiseptiques toxiques et nuisibles, déjà par eux-mêmes, à l'encéphale. L'expression clinique de cette association est une urémie modifiée.

Dans d'autres cas encore, il se produit des *ruptures de l'uretère* suivies de péritonite mortelle ; ou bien le calcul, au niveau de son enclavement, produit une perforation ulcéreuse avec formation d'abcès dans le voisinage. Ces perforations peuvent, du reste, se faire dans diverses directions.

Lorsque la colique néphrétique se dissipe d'une manière graduelle, cela tient vraisemblablement à la fragmentation du calcul dans l'uretère même.

Les accès de colique ultérieurs sont généralement moins violents que les premiers ; cela s'explique, au moins en partie, par la dilatation de l'uretère due à la migration des concrétions anciennes et à la diminution de la sensibilité du conduit.

Les *attaques abortives* de coliques néphrétiques sont loin d'être rares et, à mon avis, on ne leur accorde pas assez d'attention. Lors de ces attaques, on peut constater tantôt l'un, tantôt l'autre des symptômes caractéristiques ; elles sont en connexion avec le paroxysme typique par des degrés d'intensité variables et dépendant naturellement d'une façon essentielle de la grosseur et de la forme des calculs (1).

Les calculs éliminés par l'uretère séjournent souvent pendant un temps assez long dans la vessie et ne se retrouvent dans l'urine que quelques jours après la fin de l'accès. On possède des observations où les concrétions évacuées étaient des calculs biliaires, arrivés dans la vessie par des voies anormales. Dans les cas où, malgré une stricte surveillance, l'on ne découvre pas le corps du délit, il faudra penser tout d'abord à sa réintégration dans le bassinet rénal.

Les *infarctus uriques et bilirubiques des nouveau-nés* n'occasionnent probablement jamais de troubles sérieux de l'activité rénale ; tout au plus opposent-ils quelque difficulté à l'écoulement de l'urine. La poussière rouge se retrouve dans les langes. La persistance anormale des infarctus semble déterminer une diminution de résistance à d'autres maladies

---

(1) On peut, avec Legueu, diviser les complications des calculs rénaux en 3 classes:

1° Accidents de migration (colique néphrétique).

2° Accidents d'obstruction (anurie, hydronéphrose).

3° Accidents d'infection (pyélo-néphrite, pyonéphrose, phlegmon périnéphrétique). (H. H.)

(pneumonie, catarrhe intestinal, etc.). La présence de graviers dans le bassinet des nourrissons se manifeste plus volontiers par des symptômes caractéristiques, se rapprochant de ceux que nous avons décrits. Nous avons observé assez fréquemment des accès graves d'éclampsie ; et plus tard, à un âge un peu plus avancé, très souvent des signes de violentes coliques néphrétiques. Ces phénomènes s'expliquaient par la découverte de concrétions ou de sédiments pyélitiques (moules de canalicules collecteurs.)

Il est impossible jusqu'à présent de donner une symptomatologie des *infarctus calcaires*. Virchow, Grohe, Küttner et Litten en ont décrit des cas non équivoques. D'après ce dernier, il survient des troubles fonctionnels du rein, tels qu'oligurie, hydropisie, lorsqu'il existe en même temps des complications d'anémie et de faiblesse cardiaque.

Nous ne savons trop s'il faut ranger en cette catégorie les cas de deux malades observés par nous. Il s'agit de deux hommes fortement neurasthéniques, atteints d'uréthrite chronique postérieure et présentant des symptômes de pyélite, chez lesquels il y eut une expulsion en masse de cristaux de phosphate de chaux, de grains arrondis de carbonate de chaux, de véritables graviers calciques qui parfois rendaient l'urine laiteuse et formaient autour de l'orifice uréthral des dépôts crayeux.

Diagnostic. — Le diagnostic est fondé en grande partie sur ce qui vient d'être dit. L'examen de l'urine *récente* permettra de déterminer la nature des concrétions et l'existence d'une pyélite concomitante. Rosenstein prétend que l'apparition fréquente, dans une urine par trop concentrée et immédiatement *après* l'émission, de cristaux d'acide urique, d'oxalate de chaux, et de quelques globules sanguins, associée à l'existence des facteurs étiologiques précités, doit faire soupçonner la néphrolithiase comme très probable. Nous partagerions volontiers son opinion, si le cours des années ne nous avait mis à même d'observer des individus, offrant les conditions susdites et chez lesquels rien de semblable ne se produisit pendant bien des années.

Le diagnostic de la pyélite calculeuse à ses débuts nécessite, comme le dit fort bien Fischl, l'emploi du microscope (1). Les leucocytes peuvent être entièrement masqués par les hématies. Plus tard, lorsqu'il existe de la pyurie, on constate souvent des variations dans la proportion d'albumine, variations qui n'obéissent à aucune loi et qui peuvent aller jusqu'à la limpidité parfaite de l'urine.

Il ne faut pas perdre de vue qu'il peut y avoir colique néphrétique véritable sans néphrolithiase, ni se laisser tromper par la tendance de la colique vraie à s'associer à des phénomènes gastriques (2), notamment la cardialgie et les vomissements, et à des symptômes vésicaux. Derrière maint *catarrhe vésical* diagnostiqué par un praticien inexpérimenté ou insouciant, se cache une néphrolithiase déjà très avancée.

Malgré les plus grandes précautions il n'est pas toujours possible d'éviter la confusion avec la *pyélite simple*, la *tuber-*

---

(1) Dans les cas où la douleur est à peu près le seul symptôme, on est exposé à confondre les calculs rénaux avec le *mal de Pott*, les *névralgies lombo-abdominales*. Une recherche méthodique de la douleur provoquée est alors du plus grand secours. Il y a toutefois de véritables *névralgies rénales* (Legueu, *Ann. des mal. des org. gén.-urin.*, Paris, 1891, p. 564, 631) où cette recherche est insuffisante; l'examen microscopique des urines après des fatigues, des courses en voiture permettra quelquefois d'y déceler la présence de globules sanguins dont l'œil seul ne pouvait faire prévoir l'existence. (H. H.)

(2) Les coliques hépatiques sans ictère sont souvent prises pour des coliques néphrétiques. Au reste il y a souvent, comme l'a indiqué Murchison, coexistence des calculs biliaires et des calculs rénaux. (H. H.)

culose, le *cancer* ou les *parasites du rein ;* d'ailleurs, il faut toujours étudier d'ensemble les diagnostics de néphrite suppurée, de pyélite et d'abcès pararénal.

Quant au diagnostic différentiel des *tumeurs rénales* créées par la néphrolithiase et ses conséquences, avec les tumeurs d'autres organes, nous en parlons dans le chapitre suivant. C'est en effet le rein kystique qui fournit les caractères les mieux accentués.

Pronostic. — Le pronostic de la lithiase rénale est toujours sérieux ; la guérison est rare et la vie du malade est souvent menacée. Il est moins sombre, lorsque l'affection n'intéresse qu'un seul des reins et ne s'accompagne pas de pyélite grave (1), lorsque le volume des concrétions ne s'oppose pas à leur expulsion complète et qu'un traitement judicieux parvient à prévenir le développement ultérieur de graviers ou de calculs. Le pronostic est donc d'autant plus favorable que la maladie aura été reconnue plus tôt et traitée en conséquence.

Sans mériter une confiance absolue, les agents employés dans le but de combattre la formation nouvelle de sable, de graviers et de calculs, sont parfois d'une efficacité bien avérée. Nos documents personnels renferment plus d'une douzaine de cas dans lesquels, à la suite du traitement, la guérison complète s'est maintenue, alors que les malades avaient rendu du sable et souffert d'accès de coliques sérieux pendant des mois et même des années.

Il est inutile de revenir ici sur les dangers de la bilatéralité de l'affection, de l'urémie par anurie et de la pyonéphrose.

---

(1) Le malade s'effraye surtout de l'*hématurie* ; le médecin redoute bien davantage la *pyurie* (Rosenstein).

Lorsque le bassinet est rempli de concrétions volumineuses, la guérison peut encore survenir par atrophie.

Les *abcès du rein* qui viennent parfois compliquer la lithiase rénale prennent ordinairement une marche chronique et peuvent amener la mort, même en cas d'intégrité de l'autre rein, au bout de quelques années.

On n'avait aucune idée jadis de l'influence exercée sur le pronostic par l'intervention chirurgicale. Aujourd'hui ce traitement de la néphrolithiase est presque exclusivement d'ordre chirurgical.

Traitement. — Il comporte trois indications : 1° prévenir la formation de dépôts rénaux ; — 2° faire disparaître les concrétions déjà formées ; — 3° à combattre les accidents qu'elles provoquent (pyélite calculeuse avec ses conséquences, coliques néphrétiques).

I. — Les mesures *diététiques* et *thérapeutiques* destinées à remplir la première de ces indications, varient avec la nature des produits excrétés, selon qu'il s'agit d'une élimination de sable urinaire, simple précurseur de futures concrétions, ou d'une expulsion de graviers et de calculs déjà formés.

La *gravelle urique* est de beaucoup la plus fréquente. Dans cette forme, il faut avant tout diminuer l'*acidité de l'urine*, empêcher le développement excessif d'acide urique et s'opposer à une trop forte concentration de l'urine. Pour remplir ces indications, on prescrit tout d'abord un *régime* convenable ; on défendra l'usage immodéré des viandes, bien qu'il soit loin d'être démontré que leur ingestion en quantité excessive favorise la formation du sable rénal. La suppression complète des viandes est un non-sens ; car l'absence de nourriture azotée peut créer une élimination plus considérable d'acide urique que l'abus de la viande. Des récentes expériences de

Cantani sur les rapports de l'alimentation avec la réaction de l'urine, il ressort que les aliments qui provoquent le moins l'acidité de l'urine sont les légumineuses, les herbacés, les gélatinés ; que ceux qui la causent le plus, au contraire, sont les céréales et le lait ; quant à la viande, aux œufs, au sucre, ils tiennent le milieu entre les deux groupes. On s'inspirera de ces données pour régler le régime alimentaire, sans cependant proscrire complètement les aliments du second groupe. Le sucre, la graisse, l'alcool, les épices sont depuis longtemps défendus, quoique les bases théoriques et empiriques de cette interdiction pèchent par plus d'un point. Assurément le médecin devra s'opposer à l'usage exagéré de ces substances, surtout quand elles sont de mauvaise qualité (j'y ajoute les vins acides et les bières trop jeunes) ; mais l'état actuel de nos connaissances n'autorise pas le moins du monde à les proscrire d'une façon absolue. Il faut avant tout manger modérément (Ebstein), choisir des aliments agréables à l'estomac, traiter avec le plus grand soin le moindre trouble digestif et veiller à la régularité des selles. Notre expérience personnelle, basée sur l'observation de tous les jours, nous permet d'affirmer qu'en suivant ces préceptes généraux, les écarts occasionnels de régime seront moins nuisibles, que l'interdiction absolue de la plupart des aliments habituels, accompagnée de l'abus des aliments *permis*. Nous ne comptons plus les malades à qui nous avons été très utiles en les affranchissant de l'observation stricte de prescriptions antérieures.

Un régime plus strict sera évidemment indiqué, dans les cas où la lithiase se complique de goutte véritable et d'adipose, mais là encore, tout en réduisant le chiffre des hydrocarbonés, il faut permettre les viandes et la quantité correspondante de graisse (Ebstein).

Pour obtenir une oxydation aussi complète que possible de l'acide urique provenant des matières albuminoïdes, il faut recommander l'*activité physique*, l'exercice, les occupations en plein air (promenades, jeu de quilles, jardinage, chasse, etc.). L'ingestion exagérée même de nourriture azotée n'est aucunement nuisible, pour peu qu'elle soit en rapport exact avec la *dépense organique* (Ebstein).

D'après notre expérience personnelle, l'administration fréquente de bains chauds, du moins d'*eaux mères salines*, est très utile (mais non les bains de vapeur). Ils activent les échanges intra-organiques et peuvent diminuer l'excrétion d'acide urique (Pfeiffer).

L'*ingestion abondante d'eau* a une action évidente. Il n'est pas nécessaire pour cela d'ordonner les antiques tisanes diurétiques.

II. — Il est très rationnel de chercher à obtenir la *dissolution chimique* des calculs par les alcalins (Brücke). Les résultats de cette méthode, à en juger sans parti pris, ne sont pas absolument brillants. Et, bien que sur de gros calculs on ait trouvé des sillons qui semblaient produits par la dissolution de matériaux uriques, il faut se demander si avec cette méthode on peut faire plus que d'empêcher le développement de nouvelles quantités de sable urinaire. Quoi qu'il en soit, la plupart des médecins ont obtenu dans cette voie non seulement des améliorations temporaires et même durables, mais encore quelques rares guérisons.

Les moyens employés sont nombreux. Nous nous contentons de citer les plus importants : le *phosphate de soude tribasique* (Heller, Binz) très bien toléré et d'une action dissolvante très prononcée ; les *alcalins* à base d'acide carbonique et d'acides végétaux, ces derniers se rencontrant dans l'urine, comme on sait, à l'état de carbonates. Il faut y ajouter les cures de raisin et de fruits ; les sels lithinés enfin, carbonate, benzoate ou salicylate, auxquels divers auteurs, et surtout Garrod, ont reconnu des propriétés dissolvantes de l'acide urique plus considérables qu'à la potasse et à la soude.

Pour ne point troubler l'équilibre économique de l'organisme et empêcher une disproportion dans le sang entre la potasse et la soude, Cantani recommande de se servir d'un mélange des divers alcalins.

L'administration des alcalins sous forme d'*eaux minérales* possède une efficacité toute spéciale. Cela tient évidemment à ce que ces sortes de cures réunissent tous les facteurs aptes à relever la constitution et à produire l'oxydation de l'acide urique : bains, régime régulier, exercice. Il est des sources qui, sous ce rapport, jouissent d'un renom particulier : ce sont celles de Bilin, Contrexéville, Driburg, Fachingen, Friedrichshall (ces dernières eaux constituent la base d'un traitement compliqué spécial dû à Thompson), Geilnau, Giesshübel, Karlsbad, Marienbad, Neuenahr, Tarasp, Vichy, Wildungen ; puis viennent celles d'Assmanshausen, Baden, Dürckheim, Elster, Ems, Eperies (*Salvator*), Obersalzbrunn, Salzschlirf, Weilbach, Wiesbaden.

Les sources de cette seconde série sont en même temps lithinées, mais la proportion de lithine y est incontestablement trop faible pour qu'on puisse fonder quelque indication essentielle sur sa présence. Cette indication serait plutôt remplie par l'eau lithinée de Struve et surtout par l'eau lithinée sodique d'Ewich (plus de 0 gr. 60 de carbonate de lithine par litre). Reste à savoir si le lithium, à des doses tolérables, rend plus de services que les carbonates alcalins.

Les dernières années qui viennent de s'écouler, n'ont en rien modifié ce que les considérations précédentes renferment de pratique au sujet de la litholyse. Néanmoins, nous

nous trouvons dans l'obligation de faire une brève mention d'une série de recherches expérimentales très remarquables entreprises durant cette période. Ces recherches nous éclairent exactement sur la puissance de certains médicaments et eaux minérales pour combattre la diathèse urique.

Des analyses de Jahn, il résulte que la substance qui dissout le mieux l'acide urique est le *carbonate de lithine* ; le *bicarbonate de soude* est un peu moins actif; puis vient le borate de soude ; enfin au dernier rang le boro-citrate de magnésie. Ebstein fait observer, avec raison, que toutes ces recherches n'offrent aucune valeur pratique pour le médecin ; que, d'ailleurs, le carbonate de lithine passait dans l'urine sous forme de chlorure de lithium d'un effet très douteux ; enfin que, pour ce motif même, la méthode, que E. Pfeiffer et Posner viennent d'adapter plus directement à la clinique, mérite bien autrement qu'on s'y arrête.

Ces deux auteurs, au lieu d'analyser les médicaments et les eaux minérales, ont fait porter leurs recherches sur l'*urine* émise après usage de ces substances. Leurs recherches ont porté sur l'acide urique pur et les concrétions uratées, après traitement par des doses médicamenteuses déterminées. En procédant de la sorte, Pfeiffer constata que les eaux chlorurées sodiques n'avaient sur l'acide urique qu'une action dissolvante très faible (Wiesbaden), et que les eaux alcalines étaient beaucoup plus efficaces (Mühlbrunnen de Carlsbad). Le maximum d'efficacité, d'après lui, et d'efficacité se maintenant plusieurs jours, se rencontre dans les eaux de Fachingen, riches en acide carbonique et en soude. Tous ces résultats ont été confirmés par Posner. En même temps, celui-ci démontra que l'action dissolvante des sources alcalines sur l'acide urique dépendait directement de leur contenu en bicarbonate de soude (1). Dès lors, il est compréhensible que la source Désirée, de Vals, et la source Ulrich, de Passugg, soient considérées comme plus efficaces que Vichy (Grande Grille) ; Wildungen (source Hélène) et Salzbrunn (source de la Couronne) doivent au contraire être classées après les eaux de Fachingen. L'action de ces dernières est tout à fait analogue à celle du bicarbonate de soude à la dose quotidienne de 4 à 5 gr., de la mixture de Cantani (bicarbonate de soude, carbonate de lithium, citrate calcique) et du boro-citrate de magnésie. Cete dernière substance paraît être la base d'un remède secret rendu célèbre par la réclame monstre qui permet de le vendre très cher, le *Litholydium*, et dont l'action est d'ailleurs très réelle. Inutile de dire que les graviers et les calculs vrais offrent une résistance bien autrement considérable que la gravelle urique pulvérulente. Contrairement aux conclusions un peu hardies de Pfeiffer, Posner pense avec raison que pour les concrétions, surtout volumineuses, l'espoir d'une dissolution est quelque peu chimérique.

En ce qui concerne la valeur active des sources lithinées et du carbonate de lithine, quelle qu'en soit, d'ailleurs, la forme médicamenteuse, Pfeiffer et Posner sont arrivés aux résultats que nous avons consignés précédemment. Il ne peut pas être question de l'efficacité des sources minérales en tant qu'agents lithinés ; quant au carbonate de lithine peut-être présente-t-il parfois des effets curatifs temporaires.

Je suis arrivé moi-même à substituer facilement, dans ma pratique journalière, les alcalins sous forme médicamenteuse aux eaux minérales naturelles. Si les malades disposent de loisirs, si leur situation financière le leur permet, nous les

(1) E. Lehmann accorde une valeur capitale aux carbonates terreux.

envoyons aux stations indiquées : chez eux, nous leur ordonnons de boire les eaux de ces stations ou d'user des sels artificiels de Sandow de Hambourg. Les divers mélanges, composés rationnellement par ce dernier avec les différents éléments actifs des sources minérales, ont fait preuve en général d'une grande efficacité ; aussi suis-je persuadé qu'en ce qui concerne les effets dissolvants et la tolérance, ils ne le cèdent que fort peu aux eaux minérales naturelles de composition identique.

Je m'en suis convaincu par l'observation de cas où, pendant de certaines périodes, l'urine fraîchement émise contenait chaque jour sans interruption des graviers ou du sable, et non par l'effet du traitement des malades en pleines coliques néphrétiques, et qui présentent à ce moment dans leur urine des concrétions ou des graviers en quantité innombrable.

Cela ne veut pas dire que l'usage des eaux de l'une ou l'autre des stations précitées ne puisse offrir des chances beaucoup plus favorables. En ce qui concerne Vichy, les observations nous le prouvent chaque jour jusqu'à l'évidence. Quant à Carlsbad, quoique son hégémonie ne soit plus aujourd'hui qu'un souvenir (Ebstein), des milliers d'observations prouvent qu'une cure bien comprise dans cette station justifie la vieille renommée de ses eaux contre la *diathèse urique*. En effet, comme le dit très bien J. Mayer, on attaque ainsi le mal de plusieurs côtés à la fois. Ce qu'il y a de certain, c'est qu'à côté de l'action dissolvante sur les concrétions déjà existantes — action plus énergique encore pour les eaux de Fachingen et celles de la seconde série — les eaux de Carlsbad *entravent le développement* de l'acide urique et abaissent le taux de sa production ; c'est qu'enfin l'état des organes urinaires eux-mêmes peut jouer un grand rôle dans le processus. Nous renonçons, cela se comprend, à étudier ici le mode d'administration des différentes eaux minérales ou mixtures artificielles ; prises tièdes elles sont mieux tolérées par les organes digestifs.

Il faut bien se garder d'exagérer le *traitement alcalin.* L'urine et ses sédiments devront être contrôlés avec le plus grand soin, afin de ne pas tomber d'un danger dans l'autre et de ne pas remplacer les calculs d'acide urique par des concrétions phosphatiques, qui pourraient notamment venir grossir les premiers (Rosenstein). Nous avouons d'ailleurs avec Roberts que jamais pareil cas ne s'est présenté à notre observation ; seul parmi les organes, l'estomac se révoltait contre l'abus des boissons. C'est pour ce motif que nous intercalons volontiers des jours de repos qui, du reste, si l'on en croit Pfeiffer et Posner, n'entravent en aucune façon l'action chimique des eaux, pour peu que celles-ci soient fortement alcalines.

Lorsqu'il y a *lithiase oxalique* (oxalate de chaux), le régime consiste à éviter tout d'abord les végétaux riches en acide oxalique, notamment le cacao, le thé, l'oseille, la rhubarbe, les épinards ; car il résulte des recherches d'Esbach que ces substances renferment de l'acide oxalique en quantité énorme. Cantani conseille de restreindre l'alimentation hydrocarbonée : la nécessité de cette mesure mériterait confirmation. En cas d'alimentation composée exclusivement de viande, Mills a constaté une excrétion abondante d'acide oxalique.

Gallois et moi-même nous sommes assurés par voie expérimentale que, contrairement à ce que disent Beneke et Lehmann, l'élimination par les urines de l'oxalate de chaux éprouve une diminution sensible sous l'influence de l'administration des carbonates alcalins. Aussi insistons-nous sur l'usage, en ce cas, de ces sels sous forme d'eau de Vichy. Cantani s'est rangé à cet avis. D'ailleurs les recherches récentes d'Esbach nous expliquent l'efficacité de ces agents. Cet auteur a montré qu'en cas d'administration simultanée d'eaux alcalines, l'oxalate de chaux introduit dans l'estomac avec les aliments est évacué en nature par les sécrétions alcalines de l'intestin. Ce qu'il y a d'étrange en face de cette efficacité des alcalins, c'est qu'en pratique tous les efforts tentés pour augmenter les conditions favorables à la dissolution des oxalates urinaires, tels que l'exagération de l'acidité de l'urine par ingestion d'acides minéraux, demeurent sans résultat, comme nous avons eu mainte occasion de le constater ! Peut-être obtiendra-t-on quelque succès avec le traitement causal ayant pour but de combattre les troubles intestinaux dans le sens qu'indique Ellis (voyez page 83).

L'administration des acides réussit mieux, au moins dans un certain nombre de cas, dans la *gravelle phosphatique*. On recommande, à cet effet, l'emploi des acides minéraux ; acides chlorhydrique, phosphorique et carbonique (Heller), ce dernier également sous forme d'eau gazeuse ; et des acides organiques et notamment de l'acide lactique (Deecke, Cantani). Il arrive assez souvent que le but poursuivi, l'acidification de l'urine, n'est pas atteint ; cela tient d'abord à ce que l'on n'administre que des doses trop faibles ; mais l'obstacle principal réside dans la fermentation ammoniacale de l'urine qui joue ici le rôle capital et qu'ordinairement on ne peut combattre par les moyens purement chimiques.

L'acide salicylique constitue un moyen thérapeutique plus rationnel ; nous le recommandons fortement, à cause de son efficacité dans un grand nombre de cas (voyez *Traitement du catarrhe vésical*).

Contre la *cystinurie*, Beale a préconisé tout récemment le

carbonate d'ammoniaque à haute dose. Nous ne possédons à ce sujet aucun document personnel. Dans ce cas également, au point de vue de la thérapeutique, il ne faut pas perdre de vue l'importance des fermentations intestinales.

III. — Pour le traitement de la pyélite calculeuse et de ses suites, nous renvoyons le lecteur aux chapitres : suppuration rénale et catarrhe vésical. Aux moyens thérapeutiques qui s'y trouvent indiqués, il faut ajouter, question fort importante, le *traitement chirurgical* de la néphrolithiase. Simon et Czerny ont été les promoteurs de ce traitement tout moderne ; ce sont eux aussi qui y ont apporté tous les perfectionnements. Avant eux, Dawson avait pratiqué la néphrolithotomie, c'est-à-dire l'enlèvement des calculs rénaux par incision externe.

La lithiase rénale devient maladie chirurgicale du jour où les méthodes de traitement médical sont demeurées inefficaces et où l'existence de l'individu est en danger, par conséquent où il faut agir rapidement. Il y a 4 ans à peine, Gross constatait encore pour la néphrotomie en cas de pyonéphrose 23 0/0 de décès (44 0/0 pour la néphrectomie) ; les résultats de jour en jour plus brillants obtenus, dans les cas de rein calculeux, par la méthode sanglante, lorsqu'elle est pratiquée suivant des indications rationnelles, ne nous permettent plus cependant de qualifier le pronostic autrement que de favorable. Cela est vrai surtout pour l'excision des concrétions elles-mêmes avec conservation du rein, pour la néphro et la pyélolithotomie ; des faits nombreux le prouvent (Bardenheuer, Bergmann, Czerny, Jacobson, J. Israël, Lange, Lauenstein, Thornton, etc.) (1). On a pu ainsi découvrir par

(1) En réalité la première *ablation de calcul en l'absence de toute suppuration* a été faite par H. Morris, le 11 février 1880. La première néphrolithotomie, faite en France, est due à M. Le Dentu (1881) ; les

le cathétérisme (1) et extraire même les calculs enchâtonnés

---

travaux allemands sur la question sont postérieurs à ceux de ces deux chirurgiens, contrairement à ce que laisserait croire l'énumération de noms allemands, faite par Fürbringer. La question du reste a été surtout étudiée par les chirurgiens anglais et américains. (H. H.)

(1) Lorsque le calcul rénal est *compliqué de pyonéphrose*, le traitement ne présente rien de particulier ; la *néphrotomie*, suivie de l'ablation des concrétions, est une opération en somme simple. Il n'en est pas de même lorsqu'il s'agit d'extraire un *calcul d'un rein sain*, ou relativement sain. Dans ce cas, il faut tout d'abord recourir à l'*exploration directe du rein*. Celle-ci doit être méthodique et faite suivant certaines règles, qu'a bien précisées le professeur Guyon.

Il faut attirer le rein dans la plaie, le saisir entre deux doigts et palper successivement sa partie supérieure, sa partie inférieure et sa partie médiane. Il faut aller dans le sinus du rein et du rachis, ne pas craindre d'aller loin, car il faut, de toute nécessité, palper le hile et l'origine de l'uretère. Il est rare que, dans ces conditions, on ne sente pas, en un point, une partie indurée correspondant au calcul. Inutile alors de recourir à ces ponctions multiples faites avec l'aiguille à acupuncture. On sait où l'on doit aller. Prenant une sonde cannelée, on effondre alors le tissu rénal au niveau du calcul, on en confirme la présence et l'on incise le parenchyme à son niveau. Le calcul extrait, on suture les lèvres de l'incision ce qui assure l'hémostase et permet en même temps d'espérer une réunion complète. L'opération devient ainsi une intervention des plus simples et ne donne qu'une mortalité insignifiante (42 cas, 42 guérisons, Newmann).

L'*anurie calculeuse* par engagement d'un calcul dans l'uretère est elle-même justiciable de l'intervention chirurgicale. Legueu en réunit 16 cas qui ont donné 11 guérisons se répartissant ainsi : 4 urétérotomies avec extraction de calcul dont 2 supérieures (Ralfe, Bardenheuer), 1 moyenne (Kirkham), 1 inférieure par le rectum (Ceci) ; — 4 pyélotomies avec extraction du calcul avec le bassinet (Thelen, Lucas, Bergmann, Israël) ; — 2 néphrolithotomies avec extraction du calcul uretéral (Lange, Torrey) ; — 1 pyélotomie avec création de fistule (Lucas-Championnière). Lorsque l'incision porte sur l'uretère ou sur le bassinet, il semble indiqué d'en faire la suture, les recherches expérimentales de Tuffier ayant démontré l'utilité de celle-ci pour empêcher la production d'une fistule. L'ablation de calculs de l'uretère en l'absence d'anurie a été pratiquée un certain nombre de fois (Cabot, *Amer. J. of med. Sc.*, 1892, t. I, p. 43). (H. H.)

dans l'uretère. Lauenstein attire l'attention à juste titre sur l'importance d'une pareille exploration chirurgicale du bassinet, dans les cas où l'usage prolongé durant des années de bains et d'autres moyens thérapeutiques n'a pas amélioré la prétendue *cystite*, si volontiers acceptée par le malade.

Traitement de la colique néphrétique. — Il nous reste à parler du traitement de la colique néphrétique elle-même. Simpson a proposé de faire rétrograder dans le bassinet le calcul enchâtonné dans l'uretère en plaçant le malade sur la tête et en massant le côté atteint. Cette manœuvre sera tout aussi rarement praticable que celle que Simon a recommandée chez la femme, c'est-à-dire le refoulement de la concrétion avec le cathéter introduit dans l'uretère. Reliquet et Bouchut prônent la compression élastique (par des bandes de caoutchouc) des extrémités inférieures, dans le but d'augmenter la pression dans les artères du tronc et d'exagérer la pression de sécrétion dans le rein. Ce procédé n'excite guère notre enthousiasme. Nous en sommes réduits au traitement *symptomatique* des accès. En cas de souffrances vives, il ne faut pas perdre son temps à ordonner des dérivatifs, quelle que soit d'ailleurs leur nature — émissions sanguines générales, vomitifs. — On aura recours aux narcotiques en première ligne et, surtout si le malade vomit, aux *injections sous-cutanées de morphine*, en seconde ligne au *chloroforme* et au *chloral*.

Dans les attaques prolongées, les bains tièdes d'une certaine durée rendent d'excellents services. Pendant les rémissions, on s'adressera aux divers dérivatifs et irritants cutanés, applications chaudes ou froides, ventouses sèches, sinapismes, régularisation des selles, etc. Inutile de rappeler que la colique néphrétique peut amener la mort par urémie et qu'en ces cas, si le diagnostic est fait à temps, l'intervention chirurgicale peut sauver le patient.

CHAPITRE V

Tumeurs rénales.

Nous en avons fini avec les tumeurs rénales déterminées par l'inflammation ; nous allons étudier maintenant l'hydronéphrose, les kystes hydatiques et les néoplasmes du rein proprement dits.

§ 1. — HYDRONÉPHROSE.

(Hydropisie rénale, cystonéphrose, rein kystique, rein hydropique).

L'expression *rein kystique* (*Sackniere*) est de date récente ; elle est due à Küster, qui toutefois englobe sous cette dénomination l'hydronéphrose et la pyonéphrose « comme étant deux affections inséparables sous tous les rapports ». Tout en reconnaissant que l'une de ces lésions peut engendrer l'autre et que la théorie de Küster sur la formation du rein kystique (voir plus loin) est vraie dans un certain nombre de cas, nous verrons que si, en thèse générale, le chirurgien a le droit de confondre les deux affections, en ce qui concerne la pathogénie et la marche clinique, il reste à faire des distinctions très importantes. Donc sans apprécier aucunement la valeur de cette dénomination collective, nous traiterons ici de l'hydronéphrose proprement dite et renverrons le lecteur, pour la plus grande partie de ce qui a trait à la pyonéphrose, au chapitre de la pyélite (1).

(1) Dans ces derniers temps, la question de l'hydronéphrose a fait en France l'objet d'importants travaux, parmi lesquels nous devons citer, en première ligne, l'intéressante monographie de MM. F. Terrier et M. Baudouin (De l'hydronéphrose intermittente, *Rev. de chir.*, 1891, p. 719, 833), que sa richesse en documents oblige à consulter, dès que

Étiologie et pathogénie. — La dilatation du bassinet et des calices rénaux s'observe même dans le premier âge (Henoch, Bidder) ; elle résulte d'obstacles à l'écoulement de l'urine, dépendant immédiatement du domaine des voies urinaires (bassinet, uretère, vessie, urèthre). Ces obstacles sont constitués tantôt par des corps étrangers, tantôt par des compressions venues du dehors, tantôt par des anomalies des parois de ces voies elles-mêmes. L'hydronéphrose, généralement unilatérale, mais assez souvent encore double, affecte avec une égale fréquence le côté droit ou le côté gauche. Dans l'immense majorité des cas elle est acquise ; rare-

---

l'on veut étudier d'une manière un peu complète cette affection.

Il semble cependant que l'on n'ait pas toujours été très précis et que l'on ait englobé dans une même classe des faits un peu différents, tant par leur anatomie pathologique que par leur pathogénie. Aussi le professeur Guyon, pour éviter toute ambiguité, adopte-t-il le terme général de *rétentions rénales*, pour caractériser la distension du rein par l'accumulation de liquides dans son intérieur, quelle que soit la nature du liquide.

L'*hydronéphrose vraie* correspondrait à la rétention dans le rein de l'urine aseptique et mériterait le nom d'*uronéphrose*. Dans les autres cas, on aurait affaire à des rétentions de liquides septiques, soit de pus vrai (*pyonéphrose*), soit d'un mélange de pus et d'urine (*uropyonéphrose*).

Ces uropyonéphroses, caractérisées par la présence dans le rein d'un liquide trouble, sont intermédiaires aux deux autres variétés et sont confondues tantôt avec l'une tantôt avec l'autre de celles-ci. Elles correspondent assez souvent à l'infection secondaire d'une uronéphrose, pas toujours cependant, fait important, car il complique la question. Dans le premier cas, on aurait affaire, comme le disent MM. Terrier et Baudouin, à des *hydronéphroses intermittentes compliquées d'urétéro-pyélite légère*, dans le deuxième, de beaucoup le plus ordinaire, à des *pyélites légères compliquées de rétention rénale intermittente*, comme le prouverait l'ordre chronologique des accidents, trouble dans les urines, suivi au bout d'un temps plus ou moins long de crises passagères de rétention rénale (F. Guyon). (H. H.)

ment elle est congénitale et, dans ce cas, elle acquiert une grande importance, et constitue un obstacle sérieux à l'accouchement.

Parmi les causes les plus importantes, il faut noter :

1° La *néphrolithiase*, qui amène l'obstruction de l'uretère par l'enchatonnement de concrétions calculeuses. Dans ce cas, l'hydronéphrose peut avoir été causée par une pyonéphrose primitive (Rayer, Simon). Dans un cas d'hydronéphrose bilatérale sans catarrhe, emprunté à nos documents personnels, l'obturation calculeuse ne se produisit que d'un seul côté (1).

2° Les *épaississements inflammatoires*, *tuberculeux*, *carcinomateux ;* les *tumeurs villeuses multiples* (Neelsen) et d'autres *excroissances* de la paroi du bassinet et de l'uretère ; les *rétrécissements cicatriciels* consécutifs à des ulcères. Pour les formes causées par la pyélite catarrhale simple, Küster attribue l'obstacle à une oblitération imparfaite de l'orifice supérieur de l'uretère par l'effet de la tuméfaction inflammatoire de la muqueuse, oblitération qui se trouve exagérée ensuite par le refoulement de la muqueuse mobile du bassinet contre cet orifice et le développement de plis formant valvules. Cette opinion est plausible et n'est pas sans fondement expérimental, mais elle n'est pas toujours applicable, comme en témoignent les cas assez fréquents où il est possible de vider la pyonéphrose en comprimant la tumeur (2). Aussi J. Israël remplace-t-il

---

(1) En réalité l'hydronéphrose calculeuse est fort rare, comme nous l'avons dit plus haut c'est là un fait qu'on peut rapprocher de ce qu'on observe dans les calculs uréthraux. Pas plus que les calculs de l'uretère, ceux de l'urèthre ne déterminent de rétention dans le réservoir immédiatement sus-jacent (rein pour les uns, vessie pour les autres).

(H. H.)

(2) MM. F. Terrier et M. Baudouin rejettent d'une manière absolue

le facteur mécanique de Küster par un facteur dynamique. Celui-ci serait fourni par l'insuffisance des parois musculo-élastiques du bassinet et des calices, créée par le processus phlegmasique prolongé et rendant ces organes impuissants à assurer l'évacuation de l'urine. Or il arrive assez souvent que des reins kystiques éliminent absolument tout leur contenu, ce qui serait impossible, comme le fait très bien remarquer Küster, si les forces musculaire et élastique étaient les seuls

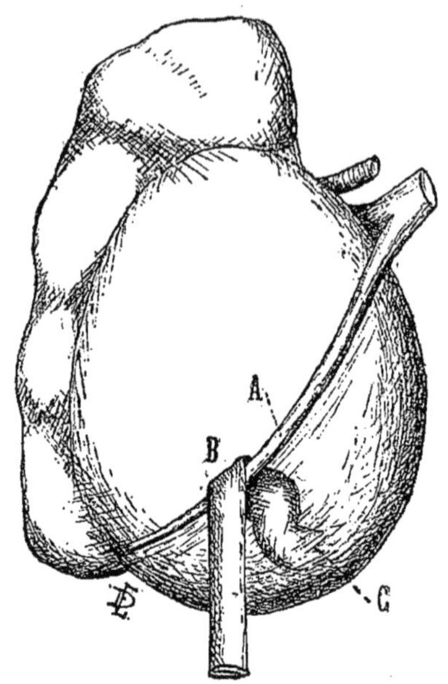

Fig. 17. — Rein gauche vu par sa face postérieure (DECRESSAC). — A, Branche veineuse. — B, Coude de l'uretère. — C, Origine de l'uretère.

agents d'expulsion de l'urine. Néanmoins, l'influence favorable de l'insuffisance invoquée par Israël n'est pas douteuse.

3° Le *déplacement de l'uretère* et sa *compression du dehors* par les tumeurs qui l'englobent ou le refoulent, ainsi que par les *processus inflammatoires* qui l'étranglent par voie d'atro-

---

la théorie de Küster, aucune pièce anatomique n'en établissant actuellement l'existence. (H. H.)

phie. Il faut signaler ici les tumeurs du rein, les abcès paranéphritiques, les tumeurs de la vessie, les diverticules et les calculs vésicaux qui masquent l'orifice uretéral — c'est à ce dernier fait qu'est due la plus grande fréquence de l'affection chez la femme — les tumeurs ovariques (1), les néoplasmes (Pozzi) et les déplacements (Hildebrand) de l'utérus, la grossesse, la paramétrite (2).

Virchow a montré que le prolapsus utérin, dont Philippi, Féré et d'autres ont fait remarquer le rôle important, pouvait refouler le segment inférieur de l'uretère contre l'arcade pubienne et le comprimer par tiraillement.

A ces diverses causes il faut ajouter un facteur étiologique auquel Virchow attribue les hydronéphroses les plus volumineuses, nous voulons parler d'une *anomalie* de l'orifice supérieur de l'uretère qui *s'abouche* avec le bassinet à un niveau très élevé et sous un *angle aigu*. En ce cas, dans la station debout, la dilatation elle-même du bassinet exagère l'obstacle en comprimant la portion de l'uretère appliquée contre la paroi du bassinet ; dans la position horizontale au contraire, l'urine s'écoule librement.

---

(1) Ce sont, croyons-nous, les *tumeurs enclavées dans les ligaments larges*, quelle que soit leur nature, qui donnent le plus fréquemment naissance à l'hydronéphrose. Ce fait s'explique facilement par l'intimité des rapports que contracte alors le néoplasme avec l'uretère. (H. H.)

(2) Dans certains cas, l'hydronéphrose résulte de l'action combinée de plusieurs causes. Nous citerons à cet égard le cas de Decressac et Letulle (*Soc. anat. de Paris*, 1888, p. 93) : A la suite d'un processus éphémère de pelvi-péritonite se produit une hydronéphrose légère, qui reste fixe et va croissant, parce que l'uretère, déplacé par la dilatation du bassinet, s'est coudé sur une branche veineuse anormale (voir Fig. 17). Une simple anomalie artérielle, amenant le croisement du vaisseau et de l'uretère, suffirait toutefois pour entraîner le développement d'une hydronéphrose au dire de Rokitansky et de Kussmaul (H. H.)

Dans certains cas, on peut, sans crainte de se tromper, rapporter ces sortes d'insertions anormales de l'uretère, avec *formation de valvules* à l'orifice supérieur, à des troubles de développement congénitaux ; pour une autre série de cas, assez nombreux d'ailleurs, Simon insiste sur la connexion avec des processus acquis, par exemple avec une dilatation du bassinet, produite antérieurement par quelque obstacle (calcul) situé dans le domaine de l'uretère et créatrice

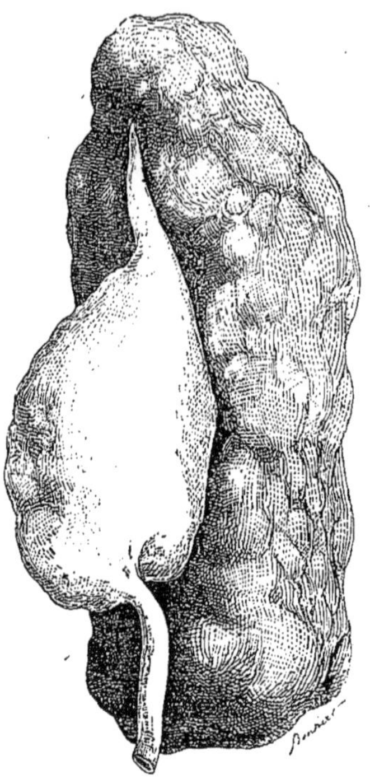

Fig. 18. — Rein droit hydronéphrotique (TERRIER et BAUDOUIN). Le rein est vu par sa face postérieure ; on voit sur cette figure la mode de terminaison de l'uretère.

elle-même d'une *flexion* à angle aigu de celui-ci dans le segment correspondant à l'orifice rénal. D'après cela, l'insertion oblique de l'uretère serait donc l'effet plutôt que la cause de l'hydronéphrose. C'est là une opinion que tendent à admettre aujourd'hui Küster et Israël. Celui-ci attribue, comme Simon, ce résultat à la dilatation du bassinet, plus considérable à la partie inférieure ; cette dilatation refoule forcément en haut l'orifice uretéral en augmentant l'acuité de son angle d'insertion : comme conséquence finale, le liquide contenu dans le bassinet obture par sa propre pression le canal qui devrait l'évacuer.

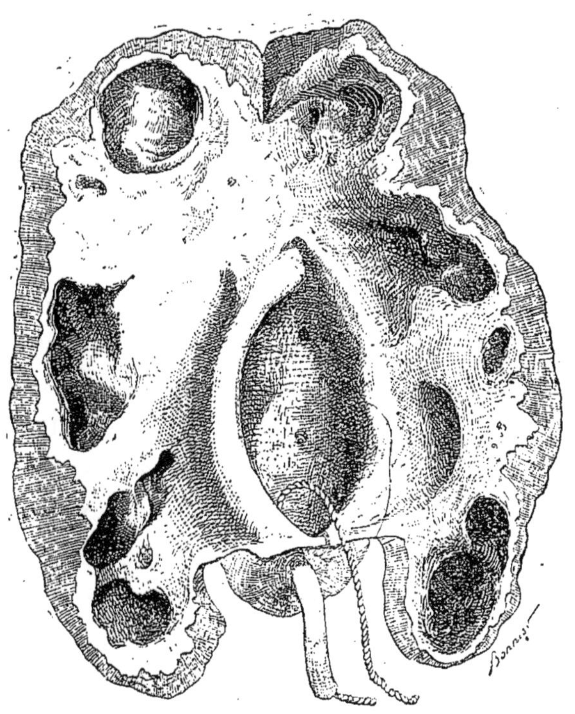

Fig. 19. — Rein droit hydronéphrotique ouvert par son bord externe (Terrier et Baudouin). Sa moitié antérieure est à droite ; un cordonnet passe dans l'uretère.

Il y a quelque temps, Hansemann, se basant sur un certain nombre d'observations personnelles, donna l'analyse détaillée d'une forme bien déterminée d'obturation valvulaire. Celle-ci serait due à ce que la pression du sac hydronéphrotique, qui tend à s'exercer également dans tous les sens, ne trouve son effet dans une direction unique que par la position anatomique et la conformation du rein malade.

Enfin il convient de tenir compte des *flexions* à angle aigu et des *torsions* frappant l'uretère le long de son *trajet* et qui sont le résultat d'anomalies de développement ou de brides cicatricielles, ou encore, comme l'a fait remarquer notamment Landau, de migrations d'un *rein mobile* (1). Tandis que ce rein mobile s'abaisse, l'uretère immobilisé reste en place ; de ce fait, il peut résulter un pli à angle aigu du canal uretéral ; et alors, d'après Cohnheim, il peut se produire des alternatives de stagnation et d'écoulement de l'urine, qui s'expliquent facilement. Lorsque la réplétion du segment uretéral situé au-dessus de la flexion augmente, le pli se détruit, les urines s'évacuent en partie, puis la flexion ancienne se reproduit. Nous verrons plus loin l'importance de la répétition fréquente de ce phénomène. Tout récemment, dans un cas d'hydronéphrose modérée, nous constatâmes une incurvation en S très prononcée de l'uretère près de son orifice, avec formation de brides étroites et rétrécissement de l'orifice par la paroi urétérale antérieure. En ce cas, assurément, le bassinet avait été préservé d'une dilatation excessive par l'immobilisation de la totalité du segment malade.

4° Les *rétrécissements du canal de l'urèthre* avec leurs diverses causes (hypertrophie de la prostate, blennorrhagie

(1) La coïncidence de l'hydronéphrose et du rein mobile était établie depuis longtemps (Fritz, *Arch. de méd.*, août et septembre 1859), mais jusqu'à ces derniers temps on admettait que l'hydronéphrose était la cause du déplacement du rein. C'est L. Landau (*Wanderniere der Frauen*, 1881) qui montra que la mobilité rénale était le phénomène primitif. MM. F. Terrier et M. Baudouin (*loc. cit.*) admettent que le déplacement du rein par glissement ou par antéversion, avec plus ou moins de rotation, entraîne dans le premier cas un abouchement plus élevé de l'uretère et une pénétration oblique de celui-ci dans le bassinet, dans le deuxième une coudure ou une flexion avec plus ou moins de torsion de l'uretère. De là des hydronéphroses, intermittentes d'abord, puis définitives. (H. H.)

chronique). Dans ces cas, la vessie participe évidemment à la dilatation.

Pour les formes congénitales de l'hydronéphrose, il faut ajouter aux vices de développement déjà cités : les sténoses de l'orifice vésical de l'uretère (Steiner), le trajet anomal de l'artère rénale avec emprisonnement de l'uretère (Rokitansky, Boogard), le trajet de l'uretère à travers la glande musculeuse prostatique avec embouchure dans le verumontanum et d'autres raretés anatomiques, l'hypertrophie du verumontanum (Rindfleisch), les atrésies uréthrales (Englisch), le phimosis congénital (W. Müller), etc.

Dans un assez grand nombre de cas, et nous en possédons personnellement une assez forte quantité, l'étiologie de l'hydronéphrose demeure obscure ; l'obstacle que réclame la théorie ne peut, malgré les recherches les plus minutieuses, être constaté sur le cadavre.

Pour ce qui est du *mode de développement* de l'affection, Cohnheim pense que l'hydronéphrose intense se produit, non par l'obstruction rapide, totale (1), mais par les oblitérations à marche *lente*, progressive, causées par des obstacles, dont l'effet n'est pas permanent, et qui alternent par conséquent avec des périodes de liberté. Dans ces conditions, la sécrétion urinaire ne tarit pas d'une façon complète et durable ; au contraire, après une interruption plus ou moins prolongée et dès que les progrès de la dilatation ont surmonté l'obstacle, le rein peut à nouveau fournir au bassinet des quantités notables d'urine. De là l'énorme dilatation de ce dernier au bout de quelques années. Un fait expérimental

(1) La ligature expérimentale prolongée de l'uretère (à côté d'altérations néphrétiques déterminées, récemment étudiées à nouveau par Holste) ne donne que des dilatations très modérées du bassinet, avec arrêt relativement rapide de l'excrétion urinaire.

concorde avec cette manière de voir, sur laquelle nous reviendrons à propos du rein kystique intermittent ; en cas de ligature *lâche* de l'uretère, ligature qui amène graduellement l'atrophie par constriction, l'hydronéphrose est bien plus accentuée qu'en cas d'oblitération uretérale totale (Cohnheim).

Les *sécrétions de la muqueuse du bassinet* que certains auteurs considèrent encore aujourd'hui comme la cause la plus essentielle de la dilatation du bassinet ne jouent, si même on peut leur en attribuer un, qu'un rôle entièrement secondaire.

Anatomie pathologique. — Les effets nuisibles de la dilatation du bassinet retentissent d'abord sur les pyramides de Ferrein; les papilles s'aplatissent, se nécrosent, comme l'a observé Friedreich sur une préparation que nous avons pu examiner, et elles s'éliminent; plus tard l'écorce diminue d'épaisseur et bientôt l'on voit le rein, complètement aplati, appliqué contre la paroi postérieure de la tumeur.

Quant au parenchyme, sa structure est en grande partie celle du rein atrophié ; le caractère néphritique de celle-ci, étudié surtout par Artaud, ne peut être rapporté à des facteurs purement mécaniques; car, en pratiquant la ligature absolument aseptique de l'uretère, Straus et Germont n'ont pas vu trace de lésions inflammatoires. En fin de compte, il peut se développer une poche épaisse, de la grosseur d'une tête d'adulte, renfermant jusqu'à 20 et 30 litres de liquide (Frank, Dumreicher, Zielewicz). Dans ses parois le microscope décèle des îlots de parenchyme demeuré intact (canalicules et glomérules). Les calices occupent la paroi du kyste sous forme de profondes dépressions isolées les unes des autres, ou bien constituent des kystes secondaires s'abouchant avec la poche principale. Dans une observation de W. Müller, les deux reins étaient métamorphosés en poches de la grosseur de la tête ; le parenchyme, sauf quelques restes, avait disparu ; d'un côté, l'uretère était obturé hermétiquement par un calcul, tandis que de l'autre côté existaient quelques concrétions libres.

Le *contenu* du kyste — nous laissons de côté la pyonéphrose — est presque toujours limpide, jaune clair, analogue à de la sérosité, rarement gélatineux ou coloré par du pigment sanguin ; tant que l'écoulement reste possible, il conserve en partie les caractères de l'*urine* et renferme principalement de l'urée et de l'acide urique. L'absence de ces derniers éléments prouve l'arrêt de fonctionnement du rein. Ordinairement on constate dans le liquide hydronéphrotique la présence de mucus (sécrétion du bassinet) et d'albumine. Au microscope, on y voit quelques cellules épithéliales, quelquefois des tablettes de cholestérine, et, en cas de complications hémorrhagiques ou de phlegmasie secondaire, de nombreux globules rouges et leucocytes, à côté d'une forte proportion d'albumine. Cette catégorie de cas constitue la transition vers la pyonéphrose. Kehrer nota une fois dans le contenu kystique des gaz (principalement de l'acide carbonique), sans qu'il y eût communication avec l'intestin ou putréfaction (1).

Lorsque l'obstacle siège à l'orifice rénal, l'uretère est rétréci au-dessous et dilaté au-dessus. Cette dilatation peut

(1) La distension du rein par des gaz, en l'absence de toute putréfaction ou communication avec l'intestin, a de même été observée par O. Lannelongue et par Le Dentu. Dans le cas de Lannelongue, l'analyse chimique montra qu'il y avait mélange de 8 parties d'oxygène pour 7 d'azote et 1 d'acide carbonique. Le mélange était analogue dans celui de Le Dentu. Pour ce dernier, il s'agirait d'une sorte d'exosmose des gaz du sang par un mécanisme encore indéterminé (*Ac. de méd.*, 4 mai et 3 nov. 1891). (H. H.)

atteindre le calibre de l'intestin grêle. L'organe présente le plus souvent aussi des flexuosités.

La détermination de la nature de l'obstacle exige à l'autopsie les plus grandes précautions ; il faut rechercher tout d'abord les compressions dues à des brides cicatricielles, les flexions de l'uretère, etc., et cela avant de déplacer les organes urinaires. Les mécanismes indiqués à propos de l'étiologie peuvent parfois causer à l'appréciation anatomique d'insurmontables difficultés. On peut rencontrer, comme l'ont fait A. Wehenkel et moi-même, dans une hydronéphrose volumineuse, un uretère de calibre normal, qui, sous l'influence de la compression de la tumeur, expulse le liquide en jet ; ou bien les lésions anatomo-pathologiques se réduisent à des strictures très peu considérables des voies urinaires inférieures (Schuchardt). Trop souvent, l'obstacle ne peut être découvert.

L'adhérence intime de la poche hydronéphrotique avec les parties voisines est de règle.

Lorsque, comme c'est l'habitude, l'hydronéphrose est unilatérale, le rein du côté opposé présente généralement de l'hypertrophie compensatrice. En cas de suppuration de la poche, il offre une tendance prononcée à s'affecter par sympathie.

En ce qui concerne l'hypertrophie cardiaque concomitante, voir le paragraphe suivant.

Symptomatologie. — La fièvre et la douleur manquent au cortège symptomatique proprement dit de l'hydronéphrose ; aussi ne faut-il pas s'étonner que, dans bon nombre de cas, le premier et unique symptôme soit constitué par la présence dans le ventre d'une *tumeur volumineuse et fluctuante*. Le tableau clinique de l'affection est naturellement soumis à l'influence des phénomènes coexistants ou préalables de néphrolithiase, de rétrécissement de l'urèthre, de cancer utérin ou d'autres maladies fondamentales graves.

Les conditions de l'*excrétion urinaire*, quoique inutilisables parfois en pratique, offrent un intérêt considérable. Nous ferons remarquer tout d'abord que les cas où il y a évacuation d'urines normales, tant comme quantité que comme composition, ne sont pas rares, principalement lorsqu'il y a suppression complète et prolongée des communications entre l'hydronéphrose et la vessie et intégrité de l'organe congénère. C'est l'activité supplémentaire de ce dernier qui compense alors la déchéance fonctionnelle du rein malade. Lorsque l'urine renferme du pus, cela tient naturellement à des causes spéciales (pyélite, pyélonéphrite, etc.). Dans nos observations, comme dans celles de Landau, même en cas de perméabilité du côté malade, l'urine était le plus souvent limpide ; c'est tout au plus si on y trouvait des cylindres.

L'obstruction absolue bilatérale détermine évidemment une anurie complète qui, si l'obstacle n'est pas écarté, est suivie d'urémie. L'oblitération incomplète, prolongée ou transitoire, de l'uretère donne lieu à la présence dans l'urine de mucus, et, en cas de phlegmasie concomitante, de pus, quelquefois de sang. Dans un cas personnel d'hydronéphrose double compliquée de néphrite grave, dont l'une engendrait des attaques intermittentes d'anurie et d'urémie, nous avons trouvé dans l'urine des quantités de sang considérables. Ce fait, joint à l'erreur de diagnostic qui avait été commise entre cette hydronéphrose droite et une hypertrophie du foie, avait été cause que le malade fut envoyé dans notre service comme atteint d'*hémoglobinurie paroxystique*. Nous-même, nous diagnostiquâmes une maladie de Bright et c'est à l'autopsie que la véritable lésion fut reconnue. Rosenstein rapporte un cas semblable.

De grosses poches hydronéphrotiques closes, stables, n'engendrent, tant que l'autre rein conserve son aptitude fonctionnelle, d'autre symptôme que la présence dans le bas-ventre d'une tumeur volumineuse. Mais dans les cas d'hydronéphrose simple ou double avec oblitération uretérale complète intermittente, le tableau clinique est des plus caractéristique. On observe alors des périodes alternatives d'*oligurie* ou *d'anurie* et de *polyurie*, à des intervalles réglés par la durée nécessaire à l'accumulation d'une quantité de liquide suffisante pour détruire l'obstacle à l'écoulement. Des cas de cette nature étaient déjà connus de Tulpius (1672) et de Sauvages ; de nombreux exemples en ont été relatés plus tard par Wilse, Cole, Morris, Hare, Eger, E. Frænkel, Israël, Kappe, par moi-même et surtout par L. Landau, sous le nom d'*hydronéphrose intermittente*. En ces cas, au moment du rétablissement du passage, les malades éprouvent un bien-être relatif; les périodes d'obturation au contraire sont marquées par de véritables attaques accompagnées de douleur locale, de vomissements, de frissons et de coliques. Ces accidents sont ordinairement le résultat *de l'empiétement sur le voisinage par la tumeur* en voie d'accroissement au moment de l'anurie ; parfois aussi, ils sont en même temps de nature urémique (1).

(1) MM. F. Terrier et M. Baudouin (*loc. cit.*) distinguent deux grandes variétés dans l'hydronéphrose intermittente : dans l'une, la tumeur liquide, souvent prise pour un kyste de l'ovaire, disparaît spontanément puis reparaît, le tout sans douleur, sans crises accompagnées de malaise général, de fièvre, de vomissements ; c'est l'*hydronéphrose à évacuation brusque, spontanée* qui forme une transition entre les hydronéphroses définitives, fermées et l'*hydronéphrose intermittente ordinaire*. C'est cette dernière seule que décrit Fürbringer.

La plupart du temps la *cause* de l'obstruction échappe ; mais souvent elle est combattue avec succès, Landau le professe

---

L'*hydronéphrose intermittente ordinaire* débute, en général, à un âge peu avancé par des malaises passagers, des douleurs vagues et fugaces, des phénomènes névralgiques, parfois des nausées et des vomissements. Ces symptômes reviennent de temps à autre, mais n'empêchent pas le malade de vaquer à ses occupations jusqu'à ce que l'affection soit définitivement constituée.

Dans l'intervalle des crises, l'état général est bon ; on a cependant noté un certain degré d'amaigrissement ou d'anémie. Localement, il existe des douleurs plus ou moins vagues dans la région rénale, parfois une tuméfaction à limites indécises, au niveau du rein du même côté, ou bien un rein mobile.

Les accès débutent sans cause connue ou à l'occasion de l'ingestion de certains aliments, les déplacements du gros intestin entraînant ceux du rein, le malade éprouve dans la région lombaire quelques sensations vagues qui l'avertissent de l'arrivée de la crise.

Celle-ci constituée est caractérisée par un certain nombre de symptômes :

Le facies est altéré ; il rappelle celui du péritonisme ; le pouls est fréquent, mais il n'y a point de fièvre, à moins d'infection du bassinet. Fréquemment il y a des nausées, moins souvent des vomissements, phénomènes réflexes dont le point de départ est l'irritation rénale.

Localement, il existe une douleur lombaire parfois intolérable, qui s'irradie dans la fosse iliaque, une partie du dos, le membre inférieur du même côté, etc... Le palper fait constater l'existence d'une tumeur lombaire, quelquefois un peu plus bas que le rein, parfois même mobile, ce qui s'explique par ce fait qu'elle se développe généralement sur un rein prolabé ou mobile. Elle peut être fluctuante, mais plus souvent elle est élastique ou même dure, tant elle est tendue. Il y a de l'oligurie.

En général, au bout de 12 à 24 heures, sans cause appréciable, ou sous l'influence d'un changement de position, de manœuvres exercées sur la tumeur, les accidents disparaissent. Subitement, le malade a une sensation de bien-être indicible, les douleurs cessent et la tumeur se vide progressivement, par petits coups, en plusieurs heures ou même en quelques jours.

Ces crises sont certainement dues à des phénomènes de rétention rénale ; Sinitzine (de Moscou) les a reproduites expérimentalement, avec tout leur cortège symptomatique, par l'obturation passagère de l'ure-

et nous-même nous l'avons observé, par les positions horizontales variées qu'adopte le patient. Dans un cas relaté par Israël, cette cause était constituée par une pneumatose intestinale consécutive à l'ingestion de boissons gazeuzes (acide carbonique) et d'aliments flatueux. Le flux urinaire libérateur non seulement est en rapport avec la masse de liquide contenue dans le kyste rénal, mais le plus souvent il est suivi de *polyurie vraie*, polyurie due elle-même soit à la décompression subite des glomérules par suite de la levée de l'obstacle, soit, en certains cas, à l'*hypertrophie concomitante du cœur gauche* (1). Chose curieuse, malgré les constatations incontestables de Friedreich et de Cohnheim, les ouvrages classiques font à peine mention de cette dernière complication.

Les conditions que Cohnheim formule pour sa production sont la présence d'obstacles sérieux à la circulation rénale et un état de nutrition pas trop défavorable. Elles se trouvent précisément remplies, on ne peut mieux, dans l'atrophie du rein par hydronéphrose. Là où il existe en même temps de

---

tère chez un enfant de 12 ans, porteur d'une exstrophie vésicale. Mais il n'est pas prouvé qu'il s'agisse toujours, comme on a tendance à le croire aujourd'hui, de rétentions consécutives à des coudures ou à des flexions de l'uretère. (H. H.)

(1) Les analyses d'urine ont montré dans un cas, qu'au moment où se termine la crise et quand l'hydronéphrose se vide en totalité, l'urine rendue est extrêmement *concentrée* (36 00/00 d'urée). Par contre, cette première évacuation terminée, l'urine évacuée pendant quelques heures est très diluée (11 00/00 d'urée) (Newman, *loc. cit.*, p. 43). La concentration s'expliquerait par la disparition de l'élément liquide à la suite de phénomènes endosmotiques et exosmotiques (?). La dilution serait la conséquence de la sécrétion rénale exagérée, qui se produit lors de la levée d'une ligature temporaire de l'uretère (Hermann), ou celle d'une excitation se produisant lors de la cessation du réflexe inhibitoire qui cause l'anurie pendant la durée de la crise (F. Terrier et M. Baudouin) (?). (H. H.)

l'inflammation des voies urinaires et de la néphrite ascendante, qui, elle aussi, engendre souvent la complication cardiaque, témoin les observations précises de Weill et d'Artaud, il peut devenir impossible de déterminer la part respective qui revient à la phlegmasie rénale et à l'atrophie parenchymateuse d'origine mécanique.

Les hydronéphroses d'un gros volume provoquent naturellement des *déplacements* des organes avoisinants, qui sont souvent d'un grand prix pour le diagnostic. A cet effet, il faut se rappeler que l'hydronéphrose *gauche* refoule les poumons et la rate vers le haut, le cœur en dedans et l'estomac et le côlon transverse vers la droite ; l'hydronéphrose *droite*, au contraire, repousse le foie en avant, en haut et à gauche, le côlon transverse de haut en bas et donne à l'estomac une position verticale. Dans les deux cas, le côlon, soit l'ascendant, soit le descendant se trouvent déplacés vers la ligne médiane. Les hydronéphroses doubles volumineuses embrassent donc ces segments intestinaux. La situation du côlon *au-devant* de la tumeur a une certaine importance, car en ce cas tantôt la *fluctuation* se constate et tantôt elle fait défaut.

Les progrès du développement des grosses tumeurs hydronéphrotiques se manifestent par une sensation pénible de plénitude du bas-ventre, par de la dyspnée (refoulement des poumons), de la dyspepsie et des troubles digestifs (compression de l'estomac et de l'intestin).

Il est curieux de voir que tantôt la tumeur reste stationnaire durant des années et que tantôt, sans cause apparente, elle augmente très rapidement de volume ; Taylor eut l'occasion de voir une hydronéphrose se développer dans l'espace d'un septénaire et menacer la vie du malade par rupture.

Les *traumatismes* des poches s'accompagnent volontiers d'hématurie. La rupture, même spontanée (Dittel) et alors même qu'elle se reproduit, n'est pas incompatible avec la prolongation de la vie, à moins que le liquide hydronéphrotique ne contienne du sang ou du pus. En ce cas, une péritonite mortelle est inévitable.

Lorsque l'atrophie du parenchyme du rein malade a atteint son maximum de développement et que l'organe congénère demeure au-dessous de sa tâche, soit par hydronéphrose simultanée soit par sympathie, l'on voit habituellement survenir des *accidents urémiques*, même lorsque le produit de sécrétion du second rein ne rencontre pas d'obstacles à son évacuation.

Ces accidents peuvent affecter une marche aiguë ou chronique; la marche chronique, d'après les observations de Gaucher et d'Ebstein, se constate principalement dans les cas de cancer utérin et s'accompagne d'oligurie progressive. Toutefois c'est précisément dans ce genre de cas que nous avons observé, presque jusqu'à l'instant fatal, une polyurie durant assez longtemps et due probablement à une pyélite concomitante, enfin de l'hypertrophie cardiaque, laquelle ne manque presque jamais chez les malades nourris convenablement. Dans ces cas aussi, c'est à peine si la cause de la mort pouvait être cherchée dans l'urémie.

Là où l'hydronéphrose se complique de suppuration, nous nous trouvons en présence du tableau symptomatique de la pyonéphrose, tel que nous l'avons décrit. Tout récemment, nous avons eu occasion d'observer, par suite d'obstruction calculeuse périodique, une hématonéphrose véritablement intermittente.

La *durée* de l'affection est subordonnée à la maladie fondamentale, à la nature de l'obstacle, au traitement; le plus souvent elle ne peut être déterminée. Très souvent des tumeurs même énormes permettent au malade de vivre des années sans trop de malaises ni d'affaiblissement. Deux de nos malades atteints d'hydronéphrose intermittente typique avaient demandé à être admis dans notre service pour d'autres affections sans gravité.

Diagnostic. — Le plus souvent les degrés légers échappent au clinicien ; même dans les formes bien développées, abstraction faite des types intermittents, le diagnostic peut offrir les plus grandes difficultés. Chez la femme, il est de la plus haute importance de différencier l'hydronéphrose d'un *kyste de l'ovaire*. De graves erreurs ont été commises, à ce sujet, par des praticiens même expérimentés et ont produit les conséquences les plus tristes.

Comme éléments assez précieux de diagnostic, on pensera tout d'abord aux symptômes antérieurs d'affections rénales, telles que la néphrolithiase, la colique néphrétique, la pyélite, notamment quand le mal a été associé à des douleurs surtout localisées. En ce qui concerne la *tumeur* elle-même, le diagnostic d'hydronéphrose s'impose, lorsqu'on lui découvre les caractères décrits précédemment et les alternatives d'accroissement et de diminution unies aux modifications correspondantes de l'urine. Malheureusement ces alternatives ne sont pas toujours constatables.

Le déplacement que nous avons indiqué pour le côlon est en général un signe précieux (Spencer Wells), mais qui ne peut décider en dernier ressort ; parce que, d'une part, on observe des kystes ovariques avec déplacement en avant d'anses intestinales et que, d'autre part, l'intestin, dans l'hydronéphrose, ne se déplace pas toujours en avant (voir plus bas). Parfois le côlon, vide d'air et par conséquent inaccessible à la percussion, se perçoit sous forme d'un corps rubané ; dans les cas douteux, Wells (le premier) a recommandé la dilatation gazeuse des anses intestinales ; or, il arrive souvent qu'elle ne réussit que quand, par suite de l'évacuation d'une portion du liquide hydronéphrotique, la compression est supprimée. Simon a tiré bon parti d'irrigations intestinales.

Les néoplasmes ovariques ont pour point de départ le petit bassin et se développent de bas en haut ; l'hydronéphrose, située dans la région rénale, s'accroît de haut en bas. Au cas où la tumeur n'est pas trop grosse, on peut réussir à déterminer son point d'origine à l'aide de la palpation et de l'exploration vaginale ; dans d'autres cas, le diagnostic sera éclairé par le toucher rectal de Simon.

L'examen du *contenu kystique* obtenu par la *ponction exploratrice* a une importance majeure, souvent décisive. Toutefois, il faut se rappeler que la ponction des poches hydronéphrotiques s'accompagne volontiers, quelque précautions que l'on prenne, d'inflammation, de suppuration ou de péritonite.

Cette dernière complication tient peut-être à ce que le liquide kystique, qui renferme d'ailleurs les éléments constitutifs de l'urine, a, de par sa fluidité même, une grande tendance à suinter. Aussi faudra-t-il autant que possible ponctionner en dehors du péritoine.

La présence dans le liquide d'éléments constitutifs de l'urine, notamment de fortes quantités d'urée (jusque 0,5 0/0) et d'acide urique, sa réaction acide (Salomon) — le résultat négatif ne prouve naturellement rien —, unies à l'absence, la proportion insignifiante (millièmes) d'albumine, plaident en faveur de l'hydronéphrose ; il ne faut cependant pas oublier qu'il existe des cas de kystes ovariques communiquant avec les voies urinaires.

Le caractère colloïde du liquide, la présence de la métalbumine et de la paralbumine, n'ont qu'une importance secondaire (Esmarch) ; les *cellules épithéliales cylindriques* indiquent un kyste ovarique, les *cellules pavimenteuses* une hydronéphrose (Spiegelberg); mais ce sont là des éléments qui n'ont rien de caractéristique et sur lesquels il est impossible de baser le diagnostic. Il est rare qu'on réussisse à exprimer le contenu de la tumeur à travers l'uretère.

Lorsque l'interprétation la plus exacte des symptômes ne donne pas au praticien la clef du diagnostic différentiel, celui-ci devient encore possible par la constatation de calices rénaux sur la paroi interne de la poche, après évacuation préalable de celle-ci par l'incision (Simon).Ce procédé peut être d'une grande valeur pratique pour celui qui a en vue l'extirpation de l'organe.

En ce qui concerne le diagnostic différentiel avec le carcinome et le kyste hydatique, nous renvoyons le lecteur aux chapitres qui vont suivre.

Il est assez souvent difficile de distinguer l'hydronéphrose des *tumeurs du foie* ; plus s'accroît notre expérience plus nous estimons que c'est une tâche des plus épineuses, que d'établir le diagnostic différentiel entre les *tumeurs du rein, du foie* ou de la *vésicule biliaire*, lorsque les symptômes caractéristiques font défaut, ce qui arrive fréquemment. C'est pourquoi nous allons donner un résumé succinct des éléments qui permettent d'édifier ce diagnostic.

On a dit, et bien des auteurs le répètent encore, que les tumeurs du rein, contrairement à celles du foie, ne présentent jamais de *mouvements respiratoires*. Cette opinion n'a plus cours aujourd'hui. Nous savons que des tumeurs rénales, même volumineuses, peuvent présenter des excursions respiratoires très prononcées, et ne le cèdent en rien, ainsi que nous l'avons constaté, à celles du foie. Ce qui demeure vrai, c'est que, du côté gauche au moins (où le diaphragme ne peut pas transmettre ses mouvements par l'intermédiaire du foie), la tumeur rénale ne manifeste pas de mouvements simultanés. Israël fait remarquer avec raison que, dans le décubitus latéral gauche, le contact entre le foie et le rein peut être détruit de telle sorte, que la main qui palpe avec précaution peut, avec l'aide de l'anesthésie (1), séparer les deux organes. Or, cette manœuvre devient illusoire dans l'hydronéphrose, où les adhérences sont la règle. Ce sont encore les adhérences qui empêchent de suivre le conseil fort judicieux de Minkowski qui recommande d'immobiliser la tumeur dans la position qu'elle occupe pendant l'inspiration, pour ne plus voir s'élever, au moment de l'expiration, que le foie avec le diaphragme.

Le *ballottement rénal* de Guyon constitue, pour Israël, un caractère *presque pathognomonique* des tumeurs du rein. Ce ballottement n'est autre chose que la sensation de choc bondissant de l'organe contre la paroi abdominale antérieure, sur laquelle est appliquée la main exploratrice, sensation déterminée par la percussion douce de la région lombaire. C'est peut-être un hasard que dans ces derniers temps surtout nous ayons constaté ce phénomène à diverses reprises en cas de tumeurs hépatiques qui s'étaient fortement développées du côté des lombes ; il était prononcé surtout chez une de nos malades atteinte de cancer du foie, et cela à partir du moment où on avait pratiqué la paracentèse (2). Ces excep-

(1) Il ne faut jamais hésiter à employer l'anesthésie dans les cas où les parois abdominales demeurent dans un état de tension prolongée. (H. H.)

(2) Cette malade vient de mourir ; à l'autopsie, nous avons constaté une tumeur carcinomateuse du foie. Cette tumeur présentait à sa face postérieure une excavation où était logé le rein normal en entier, de telle sorte que le néoplasme formait une sorte de rempart tout autour de lui. C'est ce rempart que touchait pendant la vie le doigt percuteur. Dans ces sortes de cas, le foie prend la place du rein, et celui-ci perd

tions ne détruisent naturellement en rien la supériorité de ce symptôme sur la palpation ordinaire.

Enfin l'on donnait autrefois comme un *axiome*, et aujourd'hui encore dans maint ouvrage le fait est considéré comme tel, que la tumeur hépatique est juxtaposée à la paroi abdominale, tandis que la tumeur du rein en est séparée par le còlon. Notre expérience personnelle nous oblige à regarder ces dispositions comme la règle et à ne pas nous ranger, jusqu'à nouvel ordre, à l'opinion de Guillet, qui prétend que, dans la majorité des cas, le côlon ascendant ne masque nullement le rein du côté droit. Malgré cela nous ne nions pas que, par suite d'une disposition particulière du mésocôlon, le côlon, du côté droit, n'ait une légère tendance à recouvrir la partie inférieure et interne de la tumeur rénale et que, abstraction faite de toute anomalie dans la position du segment intestinal, on ne puisse même constater la présence de l'intestin météorisé sous la tumeur.

Quand on ne peut constater nettement la présence du côlon soit comme organe rempli d'air (percussion), soit comme élément rubané (palpation), il faut le rendre accessible au diagnostic par des injections gazeuses artificielles (que nous préférons de beaucoup aux injections d'eau). Nous avons l'habitude de nous servir dans ce but d'une sonde molle que nous introduisons dans le rectum préalablement vidé et que nous insufflons avec la bouche et non avec un ballon spécial. Si l'air s'échappe par l'anus (ce qui se produit souvent chez les femmes âgées), on a recours à l'application contre l'orifice anal de plumasseaux traversés par la sonde, ou encore à la compression de cet orifice par la voie vaginale. Jamais il n'y

---

complètement, au point de vue topographique, sa personnalité anatomique.

a à craindre le refoulement de gaz dans la bouche de l'opérateur s'il a soin de comprimer le tube même pendant l'insufflation.

Nous ne pouvons comprendre, disons-le en passant, que l'on admette avec tant de désinvolture le fait, universellement répandu, que la présence du côlon *au-devant* de la tumeur est une preuve de la position rétropéritonéale de cette dernière. Par deux fois, sur le vivant et à l'autopsie, nous avons trouvé le coude droit du côlon placé au-devant du foie. Dans ces cas, les adhérences péritonitiques créent les rapports les plus inattendus.

Lorsque, malgré tout, le diagnostic demeure hésitant, il faut gonfler l'estomac suivant le conseil de Rosenbach. Par ce moyen, l'on refoule le foie contre la paroi abdominale ; les tumeurs rénales au contraire deviennent beaucoup moins accessibles à la palpation.

Quelquefois l'on peut tirer quelque avantage du procédé de Minkowski, c'est-à-dire de l'accumulation d'eau dans le gros intestin. En ce cas, le rein se déplace d'abord un peu de bas en haut et disparaît plus ou moins dans la profondeur ; lorsque la tumeur est volumineuse, le bord médian seul devient moins perceptible.

Nous sommes cependant obligé d'avouer que jusqu'à présent nous n'avons pu observer avec cette netteté suffisante, en remplissant d'eau l'intestin, ces conséquences, d'ailleurs naturelles, de lois physiques. Leur valeur semble dépendre de l'habileté de l'opérateur. Inutile d'ajouter que, comme les méthodes précitées, celle-ci est loin de fournir des résultats décisifs. Il est, en effet, des cas où les résultats de l'investigation semblent compatibles avec l'un et l'autre des diagnostics, et dans lesquels seules la laparotomie ou l'autopsie donnent la clef du problème ; encore ne faut-il pas se hâter de conclure ; dans un cas dont nous avons parlé plus haut la *tumeur* avait été prise, au début de l'autopsie, pour une tumeur de la vésicule biliaire. Ce n'est qu'après énucléation pénible de ce qui en réalité était une hydronéphrose, que l'on retrouva la vésicule au milieu de fausses membranes, entre celles-ci et le foie. Ce que nous venons de dire du foie pour le côté droit, est vrai à gauche pour la *rate*. Les cas de confusion de tumeurs spléniques avec des tumeurs du rein sont loin d'être exceptionnels (voyez *Cancer rénal* et *Rein flottant*).

Nous avons dit que l'hydronéphrose peut offrir de la *fluctuation* ; aussi ne comprenons-nous pas que Landau affirme n'avoir jamais rencontré ce symptôme. Cependant, nous avons observé plus souvent des hydronéphroses fermes, dures, caractères sur lesquels ont insisté Landau et Gutmann, que des poches fluctuantes, que Küster considère comme presque constantes. La fluctuation manque en général lorsque la tumeur est fortement distendue, et, suivant Israël, lorsque la capsule en est dure et très épaissie ; enfin, lorsqu'il y a hypertrophie des cloisons qui séparent les calices dilatés et quand, d'après Stiller, il existe de petites excavations multiples, telles qu'on les rencontre dans la pyonéphrose (et notamment dans le rein kystique), plutôt que dans l'hydronéphrose.

On ne peut guère confondre l'hydronéphrose double avec l'*ascite*, les modifications dans la zone de matité dans les changements d'attitude mettent à l'abri de l'erreur.

Pronostic. — D'après ce qui précède, le pronostic est douteux. Les progrès de la chirurgie moderne l'ont toutefois rendu plutôt favorable. La statistique la plus brillante est celle de Küster ; sur 13 hydronéphroses, il en a guéri 8 d'une façon complète et durable et il n'a perdu que deux de ses malades. Brodeur a recueilli 32 cas, dont 19 eurent, grâce à l'opération, une terminaison favorable. Les guérisons spontanées par disparition de l'obstacle à l'écoulement (calculs, flexions utérines, etc.) sont fort rares. Landau a constaté l'influence favorable de la grossesse, qui refoule le rein de bas en haut.

Il est évident que le pronostic est encore subordonné à la maladie causale (surtout le cancer). Comme nous l'avons déjà dit, en cas d'hydronéphrose simple, l'autre rein peut être atteint par sympathie.

Les ponctions répétées, du moins quand elles sont pratiquées à travers le péritoine, paraissent être d'une grande gravité, même en cas de stricte antisepsie, parce qu'elles exposent à l'inflammation, à la décomposition ichoreuse de la poche, à la septicémie, à la péritonite.

La forme congénitale tue ordinairement les enfants, s'ils ne viennent mort-nés, peu de temps après la naissance, avec accompagnement de phénomènes dyspnéiques. Cependant, dans un cas communiqué par Baum, la guérison survint dans le courant de la deuxième année et se maintint jusqu'à l'âge mûr.

Traitement. — Dans l'hydronéphrose moyenne, ne provoquant guère d'accidents, et dans celles qui accompagnent les affections carcinomateuses, le mieux est de ne pas intervenir.

Dans un certain nombre de cas, on se contentera de répondre aux indications prophylactiques et causales par le traitement rationnel des rétrécissements de l'urèthre, de la lithiase rénale et vésicale, des déplacements de l'utérus, par l'hystérotomie (Pozzi), etc. Roberts conseille de lever l'obstacle au cours de l'urine en malaxant la tumeur ; c'est là une manœuvre dangereuse, en raison de la tendance que les poches d'hydronéphrose offrent naturellement à la rupture. Si, en même temps, le rein malade est mobile, on pourra obtenir de bons résultats de l'emploi de bandages et de la néphrorraphie de Hahn (Landau, Israël).

Pour le reste, le traitement est purement chirurgical. La *ponction simple* n'a qu'une valeur palliative ; elle est d'ailleurs dangereuse, et, si elle est suivie de suppuration, il faut inciser immédiatement la tumeur. La *ponction suivie d'injections iodées*, quoiqu'on ait prôné son efficacité, ne doit pas être conseillée, car elle peut provoquer l'explosion de processus suppuratifs mettant la vie du malade en danger.

L'*extirpation* de la tumeur a été pratiquée à diverses reprises avec succès (Braun, Bergmann, Rupprecht, Schede, etc.) ; elle est rejetée par Simon, à cause des rapports de la poche hydronéphrotique et des dangers d'hémorrhagie pendant la destruction des adhérences. Brodeur donne pour cette opération une proportion de 60 0/0 de succès. Néanmoins, il ne faut plus s'adresser qu'à la *néphrotomie* par incision lombaire, que recommande Simon et qu'ont adoptée également Billroth, Landau et Le Dentu (1), en rejetant la néphrectomie. Cela est vrai surtout depuis que Küster a prouvé qu'une technique opératoire convenable

(1) M. Le Dentu est loin d'être partisan aussi absolu de la néphrotomie que le laisse croire Fürbringer. Voici ce qu'il écrit : Pour l'hydronéphrose double, surtout s'il y a menace d'anurie, création d'une fistule urinaire, unilatérale ou bilatérale. — Pour l'hydronéphrose unilatérale au début, extirpation d'emblée du rein avec la poche, après une période d'observation dont la durée variera avec les circonstances. — Pour l'hydronéphrose unilatérale volumineuse, incision intra ou extra-péritonéale, suivie de suture à la paroi et de drainage. — Si une fistule permanente s'établit, extirpation ultérieure des débris du parenchyme rénal ; débridement de l'orifice fistuleux et drainage de la poche convertie en trajet, qu'on laissera en place sans chercher à la disséquer. (*Traité des mal. des reins*, 1889, p. 474.) (H. H.)

parait aux dangers de la fistule pyélo-abdominale. Les observations prouvent même que cette fistule offre une telle tendance à se fermer qu'il est plutôt nécessaire de s'opposer à son occlusion trop prompte. Le traitement local par la fistule de la pyélite, avec une solution de nitrate d'argent, a de grandes chances de succès. Ce n'est qu'en cas de persistance opiniâtre d'une fistule, dont le malade veut être débarrassé à tout prix, que l'on doit pratiquer la néphrectomie (Haffter) (1).

§ 2. — KYSTES ÉCHINOCOQUES DU REIN

Étiologie et pathogénie. — Le parasite, l'embryon du ténia échinococcus se rencontre dans le rein au moins dix fois plus rarement que dans le foie. Le ténia vit dans l'intestin du

---

(1) La question du traitement chirurgical de l'hydronéphrose est, croyons-nous, loin d'être tranchée aussi nettement que le dit Fürbringer. La persistance d'une fistule, ce fait que le rein fistuleux pourra s'infecter secondairement et devenir une cause de dangers pour le rein opposé, cet autre fait que le rein hydronéphrotique peut être réduit à une simple coque inutile, font que la néphrectomie, opération radicale, tente beaucoup de chirurgiens.

La mortalité de cette opération a du reste considérablement diminué. Si aux 26 cas postérieurs à la thèse de Brodeur, réunis par Arnould, nous ajoutons 3 nouvelles néphrectomies pour hydronéphrose, 1 de F. Terrier (*Rev. de chir.* 1891, p. 753), 1 de Quénu (*ibid.*, p. 761), 1 de F. Terrier (*inédite*), nous arrivons à 29 cas avec 2 morts. Actuellement donc au lieu de relever, comme Brodeur, 60 0/0 de succès, on compte 93 0/0 de guérisons.

Aussi, malgré les avantages de la néphrotomie qui permet de s'assurer du fonctionnement de l'autre rein, beaucoup de chirurgiens recourent aujourd'hui à la néphrectomie immédiate. Celle-ci, une fois que l'ouverture du ventre a permis de constater l'intégrité de l'autre rein, nous semble permise. Mais pour peu que l'on ait des doutes sur l'état fonctionnel du rein opposé, nous croyons plus sage de se contenter de la néphrotomie, que l'on pourra toujours faire suivre, s'il y a lieu, de la néphrectomie secondaire. (H. H.)

chien ; ce sont ses œufs qui laissent échapper dans l'estomac, où ils ont été introduits, les vésicules d'hydatides. Parmi les nombreux cas de kystes échinocoques que nous avons eu occasion d'observer à notre clinique, il ne s'en trouve pas un seul qui intéresse le rein. Quant au mode de pénétration du parasite dans ce viscère, on ne sait absolument rien. Les hommes d'un âge moyen semblent fournir le plus fort contingent à cette affection.

Anatomie pathologique. — L'affection parasitaire ne frappe, à quelques exceptions près, qu'un seul des reins. Le point de départ des kystes se trouve aussi bien dans la substance corticale que dans la substance médullaire ; son développement s'accompagne toujours d'atrophie du tissu rénal résultant de la compression (1). Lorsque le kyste atteint un volume excessif (celui de la tête), l'atrophie peut anéantir complètement le tissu rénal tout entier.

Les kystes ont une tendance marquée à se rompre, surtout du côté du bassinet. Ordinairement ils sont reliés au voisinage par des adhérences péritonéales étendues.

La vésicule mère, formée par des couches concentriques d'une substance gélatiniforme, transparente, est renfermée dans une enveloppe conjonctive adhérant intimement au voisinage. Le plus souvent, elle loge de nombreuses vésicules filles et petites-filles, jusqu'à la quatrième génération. En ce qui concerne les détails de leur structure, les caractères des scolex, les couronnes de crochets, etc., nous renvoyons aux Traités de pathologie générale.

---

(1) Il est toutefois remarquable que, dans la moitié des cas au moins, une bonne partie de l'organe reste intacte. Cela s'explique par ce fait que le kyste tend à s'énucléer en quelque sorte, à se développer vers la surface du rein. (H. H.)

Le *liquide*, limpide comme de l'eau et à réaction neutre, où nagent les hydatides, contient très peu ou *point d'albumine*, si la vésicule n'a pas été ponctionnée ; il est très riche en chlorure de sodium et a une densité de 1008 à 1013. On y trouve encore, entre autres éléments, de l'acide succinique, de l'acide urique, de l'oxalate de chaux, du phosphate triple, de l'inosite, de la cholestérine, de l'hématoïdine. Quand le

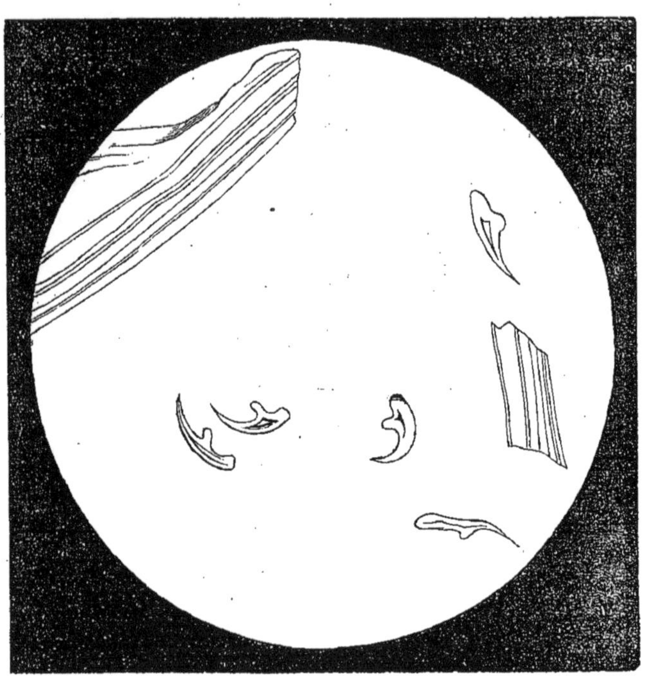

Fig. 20. — Membranes et crochets d'échinocoques vus à un fort grossissement.

parasite meurt, le kyste s'atrophie et son contenu se transforme en une masse caséeuse, crétacée, qui renferme des crochets et des débris de membranes (fig. 20).

Symptomatologie. — La tumeur peut acquérir des dimensions considérables sans causer d'accidents, grâce au travail compensateur du rein du côté opposé. Dans les degrés extrêmes, la compression occasionnée par le développement du kyste crée les symptômes que nous avons cités déjà à propos de l'hydronéphrose. Le kyste lui-même donne la sensation d'une tumeur arrondie, fortement tendue, souvent fluctuante, mais ne présentant que rarement le *frémissement hydatique* (1).

Les traumatismes engendrent volontiers l'inflammation ou la rupture des kystes, qui s'ouvrent, comme nous l'avons dit, de préférence au niveau du bassinet. Il peut arriver aussi que des vésicules s'engagent dans l'uretère ; cet accident se manifeste par des crises analogues aux coliques néphrétiques. Lorsque les vésicules ont heureusement traversé l'uretère, ce qui peut durer plusieurs mois, elles peuvent causer de nouvelles souffrances au malade en se logeant au-devant de l'embouchure vésicale de l'urèthre et en donnant naissance à une strangurie ou à une anurie des plus pénibles. Les hydatides qui s'évacuent par l'urèthre, parfois avec de véritables détonations, peuvent être retrouvées dans l'urine en quantité considérable. Quelques femmes ont pu en favoriser l'expulsion avec le doigt.

Cette élimination, par rupture de la poche, peut être suivie de l'atrophie définitive du kyste échinocoque ; dans d'autres cas, l'expulsion des vésicules se continue pendant des années, s'accompagnant de pyurie consécutive au catarrhe du bassinet. L'hématurie paraît être assez fréquente.

On a observé deux fois la rupture simultanée du kyste dans

---

(1) Notre compatriote, J. Bœckel, de Strasbourg, dans son excellent mémoire (*Étude sur les kystes hydatiques du rein*, 1887), note que plus que toutes les autres variétés de tumeurs solides ou liquides du rein, le kyste hydatique pointe vers la cavité abdominale.

Abandonné à lui-même, il finit par s'ouvrir dans un des organes creux du voisinage et amène la mort par septicémie chronique ayant son point de départ, soit dans la poche elle-même, soit dans la cavité où son contenu s'est déversé. (H. H.)

le bassinet et dans les bronches ; dans les deux cas, la mort s'en est suivie ; en revanche, il n'existe pas d'observation où la tumeur se soit ouverte dans la cavité abdominale. Les observations de rupture dans l'intestin, à l'extérieur, à la région lombaire, manquent de détails assez précis pour désigner de façon certaine l'organe atteint primitivement.

La suppuration du kyste peut engendrer des accidents de pyohémie. Enfin la mort peut être la conséquence de la rupture, non pas du kyste, mais du rein lui-même (Lapersonne).

Nous n'avons pas besoin de dire que l'échinocoque peut, à l'occasion, s'implanter également dans un rein mobile.

Diagnostic. — Une tumeur kystique faisant partie intégrante du rein peut être regardée comme un kyste hydatique, lorsque l'urine charrie avec elle des vésicules caractéristiques, des membranes stratifiées ou des crochets (fig. 20) et que, au fur et à mesure de l'évacuation, la tumeur diminue de volume. L'expulsion simple de vésicules avec la sécrétion rénale peut être la conséquence de ruptures dans les voies urinaires de kystes échinocoques d'autres organes (Ebstein). Dans les cas douteux, c'est la ponction exploratrice qui décide en dernier ressort ; elle permet de s'assurer si le liquide évacué renferme des crochets ou des membranes à stratification concentrique ou bien s'il est exempt d'albumine. La présence de l'albumine n'exclut cependant pas cette affection.

Au reste, le diagnostic trouve des auxiliaires précieux précisément dans le peu de retentissement de l'échinocoque du rein sur les symptômes généraux et les caractères de l'urine.

Pour le diagnostic différentiel avec les kystes de l'ovaire et les autres tumeurs en général, voir le chapitre relatif à l'hydronéphrose.

Pronostic. — La rupture du kyste dans le bassinet n'est pas un accident bien défavorable ; il n'est pas rare au contraire de le voir amener la guérison. Le pronostic est plus sérieux lorsque la rupture a lieu dans d'autres organes, lorsque le kyste entre en suppuration ou acquiert un volume excessif.

On a vu des malades vivre de longues années, porteurs de kystes échinocoques.

Traitement. — Nous ne pouvons entrer ici dans les détails concernant la question si importante de la prophylaxie. Elle trouve sa place dans l'étude du traitement des kystes échinocoques en général.

Les moyens thérapeutiques internes, avec quelque chaleur qu'on les ait prônés, n'ont absolument aucune action sur la tumeur une fois développée. Quant au *traitement opératoire*, nous répéterons ici tout ce qui a été dit à propos de l'hydronéphrose, avec cette réserve qu'il faudra d'abord tenter la ponction et l'incision du kyste après l'avoir suturé préalablement à la paroi abdominale. Imlach, qui avait pris un kyste hydatique du rein adhérent à l'utérus pour une tumeur kystique de ce dernier, obtint la guérison après laparotomie, évacuation de la poche et suture à la plaie abdominale. Knie a extirpé avec succès un kyste avec ce qui restait du rein (1).

Les crises douloureuses, engendrées par l'engagement dans l'uretère de vésicules hydatiques, réclament le même traite-

(1) Après avoir tenté la ponction simple ou suivie d'un lavage avec une solution de sublimé à 1/1000, on aura, en cas d'insuccès, recours à l'excision partielle avec fixation du reste de la poche à la paroi et drainage. La néphrectomie, le plus souvent dangereuse par suite des adhérences de la tumeur, n'est indiquée que dans les cas où la tumeur est abdominale, mobile et flottante comme chez l'opéré de J. Bœckel. (H. H.)

ment que les coliques néphrétiques. La rétention d'urine consécutive à l'oblitération du canal de l'urèthre exige l'emploi du cathéter ; les yeux de l'instrument recueillent fréquemment les corps étrangers de l'urine.

AUTRES PARASITES DU REIN. — Il existe encore d'autres parasites du rein, tels que le *strongle géant*, le *pentastomum denticulatum* ; ils n'offrent aucun intérêt clinique. Les distomes se rencontrent seulement sous les tropiques. Nous avons mentionné déjà les relations probables des *rhabditides* avec l'hémoglobinurie : dans ces mêmes conditions, Peiper et Westphal ont observé de l'hématurie ; mais l'origine des parasites demeura obscure.

L'hémato-chylurie parasitaire est plutôt une affection des voies urinaires que du rein ; car, c'est dans ces voies que pénètre la *filaire*, après avoir donné naissance par le canal thoracique à l'obstruction des vaisseaux lymphatiques, à la stagnation de la lymphe et à la perforation des vaisseaux chylifères.

§ 3. — TUBERCULOSE DES REINS.

(Phtisie rénale, néphrite caséeuse)

Étiologie. — La tuberculose rénale se rencontre à tous les *âges*, depuis l'enfance jusqu'à la vieillesse. Le contingent principal des malades est fourni par les hommes d'un âge moyen.

La *fréquence* du mal par rapport à la tuberculose en général est très variable ; pour Prague, Engel donne la proportion de 1 0/0 ; pour l'Angleterre, King et Chambers indiquent 18 0/0. Dans le service médical de l'hospice Friedrichshain, nous n'atteignons pas le chiffre de 1 0/0. Bien entendu, nous faisons abstraction de la tuberculose rénale, manifestation locale de la tuberculose miliaire aiguë, forme sans intérêt clinique frappant surtout les enfants. Dans l'immense majorité des cas, il s'agit d'une localisation d'une tuberculose plus ou moins généralisée, et appartenant à la série des localisations miliaires de l'appareil génito-urinaire.

Assez souvent, le mal se montre sans qu'il y ait *phtisie pulmonaire* ou *tuberculose intestinale*, à la suite de processus tuberculeux, scrofuleux et simplement suppuratifs des voies génito-urinaires, de la colonne vertébrale, etc. Sur 35 autopsies d'hommes atteints de tuberculose génitale, Simmonds rencontra neuf fois la maladie qui nous occupe (14 fois de la tuberculose vésicale) ; il se range — comme nous le faisons nous-même en principe — à la théorie du développement ascendant de la tuberculose uro-génitale (1). Toutefois la propagation descendante ou par sauts n'est pas absolument rare. V. Krzywicki insiste, en se basant sur ses recherches, sur la pénétration de bacilles de la surface de la muqueuse dans la profondeur des tissus ; pour lui la lésion ne saute jamais la prostate, qu'il appelle le *joint central.*

Steinthal prétend que celle-ci est frappée la première, lorsque la tuberculose rénale se propage à l'appareil génital. D'autres accordent, dans l'échelle de fréquence, le premier rang aux vésicules séminales et à l'épididyme. La tuberculose rénale primitive est exceptionnelle et son étiologie reste inconnue.

Anatomie pathologique. — L'affection tuberculeuse frappe le plus souvent les deux reins, mais avec une intensité diffé-

(1) Sur 20 autopsies de tuberculose vésicale, que nous avons faites, nous avons relevé 7 fois la concomitance de lésions de l'appareil génital et des reins ; 6 fois il y avait lésion uni ou bilatérale des reins sans lésion de l'appareil génital ; 7 fois lésions génitales sans lésions rénales. (H. H.)

rente (1). Pas plus qu'Israël, nous ne pouvons admettre l'assertion de Rosenstein qu'il est *extrêmement rare* de trouver un rein tuberculeux *unique*.

La lésion consiste dans le développement d'infiltrations caséeuses, jaunâtres, issues de petits noyaux gris, dans le domaine de la capsule, des couches corticales et médullaires (2) du rein, dans le bassinet et dans l'uretère. La fonte de ces infiltrations engendre des ulcères de la muqueuse ; dans le parenchyme elle crée des excavations en forme d'abcès, qui s'ouvrent fréquemment dans le bassinet. Le tissu épargné par les tubercules présente souvent les altérations de la néphrite.

Les reins atteints de dégénérescence caséeuse présentent ordinairement peu d'augmentation de volume ; leurs dimensions ne sont notablement accrues que s'il s'établit en même temps une pyonéphrose consécutive à l'oblitération de l'uretère par épaississement de ses parois ou à l'enchâtonnement de masses caséeuses ; il est rare que le rein se rétracte (Rayer, Rosenstein). La surface de la glande est inégale et bosselée ; ces bosselures sont en rapport avec le siège des foyers tuberculeux.

Lorsque l'altération a atteint un degré avancé, on ne trouve plus qu'un organe spongieux, traversé par des trabécules caséeuses et conjonctives ; dans les cas extrêmes, le rein n'est plus formé que d'un sac à enveloppe dure, garni de débris de

---

(1) Sur 13 autopsies de tuberculose rénale, nous relevons dans nos notes, 8 fois la localisation au côté droit, une fois la localisation à gauche, 4 fois la bilatéralité ; encore devons-nous dire que dans celles-ci, 3 fois les lésions du côté gauche semblaient récentes et le début manifestement à droite. (H. H.)

(2) C'est en ce point dans le domaine de la base des pyramides que, d'après Steinthal, les bacilles tuberculeux immigrés du poumon commencent leur œuvre de destruction.

calices et rempli d'une bouillie caséeuse ou ichoreuse comparée avec raison par Israël à un segment de gros intestin exulcéré (1).

Dans la tuberculose primitive du rein et dans le domaine de la muqueuse du bassinet en état de phlegmasie tuberculeuse, Beselin a récemment décrit ce qu'il appelle *desquamation cholestéatomoïde* ; ce processus consiste en une transformation épidermoïde et hyperplasique de l'épithélium accompagnée d'une desquamation sous forme de lambeaux nacrés, expulsés à travers l'uretère, avec coliques néphrétiques, en compagnie de débris de tissu nécrosé, de cholestérine et de pus.

Laissant de côté les cas où il existe des lésions tuberculeuses des poumons, des intestins et des ganglions lymphatiques, on constate, chez l'homme, en même temps que la tuberculose rénale, des altérations caséeuses de la vessie, de la prostate, des vésicules séminales, du testicule et de l'épididyme. S'agit-il de processus ascendants ou descendants? la question n'est pas encore complètement tranchée (2). Chez la

---

(1) Un fait que Fürbringer ne met pas en relief, c'est la grande fréquence de la périnéphrite scléro-adipeuse autour des reins tuberculeux et des adhérences, qui en résultent, avec les organes voisins. Cette périnéphrite de nature purement inflammatoire doit être distinguée des périnéphrites tuberculeuses proprement dites qui revêtent, au dire de Tuffier (*Gaz. hebd.*, 1891, p. 223), deux formes, la forme fongueuse et la forme suppurée. Ces périnéphrites tuberculeuses sont extrêmement rares, si l'on en croit la grande expérience du professeur Guyon. (H. H.)

(2) Pendant longtemps on a admis que la tuberculose génito-urinaire prenait naissance dans l'appareil génital et suivait une marche ascendante. Mais dans ces dernières années cette manière de voir a été vivement contestée par un certain nombre d'observateurs. Steinthal, puis J. Israël admettent la fréquence de la tuberculose descendante. Cayla (*Th. Paris,* 1887), qui n'a pu déterminer de tuberculose ascendante par des injections intra-uretérales ou intra-vésicales de cultures

femme, la tuberculose rénale s'accompagne bien moins fréquemment de celle de l'appareil génital.

L'importance de la constatation du bacille de Koch, dans la tuberculose rénale, a été mise en lumière d'abord par Leube, Lichtheim et Babès.

Symptomatologie. — La tuberculose rénale est si souvent compliquée de tuberculose pulmonaire et de lésions caséeuses du reste des voies urinaires qu'il est impossible d'en donner une symptomatologie générale, caractéristique. Il est d'ailleurs bon nombre de cas qui demeurent inaccessibles au diagnostic, parce que les accidents sont non seulement, en général, insignifiants au début, mais parce qu'ils ne subissent pas la moindre aggravation. Les formes qui ne s'accompagnent pas de destruction de l'organe, n'exercent aucune influence notable sur la sécrétion urinaire, les canalicules urinaires attaqués ne prenant pour ainsi dire aucune part au travail de sécrétion. Quand l'affection est unilatérale et qu'elle s'accompagne d'oblitération uretérale, le malade peut émettre une urine *entièrement normale*, à condition bien entendu que les parties situées au-dessous de l'obstacle soient intactes.

Dans les autres cas, et notamment lorsque la phtisie rénale se complique de *pyélite tuberculeuse*, l'urine peut fournir des indices précieux. Dans ce cas, on trouve dans le liquide urinaire du pus et du sang, alternativement ou combinés dans

---

bacillaires, va jusqu'à nier la tuberculose ascendante qu'admet au contraire Albarran (*Soc. biol.*, juin 1891) qui l'a produite expérimentalement. Il est vrai que ce dernier liait l'uretère au-dessous du siège de l'injection, ce qui nous éloigne sensiblement des conditions cliniques, la rétention n'existant guère chez les tuberculeux. Actuellement il est impossible de conclure. (H. H.)

les proportions les plus variables. A côté des globules sanguins et purulents, le microscope décèle la plupart du temps la présence de nombreux détritus, souvent aussi de cylindres et de cellules épithéliales des voies urinaires.

Nous avons observé à plusieurs reprises, de même que Braatz, de l'*albuminurie* intermittente, et même des accès périodiques d'hématurie avec des signes de néphrite *diffuse* légère, reconnaissable au microscope.

La constatation de fibres élastiques et de lambeaux de tissu conjonctif n'indiquent rien autre que l'existence d'un processus destructeur, mais l'apparition dans le sédiment urinaire de *débris caséeux* composés de détritus et quelquefois de fibres élastiques est beaucoup plus importante (Ebstein, Vogel, Rosenstein).

L'*inoculation* à des lapins du sédiment purulent d'après le procédé d'Ebstein et de Damsch peut, en prouvant ses propriétés infectieuses, devenir l'élément décisif du diagnostic ; toutefois Rosenstein prétend que cette pratique ne donne pas toujours des résultats positifs. Mais la preuve indiscutable de la nature tuberculeuse de la maladie est fournie par la constatation dans le sédiment urinaire du bacille de Koch (Rosenstein, Leube, Babès, Cornil, Smith, Guyon, Mendelsohn, etc.), constatation qui ne renseigne, il est vrai, en rien sur l'origine du mal. De même que pour l'examen des crachats quand on soupçonne la tuberculose, le résultat positif seul a de la valeur; un résultat négatif ne permet pas de conclure.

A côté des cas où la découverte du bacille est extrêmement facile (Krecke), il est des cas de tuberculose rénale incontestable où l'examen le plus minutieux d'une cinquantaine de préparations ne révèle pas l'ombre d'un microbe. Pour répartir d'une façon plus uniforme les bacilles dans le dépôt urinaire, Kirstein conseille d'agiter vigoureusement l'urine, de filtrer le sédiment et de se servir du sédiment filtré pour l'examen microscopique.

Lustgarten et Mannaberg ont découvert dans les sécrétions de l'urèthre normal des bactéries qui ressemblent par leur forme et leur réaction aux couleurs d'aniline, aux bacilles du smegma et de la tuberculose. Aussi ces auteurs conseillent-ils de n'accueillir qu'avec toutes réserves les observations indiquant la présence du bacille de la tuberculose datant de l'époque où l'on ne connaissait pas le bacille smegmatique d'Alvarez-Tavel, qu'il est si facile de confondre avec le bacille syphilitique de Lustgarten. Aussi a-t-on hésité devant les constatations les plus positives, et a-t-on cherché des preuves encore plus infaillibles. Appuyé sur nos observations cliniques personnelles, nous pouvons affirmer que lorsque nous avons rencontré dans l'urine des bacilles du genre de celui de la tuberculose, ces bacilles provenaient *toujours* de foyers tuberculeux. Jamais encore les bacilles du smegma ne nous ont fait commettre d'erreur, par la raison bien simple que dans les cas où il n'y avait pas de tuberculose en employant les procédés d'investigations ordinaires, nous n'avons jamais vu trace de ces bacilles d'Alvarez. Bien entendu, nous ne parlons pas ici de ces différences subtiles à peine utilisables telles que la décoloration moins facile du bacille smegmatique par l'alcool et les acides, sa disparition après séjour prolongé de l'urine.

Braatz, qui a encore retrouvé le bacille tuberculeux dans une urine vieille de 10 jours et en voie de fermentation ammoniacale, attire l'attention à juste titre sur un fait qui nous semble décisif, à savoir la répartition *en groupes* des bacilles tuberculeux dans l'urine. Nous avons constaté quelque peu ces groupements avec la méthode de Kirstein. Somme toute, l'avertissement de Lustgarten et de Mannaberg a sa raison d'être en théorie ; mais au point de vue pratique, il est nul et non avenu.

Enfin la confusion est entièrement impossible dès que l'on trouve dans l'urine et que l'on utilise pour l'examen microscopique les flocons et débris caséeux dont nous parlions tout à l'heure ; ce sont ces éléments qui contiennent le plus grand nombre de bacilles tuberculeux.

La tuberculose rénale se manifeste par des douleurs lombaires qui, selon les cas, sont spontanées ou produites par la pression ; elles sont strictement localisées, avec des irradiations d'une intensité et d'un caractère des plus variés. Quelquefois, en cas d'obstruction de l'uretère, elles simulent les coliques néphrétiques. La fréquence des mictions dépend, selon Rosenstein, de la participation de la vessie au processus morbide ; il n'est pas un seul d'entre ses malades, dit-il, dont l'attention n'ait été attirée sur son affection uniquement par l'incessante strangurie et les souffrances de la fin de la miction. Ces faits ne concordent point avec nos propres observations et nous soutenons que, malgré la fréquence du signe de Rosenstein, il y a bon nombre de cas où les accidents dysuriques font absolument défaut pendant des mois entiers et même jusqu'à la mort (1).

Harrison a fait remarquer récemment que la tuberculose rénale donne assez souvent naissance, chez les enfants, aux symptômes de la pierre et que cela tient aux difficultés que rencontre le passage de produits visqueux de sécrétion à travers l'uretère et le canal de l'urèthre. Leyden a observé la

(1) Nous croyons, au contraire, que les phénomènes vésicaux sont la règle et même que, *cliniquement*, ils précèdent les symptômes rénaux. C'est, tout au moins, ce que nous avons observé à la clinique de Necker. (H. H.)

mort par urémie dans un cas où les poumons étaient absolument intacts.

La *fièvre* apparaît tôt ou tard, même dans les cas où l'affection rénale est primitive et isolée (1). Nos documents personnels comportent à peu près tous les types fébriles ; de sorte que nous renonçons à en reproduire les tracés. Les cas avancés, du moins ceux qui sont compliqués de phtisie pulmonaire, affectent de préférence le type intermittent (Rosenstein). Nous ne reviendrons pas sur ce qui a déjà été dit à propos de la constatation d'une tumeur rénale, des conséquences de la pyonéphrose et des diverses ruptures dans le voisinage.

A côté des cas où l'on rencontre en plein développement le complexus symptomatique entier de la phtisie (accidents pulmonaires, fièvre, sueurs nocturnes, dyspepsie, cachexie, etc.), il en est d'autres où le mal suit une marche insidieuse et ne se révèle que par l'apparition intermittente, par exemple, d'une douleur lombaire peu intense, par la présence d'un peu de pus ou encore de quelques caillots sanguins dans les urines. Chez un de nos malades, l'hématurie persista silencieuse jusqu'au bout et le sédiment urinaire ne présenta jamais le moindre caractère suspect. D'après les observations de Kœnig, la phtisie rénale semble se compliquer assez fréquemment d'arthrite tuberculeuse multiple à marche fort variable.

Rosenstein rapporte deux cas remarquables où les lésions pulmonaires *succédèrent* à la lésion rénale : dans l'un des cas,

(1) Contrairement à l'opinion de Fürbringer, notre maître M. Guyon enseigne que la fièvre est anormale dans les tuberculoses rénales. Elle ne se montre qu'au moment des poussées aiguës, s'accompagne d'urines troubles et de douleurs rénales. Chez une malade, que nous avons néphrotomisée, attribuant à tort la fièvre à l'état du rein, elle correspondait au début d'une broncho-pneumonie tuberculeuse, que l'auscultation ne faisait pas encore révéler. (H. H.)

elle prit la forme aiguë et emporta le malade. Cet auteur montre avec raison que la localisation rénale de la tuberculose n'amène pas nécessairement le patient à l'état hectique, et qu'au contraire la santé générale peut rester bonne pendant très longtemps.

Diagnostic. — De ce qui précède, il résulte que, même en cas de présence dans l'urine de nombreux bacilles, le diagnostic de la phtisie rénale peut être fort difficile à édifier, surtout lorsqu'il s'agit de différencier la tuberculose rénale de la tuberculose du reste des voies urinaires. A ce dernier point de vue, il est bon de savoir que le rein est atteint bien plus souvent que la vessie. Aussi, en présence d'une inflammation tuberculeuse chronique des voies urinaires décelée par la présence de bacilles dans l'urine, on devra penser *à priori* à une néphrite tuberculeuse, même sans avoir constaté en même temps de lésions locales du rein. L'endoscopie peut être d'un grand secours, en permettant l'exclusion, après examen, de la tuberculose vésicale (Küster).

Le diagnostic de l'envahissement général de l'appareil uro-génital par la tuberculose n'est pas toujours facile, si l'on ne découvre pas les bacilles pathognomoniques. Pour éviter de porter à tort le diagnostic de *catarrhe chronique de la vessie*, malheureusement si en honneur chez la plupart des praticiens, on tiendra compte des prédispositions héréditaires, des indices de scrofule, de phtisie pulmonaire, d'épididymite chronique, d'accidents prostatiques, de fièvre, quand on ne trouve rien aux poumons ; de la réaction acide persistante de l'urine purulente (Rosenstein).

La confusion avec la néphrolithiase et la lithiase vésicale est fréquente. Dans l'enfance, on observe d'ailleurs assez souvent la coexistence de ces affections avec la tuberculose rénale.

Pronostic. — La *durée* de la maladie se compte par mois et par années ; la terminaison est toujours fatale ; dans des cas exceptionnels elle se fait attendre, il est vrai, quelquefois plus de dix ans. A diverses reprises, nous avons observé des *rémissions* de longue durée et même des intermittences de plusieurs mois. Dans le cas de Braatz, l'amélioration fut telle que les parents ne voulaient plus croire à la nature tuberculeuse de la lésion rénale.

Tant que les poumons restent à peu près intacts, la plus grande prudence doit présider à l'appréciation de la marche de l'affection. Rosenstein conseille avec raison de cacher assez longtemps au malade la gravité de son état. Quant à l'influence exercée sur le pronostic par l'intervention opératoire, nous allons en parler dans le paragraphe suivant.

Traitement. — Quoiqu'il ne manque pas de cas où la néphrectomie ait donné de bons résultats, ce procédé opératoire est de date trop récente encore pour permettre une appréciation définitive sur la valeur de l'intervention dans une affection à marche souvent fort lente. Ayant tout, il est important de ne pas conclure de la disparition des bacilles aussitôt après l'opération à l'intégrité parfaite du rein du côté opposé ; car la tuberculose rénale primitive, unilatérale et absolument localisée est tout à fait exceptionnelle. Guyon, dont l'expérience en ces matières est consommée, ne connaît qu'un seul cas de ce genre. Néanmoins nous avons le devoir de confier au chirurgien les phtisies rénales unilatérales, du moins celles qui donnent lieu à la pyonéphrose, dès que l'inutilité des autre modes de traitement a été reconnue. La statistique défavorable de Brodeur, qui date de 1886, et d'après laquelle il y eut 14 terminaisons fatales sur 24 cas, ne doit pas nous arrêter dans ce cas. Guyon a publié plus récemment une statistique qui donne 11 guérisons sur 29 cas ; sur 9 autopsies, 3 fois seulement l'on trouva un rein sain du côté opposé ; il recommande néanmoins de ne pas trop se laisser entraîner à l'intervention opératoire dans la phtisie rénale (1). Dans les cas d'oblitération de l'uretère avec dilatation secondaire du bassinet, Harrison conseille le drainage de ce dernier. Tout récemment Küster et Kümmell ont relaté deux cas d'extirpation où la terminaison a été des plus favorable.

Dans les cas au début, les cures climatériques nous ont donné plusieurs fois des résultats inespérés, des rémissions prolongées. Nous n'avons pas employé jusqu'à présent la créosote. Dans la plupart des cas, l'emploi des narcotiques devient indispensable.

Le traitement prophylactique a une haute importance dans les cas de blennorrhagie chronique, lorsqu'il y a prédisposition à la phtisie.

§ 4. — CANCER DU REIN.

(Carcinome)

Étiologie. — Les causes du carcinome *primitif* du rein sont pour ainsi dire inconnues. Les observations de carcinomes secondaires sont très rares aussi bien dans le cancer généralisé

---

(1) La rareté de la lésion isolée du rein fait, comme le remarque M. Guyon, que l'intervention chirurgicale ne doit pas être proposée comme curative. On y est amené par une indication spéciale (fièvre, douleurs, existence d'un foyer suppuré, d'une tuberculose rénale unilatérale et s'accompagnant d'augmentation de volume du rein, etc.). Il faut la faire extra-péritonéale ou, si l'on fait la laparotomie, veiller à ce que des foyers suppurés ne se vident pas dans le ventre et fixer les bords de l'incision du péritoine postérieur à l'incision antérieure suivant le procédé Terrier. (H. H.).

que comme résultat de l'extension de voisinage (1). Aussi n'en tiendrons-nous pas compte ici. Dans un certain nombre de cas il semble qu'il y ait lieu d'admettre la transmission héréditaire. Sans incriminer directement les traumatismes et les concrétions rénales, nous pensons qu'il convient de leur attribuer une certaine influence, en tant que causes occasionnelles (Eichhorst, Israël).

D'après les statistiques concordantes de différents auteurs (parmi lesquels Marc d'Espine, Virchow, Steiner, Cattani), le cancer du rein est une affection rare. Comparativement aux tumeurs cancéreuses d'autres organes, la proportion serait de 1,7 0/0 d'après Berlin; de 3,8 0/0 d'après Prague; pour la forme primitive bien constatée, ce chiffre n'atteint pas 1 0/0. Nous avons observé une douzaine de cas de cancers primitifs, dont moins de la moitié sur un total d'environ 16.000 malades hospitalisés. Le maximum de fréquence se rencontre dans les 10 et surtout dans les 5 *premières années* (Roberts, Neumann, Rohrer, Lachmann, etc.); puis viennent l'*âge mûr* et enfin la *vieillesse*. Chez les veieillards, ce sont les hommes qui fournissent le plus gros contingent (Rosenstein). On a également observé des formes *congénitales* (Kühn, Weigert) (2).

---

(1) Les tumeurs secondaires à la dégénérescence d'organes voisins ou éloignés sont, contrairement au dire de Fürbringer, plus fréquentes que les cancers primitifs du rein. Sur 2610 autopsies, H. Morris relève 30 tumeurs malignes du rein, dont 25 secondaires et 5 primitives. La dégénérescence secondaire la plus fréquente est celle qui succède aux néoplasies du testicule, ce qui s'explique par ce fait que les lymphatiques de ce dernier vont à des ganglions voisins du hile du rein.

(H. H.)

(2) Guillet, dans une thèse excellente (*Des tumeurs malignes du rein*, Paris, 1888), discute l'influence étiologique des traumatismes et de la lithiase. La première lui paraît des plus douteuses : tantôt il s'agit

Anatomie pathologique. — Le cancer primitif n'affecte le plus souvent qu'un seul des reins (1). Le plus souvent le volume de l'organe est plus que doublé, et l'hypertrophie est parfois énorme, du moins chez les enfants. Spencer Wells rapporte le cas d'un enfant de 4 ans chez qui la tumeur pesait plus de 8 kilos ; Roberts et van der Byl ont également vu un cas où ce poids était de près de 16 kilogrammes (2).

Le néoplasme se présente tantôt sous *forme de tumeur*, tantôt comme une *infiltration diffuse uniforme*. Dans le premier cas, la substance corticale devient le *point de départ d'une ou de plusieurs tumeurs bosselées* de volume variable; dans le second, la configuration du rein est à peu près conservée ; la surface de coupe offre alors un aspect homogène,

---

de coups reçus longtemps avant l'apparition de la tumeur, tantôt le traumatisme semble n'avoir fait que déterminer l'explosion des premiers symptômes (hématuries, douleurs) d'un cancer resté jusqu'alors latent.

L'influence de la lithiase semble, au contraire, plus nette; la coïncidence de la gravelle est notée dans un certain nombre de cas ; mais on ne peut dire s'il y a simple coïncidence, la gravelle n'étant pas rare chez les cancéreux ou s'il y a rapport plus intime de cause à effet. Les inflammations chroniques semblent du reste tout au moins favoriser le développement des tumeurs et récemment Sabourin et Œttinger ont cherché à démontrer que certaines néphrites interstitielles s'accompagnent de la production d'adénomes, eux-mêmes susceptibles de se transformer en épithéliomas (voir t. I, note de la page 440). (H. H.)

(1) Sur 72 observations, Guillet constate que 65 fois la lésion est unilatérale et 7 fois seulement bilatérale ; dans ces 7 derniers cas, il s'agissait d'envahissement consécutif du second rein, où il n'existait que quelques noyaux cancéreux. La lésion siège indifféremment à droite ou à gauche. (H. H.)

(2) Dickinson a vu : 1° une tumeur de 31 livres chez un enfant de 6 ans, dont le poids, tumeur comprise, était de 131 livres, ce qui revient à dire que la tumeur pesait le quart de ce poids total ; 2° une tumeur de 11 livres et demie chez un enfant de 3 ans, pesant 35 livres, tumeur représentant par conséquent le tiers du poids total. (H. H.)

jaune, blanc ou rougeâtre, et le diagnostic rencontrerait de grandes difficultés sans le secours du microscope. Dans le premier cas au contraire, la coupe laisse voir des noyaux nettement distincts et même enkystés, séparés les uns des autres par du parenchyme rénal altéré par l'inflammation. Il survient fréquemment des ruptures vasculaires et un processus de ramollissement donnant lieu à la production de cavernes remplies de caillots sanguins ou analogues à des abcès. L affection néoplasique se complique alors souvent de dégénérescence amyloïde.

La tumeur qu'on rencontre le plus fréquemment, du moins chez les enfants, est le carcinome médullaire qui se transforme, par un riche développement vasculaire, en *fongus hématode*. Cependant l'on observe également des cas de carcinome alvéolaire, de squirrhe, de myxomes colloïdes et adénoïdes, de cancer mélanique, de combinaisons avec le sarcome, etc. Les renseignements histologiques offrent peu d'intérêt au point de vue clinique ; nous renvoyons pour leur étude aux traités d'anatomie pathologique. Il nous suffira de dire que le développement du carcinome primitif du rein a pour point de départ l'épithélium des voies urinaires (Waldeyer, Klebs, de Pereweseff), duquel naissent des bourgeons, qui amènent à leur tour la formation d'alvéoles remplies de tubes épithéliaux contournés. Le stroma est fourni par la tunique propre et par la prolifération du tissu conjonctif intertubulaire (1).

(1) L'histologie du cancer du rein n'est pas encore bien fixée. Un seul fait est, dès à présent, bien établi, c'est qu'il existe dans le rein une variété d'épithélioma caractérisée par des cellules claires, cylindriques, à sommet émoussé, qui proviennent de l'épithélium des canaux urinifères (Brault). Dans le carcinome secondaire, au contraire, les masses néoplasiques se voient autour des vaisseaux qui ont transporté les éléments malades. (H. H.)

De ces carcinomes dans le sens étroit du mot, de ces cancers épithéliaux vrais il faut séparer les *carcinomes paranéphritiques* de Zenker et de Schrœder qui, originaires de l'endothélium vasculaire, pénètrent par le hile ou les ganglions lymphatiques de ce dernier dans la capsule rénale et détruisent secondairement le parenchyme de l'organe. Les *strumes rénales malignes* de Grawitz seront étudiées plus loin.

La tumeur contracte généralement de bonne heure des adhérences avec les organes du voisinage. Si elle continue à augmenter de volume, ces adhérences peuvent donner lieu à des accidents secondaires, tels que la gastrectasie par compression du duodénum, les ruptures dans l'intestin grêle, dans la cavité pleurale, à l'extérieur.

Très fréquemment la dégénérescence carcinomateuse se propage à d'autres organes, soit par embolie de particules cancéreuses, soit par continuité de tissu. Ce dernier mode de propagation s'observe de préférence pour les ganglions lymphatiques rétropéritonéaux et ceux du hile, pour les capsules surrénales, le foie, l'intestin (Monti) et surtout pour le bassinet et l'uretère ; dans ce dernier cas la propagation s'accompagne d'hydronéphrose.

Une observation récente de H. Hartmann montre que le bassinet peut également être affecté primitivement par la dégénérescence néoplasique. Dans un cas, Lépine trouva les calices dilatés, le bassinet et l'uretère remplis d'une masse sèche, ayant l'aspect de l'ambre, qu'il regarde comme le produit de la solidification de l'albumine, par un processus analogue à la formation des cylindres hyalins. Il attribue la production de l'albumine à une énorme thrombose de la veine cave inférieure, compliquant le cancer primitif du rein.

Le transport de particules cancéreuses par les vaisseaux du

rein et la veine cave peut déterminer le développement de tumeurs secondaires, notamment dans les poumons. Les métastases sont très rares dans les muscles et la glande thyroïde (Gerstæcker, Ebstein).

Chose remarquable, le cancer rénal est assez souvent associé au carcinome du testicule, alors que les voies urinaires inférieures restent presque toujours indemnes (1). Les carcinomes doubles compliqués de tumeurs du testicule, de l'estomac, du foie, de l'utérus et de la glande mammaire sont sans aucune exception des carcinomes secondaires. Dans deux de nos observations personnelles, leur association avec un cancer de la matrice et de l'ovaire, qui comprimait l'uretère, amena la mort par urémie.

En règle générale, la dégénérescence cancéreuse n'envahit qu'un seul des reins, son congénère indemne s'hypertrophie alors proportionnellement à la destruction du parenchyme sécréteur du rein malade.

Symptomatologie. — Au début, et parfois même pendant toute la durée de la maladie, les symptômes restent obscurs. Comme signes cardinaux, il faut noter : la *tumeur rénale*, la *douleur*, l'*hématurie*, la *cachexie progressive*. Le premier et le dernier de ces signes sont les plus constants ; ils manquent rarement tous les quatre ; chacun d'eux peut apparaître comme manifestation première et il n'y a point de loi dans leur ordre de succession chronologique.

I. — Sur un chiffre de 115 cas, Rohrer a constaté 47 fois la présence d'une tumeur et 37 fois de l'hématurie ; 36 fois,

---

(1) Nous avouons ne pas partager l'étonnement de l'auteur. Il s'agit évidemment de propagations de cancers du testicule par les vaisseaux sanguins ou lymphatiques de cette glande, qui se terminent au niveau du hile du rein. (H. H.)

le cancer était resté latent et n'avait présenté ni l'un ni l'autre des deux symptômes. Leibert, qui a réuni 50 cas chez l'enfant, a noté comme premier symptôme 36 fois le développement de la tumeur et 19 fois l'hématurie (proportion un peu plus forte que chez l'adulte). Il perdit un nourrisson d'hémorrhagie.

Nous même — c'est peut-être là un effet du hasard — n'avons observé chez l'enfant qu'une seule fois de l'hématurie transitoire sur 4 cas ; en revanche, chez les 8 adultes que nous avons traités, l'hématurie était pour ainsi dire constante et durait de longues périodes ; un seul d'entre nos malades n'eut d'hématurie qu'une seule nuit, six mois avant de succomber.

Chez les petits enfants, les tumeurs abdominales les plus volumineuses sont dues dans l'immense majorité des cas à un carcinome du rein ; celui-ci peut occuper la moitié et plus du ventre fortement météorisé. L'aspect des petits malades quand l'affection est très avancée est très caractéristique : l'abdomen énorme est surmonté d'un thorax étroit et émacié, garni de membres chétifs et flétris.

Les *déplacements de viscères* sont très variables ; ils sont, en général, analogues à ceux que nous avons décrits dans l'hydronéphrose : la *tumeur du rein droit* refoule l'intestin grêle à gauche, tandis que le côlon ascendant s'applique audevant du néoplasme dans une direction oblique ; le foie est déjeté à gauche et se rapproche de la position verticale. Dans les grosses tumeurs carcinomateuses du *rein gauche*, l'estomac est déplacé vers la droite, la rate vers le haut ; c'est alors le côlon descendant qui sépare la tumeur de la paroi abdominale (1).

(1) Guillet fait remarquer que le côlon ascendant ne repose que sur

Lorsque la tumeur continue à se développer, le poumon et le cœur participent au déplacement ; et cela d'une façon plus marquée que ne le disent les traités classiques. Chez un enfant de trois ans, porteur d'une tumeur cancéreuse énorme du rein droit, nous avons constaté les battements du cœur au-dessous de la clavicule gauche. Dans ce cas, la tumeur, encore peu avant d'avoir atteint son extrême volume, présenta, pendant la respiration, des mouvements d'ascension et de descente. Israël a réussi à découvrir par la palpation, en adoptant une position convenable, un noyau néoplasique de la grosseur à peine d'une cerise, situé dans le pôle inférieur d'un rein de dimensions normales ; nous avons pu voir cette tumeur.

A la palpation, la tumeur présente tantôt partout, tantôt en des points localisés, une consistance molle, élastique, dure, lisse, bosselée ; par places, elle en impose pour de la fluctuation ou rappelle des accumulations de matières fécales ou de paquets ganglionnaires.

II. — Le deuxième symptôme capital, la *douleur* (1), offre les caractères les plus variés. Elle est tantôt supportable,

---

une petite étendue de l'extrémité inférieure du rein droit, tandis qu'à gauche le côlon transverse se continue, au niveau de l'extrémité supérieure du rein gauche, avec le côlon descendant qui repose sur le bord externe du rein. Ces différences dans les rapports donnent la raison de ce fait que les tumeurs du rein droit tendent à se mettre en rapport immédiat avec la paroi antéro-latérale de l'abdomen, tandis qu'à gauche le côlon reste en dehors de la tumeur. (H. H.)

(1) La douleur manque rarement, Guillet la note 63 fois sur 79 observations ; elle fait plus souvent défaut chez l'enfant que chez l'adulte. Elle est le plus souvent en rapport avec l'oblitération de l'uretère par un caillot et avec la distension rénale qui la suit. Exceptionnellement elle peut constituer le symptôme prédominant, par suite de l'englobement des nerfs lombaires dans une sorte de périnéphrite cancéreuse (Brault, *Sem. méd.*, 1891, p. 249). (H. H.)

tantôt violente ; elle est continue, présente des rémissions, des intermittences et parfois des irradiations en divers sens et simule pour le médecin inexpérimenté ou inattentif le rhumatisme ou la sciatique. La névralgie du sciatique peut d'ailleurs réellement survenir par suite de la compression de ce nerf par un cancer ganglionnaire secondaire. Toutes ces névralgies et paresthésies que l'on observe, et même les troubles moteurs (Gerstæcker) dans le domaine de la moitié inférieure du corps trouvent leur explication à l'autopsie ; il s'agit là de la compression de différents troncs nerveux par la néoplasie latente ou peut-être même d'extension du processus néoplasique à la colonne vertébrale et à la moelle. Dans un cas observé par nous tout récemment, il existait une tumeur carcinomateuse énorme du rein gauche, diagnostic confirmé d'ailleurs à l'autopsie. La malade présenta pendant des mois comme symptôme principal des douleurs et une faiblesse avec parésie dans la jambe gauche, qui avaient conduit le médecin consulté en premier lieu à diagnostiquer des accidents hystériques. Il ne faut pas confondre ces douleurs avec les véritables accès de coliques néphrétiques qui se produisent — assez fréquemment, selon nous — à la suite de l'oblitération de l'uretère par des masses cancéreuses ou des caillots sanguins.

III. — L'*hématurie* est tantôt presque insignifiante, tantôt profuse (1) ; elle peut mettre la vie du malade en danger ; parfois elle détermine une tuméfaction aiguë reconnaissable à la palpation. Quelle que soit la phase de l'affection, l'hémor-

(1) Guillet, sur 100 observations, note l'hématurie 48 fois. Il fait de plus remarquer que ce symptôme est bien plus fréquent chez l'adulte que chez l'enfant ; sur 65 adultes, il est signalé 38 fois, tandis que sur 35 enfants il n'est mentionné que 10 fois. (H. H.)

rhagie peut survenir progressivement, d'une façon insidieuse, ou tout à fait subitement.

La quantité de l'urine hémorrhagique ne subit ordinairement pas de modifications caractéristiques ; elle contient parfois des caillots hématiques assez volumineux et même des moules du bassinet et de l'uretère (1). Ces caillots, après avoir traversé l'uretère en occasionnant des accès de coliques paroxystiques, peuvent encore, en se plaçant au-devant de l'embouchure vésicale de l'uretère, créer une anurie grave. Nous avons vu ce fait se reproduire à diverses reprises chez un de nos malades âgés, et cela pendant des mois. Chez ce malade, on ne doutait pas que l'hématurie ne fût d'origine vésicale ; ce ne fut qu'après avoir constaté l'existence d'une tumeur rénale de la grosseur du poing que l'on dut bien à regret abandonner le diagnostic de varices de la vessie.

L'expulsion d'éléments en partie décolorés, vermiculaires ou en forme de houppes (coagulums fibrineux ?), phénomène relaté par Smith, doit évidemment être rapportée à des hémorrhagies anciennes.

IV. — Chez bon nombre de malades, du moins chez les enfants, la *cachexie* attire de bonne heure l'attention du médecin sur la nature du mal. Elle est favorisée notamment par l'insomnie, par la fréquence des hémorrhagies et les troubles dyspeptiques graves accompagnés d'une constipation des

(1) Dans quelques cas, l'hématurie est si peu abondante qu'elle ne détermine pas de changements dans la coloration des urines. Il faut donc faire l'examen microscopique de l'urine. Voir du reste plus haut (p. 3) la valeur sémeiologique du symptôme hématurie. D'une manière générale on peut dire que les hématuries des néoplasmes rénaux sont caractérisées par leur spontanéité, leur répétition sous forme d'attaques à intervalles généralement longs, leur durée et leur abondance, enfin les douleurs, sortes de coliques néphrétiques ébauchées, qui souvent les précèdent. (H. H.)

plus opiniâtre. Dans certains cas, elle n'apparaît que tardivement et peut même faire défaut jusqu'à la catastrophe finale.

V. — Parmi les autres symptômes, il faut noter encore les *caractères de l'urine*. Quand il existe des lésions inflammatoires du parenchyme rénal elle est analogue à celle de la néphrite, et présente les caractères de l'urine de la pyélite en cas de complication de néphrolithiase. On peut observer également de la pyurie consécutive à une pyélite ou même à une cystite déterminée par le néoplasme. On ne saurait assez recommander de ne pas trop se hâter de qualifier de cancéreuses les cellules épithéliales, si nombreuses qu'elles soient, notamment lorsqu'elles ont la forme caudée ou en massue, Certains produits provenant incontestablement de desquamation de la muqueuse du bassinet, de l'uretère, de la vessie revêtent les mêmes formes bizarres que le néoplasme. Le doute n'est plus permis lorsque l'urine contient des particules néoplasiques dont la structure, et surtout la structure alvéolaire, est encore reconnaissable ; malheureusement ce cas est rare. Nous avons échoué, comme Rosenstein, dans cette recherche, malgré les plus grandes précautions. Le signe le plus certain est celui de Sticker ; il consiste dans l'évacuation de grosses cellules polymorphes et de lambeaux renfermant des nids épithéliaux.

La *dyspnée* par compression pulmonaire, l'*œdème* des extrémités inférieures par suite de la compression des gros vaisseaux abdominaux et de la thrombose, carcinomateuse ou simple, de la veine cave, la *dilatation*, la flexuosité du réseau veineux cutané abdominal, et même l'inversion du cours du sang (Lépine), se rencontrent assez fréquemment, du moins quelque temps avant la mort (1). Elle est presque

(1) Un signe de gêne circulatoire important au point de vue diagnos-

toujours le résultat de l'épuisement ou de l'urémie (nous possédons 4 observations de mort par urémie), plus rarement de la péritonite, de la pleurésie, de la septicémie causée par la transformation sanieuse de la tumeur.

La *durée* de la maladie se compte par mois chez les enfants, par années chez les adultes ; comme moyenne, dans le premier cas, on peut indiquer une période de six mois ; de trois ans, dans le second. Dunlop rapporte trois cas ayant duré plus de 10 ans.

Lépine a observé un cas de carcinome du rein droit avec œdème notable de la moitié inférieure du corps et urines absolument exemptes d'albumine. A l'autopsie, on s'aperçut que le néoplasme s'étendait à la veine rénale droite jusqu'à la veine cave inférieure et dans la veine rénale gauche, et que cette oblitération avait amené une circulation veineuse collatérale. L'état normal de l'urine tenait évidemment à une exclusion complète du rein malade du travail de sécrétion.

Diagnostic. — Au début de l'affection, l'édification du diagnostic est impossible, et même, à une période plus avancée, il est difficile, du moins dans un examen unique, de l'établir d'une façon certaine. La présence chez l'enfant d'une grosse tumeur acquise du rein milite *a priori* en faveur du cancer,

---

tique est l'existence d'un *varicocèle* du côté correspondant à la tumeur. Ce varicocèle s'explique facilement par ce fait que les veines spermatiques vont se jeter dans la veine rénale et se trouvent par conséquent comprimées ou déviées par le néoplasme. Ce varicocèle, comme l'a montré le professeur Guyon, a une valeur séméiologique réelle. « La constatation d'un varicocèle de date peu ancienne doit toujours engager à examiner la région rénale correspondante, même s'il est à gauche ». Il faut quelquefois le chercher, faire lever et marcher le malade avant l'examen ; on le trouve alors presque toujours dès que la tumeur a atteint un certain volume. (H. H.)

car dans l'enfance l'hydronéphrose et les kystes du rein sont d'origine congénitale.

Les quatre symptômes cardinaux constituent par leur ensemble une quasi-certitude de la nature cancéreuse du mal; lorsqu'on les rencontre isolés, il ne faut en déduire le diagnostic qu'avec la plus grande circonspection (1).

Davy, se basant sur l'existence de douleurs rénales, d'hématurie et de cachexie, pratiqua la néphrectomie; dans un cas où le rein était exempt de toute dégénérescence, l'autopsie fit découvrir un cancer du rectum et de la vessie.

En ce qui concerne la *tumeur rénale* elle-même, on évitera toute confusion avec une *tumeur du foie* ou *de la rate* en tenant un compte exact et minutieux de ce qui a été dit relativement aux caractères distinctifs de l'hydronéphrose. Rosenstein a observé un cas de cancer du rein où le côlon descendant se trouvait *derrière* la tumeur et où la matité splénique se continuait avec celle du néoplasme. Nous avons observé la même disposition avec cette différence que, pendant la vie, la rate fixée en avant pouvait être séparée de la tumeur rénale, au moyen de la palpation.

Les tumeurs cancéreuses du rein de petit volume échappent au palper. Le diagnostic qu'Israël posa dans le cas que nous avons relaté plus haut est un fait exceptionnel, même pour des mains aussi exercées que les siennes, tout le monde en conviendra. Il ne faut pas oublier que les carcinomes peuvent se développer également dans des reins *mobiles*.

Nous renvoyons encore au chapitre de l'hydronéphrose

(1) Pour le diagnostic de ces formes *incomplètes* on pourra consulter, avec avantage, la thèse récente de M. E. Chevalier (*De l'intervention chirurgicale dans les tumeurs malignes du rein*, Paris, Steinheil, 1891). (H. H.)

pour l'édification du diagnostic différentiel avec les *tumeurs ovariques*.

Il peut devenir très difficile et même impossible de distinguer un néoplasme rénal des gros *paquets ganglionnaires* caséeux, sis dans les hypochondres et des tumeurs des ganglions rétropéritonéaux en général, parce que ces sortes de productions ont avec les organes voisins, notamment avec l'intestin, des rapports absolument analogues (Ebstein, A. Weber).

La *coprostase* donne souvent lieu à la confusion avec le cancer rénal de volume modéré, du moins quand elle existe au niveau du cœcum et du côlon ascendant ; nous avouons que, dans un cas de cancer rénal chez un enfant, nous avons administré en toute confiance toutes sortes de purgatifs. Ils ne serviront que bien rarement de moyens de diagnostic ; l'anamnèse, la consistance argileuse des masses fécales, la facilité avec laquelle elles se laissent malaxer à travers les parois abdominales, préservent en général de toute erreur.

Les *abcès du psoas* ne remontent jamais aussi haut que les tumeurs du rein ; ils s'accompagnent de fièvre tandis que l'on n'en trouve pas dans le cas de cancer du rein sans complication.

On ne doit même plus songer aujourd'hui à une confusion possible avec l'ascite.

Pour distinguer l'hématurie d'origine rénale de celle d'origine vésicale, on aura recours aux signes indiqués à la page 3. Dans certains cas, rien ne peut tirer le médecin du doute, pas même l'endoscopie vésicale (1).

En ce qui concerne la classification histologique et clini-

---

(1) Celle-ci peut cependant être utile quelquefois et il ne faut pas la négliger. (H. H.)

que de la nature même de la tumeur, on se gardera jusqu'à un certain point de toute confusion avec l'hydro et la pyonéphrose, l'échinocoque, la périnéphrite, en tenant compte du caractère de la surface du néoplasme, de la présence à la périphérie de bosselures saillantes, accompagnées par places de modifications de consistance.

La ponction exploratrice fournit des renseignements particulièrement précieux, parce qu'elle peut ramener des particules dont la structure carcinomateuse est reconnaissable au microscope (Kussmaul, Dœderlein, Schüppel, Ebstein). On regarde en général la ponction comme dangereuse. De même qu'Ebstein, nous ne pouvons la considérer comme telle, si l'on prend toutes les précautions commandées par les circonstances. Chez un petit garçon de trois ans, porteur d'une énorme tumeur abdominale, qui a été longtemps soumis à notre observation, la ponction répétée plusieurs fois ainsi que l'enlèvement d'un peu du contenu de la tumeur, n'occasionnèrent pas la moindre réaction. La ponction nous avait fourni une assez grande quantité d'un liquide louche, visqueux, contenant des masses analogues à la substance médullaire de l'encéphale, sortant du trocart sous forme de longs fils flexueux ; au microscope, on reconnut la structure du cancer médullaire ; l'autopsie confirma le diagnostic quant à la nature du mal, mais il se trouva que le point de départ du mal était non dans le rein mais dans le petit épiploon.

Nous avons parlé un peu plus haut de la valeur des épithéliums polymorphes dans le sédiment urinaire.

Thiriar attache un grand prix à la détermination du chiffre de l'urée ; une excrétion quotidienne moyenne au-dessous de 12 grammes indiquerait, d'après lui, l'existence d'une tumeur maligne. Il nous semble impossible de baser le diagnostic sur ces sortes de modifications du travail intra-organique (1).

Quand tous les éléments que nous venons de passer en revue sont insuffisants à établir un diagnostic certain et que les progrès du mal exigent une prompte décision, l'indication se pose de recourir à la laparotomie ou à l'incision lombaire exploratrice. Dans ces cas désespérés, nous avons pour principe de recommander chaleureusement l'intervention chirurgicale.

Pronostic et traitement. — Nous étudierons le pronostic et le traitement du cancer primitif du rein, concurremment avec celui du sarcome.

§ 5. — SARCOME DU REIN.

Le sarcome *primitif* du rein, aussi bien que le sarcome secondaire dont nous ne parlerons pas ici, est chose fort rare. Il y a 4 ans, Rosenstein était arrivé à en réunir 30 cas. La fréquence semble plus grande dans l'enfance et dans le sexe *féminin* (Rosenstein, Lauer, Haug, Taylor, etc.).

Les variétés à cellules rondes et fusiformes dominent. Parmi les différentes combinaisons du sarcome, il faut noter le myxosarcome, l'adénosarcome, l'angiosarcome, le fibrosarcome et surtout une variété très intéressante au point de vue de l'histoire de son développement, le *myosarcome striocellulaire* (Eberth, Cohnheim, Landsberger, Marchand, Huber, Borstrœm, Brosin) dont la structure semble attribuer au néoplasme une origine *congénitale* et le fait considérer comme un reliquat de tissu embryonnaire aberrant (2). Bien souvent aussi le sarcome s'associe au carcinome.

(1) V. plus haut, p. 5, la discussion de ce point. (H. H.)

(2) Ces sarcomes à fibres striées, ont toujours été rencontrés chez

Les caractères histologiques de toutes ces formes sont étudiés en détail dans les ouvrages d'anatomie et d'histologie pathologiques. Le sarcome du rein semble avoir une prédisposition spéciale à la stéatose, au ramollissement et à la dégénérescence kystique.

La *symptomatologie*, du moins pour les formes molles, à accroissement rapide, concorde pour tous les points essentiels avec celle du cancer. Il ne semble pas non plus que l'hématurie soit ici plus rare ; Newmann la signale 5 fois sur 14 cas.

Le *diagnostic différentiel* avec le carcinome, diagnostic très intéressant au point de vue du pronostic, donne lieu à de grandes difficultés ; on en a même, ces temps derniers, nié avec raison la possibilité, si l'urine ou le trocart explorateur ne ramènent pas quelque particule de la tumeur ; quelquefois même alors le doute persiste, malgré l'examen microscopique (Monti). Si l'état général est peu troublé il y a présomption en faveur du sarcome. Les combinaisons du sarcome avec le carcinome demeurent lettre close pour le diagnostic clinique.

Pronostic et traitement des carcinome et sarcome primitifs du rein. — Le pronostic ne doit pas être qualifié d'absolument défavorable en présence de la série d'opérations heureuses pratiquées sur les tumeurs du rein, même dans des circonstances compliquées (Thornton, Czerny, Martin, Langenbuch, Barker, Jessop, Kœnig, Schœnborn, Kümmell, Frisch qui enleva un sarcome d'un poids d'environ six livres, Orlowsky, Krœnlein, J. Israël, Albert, etc.). Lossen extirpa avec succès un angio-sarcome volumineux du rein chez une femme enceinte.

---

des enfants de 7 mois à 3 ans ; ils sont assez souvent bilatéraux (4 fois sur 11 (Guillet). (H. H.)

Selon Braun, on peut espérer qu'en cas de tumeur maligne du rein la néphrectomie donnera des résultats durables, si le diagnostic a été fait alors que la tumeur, de dimensions modérées encore, est complètement enkystée et n'a ni créé de métastases, ni contracté d'adhérences notables avec les organes voisins (aorte, veine cave, côlon). Bergmann et Le Dentu émettent une opinion analogue. Quoi qu'il en soit, les résultats ne sont pas jusqu'ici bien encourageants. D'après les statistiques de Homans, de Gross et de Péan (1885), il y eut sur des totaux de 26, 49 et 21 néphrectomies pour des tumeurs malignes, 17, 30 et 11 décès ; par conséquent une moyenne de 60 0/0. La plupart des enfants atteints de sarcome rénal périssent des suites de l'opération ou par récidive. Aussi Le Dentu voit-il dans cette forme une contre-indication.

La statistique plus récente de Brodeur ne donne que 6 guérisons sur 17 carcinomes néphrectomisés et 14 guérisons sur 29 extirpations de sarcomes (1). Naturellement le nombre des opérations malheureuses non publiées échappe

(1) E. Chevalier (*loc. cit.*), réunissant 103 néphrectomies pour sarcome ou carcinome, relève 63 décès, soit un peu plus de 62,6 0/0 ; et encore on compte comme guéris des malades qui n'ont été suivis que trop peu de temps, quelques-uns même porteurs de portions non enlevées du néoplasme. Si l'on ne prend que l'adulte, on a 44 décès sur 76 opérations, soit encore une mortalité de 58 0/0.

Lorsqu'on lit les observations, on voit qne la cause des insuccès résulte bien souvent de ce qu'on a opéré trop tard. Au rein comme ailleurs, en matière de cancer, l'intervention précoce est seule curative. C'est donc, comme le dit le professeur Guyon, vers l'étude du diagnostic du cancer du rein au début, qu'il faut diriger ses efforts. En l'état actuel, l'incision exploratrice, que l'on doit faire extra-péritonéale, est un bon élément de diagnostic précoce et l'on peut y recourir sans hésitation toutes les fois que l'on soupçonne un cancer du rein au début. (H. H.)

à toute estimation. Néanmoins, en présence de l'issue nécessairement fatale de la maladie, il n'y a pas à hésiter au sujet de l'intervention opératoire.

C'est le rein *mobile* sarcomateux qui, lorsque l'état général est encore bon, offre le plus de chances de succès, en raison de la longueur assez considérable de son pédicule (Neumann). Mais là comme ailleurs l'opération devient entièrement inutile lorsque la maladie affecte également l'autre rein; aussi, dans les deux premières années de la vie, où il s'agit généralement de tumeurs congénitales des deux reins, l'opération doit-elle être rejetée (Neumann). Nous ne parlerons pas ici du manuel opératoire.

Dans les cas où l'intervention chirurgicale est contre-indiquée, le pronostic est absolument mauvais. Le traitement ne peut alors être que symptomatique. Les douleurs seront combattues par les cataplasmes, les bains chauds et avant tout par les narcotiques, dont il ne faut pas refuser le bénéfice au malade. On se gardera de le tourmenter par des dérivations douloureuses.

Contre les hémorrhagies profuses, les styptiques et même l'ergotine se montreront peu efficaces. Fenwick a osé entreprendre récemment une manœuvre des plus hardies; cette manœuvre, désignée sous le nom de *clottage*, consiste à obturer l'uretère avec les caillots renfermés dans le bassinet en les attirant dans le canal urétéral à l'aide d'une sonde aspiratrice.

Si l'on suppose la rétention urinaire produite par la présence d'un caillot sanguin dans la vessie, on recourra au cathétérisme. La cachexie sera traitée suivant les règles ordinaires. Il ne faut pas négliger, en présence de la longue durée et de la marche si pénible de la maladie, le traitement psychique destiné à égayer le patient; Rosenstein le recommande à juste titre.

A côté du sarcome, nous passerons brièvement en revue les *myxomes*, les *angiomes*, les *fibromes* (Bruntzel a extirpé avec succès un fibrome pesant plus de 19 kilog. ; Brodeur a pu en 1886 réunir 10 extirpations pour fibromes et fibro-adénomes avec 8 guérisons), les *adénomes*, les *lipomes*, les *enchondromes* et les *ostéomes* du rein. Toutes ces tumeurs n'ont qu'un intérêt clinique tout à fait secondaire.

Il en est de même des *tumeurs gommeuses* que l'on rencontre rarement dans le rein. L'albuminurie qu'elles provoquent peut être combattue avec succès par le traitement anti-syphilitique (Seiler et Andronico).

Nous ne pouvons omettre de parler ici d'une découverte récente de Grawitz ; d'après ses travaux, la plupart des tumeurs rénales, petites ou grosses, décrites sous le nom d'adénomes, d'adéno-sarcomes, de lipomes, auraient pour point de départ, non pas les canalicules urinaires, mais des îlots de tissu qu'il convient de considérer comme des particules éparpillées d'une substance analogue à celle des *capsules surrénales*. Ainsi que l'a montré Strübing il y a quelque temps, ces *strumes surrénales, hétérologues du rein*, donnent lieu, tout comme les cancers, à une association très variable de symptômes cliniques ; elles forment de gros kystes à contenu spécial, hématique ou graisseux, que l'urine, qui reste presque toujours normale, peut entraîner au dehors, et elles créent des métastases. La ponction ne doit être admise que dans un but diagnostique. La néphrectomie doit être pratiquée aussitôt que possible, mais seulement dans le cas où le rein du côté opposé est sain ou du moins susceptible de s'acquitter de ses fonctions.

§ 6. — KYSTES DU REIN.

Les kystes du rein ne se découvrent généralement qu'à l'autopsie. Il y en a cependant des formes, pour lesquelles Stiller, afin de les distinguer du rein kystique et du kyste hydatique, a proposé récemment la dénomination de *dégénérescence poly-kystique*, qui ont une certaine importance au point de vue clinique.

Nous avons déjà indiqué les relations qui existent entre le développement de kystes dans le rein et la néphrite chronique diffuse et surtout l'*atrophie rénale*. Abstraction faite de ces relations, ainsi que de la dégénérescence kystique congénitale (voir ci-dessous), les kystes des reins (1) se rencontrent

---

(1) On peut, croyons-nous, distinguer dans les kystes du rein, les kystes hydatiques, les gros kystes à contenu souvent sanguin des néoplasmes dégénérés, les petits kystes de la néphrite interstitielle, les grands kystes isolés, la dégénérescence kystique des reins. Les trois premières variétés de ces kystes ont déjà été décrites (voir t. II, p. 144 et t. I, p. 431).

Les *kystes simples* sont encore assez mal connus (F. Terrier, *Rev. de chir.*, 1890, p, 545 ; Tuffier, *Arch. de méd.*, 1891, II, p. 1). Ils tendent à s'énucléer du rein, dont le parenchyme reste sain, à part les portions voisines du kyste, atteintes d'inflammation chronique. Ils ont une enveloppe fibreuse et contiennent un liquide clair, renfermant quelquefois de l'urée. Leur évolution est lente, ils sont indolents et uniquement caractérisés par l'existence d'une tumeur. Le seul point particulier à noter est que, dans un certain nombre de cas, ils s'accompagnent d'une mobilisation du rein ; mais on ne sait si l'ectopie est secondaire au kyste ou le kyste secondaire à l'ectopie. Leur traitement consiste dans l'ouverture de la poche et la fixation de ses bords aux lèvres de la plaie cutanée. On pourrait aussi recourir à l'extirpation par dissection de la tumeur, suivie de la suture du parenchyme rénal.

Dans la *dégénérescence polykystique* (*Gros rein polykystique* de Lejars, Th. 1888), le rein forme une grappe de kystes arrondis, de

de préférence à l'âge mûr et souvent ils coïncident avec des productions analogues dans le foie. Il sont la conséquence de l'oblitération de certaines capsules de Bowman (Rokitansky, Beckmann) (1) et d'hémorrhagies glomérulaires (Rosenstein). Les kystes peuvent encore prendre naissance aux dépens de canalicules urinaires dilatés, pathogénie dont l'exactitude est absolument démontrée pour les formes congénitales que nous étudierons plus loin et qui sont les plus importantes au point de vue pratique, ces dilatations se produisent à la suite d'étranglements (Beckmann), d'obturations par des bouchons de végétations épithéliales (Brigidi et Severi), d'infarctus calciques (Virchow), de propagation d'une pyélite au stoma des cônes médullaires (Thorn), enfin de néphropapillite fibreuse oblitérante (Leichtenstern) due à l'altération morbide des artérioles droites vraies qui irriguent les canalicules collecteurs.

Dans un certain nombre de cas de dégénérescence kystique chez l'adulte, il se peut que l'affection date de la toute première enfance.

La dégénérescence porte sur les deux reins ou sur un seul ; les kystes sont tantôt uniques, tantôt multiples ; leur gros-

---

volume variable, à contenu noir, brun foncé ou jaune clair. La dégénérescence est presque toujours bilatérale, mais plus marquée d'un côté. Par un travail de fusionnement progressif, les kystes deviennent plus rares et plus gros. Le tissu rénal intermédiaire présente des lésions d'inflammation chronique, mais ces lésions, surtout marquées au voisinage des grands kystes, semblent secondaires (Gombault et Hommey), et le processus primitif semble épithéliomateux (Malassez, Gombault). La généralisation au foie et à la rate a été observée. Les symptômes rappellent ceux du mal de Bright. Le traitement chirurgical est nul, vu la bilatéralité habituelle de l'affection (H. H.)

(1) Virchow et Klein ont les premiers décrit en détail le développement graduel des cavités kystiques aux dépens des glomérules de Malpighi.

seur ne dépasse généralement pas celle d'une cerise ; en ces cas, ils constituent toujours une découverte fortuite d'autopsie. Il est plus rare qu'ils atteignent le volume du poing ;

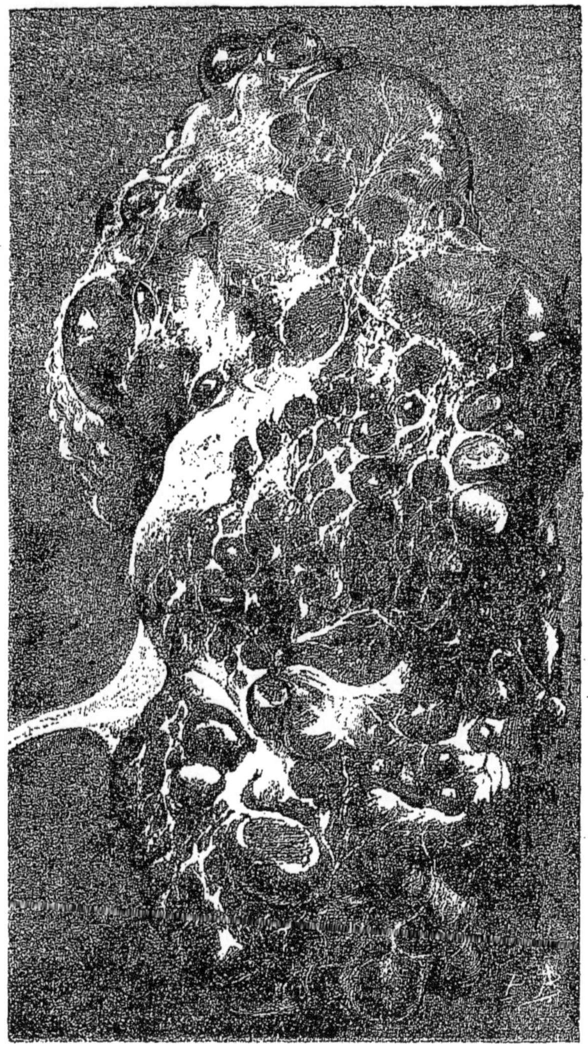

Fig. 21. — Gros rein polykystique (LEJARS).

exceptionnellement, ils acquièrent des dimensions colossales et occupent une bonne partie de la cavité abdominale.

Le développement du kyste, souvent multiloculaire ou garni

de cloisons rudimentaires, se fait aux dépens du parenchyme rénal. Celui-ci peut disparaître à l'exception de quelques minces reliquats et souvent il présente les signes de phlegmasie chronique et d'hypertrophie compensatrice des glomérules et des canalicules urinaires (Philippson).

Certains kystes primitivement sous-capsulaires peuvent proliférer à travers les différentes couches de la capsule, et produire ainsi des kystes enveloppant tout le rein malade (Prudden). La paroi interne de la poche est garnie de restes

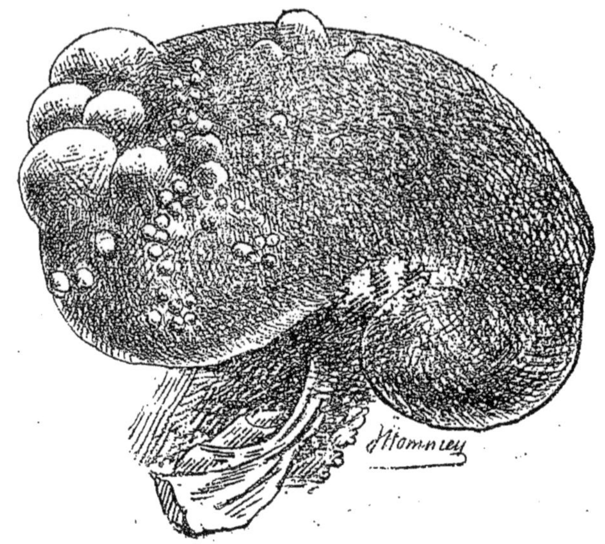

Fig. 22. — Dégénérescence kystique au début (Gombault et Hommey).

d'épithélium en majeure partie pavimenteux. Son contenu est tantôt limpide, séreux, jaune pâle, tantôt muqueux, tantôt hémorrhagique, tantôt colloïde et de teinte brune ; il renferme de l'albumine, parfois en grande quantité, de la graisse, de la cholestérine, des cellules épithéliales, quelquefois vibratiles, des éléments sanguins, des corps amylacés, du pigment, beaucoup de détritus ; quelquefois enfin — comme éléments caractéristiques — de l'urée et même des cristaux d'acide urique.

Les kystes ne produisent de *symptômes* marqués, que lorsqu'ils ont acquis un volume notable. L'examen objectif révèle alors l'existence d'une tumeur rénale avec déplacement des organes voisins et les accidents qui en sont la conséquence (Voir *Hydronéphrose*). Parmi les autres symptômes, les plus constants sont encore l'albuminurie causée par la néphrite concomitante, et des hématuries périodiques. De même que l'hydronéphrose, la dégénérescence kystique du rein se complique d'hypertrophie du cœur gauche, en raison de l'atrophie du parenchyme rénal (Bamberger, Ebstein, Strübing). Dans ces conditions, on comprend que les urines soient analogues à celles de l'atrophie rénale (1).

La *marche* peut être insidieuse et la mort survenir inopinément par suite d'urémie. Il est des cas où l'atrophie du parenchyme rénal est révélée bien des années auparavant par des œdèmes coïncidant avec les périodes d'affaiblissement du cœur hypertrophié. Il n'est pas rare de voir les kystes suppurer, se rompre et s'ouvrir dans les organes du voisinage; on constate alors toutes les conséquences des perforations.

Le *diagnostic* est difficile. Il est souvent impossible de distinguer la dégénérescence kystique de l'hydronéphrose et des kystes hydatiques. L'absence de fluctuation serait, d'après Stiller, un signe important, même pathognomonique, spécial à la maladie polykystique.

Traitement. — Il donne lieu aux mêmes considérations que le traitement de l'hydronéphrose et des kystes hydatiques du

---

(1) Gombault et Hommey (*Soc. anatom.*, 1887, p. 552), ont bien montré que la sclérose rénale dans la dégénérescence kystique était secondaire et non primitive. Lorsqu'on fait des coupes de dégénérescence kystique au début, on voit qu'entre les kystes petits, jeunes, la sclérose du parenchyme est à peine marquée, alors qu'elle atteint son maximum entre les gros kystes, de date plus ancienne. (H. H.)

rein. Leopold a extirpé avec succès, en enlevant la glande entière, un kyste hémorrhagique du rein de la grosseur d'une tête d'homme, qui avait simulé une tumeur ovarique.

Klaus a également extirpé un kyste rénal avec issue favorable. Riegner guérit par l'extirpation un malade porteur d'un rein flottant atteint de dégénérescence polykystique. La statistique de Brodeur, qui comprend 12 opérations, dont 11 extirpations et 1 néphrectomie, de kystes rénaux acquis et congénitaux, indique 5 guérisons ; celle de Jong, 8 succès sur le même chiffre de néphrectomies. L'opération fournit donc des résultats éminemment acceptables.

La *dégénérescence kystique* congénitale (*hydrops renum cysticus congenitus* de Virchow) frappe ordinairement les deux reins. Suivant les recherches de Virchow et de Fœrster, ses causes résident principalement dans des soudures des canalicules urinaires, dans l'oblitération des papilles par la néphrite embryonnaire, dans la production d'infarctus d'acide urique. L'obstacle peut encore siéger dans le domaine des voies urinaires et consister en une atrésie du bassinet et même en un phimosis congénital (Aran). La pathogénie diffère donc à peine dans ces cas de celle de l'hydronéphrose, Klebs incrimine des troubles mécaniques extérieurs ; on a même imputé la lésion à la stase qui se produit dans le rein consécutivement à la malformation du conduit de Botal (Nieberding).

La dégénérescence kystique congénitale s'accompagne fréquemment d'autres vices de conformation : atrésie de l'uretère, malformations vésicales, utérus double, bec de lièvre, hydrocéphalie, absence des extrémités, pied-bot, orteils surnuméraires, etc. Dans un certain nombre de cas, l'hérédité est un facteur étiologique incontestable.

Le rein kystique congénital se présente sous l'aspect d'une

grappe de vésicules de grosseurs diverses, incolores ou à teinte allant jusqu'au gris rougeâtre, séparées entre elles par des cloisons conjonctives ou des restes de parenchyme, vésicules que Nieberding compare à juste titre à des grains de sagou cuits. Le contenu aqueux des plus jeunes d'entre elles trahit les caractères des kystes de rétention par la présence, à côté d'albumine, d'éléments constitutifs de l'urine, urée et acide urique.

Dans certains cas, le volume excessif de la tumeur (grosseur d'une tête d'enfant) devient une cause de dystocie et nécessite l'embryotomie. La plupart du temps, la grossesse se trouve interrompue ; et souvent les fœtus succombent *inter* ou *post partum* par asphyxie consécutive à la compression. Lorsqu'ils naissent vivants, ils peuvent succomber au bout de quelques jours à l'anurie, avec des symptômes d'anasarque, de coma, de convulsions, de tétanos, de trismus et autres accidents urémiques. Témoin les observations d'Aran (mort le 9e jour après la naissance), de Bœckmann (mort le 19e jour), etc.

Seule la dégénérescence kystique peu prononcée, avec conservation de parenchyme plus ou moins apte au travail sécrétoire, est compatible avec la prolongation de la vie. Dans un cas de ce genre, nous vîmes l'enfant, bien portant, mourir subitement à la fin de la première année.

Nous avons déjà parlé plus haut de la dégénérescence kystique des uretères.

CHAPITRE VI

Déplacements du rein.

§ 1. — REIN MOBILE. — REIN FLOTTANT. — ECTOPIE RÉNALE.

On appelle rein mobile un rein qui se déplace *spontanément* en entraînant son *revêtement péritonéal.* Ainsi défini, il ne sera pas confondu avec le rein simplement déplacé (fixé anormalement) et le rein flottant extrapéritonéal, pour lequel Litten a prétendu récemment réserver la désignation de « rein mobile », dans le sens étroit du mot.

Étiologie et pathogénie. — La fréquence de l'ectopie rénale, dont l'histoire clinique est due à Rayer, est bien plus considérable qu'on ne le supposait autrefois. Landau, à lui seul, en a observé plus de 300 cas. Combien de fois une douleur abdominale de cause obscure n'est-elle pas la manifestation méconnue d'une ectopie rénale ! D'un autre côté, il n'est pas rare d'en constater la présence fortuitement pendant la vie (Walther). Dans 90 0/0 des cas, la mobilité affecte le rein *droit* ; les 10 0/0 restants se répartissent entre l'ectopie du rein gauche et l'ectopie double. La prédominance attribuée par Hennig au rein gauche s'explique par le petit nombre des cas sur lesquels il base son assertion. Notre recueil d'observations personnelles ne peut que confirmer les chiffres de Landau.

Ce sont les femmes (Rayer) (1) qui ont atteint la trentaine

(1) Sur 30 cas observés consécutivement par notre maître, M. Guyon, il y avait 27 femmes. On a incriminé, pour expliquer cette prédominance, la menstruation, la grossesse, mais on a observé le rein flottant avant la puberté et, dans d'autres cas, les premiers symptômes se sont montrés après la ménopause. Il faut donc, comme le fait remar-

(Ebstein, Landau), qui fournissent le plus gros contingent de malades. Au-dessous de 30 ans, l'accident est rare. L'affection est six à huit fois plus rare chez les hommes (Rollet, Schütze). On a prétendu que la grande majorité des femmes atteintes de rein mobile ont accouché et appartiennent à la classe pauvre, à la classe ouvrière, à la clientèle de la policlinique (Lœhlein). Senator n'est pas de cet avis; et je partage sa manière de voir.

Tout ce qui produit le relâchement des moyens de fixation du rein joue un rôle dans l'étiologie de l'ectopie rénale. De ce qui précède, il résulte qu'il faut que le rein flottant non seulement soit enveloppé *de tous côtés* par le péritoine, mais encore qu'il ait formé son *mésonéphron* propre. Donc, la première condition de sa production est une *anomalie* probablement en partie congénitale de la *séreuse péritonéale*. Dunin vient d'insister à nouveau sur ce point. Outre l'extension de ce moyen de fixité naturel, il faut tenir compte de la pression intra-abdominale et de la capsule rénale. On comprend que le *relâchement des parois abdominales*, qui enlève son point d'appui à l'intestin et par suite au rein, puisse devenir un facteur étiologique important de la dislocation rénale. Ce facteur se rencontre principalement à la suite de *grossesses* répétées, du moins de celles qui s'accompagnent de *ventre pendant*, ce qui arrive, suivant Landau, dans 95 0/0 des cas; il se produit encore en cas de tumeurs abdominales volumineuses, d'ascite, etc., ainsi que chez les individus amaigris. Peut-être chez ceux-ci, la fréquence de la lésion n'est-elle qu'apparente; en ce sens que la disparition du pannicule adipeux favorise la découverte de l'ectopie. Il ne faut pas oublier non plus que la consomption, même rapide,

---

quer M. Guyon, accuser la manière d'être de la femme, la striction du corset. (H. H.)

consécutive aux maladies n'est qu'un auxiliaire médiocre dans la genèse du rein flottant (Senator). Cependant Rosenstein et Braun font remarquer que la disparition de la capsule graisseuse du rein, disparition qui s'accompagne de relâchement du péritoine, ne suit pas nécessairement une marche parallèle à celle du pannicule adipeux. Landau (communication orale) a surtout été frappé de la coïncidence du rein mobile avec le tabes et les affections du cœur. Il a de plus attiré l'attention sur la fréquente connexion de l'ectopie rénale avec les divers déplacements, principalement les prolapsus des organes sexuels chez la femme.

Après lui, Glénard a émis une théorie curieuse et partant d'un point de vue plus général. D'après cet auteur, le rein mobile ne serait qu'un *symptôme partiel* d'une entéroptose générale, c'est-à-dire d'un abaissement de la totalité des intestins consécutif à une atélectasie ou sténose diffuse du tube intestinal, atélectasie qui s'accompagne d'une diminution de la pression intra-abdominale et qui à son tour détermine l'élongation des ligaments suspenseurs de celui-là. Cette entéroptose serait la cause des accidents les plus variés, nerveux surtout, qu'on met à tort sur le compte de l'ectopie rénale seule. Sans accepter de prime abord cette théorie qui est loin d'être démontrée, nous sommes cependant obligé de convenir qu'elle a sa raison d'être dans certains cas.

Le *déplacement* du rein peut être produit encore par des tumeurs voisines, surtout par celles qui sont situées entre le rein et le foie (Kœnig). Quant au rôle étiologique de la *constriction*, de l'*abus du corset*, les uns lui accordent une influence considérable (Cruveilhier, Senator, Quincke, Fischer-Benzon, Leube), les autres le considèrent comme douteux (Rosenstein). Les premiers prétendent que la pression exercée par les corsets et ceinturons serrés, vu le rétrécissement infligé au segment thoracique inférieur, se transmet au rein et, en comprimant le duodénum pris entre ce dernier et le foie, devient une cause simultanée de dilatation gastrique (Bartels). Dans ces derniers temps au contraire, Litten attribue le rôle primitif à cette dernière ; c'est elle qui refoulerait le foie et le rein de bas *en haut* (1). Il est probable que ces effets se produisent tous deux (Nothnagel).

Ce n'est que comme curiosité que nous citons l'opinion un peu originale de Martel. D'après lui, ce seraient les mouvements des extrémités inférieures du fœtus qui refouleraient progressivement le rein, le droit plus souvent que le gauche, puisque la première position du sommet est la position la plus fréquente.

Dans une autre catégorie de cas, l'influence de l'augmentation de *poids* du rein est un facteur incontestable ; l'on voit souvent l'ectopie rénale être compliquée de lithiase, de cancer, d'hydronéphrose (qui, d'autre part, comme nous l'avons vu, peuvent être des conséquences de l'ectopie) ; toutefois, dans la plupart des cas, le déplacement est entravé par les adhérences périnéphritiques. Les *tractions sur l'uretère* consécutives aux déplacements des viscères pelviens, surtout de l'utérus (Landau), favorisent également la production du rein mobile. Nous nous contenterons de citer ici la théorie de Becquet et de Lancereaux, qui parlent de l'influence étiologique des congestions cataméniales. Elles n'ont pour nous aucune raison d'être et nous renvoyons sur ce point aux chapitres de la stase rénale et de la néphrite.

En revanche, l'influence des *traumatismes* (1) n'est pas dou-

---

(1) Voir page 198, note, l'interprétation due au prof. Bouchard.

(2) Cette influence est quelquefois des plus nettes, nous n'en voulons pour preuve qu'un cas observé par notre maître, M. Guyon. Une jeune fille glisse d'un perron, tombe à la renverse en se raidissant,

teuse : coups, chutes, fardeaux trop lourds, efforts violents, toux de la coqueluche, éternuments de la fièvre des foins (Landau), vomissements, constituent peut-être, en supposant bien entendu l'existence des facteurs prédisposants précités, la cause *déterminante* la plus fréquente de l'ectopie rénale : de là sa grande fréquence dans la classe ouvrière. Dans bon nombre de cas, les accidents suivent de près l'action du traumatisme (Frerichs, Dusch, Henoch, Nagy).

Pour la plupart des cas d'ectopie rénale, Lindner admet, d'après ses observations, l'existence d'une prédisposition primitive, congénitale. Schütze a réuni huit cas chez l'enfant, de nature *probablement congénitale.*

La prédisposition au déplacement du rein droit tient évidemment à ses rapports anatomiques (Landau). Le mésocôlon descendant est plus court et plus rigide que l'ascendant : les vaisseaux du rein gauche s'appliquent étroitement contre le pancréas, la fixation de la veine rénale gauche est plus ferme par suite de son abouchement avec la veine surrénale ; l'artère rénale gauche est plus courte que la droite. Enfin le rein gauche a des rapports spéciaux avec le fascia recto-rénal de Zuckerkandl.

Le degré de mobilité du rein flottant dépend de la longueur de son mésonéphron et de l'artère rénale, dont la longueur indique la limite du déplacement ; comme l'a montré Dunin, elle peut être allongée rien que par le poids du rein de 7 à 10 centimètres, soit la moitié de sa longueur.

Anatomie pathologique. — La capsule dans laquelle est logé le rein mobile est ordinairement pauvre en éléments adi-

---

éprouve une douleur vive rappelant celle de la colique néphrétique et, à partir de ce moment, présente tous les symptômes du rein mobile.

(H. H.)

peux, même quand l'état général reste satisfaisant. Le déplacement se produit vers le *bas*, parfois jusque dans la fosse iliaque, en *avant* ou vers la *ligne médiane* au-devant du rachis ; l'axe du rein est généralement tordu et presque toujours il est recouvert de circonvolutions intestinales. Il réintègre rarement sa position normale. Ses excursions sont réglées, nous l'avons vu, par la longueur du mésonéphron et des vaisseaux rénaux, surtout de l'artère rénale qui a le plus souvent subi quelque allongement. Les portions diverses du gros intestin sont déplacées suivant le degré dont le rein a pénétré dans leurs mésocôlons ; parfois l'abaissement intéresse la totalité de la masse intestinale (entéroptose de Glénard).

On rencontre plus souvent un rein mobile sain qu'un rein mobile malade atteint par exemple d'hydronéphrose, de cancer ou de kyste (1).

Symptomatologie. — Les symptômes *subjectifs* de l'ectopie rénale peuvent manquer, suivant Landau, dans un très grand nombre de cas ; ils peuvent n'être qu'indiqués ou avoir une intensité extrême et, en ce dernier cas, rendre la vie intolérable au patient. Leur multiplicité est de grande valeur. Nous avons rencontré les combinaisons les plus variées d'accidents hystériques et neurasthéniques. Comme symptômes les plus constants, les malades éprouvent la sensation de quelque chose qui se décroche dans le ventre ou encore des sensations de pression, de poids, des tiraillements dou-

(1) Il faut cependant reconnaître que le rein mobile est ordinairement malade, hypertrophié, congestionné, quelquefois atrophié, tout en ne présentant que peu d'altérations profondes. Les tumeurs, comme le fait remarquer Guillet (*loc. cit.*), ne peuvent pas causer la mobilité parce qu'elles sont rapidement adhérentes. (H. H.).

leureux dans l'abdomen, du moins en cas de mouvements ou d'ébranlements du corps (courses en voiture, à cheval, danse) ; on rencontre enfin, d'après nos propres observations, des phénomènes d'irritation spinale.

Dès qu'ils ont connaissance de leur affection, les malades deviennent hypochondriaques, inquiets, irritables. L'exagération des accidents aux époques menstruelles, leur cessation parfois complète dans les périodes intercalaires, les vives douleurs dans la région rénale qui seraient, suivant Lancereaux, la conséquence des tiraillements exercés sur le plexus rénal, les irradiations de ces douleurs sous forme de névralgies intercostales, lombo-abdominales, crurales et intestinales, même vers le côté opposé (Landau, Gueneau de Mussy), la dyspepsie enfin dans ses formes les plus variées, font que les malades ne quittent guère le cabinet du médecin. Celui-ci les range parmi les hystériques, les rhumatisants, les gastriques, ou bien il les regarde comme atteints de lithiase hépatique, s'il y a de l'ictère, ou de lithiase rénale.

Il ne faut pas oublier cependant que l'ectopie rénale se complique assez souvent d'hystérie typique. Nous ne comptons plus les cas qui nous ont été présentés comme des névralgies, et où nous avons pu mettre le doigt, dès le début, sur l'ectopie latente. Cependant nous nous gardons toujours de lui attribuer à elle seule la responsabilité des accidents.

Le symptôme objectif le plus important du déplacement rénal est la découverte du rein mobile lui-même. Pour y arriver, le mieux est de pratiquer une palpation *bimanuelle* (Landau) minutieuse, répétée, d'abord dans le décubitus dorsal avec les jambes élevées, passives, puis dans d'autres positions (station debout et, comme nous ne conseillons surtout, position assise, position génu-brachiale) ; enfin, l'on *revient* au décubitus dorsal, et l'on a recours, s'il le faut, au sommeil anesthésique (1).

Weil a démontré l'impossibilité de délimiter le rein normal par la percussion. Par conséquent, il ne faut pas accorder trop d'importance aux changements de conformation de la région lombaire, aux modifications des phénomènes de percussion, même après reposition de l'organe. Nous avons donné toute notre attention à l'examen de ces phénomènes et nous n'avons rencontré que tout à fait exceptionnellement les aplatissements, les dépressions du flanc correspondant qu'on trouve décrits par les meilleurs auteurs ; il n'en est pas autrement pour les résultats de la percussion, remis en lumière tout récemment par Riess. La méthode de la « transsonance de percussion » elle-même, recommandée par Zülzer (auscultation du côté abdominal pendant la percussion de la région rénale), ne nous a pas donné de caractères différentiels bien marqués.

Le rein mobile se présente à la main qui palpe sous la forme d'une tumeur résistante, lisse, dépassant souvent en apparence le volume du rein, et qui, après une station debout un peu prolongée, vient dépasser le rebord costal ou descend même dans la cavité pelvienne. Il est bien rare que l'on puisse se rendre compte de la forme du rein ; il est plus exceptionnel encore de réussir à atteindre l'artère rénale à sa

(1) La mobilité du rein est très variable suivant les cas. Certains malades le font rentrer et sortir à volonté par de petits mouvements du tronc. Ce sont comme le dit M. Guyon, des reins *presque toujours hors de chez eux*. D'autres, au contraire, restent dans la région lombaire le plus souvent et, lorsqu'ils en sortent, ils sont ou facilement ou difficilement réduits. Ils peuvent même devenir irréductibles, par suite d'une périnéphrite ou d'une poussée de péritonite circonscrite. Un rein mobile douloureux peut, par ce mécanisme, devenir un rein ectopié fixe et indolent. (H. H.)

sortie du hile ; cependant Eichhorst et Frerichs sont arrivés à en percevoir les pulsations.

Du côté gauche, une question se pose : il s'agit de savoir si la rate a quitté sa position normale. Dans l'affirmative, le diagnostic peut prêter à des difficultés insurmontables. Dittel prit pour un rein flottant une tumeur sise au-dessus du ligament de Poupart ; il y avait été amené par l'existence de signes nets de pyonéphrose. La tumeur était une rate mobile compliquée de pyélonéphrose.

Le rein mobile est ordinairement *sensible* à la pression ; la douleur ressemble à celle que l'on produit par la pression sur l'autre rein (Trousseau) ou sur le testicule (Gerhardt). Mac Evans a observé des vomissements à la suite de la palpation de l'organe déplacé. Jamais nous n'avons entendu les malades caractériser d'une façon spéciale la douleur produite, quelque intense qu'elle fût ; souvent même nous avons été frappé de la tolérance de certains d'entre eux pour le palper. Nagy rapporte le cas d'une femme qui ressentait un grand bien-être au moment où elle allait quérir dans la profondeur du ventre son rein mobile, pour le présenter aux médecins.

Dans un cas soumis à notre observation, il arriva qu'au bout de quelques années l'organe ectopié ne put être retrouvé et que l'ensemble des accidents s'amenda notablement (1). Les disparitions transitoires, pendant des jours ou des semaines, du rein mobile sont connues de tout médecin un peu occupé.

D'après les observations récentes de Landau, il n'est pas rare que l'on constate, en cherchant bien, une *diminution de*

(1) La malade est morte depuis d'atrophie rénale. A l'autopsie, le rein flottant d'autrefois fut retrouvé sous forme d'une petite pochette hydronéphrotique ayant conservé encore quelques restes de parenchyme rénal atteints de cirrhose.

la sécrétion urinaire, une *albuminurie passagère* et de l'*hématurie*, phénomènes sans aucun doute consécutifs à la flexion ou la torsion urétérale avec hydronéphrose aiguë. Dans un cas de ce genre, Pribram observa de l'anurie et de l'urémie. Le contraire, c'est-à-dire une *polyurie* et une *polydipsie* intenses, fut constaté par Apolant dans un cas d'ectopie qui résista à la réduction.

On a regardé la *gastrectasie* et l'*ictère* comme des complications assez fréquentes de l'ectopie rénale (1) ; elles se développeraient par voie mécanique, surtout par compression directe de la portion descendante du duodénum (Bartels). Cette manière de voir n'a pas trouvé grand crédit et c'est avec raison (Landau, Oser, Grant). Il est probable que pour la dilatation de l'estomac, en admettant qu'elle ne soit pas elle-même la cause de l'ectopie, il s'agirait plutôt d'une coïncidence fortuite. Schütz vit même la dilatation stomacale disparaître avec la *suppression* du bandage fixateur. En ce qui concerne l'ictère, Lindner a montré que, dans un cas de ce genre, le rein déplacé n'avait eu aucun contact avec le canal cholédoque ; c'est tout au plus s'il pouvait y avoir eu une torsion avec flexion du duodénum, de la stase et du catarrhe. Dans ce cas, l'ictère disparut à la suite de la laparotomie non suivie de néphrectomie.

Nous ne croyons pas qu'un rein mobile puisse comprimer le gros intestin et la veine cave au point de produire une constipation opiniâtre et de l'œdème des extrémités inférieures.

---

(1) M. Bouchard voit dans la dilatation de l'estomac une cause indirecte du rein mobile. A la suite de la dilatation, se font dans l'estomac des fermentations anormales. Les produits morbides absorbés sont portés dans le foie, l'irritent. De là congestion du foie, augmentation de volume de celui-ci et finalement expulsion du rein de sa loge. (H. H.)

Une importance spéciale revient aux phénomènes d'étranglement de Dietl. Ils s'annoncent par des frissons et une douleur abdominale atroce ; leur marche est celle d'une péritonite localisée suraiguë avec exsudat abondant et de caractère extrêmement menaçant. Ces accidents succèdent souvent à des efforts physiques. La région qui abrite le rein mobile est, en ce cas, le siège d'une sensibilité exagérée à la pression ; comme symptômes concomitants, il faut noter les nausées et les vomissements, des troubles dyspeptiques graves, une angoisse des plus pénible, de l'oligurie pouvant aller jusqu'à l'anurie. Aussi confond-on souvent cet état avec une crise de coliques néphrétiques.

La *fièvre*, dont on parle peu ou point dans les ouvrages classiques, existe le plus souvent, cela résulte du moins de nos propres observations, Au bout d'environ huit jours, les accidents se calment ; leur fin est marquée la plupart du temps par l'apparition d'une forte diurèse, ou encore de pyurie, du moins quand le replacement du rein réussit en temps opportun.

Il est probable que la pathogénie de ces symptômes reconnaît un mécanisme complexe ; ce qui est certain, c'est que l'explication que l'on en donnait autrefois, à savoir l'irritation du péritoine par le déplacement brusque du rein, n'est acceptable que dans la minorité des cas. Le rôle principal est joué tantôt par l'obturation de l'uretère tordu autour de son axe, avec stase urinaire aiguë et pyélite consécutives (Gilewski), tantôt par des troubles de circulation inhérents à la torsion de la veine rénale (Landau) ; dans d'autres cas enfin, le développement de la néphrite et de la pyélite aiguës est dû à l'oblitération secondaire de l'uretère par des caillots sanguins (Mosler).

Bien des fois, après la disparition des accidents aigus, nous avons vu le rein fixé dans une position anormale ; et nous sommes d'avis que des adhérences péritonéales partielles, vraiment exsudatives, ne sont pas étrangères à ce fait (1).

Diagnostic. — Le diagnostic repose sur les causes et les symptômes subjectifs que nous venons de passer en revue. Il est difficile de confondre le rein mobile avec les fameuses tumeurs fantômes si affectionnées des hystériques, qui les créent par la contraction localisée des muscles du ventre ; la variabilité même de ces tumeurs et le beau son tympanique qu'elles donnent à la percussion préserveront de toute erreur. Au besoin, on recourra au sommeil anesthésique.

Le diagnostic différentiel avec la *rate mobile* est souvent malaisé. Nous connaissons un cas où l'on s'aperçut, à l'opération seulement, que le « rein mobile » était une rate déplacée ; nous avons également cité le cas de Dittel. Les confusions commises le plus fréquemment (Buret) sont relatives au cancer de l'estomac, aux tumeurs de la vésicule biliaire, aux tumeurs ganglionnaires, à la pérityphlite, au cancer de l'intestin, au fibrome utérin pédiculé. Les difficultés du diagnostic, en ces cas, peuvent devenir insolubles, lorsque les adhérences du rein déplacé s'opposent à sa réduction.

Deipser a rencontré une *hernie inguinale* qui contenait un rein flottant.

La palpation rectale de Simon ne nous semble guère recommandable.

Pronostic. — Au point de vue de la conservation de l'exis-

(1) C'est en provoquant chirurgicalement un processus analogue par un badigeonnage au collodion iodoformé du péritoine qui recouvre les reins et la partie voisine de l'intestin, que Mikulicz (*Zeitschr. f. Geb. u. Gyn.*, 1891, Bd XIX, p. 358) a fixé les deux reins dans un cas de ptoses multiples. (H. H.)

tence, le pronostic est favorable. On ne connaît pas de cas de mort consécutive à l'affection sans complication. Mais il est moins favorable, en ce qui concerne le retour à la santé parfaite, abstraction faite évidemment des cas à marche silencieuse ; en effet, les cas de guérison certaine sont loin d'être nombreux.

Trousseau fait remarquer à juste titre que les erreurs de diagnostic, auxquelles peut prêter l'ectopie rénale, assombrissent le pronostic. Dans certains cas, les troubles nerveux se sont tellement invétérés que l'intervention, même la plus rationnelle, ne donne plus aucun résultat.

Traitement. — Lorsque l'ectopie rénale a été reconnue, la première chose à faire est de rassurer le malade et de le prévenir de l'innocuité relative de son mal ; toutefois il convient de ne pas se faire illusion sur l'efficacité de cette thérapeutique. Il faut ensuite déterminer exactement ce qui revient au rein mobile, ce qui appartient à la cause qui l'a produit, enfin ce qui doit être mis sur le compte du médecin qui le découvre et qui, tout heureux de sa découverte, impute, en tout, le mal possible et impossible à l'ectopie rénale (Landau).

La première indication est de replacer l'organe en sa position normale (en cas d'entéroptose, tout le tractus intestinal) et de tenter de l'y immobiliser par des bandages qui devront être portés longtemps. Cela est fort difficile : le malade a beau éviter tout effort physique un peu violent et régler ses selles le mieux du monde, les organes regagnent fréquemment leur siège anormal. Landau remplace aujourd'hui son corset qui descendait jusqu'au-dessus de la symphyse pubienne par une *ceinture hypogastrique* qui maintient le rein indirectement, c'est-à-dire par l'intermédiaire de la pression des viscères abdominaux. Il faut condamner tous les bandages munis d'une pelote comme celle du bandage herniaire et agissant directement sur la région rénale ; ils ne peuvent que favoriser l'entéroptose. Niehaus recommande un bandage herniaire double qui a son point d'appui sur le bassin et qui porte vers la région rénale une tige formant ressort et garnie d'une pelote.

Ordinairement, le repos dans le décubitus horizontal produit une amélioration rapide ; par la prolongation de cette attitude, peut-être pourrait-on espérer la fixation du rein ramené en sa situation normale. Malheureusement la tentative échoue presque toujours par l'impatience des malades.

On cherchera à tonifier les parois abdominales relâchées par l'emploi des bains, de l'électricité, du massage et par l'institution d'un régime alimentaire judicieux ; une cure d'engraissement bien comprise et telle que Nothnagel vient de la recommander à nouveau donnera de bons résultats ; elle sera utile en même temps contre les accidents nerveux. Naturellement, elle non plus ne peut procurer une guérison définitive.

En cas de douleurs *névralgiques*, l'usage des bains chauds et des narcotiques est indispensable. Grant, pour lequel les accidents se produisent surtout par l'intermédiaire des centres sympathiques, recommande chaleureusement la codéine, dont l'action spécifique se traduit par la diminution de l'irritabilité des nerfs qui innervent les viscères abdominaux.

Les crises dites d'*étranglement* réclament le traitement ordinaire de la péritonite, après *tentative* préalable de replacement du rein flottant. Si cette tentative tarde à réussir, nous conseillons de regarder la région devenue d'une sensibilité extrême comme un *noli me tangere*. Combien de fois n'avons-nous pas vu la prolongation de ces manœuvres, pratiquées même pendant le sommeil anesthésique, ne causer au malade que du dommage. Quelquefois la violence des accidents et la fixation anormale du rein furent suivies d'une suppression complète et durable des manifestations morbides.

Il est une question très importante, c'est celle de savoir si l'*extirpation* du rein mobile est justifiée, bien entendu dans le cas d'intégrité certaine de l'organe congénère. Les uns (Martin, Keppler, Czerny, Kœnig, Langenbuch, Hennig, Polaillon. Kispert, Lindner, etc.) sont pour l'affirmative et se basent en partie sur les succès obtenus ; les autres, et Landau en tête, se prononcent nettement contre l'extirpation d'un rein flottant sain, que ne peut entreprendre, disent-ils, qu'un individu atteint de la folie opératoire ; ils s'appuient sur le pronostic favorable *quoad vitam* de l'ectopie non compliquée.

En tous cas, il faut faire entrer en balance le danger éventuel où se trouverait l'opéré, en cas d'altération morbide future du rein restant. D'après Hager, la néphrectomie favoriserait la lithiase du rein opposé. Un avertissement des plus salutaire encore nous est donné par la statistique de Brodeur (1886) qui n'indique sur 20 néphrectomies que 18 guérisons ; il faut de plus noter que l'affection est à peine dangereuse et que l'on ne publie pas tous les cas à terminaison fatale ! D'autre part, il faudra encore mettre en ligne de compte l'inaptitude du malade au travail. En somme, l'opération ne peut trouver sa justification que dans l'existence d'accidents intolérables par leur intensité et auxquels on ne peut remédier par d'autres moyens thérapeutiques (Bardeleben, Lindner) (1).

(1) La question est aujourd'hui jugée. Alors que la néphrectomie donne une mortalité de 25 à 30 0/0, la néphrorrhaphie n'a qu'une mor-

Dans ces conditions, l'on ne peut que faire bon accueil à la néphrorraphie de Hahn, qui consiste à suturer le rein à la paroi abdominale et dont on prône tous les jours davantage les résultats durables (Newmann, Ghinozzi, Braun, Lauenstein, Doyen, Terrillon, Rosenberger qui fixa l'organe intrapéritonéalement, en partie aussi Schede et Kümmell) ; la statistique de Brodeur, déjà citée à différentes reprises, indique 9 guérisons sur 10 néphrorrhaphies. L'inventeur de l'opération (communication orale) dispose lui-même d'un total de 20 néphrorrhaphies pratiquées par lui chez 16 malades. 5 d'entre ceux-ci furent délivrés de leurs maux d'une façon durable, autant qu'on peut le penser ; chez 6 autres, il se produisit une amélioration très notable. L'opération en elle-même fut toujours heureuse. Dans un seul cas, la mort survint deux jours après, mais elle ne fut probablement pas attribuable à l'intervention.

Ces résultats, dans lesquels on peut avoir la plus grande confiance, sont évidemment faits pour convaincre les plus

---

talité de 2 à 3 0/0. Sur 134 opérations relevées par W. Keen (*Annals of Surgery*, Aug. 1890), il n'y a que 4 morts, 1 par pleurésie (Ceccherelli), 1 d'iléus (Hahn), 1 de septicémie consécutive au passage d'un fil dans un vieil infarctus (Langenbuch), 1 de suppuration (Tait).

Au point de vue des résultats éloignés, il faut distinguer entre les cas. Tandis que dans la hernie brusque du rein, la néphrorrhaphie donne des résultats merveilleux et que dans la ptose simple sans autre chute viscérale elle fait cesser les douleurs, elle n'améliore que médiocrement les malades dont les parois abdominales sont flasques, le ventre à triple saillie, tous les viscères abaissés. Dans ces cas répondant au type de l'entéroptose de Glénard, le soulagement procuré par la néphrorrhaphie est médiocre; il existe cependant, quoi qu'en dise Tuffier (*Congrès de chir.*, 1891, p. 350) ; nous l'avons constaté en particulier chez une malade, à laquelle notre maître M. F. Terrier avait pratiqué, avec notre aide, une double néphrorrhaphie. (H. H.)

sceptiques. Landau regarde la néphrorrhaphie comme reposant sur des principes anatomo-pathologiques erronés, et il pense que dans les cas heureux les accidents étaient autant attribuables à l'hystérie qu'à l'ectopie rénale ; il se tient donc toujours sur la réserve. Les expériences sur les animaux (Bassini, Vanneufville) et l'observation anatomique chez l'homme (Langenbuch, Kümmell) ont démontré la possibilité d'une fixation durable du rein par la néphrorrhaphie.

Quand l'ectopie rénale se complique d'hydronéphose ou de pyonéphrose, Landau, Schramm et d'autres conseillent l'ablation partielle de la poche et au besoin la création d'une fistule pyélo-abdominale. Pour ce procédé, qui n'offre pas les dangers de l'extirpation totale, voir le traitement de l'hydronéphose (p. 145).

Lorsque le rein déplacé est malade, l'intervention opératoire se pose comme dans toutes les affections rénales en général. On a relaté des observations d'extirpations heureuses de reins mobiles cancéreux, kystiques ou calculeux (Walter, Orlowski, etc.).

Nous ne répéterons pas ici ce que nous avons déjà dit ailleurs, à savoir que dans les cas où les accidents nerveux se sont enracinés depuis des années, l'intervention chirurgicale ne sert plus à rien et que l'intervention thérapeutique ne doit plus avoir en vue que le traitement général de l'hystérie ou de ses combinaisons avec la neurasthénie et l'hypochondrie, L'ectopie rénale qui accompagne les maladies graves (tabes, etc.) n'est pas, comme le fait remarquer Landau, justiciable des soins du spécialiste.

§ 2. — ANOMALIES DE POSITION DU REIN.

Il faut distinguer du rein mobile, la fixation du rein en

une position anormale par suite d'anomalies congénitales. Le plus souvent, il n'y a qu'un seul rein affecté, le *gauche*; on le rencontre au-devant du rachis jusque vers le promontoire, généralement à l'état de flaccidité fœtale. Ce vice de situation a aussi peu d'intérêt clinique que les autres anomalies du rein et de l'uretère concernant les dimensions, la forme et le nombre de ces organes.

Il faut ranger dans cette catégorie les hypertrophies simples et compensatrices de l'organe en cas de diabète sucré et insipide, de rein unique, de lésion du rein congénère, etc..., le rein en fer à cheval, les reins déficients et rudimentaires congénitaux, le rein surnuméraire, les cas de bassinet et d'uretère doubles, etc.

Les cas où ces anomalies, que nous avons toutes rencontrées à l'autopsie, présentent quelque signification clinique, sont trop rares pour que nous entrions ici dans les détails de l'histoire de leur développement. A ce sujet, le lecteur devra consulter les traités d'anatomie pathologique.

CHAPITRE VII

Opérations pratiquées sur le rein.

Les indications des opérations, que l'on peut pratiquer sur le rein, ayant été posées à propos de chacune des affections de ce viscère, nous n'y reviendrons pas. Nous nous contenterons ici d'exposer aussi simplement mais, en même temps, aussi nettement que possible, les divers temps de ces diverses opérations, ne nous attardant pas sur l'historique, que l'on trouve fort bien fait dans le traité du professeur Le Dentu, laissant de côté, de parti pris, les procédés qui ne nous paraissent offrir qu'un intérêt pratique médiocre et nous arrêtant, au contraire, sur ceux qui nous paraissent les meilleurs, sur ceux que l'on doit employer toutes les fois que l'on prend le bistouri.

§ 1. — Néphrotomie.

La *néphrotomie*, bien étudiée par Hévin dans son remarquable *Mémoire de l'Académie royale de chirurgie* (1), pratiquée à diverses époques par quelques chirurgiens, n'a été franchement adoptée que dans ces 20 dernières années. C'est depuis les opérations de Bryant et de Callender qu'elle est définitivement entrée dans la pratique.

D'abord dirigée exclusivement contre des lésions suppuratives, elle a été, dès 1880, employée par H. Morris, pour permettre l'ablation de calculs de reins non suppurés. De là la distinction en *néphrotomie* proprement dite et en *néphrolithotomie*.

A. — Néphrotomie pour lésions suppuratives du rein. — Le grand inconvénient de la *néphrotomie dans les suppurations rénales* est la fréquence des *fistules persistantes*, alors même que l'amélioration immédiate dans l'état général du malade fait considérer l'opération comme étant suivie de succès opératoire. Ces fistules persistantes se rencontrent, comme nous l'avons montré il y a quelques années (2), dans 10 cas sur 26. Souvent elles tiennent, comme nous le faisions remarquer dès cette époque, à l'existence de lésions concomitantes de l'uretère, d'uretérites qui, gênant l'écoulement vers la vessie des produits secrétés dans le rein, entraînent la persistance de la voie de décharge anormale, créée par le chirurgien. Ce que nous avons vu depuis cette époque n'a fait que nous confirmer dans l'opinion que nous émettions alors. La fistule persiste en arrière de l'uretère rétréci, comme la fistule périnéale persiste en arrière du rétrécissement de l'urèthre, et ne guérit pas tant que le rétrécissement persiste. Jusqu'ici on n'a, pour ainsi dire, rien fait contre ces lésions de l'uretère. Il est du reste difficile de les attaquer (3). Aussi laisserons-nous ce point de côté. Mais il est d'autres causes de fistules qui ont aussi leur intérêt et qui sont d'autant plus importantes que le chirurgien peut les prévenir ou les combattre et

---

(1) Hévin, Recherches historiques et critiques sur la néphrotomie ou taille du rein, *Mém. de l'Acad. royale de chir.*, éd. in-4°, Paris, 1757, t. III, p. 238.

(2) Hartmann (Henri), Du traitement chirurgical des pyélites, *Gaz. des hôp.*, 7 janvier 1888, p. 17.

(3) On sait cependant que quelques chirurgiens américains, Bozeman en particulier, ont agi directement sur l'uretère (Voir plus haut, p. 58, note).

que nous devons par suite mentionner. Ces causes ont été bien indiquées par notre maître, M. Guyon (1).

Les unes tiennent à des dispositions spéciales du rein suppuré, les autres à des lésions circonvoisines.

Les premières consistent, comme l'a bien montré le professeur Guyon, en un allongement de la cavité du rein suppuré qui se recourbe en forme de fer à cheval susceptible de contenir des concrétions dans ses extrémités, et qui est parcourue par des travées, des cloisons qui la divisent en logettes : souvent de plus il existe, dans le parenchyme ou sous la capsule, des foyers secondaires et indépendants du foyer principal.

D'autres fois, l'incision du rein s'est cicatrisée, mais il persiste une suppuration intarissable qui prend sa source dans des clapiers périnéphrétiques. Très souvent, en effet, il existe des clapiers et des trajets secondaires dans l'atmosphère cellulo-graisseuse qui entoure le rein ; ces diverticules remontent sous les côtes constituant, suivant l'expression de M. Guyon, une sorte d'empyème sous-diaphragmatique, ou descendent vers la fosse iliaque, le long de l'uretère. Ces suppurations périnéphrétiques peuvent exister au moment où l'on pratique la néphrotomie, mais souvent elles sont consécutives à l'incision de la poche rénale et résultent de la contamination de l'atmosphère graisseuse par le pus qui s'écoule du rein au moment de l'incision ou ultérieurement (F. Guyon).

On comprend tout ce que peut le chirurgien contre de pareils accidents. Il est de toute nécessité, lorsqu'on pratique une néphrotomie, de chercher d'une part à *limiter le foyer*, d'autre part à *le simplifier*. Il va sans dire que si, parti pour une néphrotomie, on trouve un rein suppuré baignant dans le pus, entouré de foyers multiples, le plus sage est de supprimer l'organe, à moins de contre-indications tirées de l'état du rein opposé.

Le malade est couché sur le côté, dans une demi-pronation du tronc ; un coussin est placé sous le flanc opposé de manière à augmenter, autant que possible, l'espace qui sépare la dernière côte de la crête iliaque. L'incision cutanée part de la 12e côte ou un peu au-dessus, elle descend le long du bord externe du sacro-lombaire, jusqu'à une petite distance de la crête iliaque pour se recourber en dehors et finalement marcher le long et parallèlement à cette crête. Cette manière de faire a, comme le fait remarquer M. Guyon, l'avantage de permet-

(1) Guyon (F.), Technique opératoire de la néphrotomie, *Ann. des mal. des org. génito-urin.*, juillet 1890, p. 393.

tre de prolonger l'incision en dehors pour se donner du jour et relever une sorte de grand lambeau, si cela paraissait nécessaire (voir fig. 23). On traverse rapidement les couches musculaires de la paroi, plaçant des pinces sur les vaisseaux qui saignent, sectionnant les tissus jusqu'au moment où l'on aperçoit la graisse de l'atmosphère périrénale. Un aide, plaçant son poing sur le ventre dumalade, refoule alors en

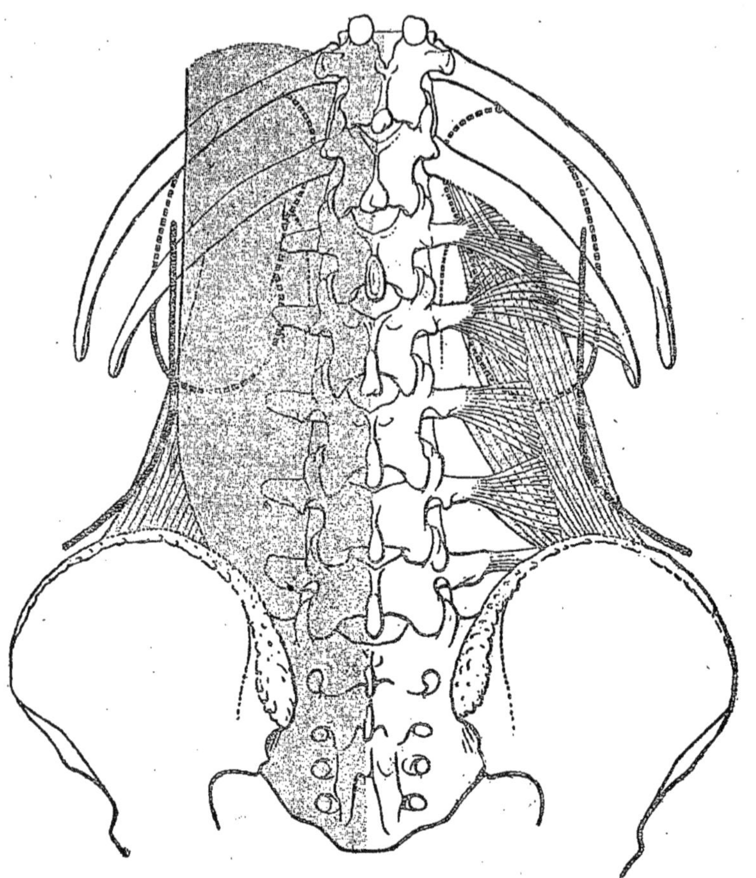

Fig. 23. — Tracé de l'incision destinée à découvrir le rein.

arrière le rein, que l'on sent et que l'on peut même souvent voir à travers son atmosphère graisseuse, montant et descendant à chaque mouvement respiratoire. On incise alors bien nettement cette capsule adipeuse en plusieurs temps, faisant maintenir par des pinces la tranche de la section et allant ainsi jusqu'au rein que l'on met bien à nu. Quelques points de soie en capiton peuvent même fixer les lèvres de l'incision capsulaire (1) à celle des couches musculaires. Le foyer est dès lors *bien limité* et l'on peut inciser le rein sans craindre de voir le pus se répandre dans son atmosphère adipeuse. Auparavant M. Guyon a l'habitude de toucher la plaie avec une solution phéniquée à 1/20e afin de fermer les bouches absorbantes qui pourraient rester ouvertes.

Le rein est alors incisé. Avec quelques pinces dentées on attire les lèvres de cette incision dans la plaie pariétale et l'on y passe quelques fils suspenseurs à l'aide de l'aiguille d'A. Reverdin ou de l'aiguille de J. Reverdin coudée sur le manche (modèle Collin). Il est prudent de faire passer les fils assez loin du bord de l'incision, en raison de la friabilité de la substance rénale et de recommander aux aides, auxquels ils sont confiés, de ne pas exercer de tractions sur ces fils.

L'incision du rein convenablement agrandie, il faut explorer son intérieur, de manière à *simplifier le foyer*. On enlèvera les concrétions qui peuvent s'y trouver, on sectionnera les cloisons que l'on rencontrera et l'on recherchera s'il n'existe pas de foyers secondaires. Pour cela M. Guyon conseille d'introduire un doigt dans l'intérieur du rein et, plaçant l'autre main sur la paroi abdominale, de se rendre compte, par le palper bimanuel, de l'épaisseur des parties intermédiaires. S'ils sont séparés par une trop grande épaisseur de tissus, il faut ponctionner avec précaution la partie épaissie; souvent on ouvre ainsi des foyers intra-rénaux. Ces manœuvres peuvent toutefois être insuffisantes lorsque le foyer secondaire s'est uniquement développé dans l'extrémité supérieure du rein et se trouve inaccessible au palper par suite de la présence au-devant de lui du foie et de la cage thoracique. Nous l'avons constaté dans une opération récente faite par notre maître M. Guyon; le foyer secondaire ne fut ouvert que par hasard et n'avait pu être perçu par ces explorations. On ne saurait donc faire, avec trop de soin, l'exploration méthodique du centre et des extrémités, supérieure et inférieure, de la poche.

Comme les cloisons, qui séparent les loges des pyonéphroses, contiennent souvent des vaisseaux volumineux que l'on sent quelquefois battre sous le doigt, il faut ne les couper qu'entre deux pinces, que l'on laissera au besoin à demeure, ou, à l'exemple de M. Guyon, les étreindre dans un lien élastique, qui tombera spontanément au bout de quelques jours.

Tout ayant été bien nettoyé avec des solutions antiseptiques, on termine l'opération en suturant le rein à l'incision de la paroi, manœuvre

(1) Nous parlons bien évidemment de la capsule adipeuse.

des plus simple en se servant des fils suspenseurs. De gros drains sont placés dans l'intérieur de la poche, et fixés par un fil. Enfin on rétrécit la plaie de la paroi par quelques points de suture.

Cette manière d'opérer, bien réglée par M. Guyon, présente de grands avantages. *Le foyer est limité et simplifié.* Le rein, ouvert et fixé à la paroi, est facilement accessible : ce qui permet de modifier sa cavité, de la traiter à volonté et, si la suppuration se tarit, si l'uretère est perméable, de fermer, avec la plus grande facilité, la plaie en réunissant par quelques points de suture le rein préalablement avivé. M. Tuffier (1) qui a pratiqué cette opération avec succès chez un malade antérieurement néphrotomisé par M. Guyon, conseille de débrider largement la fistule, de libérer le rein, puis de l'aviver tout autour de l'orifice et de le suturer ; il extirpe ensuite le trajet cutanéo-musculaire et suture à son tour la plaie superficielle.

B. — Néphrolithotomie. — Comme le fait remarquer avec juste raison M. Le Dentu, la *néphrolithotomie* peut être pratiquée dans des conditions diverses : 1° Après incision préalable d'un abcès périnéphrétique ; 2° avec une fistule rénale pour guide ; 3° sur un rein abcédé ou atteint d'hydronéphrose ; 4° sur un rein non abcédé, resté à peu près sain et ne formant pas une tumeur facilement reconnaissable.

Dans les trois premiers cas, l'opération n'est autre qu'une néphrotomie suivie de l'ablation de calculs, nous n'y reviendrons donc pas. En explorant méthodiquement les extrémités du fer à cheval rénal, après section des cloisons saillantes, on arrivera presque toujours à trouver les calculs enclavés. On les enlèvera avec des pinces ou des tenettes étroites. En cas de pierres volumineuses, on pourra avoir recours au grugeur de Dolbeau ; enfin on utilisera des curettes coudées pour extraire les concrétions situées dans des logettes (Le Dentu).

La *néphrolithotomie vraie*, sur le rein presque normal, est, au contraire, une opération toute spéciale.

L'incision de la paroi est identique à celle que nous venons de décrire pour la néphrotomie. Mais, une fois le rein mis à nu, il faut le dénuder et bien l'explorer par le palper, comme nous l'avons indiqué plus haut (2). Le plus souvent, on sent ainsi en un point quelque chose de plus épais, de plus dur. Guidé par cette exploration, on sait alors où il faut aller. Après avoir incisé la capsule dans une étendue de 4 à

---

(1) Tuffier, Pyonéphroses et fistules rénales, diagnostic et traitement. *Semaine médicale*, 1889, p. 461.

(2) Voir p. 116, note.

5 centimètres, au niveau de la partie indurée, on traverse avec la sonde cannelée le tissu rénal friable et l'on arrive directement sur le calcul sans provoquer d'hémorrhagie, le tissu rénal étant généralement atrophié et sclérosé à son niveau. Le calcul enlevé, on explore soigneusement le reste du rein par le toucher pratiqué à travers l'ouverture créée et l'on enlève les autres calculs ou branchements de calculs qui peuvent exister. Il va sans dire que si le palper avait fait constater la présence d'un calcul dans le bassinet, on aurait dû inciser non plus le rein mais le bassinet, refermant ensuite l'incision par une suture au catgut comme l'a fait M. P. Poirier (1). En un mot, dans tous les cas, *on incise au point où l'on a constaté le calcul.* Cette manière méthodique de procéder évite bien des recherches, bien des délabrements inutiles, comme le fait remarquer le professeur Guyon.

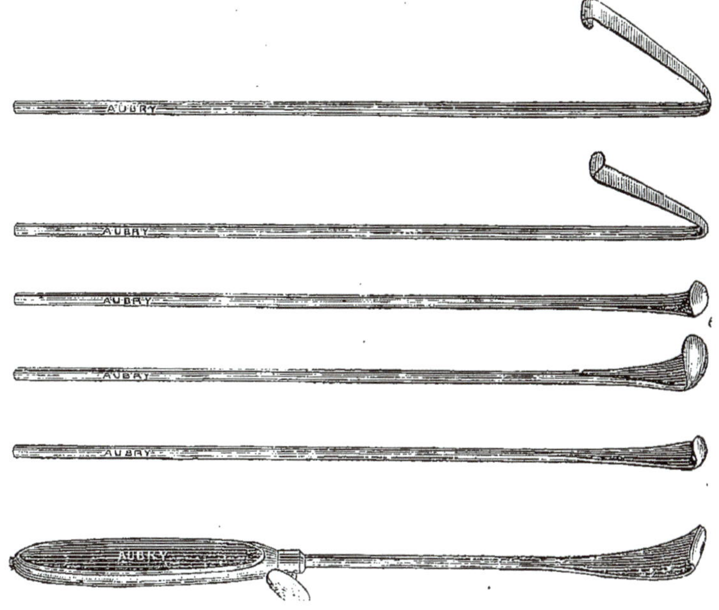

Fig. 24. — Divers modèles de curettes pour extraire les calculs du rein (Le Dentu).

Mais il y a des cas où l'exploration, quelque méthodique qu'elle soit, ne donne aucun résultat. Faut-il alors recourir à l'acupuncture, comme l'a conseillé M. Le Dentu, qui en a réglé le *modus faciendi*? Nous ne

(1) Chez la malade de M. Poirier, la suture du bassinet n'avait rien laissé passer des urines jusqu'à la mort qui survint le 15e jour. La suture du bassinet a été encore faite par Czerny et par Henzel.

le croyons pas. Les observations nous apprennent qu'on a quelquefois fait 20, 30, 40 ponctions dans un rein avant de trouver le calcul ; elles nous montrent même que l'acupuncture peut ne rien donner même dans le cas de calculs multiples et que, par conséquent, un résultat négatif ne prouve rien. Dès lors à quoi bon faire ces ponctions successives ? Le diagnostic, fait d'après les commémoratifs et l'examen antérieur du malade, doit être ferme avant que le chirurgien ait pris le bistouri. Dans ces conditions, comme l'incision loin d'être révélatrice doit, comme le dit notre maître M. Guyon, être confirmatrice, on peut aller hardi-

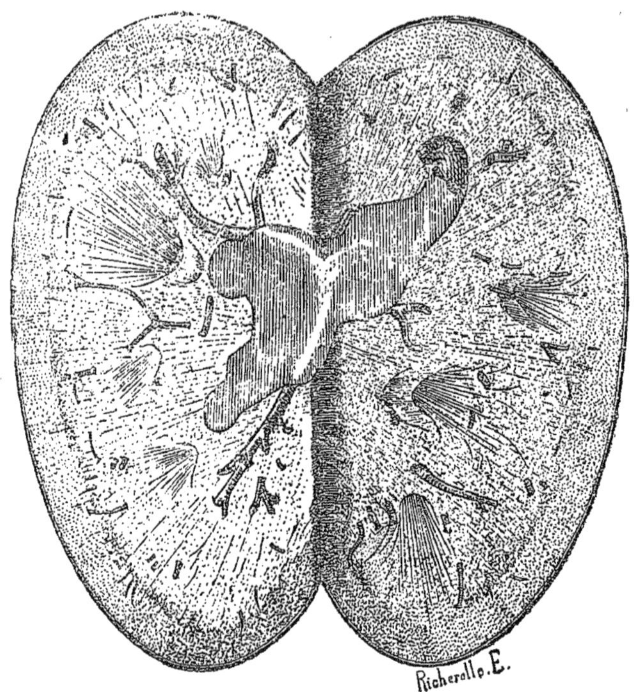

Fig. 25. — Section médiane du rein (Tuffier). On voit que cette section médiane n'intéresse que très peu de vaisseaux.

ment de l'avant et, en l'absence de tout renseignement fourni sur le siège du calcul, fendre en deux le rein comme l'ont fait avec succès Israël (1) et plus récemment G. Marchand (2).

Cette incision doit toujours être faite au même endroit, *sur le bord*

---

(1) *Soc. de méd. berlinoise*, 12 février 1890.

(2) *Bull. et mém. Soc. de chirurgie*, Paris, 1891. N. S., t. XVII, p. 548.

convexe du rein (1). C'est le moyen de couper le moins de canalicules excréteurs, étant donnée la disposition en éventail des éléments du rein (2). C'est aussi celui qui expose le moins à l'hémorrhagie (3).

Il est indispensable, pour bien faire cette incision, d'attirer le rein dans

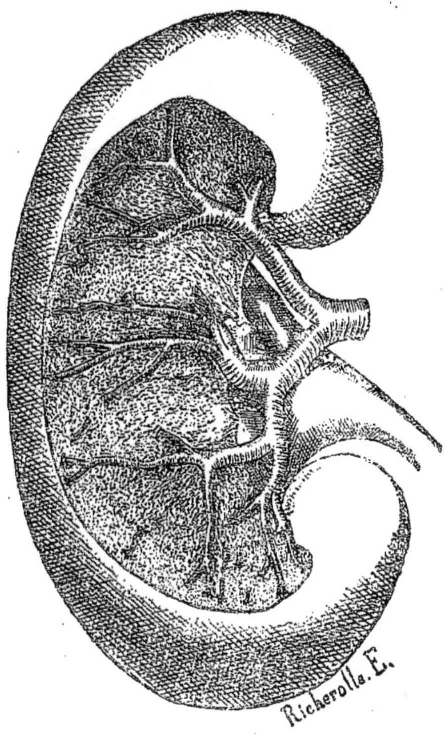

Fig. 26. — Vaisseaux du rein (Tuffier). On voit que les gros vaisseaux marchent dans l'épaisseur de chacune des faces.

---

(1) Robineau-Duclos, *Les incisions chirurgicales du rein*, Paris, G. Steinheil, 1800.

(2) Fait important, car les expériences de Tuffier (*Chirurgie expérimentale du rein*, Paris, G. Steinheil, 1889) ont montré que la section des canalicules excréteurs entraîne une atrophie irrémédiable des glomérules correspondants.

(3) Les injections de Tuffier et de Lejars ont montré que les vaisseaux d'un fort calibre cheminent, chez l'homme, dans les deux faces de l'organe où ils sont situés très superficiellement. L'incision faite sur le bord convexe est donc celle qui permet le plus sûrement de les éviter.

la plaie, comme le fait M. Le Dentu (1). On peut ainsi aller profondément et ouvrir tous les segments du bassinet.

L'hémorrhagie qui se produit est toujours abondante, mais on peut généralement l'arrêter facilement, soit par la compression du pédicule soit par l'accolement momentané des lèvres de la plaie.

L'extraction des calculs peut être faite avec des pinces, des tenettes, de simples curettes, ou même des curettes spéciales telles que celles qu'a fait construire dans ce but M. Le Dentu. Dans tous les cas, il faut explorer avec le plus grand soin les divers calices, des calculs ou des branchements de calculs pouvant très facilement passer inaperçus (2).

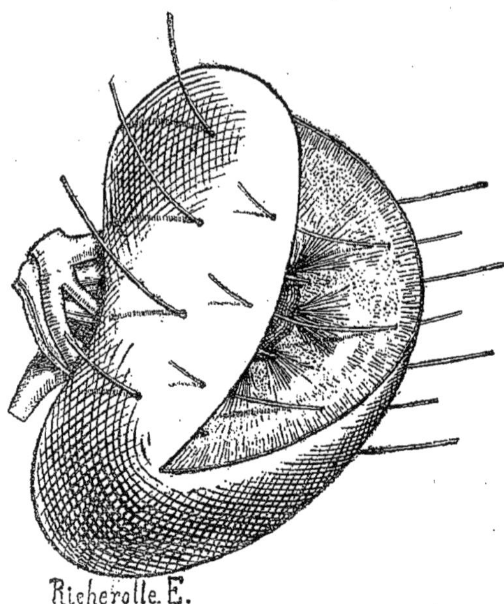

Fig. 27. — Placement du double plan de sutures sur l'incision du rein (Tuffier).

Le ou les calculs enlevés, on suturera l'incision avec des points de catgut un peu gros (n° 3), les uns profonds, les autres superficiels, ayant soin de ne pas trop serrer les fils, une striction trop grande entraînant, comme l'ont montré les expériences de M. Tuffier, une sclérose des

(1) Cité par Legueu, *loc. cit.*, p. 115.

(2) Morris (*Brit. med. J.*, 16 novembre 1889, p. 1081) a été conduit à faire la néphrectomie dans un cas où deux explorations négatives, faites à six mois d'intervalle, ne lui avaient pas permis de découvrir un calcul enchâtonné et entouré partout de tissu rénal sain.

tissus qui peut ne pas rester limitée aux points comprimés, mais s'étendre à tout le rein. La suture faite, on cesse la compression du hile, l'organe augmente de volume, se bosselant dans l'intervalle des ligatures, mais l'hémorrhagie ne se reproduit pas, la turgescence des deux moitiés du rein n'arrivant qu'à rendre le contact plus intime et la compression des sutures plus efficace.

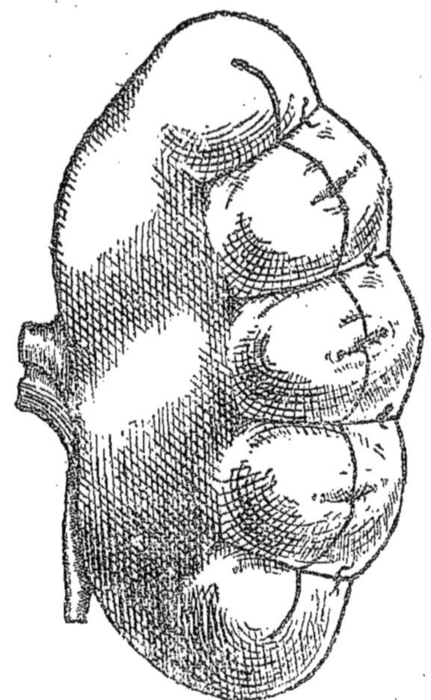

Fig. 28. — Aspect bosselé du rein une fois la suture terminée et la circulation rétablie.

La mortalité de l'opération est faible et ne s'élève pas à plus de 5 0/0 (38 guérisons sur 40 opérations, Legueu).

§ 2. — Néphrectomie.

Faite d'abord par suite d'erreurs de diagnostic, la néphrectomie a été pratiquée, pour la première fois, de propos délibéré par G. Simon de Heidelberg qui, le 2 août 1869, enleva un rein par la région lombaire. En 1876, Kocher, se trouvant en présence d'une tumeur développée dans un rein flottant, fit l'ablation de l'organe par la laparotomie. Dès lors se trouvaient mises en pratique les deux grandes méthodes de néphrectomie, la *néphrectomie lombaire, extra-péritonéale*, qui convient plus spécialement aux ablations de reins médiocrement augmentés de volume et la *néphrectomie abdominale, transpéritonéale*, seule praticable dans les cas de tumeurs volumineuses. Une dernière méthode, la *méthode parapéritonéale*, qu'avait préconisée M. Trélat, se rapproche par le siège antérieur de l'incision des méthodes transpéritonéales, mais s'en éloigne par ce fait que le chirurgien chemine en dehors du péritoine qu'il décolle, sans l'ouvrir à aucun moment de l'opération.

A. — Néphrectomie lombaire. — Toutes les variétés d'incision cutanée ont été employées pour pratiquer la *néphrectomie lombaire*, depuis l'incision franchement verticale le long de la masse sacro-lombaire jusqu'à l'incision oblique de la 12e côte à l'épine iliaque antéro-supérieure. Le mieux, croyons-nous, est de recourir à l'incision que nous avons indiquée pour la néphrotomie; c'est celle qu'emploie notre maître, M. Guyon. Elle donne un jour suffisant, peut, suivant les besoins, être plus ou moins allongée en dehors et ouvre un large accès à la région occupée par les tuméfactions rénales.

La résection de la 12e côte, pratiquée par quelques chirurgiens, expose à l'ouverture du cul-de-sac pleural et doit être rejetée, bien qu'elle facilite considérablement les manœuvres sur l'extrémité supérieure du rein.

La libération du rein se fait avec l'ongle qui sépare l'atmosphère graisseuse de la capsule propre de l'organe. Lorsque cette séparation est impossible par suite de l'existence d'une périnéphrite scléro-adipeuse, il est sage de ne pas s'acharner à la pratiquer, on s'expose ainsi à déchirer le péritoine, le côlon, la veine cave, etc. Mieux vaut, comme Ollier, recourir à la *néphrectomie sous-capsulaire* (1), qui consiste à enlever la substance rénale seule, en laissant en place la capsule fibreuse ou tunique propre qui l'entoure.

Une fois le rein libéré, on cherchera, en principe, à lier séparément les vaisseaux et l'uretère. Mais ce n'est pas toujours facile, et, pour peu qu'on éprouve quelques difficultés à le faire, on fera la ligature en masse, seule possible du reste lorsque l'on a eu recours à la néphrectomie sous-capsulaire.

B. — Néphrectomie transpéritonéale. — La *néphrectomie transpéritonéale* peut être faite soit par une incision verticale médiane (procédé classique), soit par une incision sur le bord externe du muscle droit (procédé de Langenbuch). Cette dernière est préférable dans

(1) Ollier, 2e *Congrès français de chirurgie*, Paris, 1887, p. 148.

les cas où la tumeur, tout en faisant saillie dans la cavité péritonéale, n'a pas dépassé la ligne médiane (Le Dentu).

L'incision du péritoine postérieur, que l'on doit chercher à faire en dehors des côlons, pour éviter la section des artères de cet intestin, le dégagement de la tumeur, la ligature de son pédicule ne présentent rien de particulier. Le seul point intéressant est la conduite à tenir en présence de la cavité résultant de l'ablation de la tumeur. Czerny abandonne les parties à elles-mêmes ; Spencer Wells veut qu'on suture avec soin l'incision du péritoine postérieur. D'autres, effrayés par les abcès et quelquefois les accidents mortels consécutifs à la néphrectomie transpéritonéale, veulent que l'on fasse le drainage lombaire préventif. Notre maître, M. F. Terrier, appliquant à la néphrectomie transpéritonéale le principe général de traitement des tumeurs abdominales incluses dans des replis péritonéaux, fixe en bourse les bords de la poche, résultant de l'énucléation de la tumeur, aux lèvres de la plaie abdominale antérieure. Il est ainsi facile de faire le drainage de cette cavité extra-péritonéale. De plus, voyant comme Thornton, dans l'uretère le point de départ le plus habituel des processus infectieux, consécutifs à la néphrectomie, il conseille de le séparer du reste du pédicule et de le fixer à la peau. Cette manière de procéder lui a déjà donné de nombreux succès.

C. — **Néphrectomie para-péritonéale.** — Dans la *néphrectomie para-péritonéale*, l'incision est faite un peu en dehors du muscle droit, le décollement du péritoine ne pouvant être opéré au niveau de la partie externe de la gaîne de ce muscle, point où il adhère intimement. Marchant constamment sous et contre la face externe du péritoine, on arrive ainsi au rein. Cette méthode a l'avantage de permettre une exploration complète de l'uretère. On arrive au même résultat par des incisions variées plus ou moins obliques et rappelant par leur direction celle de la ligature de l'iliaque.

§ 3. — Néphropexie.

La *néphropexie* est toujours pratiquée par la voie lombaire. L'incision cutanée est la même que celle de la néphrotomie, la mise à nu du rein ne présente non plus rien de particulier. L'avivement du rein, imaginé par le professeur Guyon, pratiqué et préconisé par M. Tuffier, a été abandonné par notre maître qui regarde la fixation par la simple suture comme parfaitement suffisante, mais il faut, pour cela, prendre certaines précautions.

La simple fixation de la capsule graisseuse est insuffisante ; il faut passer les fils à travers le rein, mais, pour ne pas couper le parenchyme, il ne faut pas trop les serrer. Dans ce but, M. Guyon traverse franchement la substance rénale à un centimètre environ de son bord convexe avec un catgut double n° 2. Un nœud fixe l'un à l'autre les deux catguts, à leur entrée et à leur sortie du rein. Pour le faire, M. Guyon,

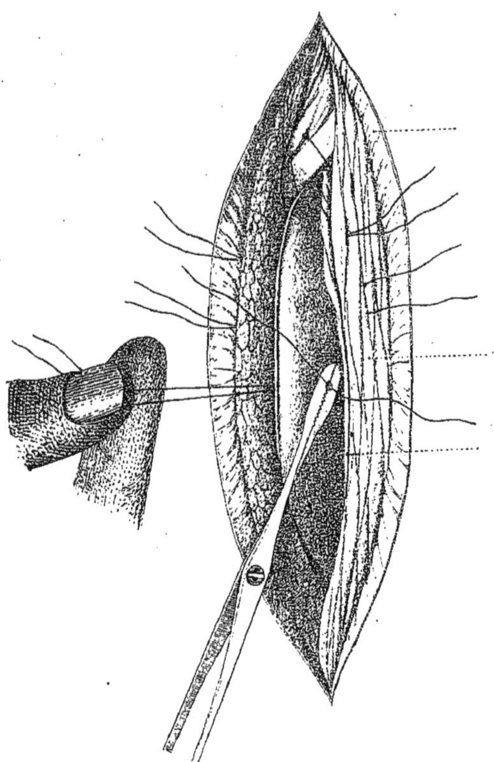

Fig. 29. — Néphropexie (rein gauche) (F. Guyon).

comme on le voit sur la fig. 29, saisit avec une pince à forcipressure les deux chefs et déprime légèrement le rein, tandis qu'un aide tend les deux chefs qui émergent de la face opposée. Le nœud est alors fait contre la pince. La même manœuvre étant répétée sur la face opposée, on a un rein traversé par un fil double, sur les extrémités duquel on tirera autant que l'on voudra sans jamais serrer le parenchyme. M. Guyon passe alors les chefs à travers la capsule graisseuse, une partie de la tranche musculaire, les noue et les coupe à ras. La même manœuvre étant répétée sur chacune des lèvres de la plaie avec l'extrémité correspondante du fil double, le rein se trouve soutenu sans être serré en aucun point. La capsule graisseuse, se trouvant comprise dans les anses qui traversent la paroi lombaire, contribue à soutenir le rein. Trois à quatre points suffisent dans tous les cas. M. Guyon a coutume de terminer la fixation par le passage d'un fil autour de la 12e côte. C'est là un point secondaire et dont on peut se dispenser tout en ayant une fixation excellente.

DEUXIÈME PARTIE

MALADIES DE LA VESSIE

CHAPITRE PREMIER

Séméiologie des maladies de la vessie. — Son examen chirurgical.

§ 1. — Séméiologie des maladies de la vessie.

Nous réunirons dans une même description la séméiologie générale des maladies de la vessie et celle des maladies de l'urèthre. Cette réunion est d'autant plus justifiée que l'association des lésions de l'urèthre et de celles de la vessie est fréquente et que l'on doit toujours penser en clinique aux lésions de l'un lorsqu'on se trouve en présence des symptômes des lésions de l'autre, l'urèthre étant la voie d'accès la plus habituelle des agents pathogènes.

Ces diverses maladies, tant de la vessie que de l'urèthre et des glandes annexes, sont essentiellement caractérisées par des troubles de la miction et de la composition des urines. L'étude méthodique de ces troubles est si importante qu'à elle seule elle suffit généralement pour faire le diagnostic ; l'*exploration directe*, chirurgicale des organes, ne vient qu'ensuite ; elle doit, comme le dit notre maître M. Guyon, être *confirmatrice* et non pas *révélatrice*. C'est là un point capital, qu'oublient trop souvent les spécialistes qui s'arment immédiatement d'un instrument avant de savoir le moins du monde à quoi ils ont affaire.

L'interrogatoire doit tout d'abord porter sur les *commémoratifs* : Il faut connaître le début et l'évolution de l'affection actuelle, le passé morbide du sujet, le résultat des traitements antérieurs. Lorsque l'on aura acquis une connaissance complète des antécédents des malades, on passera à l'examen des symptômes fonctionnels qui l'amènent à consulter, en particulier des *troubles de la miction*. M. Guyon les résume dans le tableau synoptique suivant :

TROUBLES DE LA MICTION

I. — **Fréquence de la miction.**

Habitudes du sujet.

Fréquence en vingt-quatre heures.

Influence { du jour et de la nuit. / de la marche et du repos.

Conditions qui la provoquent : { fatigues. / secousses. / repos. / décubitus prolongé.

Conditions qui la calment : { exercice. / repos. / décubitus prolongé.

II. — **Miction impérieuse.**

Conditions qui la provoquent.

III. — **Difficulté de la miction.**

Efforts {
- A quel moment de la miction ? { au début ? / tout le temps ? / à la fin ?
- Dans quelle position le malade urine-t-il ? { couché ? / accroupi ? / debout ?

IV. — **Modifications du jet.**

Forme. . . / Volume. . / Projection } Ces modifications sont-elles légères ou trop marquées ?

Interruption : quelle est la position du malade au moment de la miction ? . . . . { debout ? / couché ?

V. — **Douleur.**

A quelle époque et dans quelles circonstances le malade l'a-t-il ressentie pour la première fois ?

A quel moment de la miction ? { avant ? / pendant ? / à la fin ?

Est-elle éveillée par des causes précises ? { fatigues ? secousses ? miction debout ?

Apparition brusque ou graduelle.

Influence du repos : { calme-t-il la douleur ? la fait-il disparaître tout-à fait ? l'exagère-t-il ?

Siège : { méat. urèthre. hypogastre. périnée.

Irradiations et intensité.

On passera ensuite à l'*examen des urines*. Laissant de côté l'analyse complète, chimique, histologique et microbiologique des urines, nous ne parlerons ici que de leur examen chirurgical. Pour cela, il faut, comme le conseillent les deux grands maîtres de la chirurgie urinaire, H. Thompson et F. Guyon, faire uriner le malade dans deux ou même dans trois verres, séparant ainsi les différentes parties de la miction. Cela permet de comparer l'urine qui a lavé le col vésical et l'urèthre à celle qui lui a immédiatement succédé. On peut ainsi fixer, dans nombre de cas, le siège d'une suppuration, le premier jet entrainant les sécrétions uréthrales. De même lorsqu'un malade ne saigne qu'après que les dernières gouttes d'urine ont coulé, on peut affirmer le départ vésical de l'hématurie, surtout lorsque cet écoulement sanguinolent s'accompagne de douleurs vives, d'une véritable crise de contracture de la vessie qui exprime pour ainsi dire le sang de sa muqueuse.

Lorsque l'on a méthodiquement, procédé à l'étude de ces divers symptômes, on a le plus souvent fait son diagnostic. Il faut toutefois le compléter et le préciser par l'examen direct des organes.

§ 2. — Examen chirurgical de l'urèthre et de la vessie.

Le chirurgien doit d'abord examiner par la *vue* et le *palper* l'hypogastre, le pénis, le périnée. Il pourra ainsi acquérir immédiatement des notions sur l'existence de fistules, d'indurations périuréthrales, d'une distension vésicale un peu marquée. Dans quelques cas, la pression hypogastrique révèlera de la douleur locale, douleur quelquefois exaspérée, dans certaines cystites douloureuses, lorsque l'on relève brusquement la main qui a déprimé les parties.

Le *toucher rectal* en même temps qu'il renseignera sur le volume, la forme et la consistance de la prostate permettra d'apprécier, par le *palper combiné*, l'existence d'une distension vésicale moyenne et, dans quelques cas, une fois la vessie vidée, l'existence d'un néoplasme vésical.

Lorsque ces explorations, en quelque sorte extérieures, seront terminées, on fera le *cathétérisme*. Pour l'employer avec avantage, il faut comme l'enseigne notre maître M. Guyon, se proposer comme but de *pratiquer le toucher à l'aide de l'instrument*. Il faut donc ne pas user de force et recueillir méthodiquement toutes les sensations. Il ne faut jamais vaincre violemment une résistance. Le cathétérisme « est, en effet, œuvre d'adresse ou de patience ; mais, à aucun degré, nous ne pouvons trop le répéter, œuvre de force » (F. Guyon).

Un second point, qu'il ne faut pas oublier, c'est que l'on doit toujours savoir où l'on est. C'est du reste facile car il existe dans l'urèthre des repères qui permettent de savoir l'espace parcouru.

Normalement, un *explorateur à boule* n° 20 chemine facilement dans un urèthre sain (1). Grâce au faible calibre de la tige, le chirurgien ne perçoit que les sensations de résistance fournies par la boule. Ten-

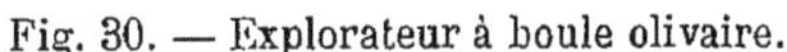

Fig. 30. — Explorateur à boule olivaire.

dant doucement la verge, on fait cheminer doucement la boule à travers la portion pénienne de l'urèthre. Si le canal est sain on marche, pour ainsi dire, sans arrêt jusqu'à l'entrée de la portion membraneuse. Pour la pénétrer, il faut un peu appuyer. Le malade a une sensation désagréable à laquelle succède immédiatement un besoin d'uriner, lorsque la boule a pénétré dans la région prostatique, ce dont on est averti du reste par la liberté plus grande de la sonde. Au retour, on doit recueillir les mêmes sensations qu'à l'aller et retirer l'instrument avec les mêmes précautions que pendant l'introduction. C'est même au retour que le talon de l'olive, par les ressauts nets qu'il donnera au passage, indiquera la présence des brides intra-uréthrales. La situation de la boule dans le canal permettra de préciser la situation de ces brides.

(1) La tige, tout en étant souple doit présenter une légère rigidité, de manière à transmettre à la main du chirurgien les sensations recueillies par la boule ; celle-ci doit avoir la forme d'un ovoïde se rattachant à la tige par sa grosse extrémité, qui fait une sorte de talon, tout en conservant sa forme arrondie.

Le même explorateur à boule fera le diagnostic de concrétion intra-uréthrale par le frottement rugueux qu'il déterminera ; il dénotera quelquefois l'existence d'une sensibilité anormale du fond de la vessie, normalement insensible à son contact, enfin il permettra de déterminer la profondeur du réservoir urinaire.

Dans les uréthrites chroniques, ce mode d'exploration est encore plus important, le talon de la boule permettant de recueillir à volonté les sécrétions du fond de l'urèthre antérieur et celles de l'urèthre profond.

L'exploration de la vessie se fait avec des *instruments métalliques à petite courbure*. M. Guyon se sert d'explorateurs pleins en argent, dont le bec, un peu moins coudé que l'angle droit, est très régulièrement aplati, s'élargit jusqu'à son extrémité et se termine par un renflement léger. Le manche est cylindrique, creux et constitue une sorte de caisse de résonnance. Il en existe plusieurs modèles de dimensions différentes, n°s 1, 2, 3 et 4. Les courbures 3 et 4, plus longues, sont les seules qui permettent de traverser facilement une longue prostate et d'explorer complètement un bas-fond profond.

Le malade étant placé dans le décubitus horizontal, le siège légèrement élevé, les genoux modérément fléchis et retombant en dehors, on injecte doucement par une sonde molle, 100 à 125 grammes d'une solution boriquée tiède, après avoir préalablement vidé la vessie. Le chirurgien, placé à droite du malade, présente l'instrument au méat, dirigeant le manche de telle façon qu'il soit perpendiculaire à la face antérieure de la cuisse. « Il le conduit doucement jusqu'au cul-de-sac du bulbe, dans lequel il arrive transversalement, le talon appuyé sur la paroi latérale gauche et le bec sur la paroi latérale droite. Pour favoriser la pénétration, la verge est doucement amenée sur l'instrument, tandis que celui-ci est doucement poussé dans le canal. A mesure qu'il pénètre, la verge et l'instrument sont peu à peu ramenés vers la ligne médiane et inclinés vers la paroi abdominale, à laquelle ils deviennent à peu près parallèles ; lorsque cette évolution se termine, l'extrémité de l'instrument est arrivée au but de son étape, c'est-à-dire dans le cul-de-sac du bulbe.

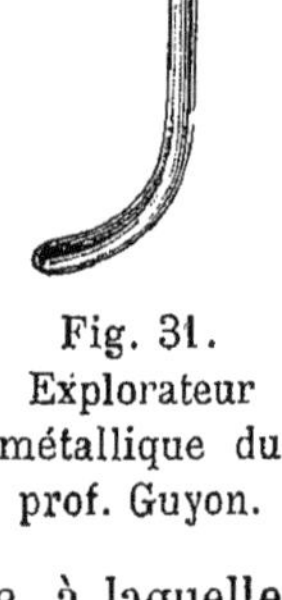

Fig. 31. Explorateur métallique du prof. Guyon.

Jusqu'alors le chirurgien avait maintenu le pavillon de l'instrument, de telle sorte que le bec demeurât contre la paroi latérale droite; il sent bientôt que la portion coudée repose sur le plancher bulbaire, ce qui lui est parfaitement indiqué par la résistance qu'il éprouve et par le besoin de tourner, nettement exprimé par l'instrument. Celui-ci ne peut plus avancer désormais qu'en faisant demi tour et, dès qu'il ne peut plus progresser transversalement, il cherche à gagner la ligne médiane. Dans les parties profondes de l'urèthre, il ne peut en effet cheminer qu'en suivant avec le bec la paroi supérieure et en présentant le talon à la paroi inférieure. Pour aboutir à l'orifice membraneux, le chirurgien n'a donc, dans la très grande majorité des cas, qu'à laisser évoluer l'instrument.

Un petit mouvement de ressaut et la tendance qu'éprouve immédiatement le pavillon à s'abaisser indiquent que l'instrument s'est engagé dans la région membraneuse.

Si une résistance spasmodique rendait la pénétration difficile ou incomplète, il conviendrait de presser directement sur le talon de l'instrument à travers le périnée et de l'insinuer par propulsion directe dans la région membraneuse » (1).

Vient ensuite le mouvement d'abaissement du manche qui n'est autorisé que lorsque l'instrument demande à avancer. A ce moment, le chirurgien, avec la main gauche, abaisse en masse les parties molles prépubiennes et par conséquent les insertions supérieures du ligament suspenseur de la verge de manière à le relâcher. La main droite, maintenant la sonde médiane, suit le mouvement d'abaissement, veillant à ce que le bec de l'instrument reste appliqué contre la paroi supérieure du canal; cette manœuvre simple suffit à assurer le passage de la région membraneuse. Le mouvement continuant, la sonde pénètre dans la vessie, ce dont on est averti par une liberté plus grande de l'instrument.

Si la prostate est anormalement développée, ce 3e temps du cathétérisme peut présenter quelques difficultés; il convient alors d'imprimer à l'instrument quelques petits mouvements de latéralité, de le faire avancer par une sorte de reptation en y ajoutant l'abaissement voulu. Il faut, comme le dit M. Guyon, avoir pour principe absolu de *dégager* l'extrémité de l'instrument toutes les fois qu'il s'arrête; il ne faut jamais le pousser.

---

(1) La manœuvre que nous venons de décrire, et qui ne manque jamais, est due à notre maître M. Guyon. Elle évite tous les tâtonnements des autres procédés.

Si l'on éprouve des difficultés dans ces manœuvres, il faut prendre un explorateur à bec plus large et plus long. Pour explorer la vessie, l'instrument est doucement poussé sur la ligne médiane, jusqu'à la rencontre de la paroi postérieure ; puis il parcourt successivement la paroi droite, la gauche, la supérieure et enfin l'inférieure. Dans une vessie saine, il donne partout une sensation douce et égale, semblable à celle d'une étoffe veloutée. Seul le pourtour du col donne la sensation d'une résistance réelle. Lorsque la vessie est malade, l'explorateur fait constater les déformations du col et du bas-fond, les irrégularités, les reliefs, les indurations de la paroi, etc.

D'un emploi plus récent, l'*endoscope* est aussi utile pour le diagnostic des affections uréthro-vésicales. Préconisé autrefois par Désormeaux, il n'est réellement entré dans la pratique que le jour où l'emploi de la lumière électrique l'a rendu plus simple et plus parfait.

L'*endoscopie uréthrale* se pratique à l'aide d'un simple tube noirci semblable à un spéculum de Fergusson très long et très étroit. Le chirurgien porte sur le front la source lumineuse représentée par un miroir frontal réfléchissant dans le tube endoscopique les rayons lumineux partis d'une petite lampe électrique placée au foyer du miroir.

Pour l'*endoscopie vésicale* on utilise des endoscopes à lumière intravésicale. L'image de la paroi vésicale arrive à l'œil de l'observateur grâce à la présence d'un prisme à réfraction totale qui dirige dans l'axe du tube les rayons lumineux partis du point éclairé (1).

CHAPITRE II

Lésions traumatiques de la vessie.

Nous laisserons immédiatement de côté, devant les retrouver plus loin, les lésions traumatiques qui succèdent aux opérations pratiquées sur la vessie, le pincement de sa paroi au cours de la lithotritie par exemple. Nous ne parlerons que des *plaies* proprement dites, encore appe-

---

(1) Nous n'entrerons pas dans la description de ces appareils, engageant le lecteur que la question intéresserait, à consulter Nitze, *Lehrbuch der Kystoscopie* ; *ihre Technik und klinische Bedeutung*, Wiesbaden, 1889 ; et Boisseau du Rocher, Mégaloscopie vésicale, *Ann. des mal. des org. génito-urin.*, Paris, 1890, p. 65.

lées plaies exposées et des *ruptures*, quelquefois décrites sous le nom de plaies internes.

§ 1. — Plaies de la vessie.

Les plaies de la vessie, peu étudiées par les anciens auteurs, ont été l'objet, dans le cours de ce siècle, d'une série de travaux importants, parmi lesquels nous citerons le mémoire de J. Larrey, celui de Demarquay, la thèse d'agrégation de Houel, les relevés de la guerre de sécession, enfin deux travaux extrêmement importants, l'un clinique de Bartels, l'autre expérimental de Vincent (1).

Etiologie. — Ces plaies sont rares ; si Bartels a pu réunir 504 cas de traumatismes vésicaux, cela tient à ce que presque tous les faits sont publiés. Sur 408.072 blessés, Otis ne relève que 183 plaies de la vessie. Cette rareté s'explique par ce fait que la vessie vide est protégée par la ceinture osseuse pelvienne ; aussi la distension du réservoir urinaire constitue-t-elle, comme l'avait déjà remarqué Larrey, une cause prédisposante à sa lésion. Celle-ci peut être produite par un mécanisme qui varie suivant les cas.

Les *plaies par instruments tranchants* sont presque toujours chirurgicales ; on trouve cependant relaté dans les auteurs anglais le cas d'un malade qui, pour remédier à des douleurs violentes qu'il éprouvait dans la vessie, la transperça d'un coup de couteau. Encore, dans ce cas, peut-on dire que l'instrument tranchant a agi par sa pointe. Celles *par instrument piquants* sont, au contraire, beaucoup plus fréquentes. Nous ne dirons rien des ponctions chirurgicales qui ne causent en général aucun symptôme, mais nous insisterons un peu sur les plaies véritables. Celles-ci peuvent être déterminées par des instruments variés, qui atteignent

(1) Consulter Larrey (J), Mém. sur les plaies de la vessie et sur certains corps étrangers restés dans ce viscère, *Mém. de chir. milit.*, Paris, 1817, t. IV, p. 284 ; — Demarquay, Mém. sur les plaies de la vessie p. armes à feu, *Mém. de la Soc. de chir.*, Paris, 1851, t. II, p. 289 ; — Houel, *Des plaies et rupt. de la vessie*, th. d'agrég. 1857 ; — Otis (Georges A.), *The med. and surg. history of the war of rebellion*, Washington, 1876, t. II, p. 263 ; — Bartels (M.), Die Traum. der Harnblase, *Arch. f. klin. Chir.*, Berlin, 1878, t. XXII, p. 519 ; — Vincent, Plaies pénétrantes intra-périton. de la vessie, *Rev. de chir.*, Paris, 1881, t. I, p. 449 et 556 ; — Maltrait, *Contribution à l'étude des traumatismes de la vessie*, th. de Lyon, 1881.

la vessie par des voies très diverses (plancher périnéal, trou obturateur, paroi abdominale antérieure). Comme le remarque le professeur Duplay, il y a une relation entre la nature du corps vulnérant et le chemin qu'il parcourt pour aller à la vessie. Quand la plaie résulte de la chute d'un lieu élevé sur un corps plus ou moins aigu, il y a le plus souvent empalement, pénétration de l'instrument par le périnée et lésion simultanée du rectum ou du vagin. La pénétration par le trou obturateur n'a guère été observée qu'à la suite d'un coup de lance, d'un coup de corne de taureau. Au contraire, les plaies de la face antérieure de la vessie sont généralement produites par une arme de guerre, une épée par exemple ; elles sont plus rares qu'on ne le croirait *a priori*, ce qui s'explique par ce fait qu'en escrime il est de règle de chercher à frapper la poitrine et non le ventre, et aussi par cet autre fait que la région hypogastrique est, dans une certaine mesure, protégée par les pièces de l'équipement.

Les *plaies par instruments contondants* sont généralement causées par l'action des projectiles. Ceux-ci, ne se laissant pas arrêter par les os, atteignent la vessie dans les points les plus variables. Sur 287 cas, réunis par Maltrait, il n'y a pas moins de 131 cas, c'est-à-dire près de la moitié où la balle a traversé un ou plusieurs os. Dans certains cas du reste, la plaie vésicale est produite par un fragment osseux que projette dans ce viscère le choc d'un projectile.

Enfin la vessie peut être lésée *au cours d'une laparotomie*, soit au moment où l'on prolonge vers le pubis l'incision de la paroi, soit pendant le détachement d'adhérences, soit encore pendant la libération de tumeurs intra-ligamentaires, particulièrement alors de myomes utérins.

Anatomie pathologique. — D'une manière générale, on distingue les plaies de la vessie en *intra-péritonéales* et en *extra-péritonéales*, suivant qu'elles intéressent ou non la grande séreuse abdominale.

Dans le premier cas, elles s'accompagnent le plus souvent de péritonite et d'épanchement urineux dans le cul-de-sac rétro-vésical. La plaie est unique ou double, perforant alors l'organe de part en part. Sa forme, le plus ou moins de contusion de ses bords dépendent de la nature de l'instrument vulnérant. Le trajet qui va de la vessie à la peau est plus ou moins long ; il contient parfois des esquilles ou des corps étrangers, qui, en pénétrant dans la vessie, peuvent y devenir le noyau de calculs. Lorsqu'il est large, l'infiltration urineuse n'est pas à craindre ; lorsqu'il est étroit primitivement, ou secondairement par le fait du gonflement inflammatoire, lorsque la plaie est oblique, on observe tous les accidents de l'infiltration d'urine (S. Duplay).

Signalons enfin la lésion concomitante d'organes voisins (rectum, vagin, côlon, intestin grêle, cordon spermatique, urèthre, etc.).

Symptômes. — Les symptômes généraux observés immédiatement après le traumatisme sont ceux du choc abdominal (lipothymies, douleur locale irradiée dans les membres inférieurs, etc.). Ils peuvent manquer, mais rapidement se développent des symptômes qui diffèrent suivant que la plaie est intra-péritonéale ou extra-péritonéale (S. Duplay).

A. — Dans les *plaies intra-péritonéales*, les symptômes de choc atteignent leur maximum. Rapidement surviennent des vomissements, du hoquet, un facies grippé, du météorisme et le malade meurt avec du délire ou du collapsus. La terminaison fatale serait même si rapide qu'au dire de Larrey, les blessés mourraient sur le champ de bataille avant qu'on ait eu le temps de les porter à l'ambulance. C'est là une opinion exagérée. Sur 23 cas de plaies par armes à feu avec lésion du péritoine, 2 fois le patient a succombé le deuxième jour, 2 fois le troisième, 2 fois le quatrième, 5 fois du quatrième au septième jour ; dans 5 cas, il a survécu de sept à huit jours ; dans 9 autres de huit à quinze jours, 1 fois même de trente-quatre jours (Maltrait). Cette longue durée des accidents ne peut guère s'expliquer que par la chute tardive d'eschares; les blessés ne survivant jamais plus de 3 jours à la lésion simultanée de la vessie et du péritoine par un instrument piquant.

Dans ces plaies intra-péritonéales, les symptômes abdominaux masquent le plus souvent les signes directs de la lésion vésicale ; l'écoulement urineux extérieur peut même manquer complètement, le liquide s'écoulant en totalité dans la cavité péritonéale.

B. — Dans les *plaies extra-péritonéales*, les symptômes locaux sont, au contraire, beaucoup plus marqués. Il y a de la douleur hypogastrique, accompagnée de tiraillements douloureux dans le testicule et dans les membres inférieurs. Assez fréquemment le blessé souffre d'un besoin violent d'uriner, mais, malgré ses efforts, il ne sort par l'urèthre qu'une très petite quantité d'urine sanglante ou même de sang.

Le symptôme pathognomonique est l'issue par la plaie d'urine mêlée de sang. Lorsqu'il existe deux plaies, l'urine sort habituellement par les deux ; cependant il y a des cas où l'urine ne sort que par l'une d'elles, c'est alors le plus souvent par l'antérieure. Cet écoulement peut faire complètement défaut, surtout dans les plaies par armes à feu ; il peut n'apparaître qu'au bout de quelques heures, ou même de quelques jours ; il peut cesser par suite du gonflement des parois du trajet.

L'hémorrhagie est aussi un symptôme important ; mais elle n'indique la blessure de la vessie que lorsqu'elle a lieu par l'urèthre ; encore peut-elle être déterminée par une simple contusion, ayant produit une déchirure du réseau vasculaire de la muqueuse (Maltrait). Parfois le sang se coagule dans la vessie, causant alors des douleurs vives de distension vésicale.

Dans quelques cas rares, la plaie évolue simplement ; après avoir pendant quelque temps donné passage à de l'urine, elle se cicatrise progressivement et guérit en 2 ou 3 mois. Lorsqu'il existe deux plaies, la postérieure se cicatrise en général la première, ce qui s'explique par les coudures du trajet postérieur, nécessairement fort long, vu la situation antérieure de la vessie. Assez souvent il persiste pendant un temps plus ou moins long (un à dix ans) une fistule par laquelle l'urine suinte constamment ou sort, au contraire, en jet, d'une manière intermittente.

La marche de la guérison est malheureusement troublée par l'apparition de *complications* dans le plus grand nombre des cas. La complication la plus fréquente est la lésion d'un ou plusieurs os ; de là formation d'esquilles, suppurations interminables, fistules urinaires difficiles à guérir. La lésion du tube digestif, particulièrement du rectum vient en seconde ligne ; elle s'accompagne de l'écoulement d'urine par l'anus, de celui de matières fécales et de gaz par l'urèthre ou par la plaie. Elle est fréquemment suivie de fistules vésico-rectales d'une durée indéfinie.

Secondairement les plaies vésicales peuvent causer une infiltration d'urine, qui, lorsqu'elle se fait dans la cavité de Retzius, peut simuler une vessie distendue. Les phénomènes inflammatoires consécutifs, la cystite et les lésions ascendantes de l'appareil urinaire, la septicémie chronique sont autant de complications qui emportent le blessé au bout d'un temps plus ou moins long.

Une complication plus tardive est la formation de calculs par suite de la pénétration dans la vessie de corps étrangers (projectiles, esquilles, fragments de vêtements, etc.). Dans quelques cas, ces corps étrangers sont assez bien tolérés ; on les a même vu persister pendant 40 et même 42 ans avant que le malade se décide à subir la taille pour en faire l'extraction (Maltrait).

Diagnostic. — Le diagnostic est, en général, assez facile : le siège de la plaie, l'écoulement de l'urine au dehors, les résultats du cathétérisme qui montre une vessie vide ou pleine de sang, etc. permettent de le faire immédiatement.

Il y a toutefois des cas où l'on hésite ; faut-il alors explorer la plaie avec un stylet ? Larrey conseillait pour le faire d'attendre la période de suppuration, de crainte de déterminer des accidents. La règle qu'il a posée est généralement acceptée et l'on admet qu'il vaut mieux rester dans l'incertitude que d'explorer la plaie. Certes, il y a des cas où l'on peut s'abstenir : lorsque le malade est déjà dans un état de choc grave ou, au contraire, lorsqu'il ne présente que des lésions d'apparence bénigne. Mais pour peu que l'on se trouve en présence d'un blessé, offrant une résistance vitale suffisante, et que l'on craigne une plaie vésicale, surtout s'il y a présomption de corps étranger, nous pensons qu'il est sage, qu'il est prudent d'y aller voir et d'agir suivant les circonstances, l'exploration devant constituer le premier temps du traitement. Cette règle de conduite, rejetée par quelques-uns qui, craignant le péril, préfèrent imiter l'autruche se cachant la tête sous son aile, est certainement dans sa hardiesse plus prudente que l'expectation, alors même qu'on la qualifiera d'armée pour employer le terme consacré.

Pronostic. — Le pronostic des plaies de la vessie est grave. *Cui persecta vesica, lethale*, disait Hippocrate. On est aujourd'hui revenu de cet aphorisme, mais néanmoins on regarde toujours les plaies vésicales comme devant comporter un pronostic réservé. Lorsque le péritoine est intéressé, la mort est certaine, à moins d'intervention chirurgicale rapide.

Traitement. — Le traitement diffère suivant qu'il s'agit d'une plaie intra-péritonéale ou d'une plaie extra-péritonéale.

Dans le premier cas, il faut immédiatement pratiquer la laparotomie, nettoyer le ventre et suturer la plaie vésicale, après en avoir avivé les bords dans le cas où ils sont contus (Vincent).

Dans le second cas, il faut tout faire pour éviter l'infiltration de l'urine. Larrey, dès la fin du siècle dernier, conseillait le débridement de la plaie. C'est le traitement le plus sage. Débrider, lier les vaisseaux qui saignent, laisser au besoin sur eux des pinces à demeure, drainer la vessie par l'hypogastre avec des tubes en canon de fusil nous paraît beaucoup plus sûr que de recourir au tamponnement, à la vessie de glace sur le ventre (?), aux injections d'ergotine (!).

Toutefois, en cas de choc, on s'en tiendra à la thérapeutique la moins active, on placera une sonde rouge à demeure et l'on ne débridera que lorsque surviendra du gonflement. La suture de la vessie, préconisée par Pinel-Granchamp même dans les plaies du bas-fond vésical, n'est, comme le disait Legouest, admissible que dans les plaies par arme blanche facilement accessibles.

On extraiera les corps étrangers et, si l'on se trouve tardivement en présence d'un calcul consécutif, on recourra d'emblée à la taille, la lithotritie n'étant pas applicable, vu la présence d'un noyau constitué soit par un projectile, soit par une esquille osseuse.

§ 2. — Ruptures de la vessie.

On désigne sous le nom de *rupture de la vessie* la déchirure de cet organe, sans plaie des parois abdominales faisant communiquer le réservoir urinaire avec l'air extérieur (S. Duplay) (1).

Étiologie. — Les causes des ruptures de la vessie peuvent être divisées en *prédisposantes* et *déterminantes* :

Les *causes prédisposantes* sont : la distension de la vessie qui augmente sa surface accessible aux traumatismes, diminue sa résistance par écartement de ses faisceaux musculaires et fournit dans l'urine accumulée un liquide propre à transmettre dans toutes les directions la moindre pression exercée sur l'organe. L'ivresse constitue une deuxième cause prédisposante en relâchant les parois abdominales dont la contraction protège la vessie. L'action combinée de ces deux causes est si grande que dans plus de la moitié des observations, on voit cette remarque : l'*individu était ivre et avait la vessie pleine* (Maltrait).

Les altérations de structure de la paroi jouent un rôle capital dans la production de certaines ruptures dites spontanées.

La fréquence des ruptures est plus grande chez l'homme que chez la femme, son maximum est entre 17 et 60 ans. La race anglo-saxonne fournit la majeure partie des cas, ce qui s'explique par l'intempérance habituelle des gens qui la composent et la fréquence des rixes qui s'élèvent alors.

Les *causes déterminantes* varient suivant qu'il s'agit d'une *déchirure* ou d'une *rupture* proprement dite.

---

(1) Consulter les travaux indiqués p. 228 aux plaies de la vessie, et de plus : Ferraton, *Des ruptures intra-péritonéales de la vessie*, thèse de Paris, 1883, nº 219 ; — Pousson, Considérations sur la pathogénie de deux variétés peu connues de rupture de la vessie et sur les moyens de les prévenir, *Revue de chirurgie*, Paris, 1885, t. V, p. 873 ; — Blum, Des ruptures de la vessie et de leur traitement, *Arch. gén. de méd.*, Paris, 1888, t. II, p. 5 ; — Mac-Cormac (W.), Some observations on rupture of the urinary bladder, *The Lancet*, London, 11 déc. 1888, t. II, p. 1118.

Les déchirures sont le plus souvent la conséquence d'une fracture du bassin. Celle-ci peut exceptionnellement amener une déchirure de la vessie par traction des ligaments antérieurs dans un écartement énorme de la symphyse (Vincent) : ordinairement il s'agit d'une perforation directe de la vessie par un fragment déplacé (Chabourau) (1).

Les ruptures proprement dites sont traumatiques ou non traumatiques. Les premières ont été attribuées par Larrey à la pression de la vessie contre le promontoire sacro-vertébral. On admet généralement aujourd'hui, avec Anicet et Ferraton, qu'il s'agit d'un éclatement au point faible par suite de la répartition du choc sur toute la face interne de la vessie par le liquide incompressible qu'elle contient (2). Ces ruptures reconnaissent trois ordres de causes, d'après Bartels : 1° choc de l'individu contre un corps résistant, c'est le cas des ivrognes ; 2° choc d'un corps dur sur la région hypogastrique (coup de pied dans une rixe) ; 3° pression directe d'un corps très lourd (passage d'une roue de voiture, etc.).

Les ruptures pathologiques sont un mode de terminaison des ulcérations, de la gangrène de la vessie, etc.

Entr'elles et les ruptures traumatiques proprement dites se place une série de cas de ruptures par rétention et de ruptures par simple contraction de la paroi. Cette dernière variété, bien décrite par le professeur Guyon, s'explique par la contraction brutale, désordonnée de la musculature vésicale sur le liquide contenu. Il y a là un véritable éclatement de la vessie.

Anatomie pathologique. — De même que les plaies, les ruptures peuvent être distinguées, suivant leur siège, en intra-péritonéales et extra-péritonéales. Les premières se rencontrent le plus souvent en arrière, les autres, en avant. Ordinairement la rupture se présente avec l'aspect d'une fente verticale ou oblique, rarement transversale. Son étendue varie de 1 à 5 centimètres ; elle peut toutefois être plus considérable et atteindre jusqu'à 12 centimètres dans certaines ruptures intra-péritonéales. On a quelquefois noté que la déchirure de la séreuse était plus étendue que celle des autres tuniques.

Dans les ruptures intra-péritonéales, il y aurait, suivant les uns, inflammation immédiate de la séreuse, suivant les autres, absence de

(1) Chabourau, *Des ruptures de la vessie dans leur rapports avec les fractures du bassin*, th. de Paris, 1878, n° 392.

(2) Il suffit, d'après les expériences de Duchastelet, d'une pression de 125 à 235 centimètres d'eau pour amener la rupture de la vessie.

lésion même au bout de plusieurs jours (Rivington), ce qui s'expliquerait par l'état aseptique de l'urine. La mort serait alors, nous dit Ferraton, le résultat non de la péritonite, mais de l'irritation des extrémités nerveuses du sympathique par l'urine épanchée dans le péritoine; il y aurait anurie réflexe. Peut-être la résorption de l'urine par la séreuse a-t-elle aussi sa part dans la genèse des accidents.

Dans les ruptures extra-péritonéales, on peut avoir, si la perforation est petite, un abcès limité, mais le plus souvent on voit se développer une infiltration urineuse.

Symptômes. — Immédiatement après l'accident, le blessé présente tous les signes du choc abdominal (1). La douleur hypogastrique est très vive ; elle s'accompagne d'un besoin pressant d'uriner que le patient ne peut satisfaire. La sonde évacue une petite quantité d'urine sanguinolente ; dans certaines ruptures extra-péritonéales, elle peut pénétrer dans la cavité prévésicale et évacuer l'urine qui s'y trouve contenue.

Tous ces symptômes sont du reste très variables et si certains malades restent prostrés, anxieux, avec une peau couverte de sueurs froides et un pouls filiforme, d'autres ont pu se relever, marcher et rentrer chez eux. Ce n'est que plus tard, le lendemain par exemple, que des symptômes graves se sont déclarés. D'après Maltrait, il s'agirait, dans ces cas, de ruptures primitivement incomplètes.

Toujours est-il qu'au bout d'un temps assez court, on voit apparaître des phénomènes graves dépendant soit du développement d'une péritonite (facies grippé, douleur abdominale vive, vomissements, etc.), soit de celui d'une infiltration urineuse, qui peut prendre une extension considérable. La mort ne tarde pas à survenir dans les 3 premiers jours lorsqu'il s'agit d'une rupture intra-péritonéale ; dans la deuxième semaine si l'on se trouve en présence d'une rupture extra-péritonéale.

Diagnostic. — Le diagnostic, quelquefois facile, est souvent très difficile, surtout dans le cas de traumatisme violent avec phénomènes de choc abdominal. Il faut penser à la rupture vésicale, la chercher. La faible quantité de l'urine, que retire la sonde, son mélange avec du sang constituent de bons signes de rupture. Les injections intra-vésicales, l'exploration de la vessie avec un cathéter métallique ne donnent que des résultats incertains et sont d'un emploi dangereux.

On a donné pour reconnaître les ruptures intra-péritonéales des extra-péritonéales une série de signes. Lors d'épanchement intra-péritonéal, le ventre est globuleux et uniformément saillant, les symptômes

(1) Voir plus haut, p. 230.

généraux (fréquence et petitesse du pouls, facies grippé, accélération de la respiration, etc.) sont à leur maximum, tandis que dans les épanchements extra-péritonéaux avec des symptômes généraux d'une intensité bien moins grande, on a une tumeur souvent latérale, superficielle, que l'on croirait presque pouvoir saisir dans la main.

Pronostic. — Le pronostic des ruptures de la vessie est grave, moins cependant que ne le croyait Laugier qui les regardait comme toutes mortelles. Leur gravité varie suivant leur siège. Sur 97 cas de ruptures intra-péritonéales, on ne comptait jusqu'à ces dernières années qu'une guérison, due à une intervention active de Walter, de Pittsburg, qui pratiqua la laparotomie pour enlever le liquide épanché dans le péritoine (1).

La mortalité des ruptures extra-péritonéales est loin d'être aussi élevée ; sur 76 cas, Maltrait relève 29 guérisons, soit une mortalité de 65 pour 100.

La mort arrive en général dans les trois premiers jours à la suite d'une rupture intra-péritonéale, tandis que pour les extra-péritonéales elle ne survient souvent que pendant le cours de la deuxième semaine.

Traitement. — Dans les ruptures intra-péritonéales, il faut pratiquer la laparotomie et la faire suivre de la suture de la déchirure, suture dont l'efficacité a été bien établie par les travaux de Vincent.

Dans les ruptures extra-péritonéales, la ligne de conduite est moins bien tracée. Nous croyons avec Hache qu'il faut distinguer entre les cas. Dans les cas légers, où le diagnostic reste incertain, où rien ne démontre l'existence d'une infiltration urineuse, on placera simplement une sonde à demeure et l'on en surveillera le fonctionnement. Dans les cas graves, il faut ouvrir une large voie à l'urine, faire une taille, cherchant autant que possible à aborder la région siège de la rupture. C'est la conduite qu'a heureusement suivie Socin, qui par une incision hypogastrique, est arrivé sur une déchirure vésicale qu'il a drainée. C'est ce qu'a fait avec le même succès Weir dans un cas où il a pratiqué la taille périnéale.

---

(1) H. Morris a montré à la Société royale médicale et chirurgicale de Londres (*Sem. médic.* 1887, p. 84) une rupture de cicatrice vésicale, résultant elle-même de la guérison par la sonde à demeure d'une rupture traumatique intra-péritonéale de la vessie. C'est le seul cas observé. Encore est-il contesté par quelques-uns qui n'y voient que la cicatrisation d'une rupture sous-péritonéale (Rivington).

CHAPITRE III

Cystite. Catarrhe vésical. Inflammation de la vessie.

Étiologie et pathogénie. — La cystite peut être aiguë ou chronique ; elle atteint de préférence les individus d'âge moyen et les vieillards ; elle montre une prédilection marquée pour le sexe masculin. Ses causes sont multiples et se confondent sous bien des rapports avec celles de la pyélite ; elles peuvent être divisées facilement en cinq groupes distincts.

I. — Traumatisme et irritation. — Dans ce groupe rentrent les calculs vésicaux, le cathétérisme pratiqué maladroitement ou trop souvent répété, l'endoscopie vésicale moderne, les interventions chirurgicales (taille, opérations gynécologiques et obstétricales), les chocs de la région vésicale, la compression, les contusions, inhérentes surtout aux cas de dystocie, mais se produisant également durant la grossesse par l'intermédiaire de la tête fœtale, les tumeurs pelviennes, les injections de substances irritantes dans la vessie, le traitement irrationnel des névroses vésicales, des chaudepisses, etc. et plus d'un médecin a sur la conscience une de ces cystites « thérapeutiques », la distension exagérée de l'organe par stagnation urinaire de cause quelconque, principalement quand elle est suivie d'une déplétion subite, les néoplasmes de la vessie, l'usage de balsamiques, de cantharides et d'autres diurétiques irritants. Nous laissons de côté ici la quinine, l'iodure de potassium, la morphine dont l'administration interne ne nous semble pas pouvoir être incriminée. Nous ne partageons pas davantage l'avis des traités classiques qui regardent comme une cause possible de cystite l'augmentation des éléments *normaux* de l'urine (acide urique, phosphates, etc.). Enfin c'est à peine s'il faut mentionner ici l'irritation vésicale tout éphémère due à l'ingestion des bières mal fermentées, de vin acide.

II. — Urine en voie de fermentation ammoniacale et autres infections bactériennes. — Ce facteur étiologique, dont l'importance est considérable, ne rentre que partiellement dans le premier groupe, car il est rare que ce soit *la cystite qui engendre* la fermentation. Il y a à tenir compte de deux éléments : du produit de décomposition de l'urée, le *carbonate d'ammoniaque*, et des *bactéries*, compagnes inséparables de la fermentation urinaire. On se trouve donc en présence : 1° d'une irritation *chimique* et 2° d'une *infection*.

On n'est pas absolument d'accord sur le mode de développement de la fermentation alcaline de l'urine, abstraction faite naturellement de celle qui est consécutive à l'ingestion de carbonates alcalins et d'alcalins à acide organique ; cependant il est indubitable aujourd'hui que la décomposition ammoniacale de la sécrétion rénale ne peut se produire sans l'intervention d'un ferment organisé (Pasteur). La théorie ancienne de l'action fermentative du mucus vésical n'est plus soutenable. La *stagnation* de l'urine, symptôme concomitant fort important et très fréquent, est également à lui seul un facteur insuffisant. La ligature de l'uretère chez le chien n'alcalinise pas le moins du monde l'urine renfermée dans le bassinet (Cohnheim). On doit, au contraire, incriminer des micro-organismes, parmi lesquels le *micrococcus ureæ* joue un rôle nettement démontré (Pasteur, van Tieghem, von Jaksch, etc.) ; Leube et Graser ont découvert récemment toute une série de ces microbes par voie de culture. Ces bactéries qui provoquent la décomposition de l'urée, sont des bacilles petits et lourds d'une prodigieuse activité, des microcoques de forme ovale, des bâtonnets minces ou épais, des sarcines pulmonaires, et beaucoup d'autres représentants que les bactériologistes mettront en évidence. Elles doivent être considérées, en raison de la décomposition qu'elles provoquent dans toute urine normale séjournant à l'air libre, comme des organismes aérobies trouvant dans l'urine un terrain de culture approprié.

Que ce soient les schizomycètes qui, par eux-mêmes, déterminent la fermentation ou que ce soient leurs produits de sécrétion en tant que ferment chimique, la chose, à notre avis, est d'importance secondaire pour la clinique.

La question a été étudiée de très près récemment, surtout par Leube, qui est partisan de la première hypothèse. Lépine et Roux ont donné une démonstration expérimentale magistrale de l'action du plus connu d'entre les micro-organismes que nous avons cités. Ils sont arrivés à produire à coup sûr la fermentation ammoniacale de l'urine, la cystite et la néphrite, en injectant des cultures pures dans l'urèthre de cobayes sains et en pratiquant l'occlusion de l'urèthre. Chez le chien l'injection dans la vessie saine d'un liquide renfermant des bactéries n'engendre point de fermentation alcaline, l'expulsion du contenu vésical par la miction répétée enlevant aux schizomycètes leur terrain de développement; cela ne modifie guère notre opinion sur les faits qui précèdent, car que l'on produise la *stagnation de l'urine* par la ligature du canal de l'urèthre, la fermentation ammoniacale ne tarde pas à se montrer (Cohnheim).

Il est probable que dans la pathologie humaine, il se passe des processus analogues. Toutefois l'urine humaine *normale*, Leube l'a prouvé sur de l'urine évacuée sous le mercure, ne contient ni bactéries ni germes de bactéries, et il est douteux qu'il y ait pénétration dans l'urine, par l'intermédiaire des glomérules, d'agents de fermentation provenant du sang.

C'est donc à une *importation* d'agents de fermentation qu'il nous faut recourir, pour expliquer la cause première de la fermentation ammoniacale de l'urine, et rien n'est moins démontré que la décomposition *spontanée* intra-vésicale de l'urine, si chère à quelques auteurs.

La confirmation de la théorie de Cohnheim relative aux conditions de l'invasion efficace de la vessie (uretère et rein) par les micro-organismes se trouve dans les récentes communications de Guyon. Pour celui-ci, le facteur principal de cette invasion est fourni par la rétention d'urine incomplète avec distension de la vessie et la « cachexie urinaire » qui l'accompagne. Au contraire, les rétentions d'urine aiguës, complètes, créent des conditions moins favorables à cet envahissement à cause de la rapidité de l'intervention thérapeutique et de la suppression de l'obstacle à la miction.

Certaines *cystites bactériennes* prennent naissance *en dehors* de toute décomposition de l'urine. Malgré quelques timides essais de culture, on ne sait rien de bien précis, relativement aux agents qui provoquent ces cystites ; pour ne rien préjuger, nous leur donnerions volontiers le nom de *microbes cystitogènes directs* ; on est tout aussi peu avancé quant à l'*infection mixte*, dans les cas de cystite blennorrhagique Aussi sommes-nous obligé de nous contenter jusqu'à nouvel ordre des renseignements que peut nous fournir la clinique, et qui semblent indiquer que les voies de l'infection, dans ces cas, sont multiples.

Il est impossible aujourd'hui de contester que la brièveté et le large diamètre de l'urèthre chez la femme permet la pénétration dans la vessie de schizomycètes partis de la vulve et du vagin, et que les traumatismes de la vessie suivis de *suppuration*, les ruptures d'abcès du voisinage sont une occasion éminemment favorable à l'importation de ces micro-organismes. Le plus souvent cependant les germes pénètrent dans la vessie, portés par des *instruments* malpropres, principalement par des *sondes* incomplètement désinfectées (Traube, Tauffel, van Tieghem). Or, comme on ne pratique en somme le cathétérisme que lorsqu'il existe des obstacles à la miction, nous nous trouvons là précisément en présence de la seconde condition essentielle, nécessaire à la fermentation ammoniacale de l'urine, à savoir la stagnation urinaire.

Toutefois les gynécologues et les accoucheurs prétendent (Küstner) qu'une sonde complètement aseptique peut contribuer à produire la cystite par l'introduction dans la vessie de sécrétions vaginales, de lochies, etc. Mais dans ces cas l'infection est loin d'être constante (Fritsch) ; tantôt du pus de bonne nature provoquera l'inflammation ; tantôt un pus sanieux ne causera à la vessie aucun dommage (Pincus). Bumm pense que la cystite puerpérale résulte de l'invasion, à la suite du cathétérisme, de la vessie *irritée* par l'accouchement, par des micro-organismes analogues aux gonocoques. Lorsqu'elle est à l'état normal — Kaltenbach l'avait déjà dit depuis longtemps — la vessie réagit à peine.

A côté de cette forme de cystite puerpérale, il en est une autre causée par un micro-organisme particulier, et qui se distingue par une marche intermittente, une propagation rapide aux reins et l'odeur atrocement fétide des urines.

III. — La cystite peut être le résultat de la *propagation* de phlegmasies d'organes voisins. Peut-être sépare-t-on à tort ce mode de développement de celui que nous venons d'étudier, car dans aucun de ces cas l'urine ne demeure exempte de bactéries (Mircoli). Nous avons fait des recherches personnelles à ce sujet et dans les formes chroniques de la cystite, à part celles qui rentrent dans le premier groupe, les micro-organismes n'ont jamais fait défaut que d'une façon transitoire dans le sédiment urinaire; bien certainement les cultures nous en eussent fourni dans tous les cas sans exception. Tout en tenant compte de ce que beaucoup d'entre les bactéries constatées au microscope ne faisaient qu'accompagner celles qui avaient créé le processus pathologique (Jamin), nous sommes tenté néanmoins d'attribuer toujours le premier rôle dans ces cas à l'infection par des virus organisés. Cela est vrai surtout pour la cystite consécutive à la *blennorrhagie*, laquelle est due probablement à une *infection mixte* (Bumm, Finger). Le mécanisme en est sans doute le suivant: le gonococcus prépare les tissus à l'immigration d'un second micro-organisme venu à sa suite; notamment le staphylococcus pyogène. Il faut donc nous représenter les microbes pyogènes de la cystite comme trouvant un excellent terrain dans le pus qui baigne l'urèthre atteint de gonorrhée. Les injections forcées semblent agir d'une façon encore plus pernicieuse que le cathétérisme (Leprévost). Les gonocoques se trouvent alors débordés: dans la cystite blennorrhagique, en effet, le nombre des microbes gonorrhéiques est infiniment plus petit que celui des autres schizomycètes. Cependant, nous avons rencontré des exceptions, assez nombreuses pour être forcé d'admettre qu'il peut exister une *cystite blennorrhagique* causée directement par les gonocoques de la blennorrhagie.

En dehors de l'urèthre, dont l'inflammation, même non virulente, peut devenir également dangereuse pour la vessie, la propagation de l'infection peut avoir pour origine la prostate, le vagin, le rectum, le péritoine, le tissu cellulaire pelvien, le bassinet, et exceptionnellement le rein lui-même (voyez *pyélite* et *néphrite*). Il faut encore ranger ici les catarrhes vésicaux symptomatiques de *néoplasmes de la vessie* ou des organes qui l'environnent.

C'est *le plus souvent* dans la vessie que s'effectue la décomposition de l'urine, qui a été sécrétée à l'état acide. L'urine recueillie avec la sonde immédiatement après l'évacuation du contenu ammoniacal de la vessie et le lavage antiseptique de celle-ci, présente une réaction acide, ainsi que l'a montré Ultzmann. Il ne faut pas toutefois conclure de là que l'on ne puisse jamais rencontrer l'urine renfermée dans le bassinet en voie de décomposition ammoniacale.

IV. — La cystite apparaît volontiers comme *complication* et comme suite des *maladies infectieuses générales*, telles que la fièvre puerpérale, la pyohémie, le typhus, la variole, la dysenterie, le choléra, le rhumatisme articulaire. La cystite que l'on rencontre dans la goutte doit sans doute être considérée comme d'origine absolument microbienne. Dans certains cas, le développement de l'infection trouve des auxiliaires dans un état d'apathie de l'organe accompagné d'une évacuation urinaire insuffisante. Comme dans la pyélite, la phlegmasie affectionne la forme croupale et diphtéritique. Parfois il s'agit de cystite *interstitielle*.

V. — L'inflammation de la vessie s'observe encore dans les maladies nerveuses, du moins dans la *paralysie*, la parésie vésicales, consécutives à des lésions cérébrales et médullaires ; l'irritation des nerfs vésicaux suffit également à la produire. Pour Charcot, le développement de la cystite par influence *trophique* est tout aussi admissible que l'apparition de dermatites (zona, etc.) d'origine nerveuse. Mais il est évident que dans l'immense majorité des cas, c'est la stagnation urinaire consécutive à la paralysie et le cathétérisme qui jouent le rôle principal. D'un autre côté, il suffit, dans ces cas, d'une action, même minime, des agents en question, pour déterminer l'explosion d'une cystite.

Il faudrait ne tenir aucun compte des faits pour prétendre

que la cystite avec fermentation alcaline de l'urine est chose rare chez les individus atteints de maladies nerveuses *lorsqu'ils n'ont pas été sondés.* Nos documents personnels, dont le nombre s'accroît d'année en année, prouvent que bien souvent la cystite s'était développée avant toute tentative de cathétérisme. En attendant une meilleure explication, nous admettons dans ces cas que la décomposition de l'urine a été *cryptogénétique,* mais non spontanée.

C'est le moment de parler de la *diphtérie expérimentale de la vessie sans infection du dehors* qu'a étudiée Aufrecht. Cet expérimentateur a obturé le prépuce d'un lapin à l'aide de sparadrap ; l'animal émit de l'urine sanguinolente et ammoniacale ; à l'autopsie, on trouva dans la vessie des membranes diphtéritiques chargées de coccus. Nous en avons dit assez précédemment pour justifier la conclusion que nous tirons de cette expérience ; les microbes sont présents dans l'organisme, mais ils n'exercent sur lui une action nuisible que dans certaines conditions, par exemple leur forte multiplication. Mais nous insisterons spécialement sur ce fait que la diphtérie créée par Heubner au moyen de la ligature en masse, temporaire, aseptique, de la vessie dans le voisinage de l'urèthre, résulte d'une altération inflammatoire de la paroi vasculaire et d'une nécrose de coagulation des tissus.

Il n'est ni démontré, ni démenti, qu'un *refroidissement* intense puisse déterminer la cystite par l'intermédiaire de troubles circulatoires (cystite rhumatismale). Fritsch et Ultzmann font remarquer avec raison que la cystite est rare chez les enfants si exposés aux refroidissements. Bokai accorde au froid tout au plus l'influence d'une cause prédisposante. D'autre part il peut parfois y avoir en jeu une gonorrhée latente, qui s'exaspère par un coup de froid et provoque une cystite en apparence primitive (Berkeley-Hill, Ultzmann, Aubert, Desnos, etc.), A notre avis, on ne doit admettre la cystite *primitive* qu'avec les plus grandes réserves, bien que nous connaissions des cas où l'affection était en rapport immédiat avec une forte mouillure et où toute autre cause faisait défaut.

Les relations du catarrhe vésical avec la goutte et les excès de table sont des plus contestables. Par contre la tuberculose et la scrofule créent une prédisposition marquée pour cette affection (voyez *Tuberculose vésicale*).

Dans certains cas de cystite, l'étude la plus minutieuse des circonstances ne fait reconnaître l'influence d'aucune cause nocive. Ce sont les cystites dites *idiopathiques ;* grâce aux progrès du diagnostic leur nombre se réduit tous les jours.

Nous ne croyons pas que, comme le veulent encore maints ouvrages classiques, les excès génésiques et l'onanisme puissent à eux seuls produire la cystite (1).

---

(1) Les recherches, poursuivies dans le service de notre maître, M. Guyon, ont bien montré que les cystites résultaient, à part quelques rares exceptions (cystite cantharidienne, etc.), de l'action sur la muqueuse vésicale d'un micro-organisme pathogène, dont la nature est encore discutée. Mais la seule introduction d'un micro-organisme dans un appareil urinaire sain est le plus souvent insuffisante pour déterminer une cystite, ce micro-organisme étant expulsé avec les urines. L'examen de celles-ci chez des malades antérieurement sondés, infectés passagèrement, montre que la vessie est rapidement déshabitée. Pour que le micro-organisme puisse exercer son action, il faut certaines conditions prédisposantes. A cet égard, la rétention aiguë, et surtout la rétention chronique incomplète ont une importance capitale. De même un cathétérisme évacuateur trop rapide d'une vessie distendue amenant un afflux sanguin *a vacuo*, une congestion de voisinage, un refroidissement, etc., certaines prédispositions, héréditaires ou acquises, le rhumatisme, et surtout la tuberculose, semblent avoir une action évidente. Il n'en est pas de même de l'arthritisme et de l'herpétisme dont l'influence ne

Anatomie pathologique. — Les lésions anatomo-pathologiques de la cystite ont, avec celles de la pyélite, une telle anologie que nous pourrons ici être très bref. La distinction que font bien des auteurs entre l'inflammation de la muqueuse vésicale, c'est-à-dire le catarrhe de la vessie et la *cystite proprement dite*, est tout artificielle.

La forme la plus simple de la cystite catarrhale *aiguë* est caractérisée par de la rougeur, de la tuméfaction et du ramollissement de la muqueuse. L'hyperhémie est uniforme, en forme de stries, du moins au sommet des plis, ponctiforme, quelquefois compliquée d'ecchymoses ; elle peut être partielle ou généralisée à toute l'étendue de la muqueuse. Lorsqu'elle résulte de l'extension d'un processus analogue venant de l'urèthre, elle se localise tout d'abord et principalement dans le voisinage de l'orifice uréthral si riche en follicules, et dans le bas-fond de l'organe (1).

Dans le catarrhe *chronique*, la coloration de la muqueuse est brun rouge ou ardoisée ; contrairement à l'opinion d'Englisch, les tissus sont très rarement ischémiés ; ils offrent bien plus fréquemment une hyperhémie considérable, souvent associée à une forte dilatation des veines (varices de la vessie), tout au moins aux environs de l'embouchure uré-

---

semble rien moins que démontrée pour le professeur Guyon. Nous mentionnerons enfin la blennorrhagie qui, de toutes les causes de cystite, est une des plus fréquemment rencontrées. (Hache, *Etude clinique sur les cystites*, Paris, 1884 ; Leprévost, *Étude sur les cystites blennorrhagiques*, Paris, 1884). (H. H.)

(1) Cette localisation des lésions au niveau du trigone et du pourtour de l'orifice uréthral, jointe à la coexistence habituelle de lésions de l'urèthre postérieur, fait que bien souvent l'affection mérite le nom d'*uréthro-cystite* (F. Guyon). Dans les cystites chroniques, il est fréquent de voir, comme le fait se constate sur les pièces de la collection anatomopathologique de M. Guyon, une prédominance des lésions au pourtour des orifices urétéraux. (H. H.)

thrale. Après évacuation de l'urine, qui est toujours trouble, on trouve la surface de la muqueuse recouverte d'une couche plus ou moins épaisse de pus jaunâtre.

Les tuniques, muqueuse et sous-muqueuse, sont le siège d'une infiltration cellulaire et d'un épaississement hyperplasique. On y remarque également de ces granulations analogues à des ganglions lymphatiques élémentaires ; ces granulations ont une tendance très nette à se localiser dans le trigone, et donnent lieu à la cystite granuleuse folliculaire. Chiari les considère comme les attributs du catarrhe, attributs morbides et non pas physiologiques, comme le croyait Weichselbaum ; les recherches toutes récentes de Przewoski semblent corroborer son opinion. Ce dernier auteur a encore montré que ces accumulations de tissu lymphatique, en imprimant au catarrhe un caractère plus grand d'intensité, peuvent provoquer la dégénérescence graisseuse et l'ulcération (1). Il est assez fréquent de constater la présence d'érosions superficielles ; les ulcérations plus profondes n'appartiennent pas au catarrhe chronique simple (Voir plus loin).

Lorsque l'inflammation affecte d'une façon intense la totalité des tuniques vésicales (cystite interstitielle, parenchymateuse, phlegmoneuse), il se produit souvent une infiltration purulente des tissus conjonctifs sous-muqueux, intermusculaire et sous-séreux, avec formation d'abcès. Ces derniers peuvent se rompre dans le tissu cellulaire périvésical et constituer des foyers purulents « péricystiques » ; ils peuvent également s'ouvrir dans le rectum, le vagin, la cavité abdomi-

(1) Dans quelques cas rares M. Guyon a observé à la surface de la vessie de véritables *excroissances fongo-vasculaires,* sortes de saillies vasculaires coiffées par la muqueuse, bien différentes des néoplasmes proprement dits. (H. H.)

nale, dans la vessie elle-même (1). Les adhérences entre la vessie et les organes voisins sont de règle ; il en résulte souvent des rétractions cicatricielles qui diminuent la capacité de l'organe (2). La description des nombreuses variétés de ces phlegmons extra-vésicaux, principalement des *abcès prévésicaux*, fait d'autant moins partie de notre cadre actuel, que les formes les plus intéressantes d'entre elles sont précisément des formes *idiopathiques*, n'ayant rien de commun, au point de vue étiologique, avec la cystite. Tout dernièrement, Roser s'est fortement élevé contre la distinction anatomique subtile des deux segments de la cavité de Retzius, l'un antérieur, l'autre postérieur, séparés entre eux par un fascia propre (Pauzat).

Ce que nous avons dit de la forme correspondante de la pyélite, s'applique exactement à la forme *croupale* et *diphtéritique* de la cystite. Un fait digne de remarque et qui ressort ces recherches de Maas et de Stüler, c'est que dans la cystite *cantharidienne* expérimentale, les coagulums sont constitués en majeure partie par de l'épithélium pavimenteux. Dans ces derniers temps, Maglieri a observé et relaté des cas très nets de croup vésical dans l'*état puerpéral*.

Il faut se garder de prendre et de déclarer pour de la diphtérie vraie tout dépôt d'apparence sale que revêt les ulcérations vésicales, au moins dans les cas de décomposition

(1) M. Guyon distingue trois degrés ou étapes des processus inflammatoires : la cystite proprement dite ou *muqueuse*, la cystite *interstitielle* et la *péricystite*. La première, de beaucoup la plus fréquente, s'accompagne assez habituellement de lésions concomitantes dans la tunique musculaire, mais ces dernières ne sont, dans ces cas, pas suffisantes pour justifier la description d'un type. (H. H.)

(2) Nous mentionnerons ici les *péricystites graisseuses* absolument comparables aux périnéphrites graisseuses (voir plus haut, note de la p. 64), mais plus rares que celles-ci. (H. H.)

ammoniacale de l'urine, car la stagnation amène très fréquemment la nécrose de la muqueuse vésicale.

Dans les cas extrêmes, qui sont ordinairement accompagnés de pyélite et de pyélonéphrite, l'infiltration sanieuse affecte la paroi vésicale tout entière, et il s'y joint des processus hémorrhagiques. Après enlèvement du contenu extrêmement fétide et renfermant des lambeaux couleur chocolat, on découvre un revêtement plus ou moins étendu d'une matière pulposo-villeuse ; là où la muqueuse est conservée, elle est le plus souvent incrustée de phosphates et de sels calcaires et elle ressemble à du parchemin.

A plusieurs reprises, nous avons trouvé de véritables coques calcaires d'ablation facile. Brodeur et Durand-Fardel ont vu ces sortes de revêtements amener une oblitération hermétique de l'orifice uréthral se terminant par la mort. Dans un cas, nous avons vu la plus grande partie de la cavité vésicale tapissée d'un revêtement aisé à détacher et ressemblant à s'y méprendre à du papier ciré ; il était formé uniquement de cellules épithéliales pavimenteuses et de quelques rares cristaux de cholestérine.

Nous ferons encore mention ici de la *gangrène* de la vessie, de la *cystite exfoliatrice* dont les accoucheurs modernes relatent d'assez nombreux exemples, consécutifs à la rétroflexion de l'utérus gravide. Krukenberg a montré que ces cas n'étaient pas aussi rares qu'on le pense communément. Il s'agit d'une véritable mortification gangréneuse déterminant l'élimination de la muqueuse vésicale avec une partie de la tunique musculaire (1).

---

(1) Ces *cystites gangréneuses*, bien étudiées par MM. Pinard et Varnier (*Ann. de gyn.*, 1887) sont différentes des *cystites pseudo-membraneuses*. Dans ces dernières, la membrane fibrineuse est infiltrée de dépôts phosphatiques et calcaires plus abondants du côté de la face

D'autres fois, lorsque les adhérences vésico-intestinales sont insuffisantes, la vessie se perfore et l'urine et la sanie s'échappent dans diverses directions ; il survient de la péritonite par perforation ou bien il se crée des communications anormales avec l'intestin. Ces sortes de nécroses, la plupart du temps associées à l'incrustation décrite précédemment, ces *pertes de substances ulcéreuses*, siégent de préférence au sommet. Ainsi que le prouvent les relations de Harry, Boldt, Burger, Macan, Œttinger, Lancereaux, Schatz, on les observe encore dans la cystite mycosique, à la suite de grands traumatismes, dans l'état puerpéral, du moins après les interventions obstétricales (application de forceps, etc.), dans la distention exagérée de l'organe sous l'influence de causes diverses, après un cathétérisme brutal, dans les états septiques quels qu'ils soient.

Il faut leur associer les *concrétions* et les *destructions ulcéreuses* d'origine purement traumatique, surtout les ulcérations consécutives aux lésions ou à la compression dues aux instruments (sonde à demeure, etc.) et qui occupent le plus souvent le bas-fond de la vessie, s'attaquant même à la couche musculaire et parfois la perforant.

En cas de persistance prolongée d'obstacles à l'évacuation de l'urine — obstacles qui ne sont liés aucunement au cadre de la cystite, — il arrive parfois que la tunique musculaire s'*hypertrophie*, produisant ainsi un *épaississement* de la paroi vésicale qui peut atteindre 2 centimètres. Les faisceaux de cette tunique font alors saillie dans la cavité vésicale (vessies à colonnes). La plupart du temps il existe simultanément une *dilatation* notable de l'organe. C'est ce qui constitue l'*hyper-*

---

adhérente (F. Guyon). On en voit de beaux exemples dans la collection anatomo-pathologique du professeur Guyon à l'hôpital Necker.

(H. H.)

trophie excentrique de la vessie, par opposition avec l'*hypertrophie concentrique* qui souvent s'accompagne d'un rétrécissement prononcé de la cavité du réservoir (1).

Il nous reste enfin à dire un mot des *diverticules vésicaux*, qui naissent également d'obstacles à l'écoulement de l'urine et qui se produisent particulièrement au sommet et sur les parois latérales de l'organe. Ce sont des cavités secondaires, pouvant atteindre la grosseur du poing, qui s'abouchent avec la cavité principale par des sortes de goulots, renfermant assez souvent des concrétions et qui sont parfois l'occasion de perforations dont les conséquences sont fort graves. Contrairement aux formes congénitales, qui intéressent toutes les couches de la paroi vésicale, il s'agit plutôt, pour ces poches vésicales acquises, de véritables hernies de la muqueuse qui se sont fait jour à travers les faisceaux musculaires (2).

---

(1) Cette hypertrophie concentrique ne s'observe guère que chez des rétrécis porteurs de fistules, si bien qu'on peut se demander, avec le professeur Guyon, si la facilité avec laquelle la vessie arrive à se vider n'a pas une influence sur la diminution de sa capacité. Une autre cause, que l'on peut incriminer, croyons-nous, c'est l'existence d'une inflammation interstitielle. Constamment dans ces vessies à paroi musculaire épaisse, nous avons constaté des îlots scléreux. Il y a peut-être dans l'hypertrophie musculaire concomitante quelque chose d'analogue à l'hypertrophie du muscle cardiaque dans la myocardite scléreuse, l'hypertrophie musculaire résultant dans les deux cas de la gêne apportée au fonctionnement du muscle par la présence des îlots scléreux.

(H. H.)

(1) Ce sont les *cellules vésicales* de nos auteurs français, les *hernies tuniquaires* de Cruveilhier. Ces cellules vésicales peuvent atteindre des dimensions considérables. Nous en avons déposé dans la collection anatomo-pathologique de M. Guyon, un cas présentant les dimensions d'une tête d'enfant et communiquant avec la cavité vésicale proprement dite par un orifice de la grandeur d'une pièce de 50 centimes (*Bull. de la Soc. anat.*, 1886, p. 430). (H. H.)

Symptomatologie. — Dans certains cas, le catarrhe vésical *aigu* débute par de l'élévation de la température, par des frissons, auxquels s'associe une fièvre à marche irrégulière et dont l'intensité varie suivant le degré de la phlegmasie et l'individualité du malade. Mais la température demeure plus souvent normale (1).

Les symptômes *subjectifs* les plus constants sont la *douleur* et une *strangurie* des plus pénible. Lorsque le catarrhe est localisé dans le voisinage de l'embouchure des uretères et dans le trigone, les souffrances siègent surtout au niveau du périnée ; si l'urèthre participe à l'inflammation, elles s'irradient le long de ce conduit. Lorsque la cystite est *généralisée*, la douleur se fait ressentir en même temps dans la région du corps de la vessie, par conséquent au-dessus de la symphyse pubienne. La pression l'exagère et détermine de fréquents besoins d'uriner. Cette douleur est ou constante ou intermittente ; son intensité est le plus souvent supportable ; il n'est pas rare de la voir s'irradier vers les lombes, les aînes et même les testicules.

L'autre symptôme cardinal, la *strangurie* (ténesme douloureux), ne constitue pas, cela est évident, un attribut pathognomonique de la cystite ; elle survient lors des irritations les plus diverses du segment postérieur de l'urèthre et du voisinage de son embouchure vésicale, du col de la vessie (2), et

---

(1) La température est *toujours normale* dans la cystite, en l'absence de complications (F. Guyon). (H. H.)

(2) Avec Finger, nous insistons pour que l'on supprime cette désignation qui donne lieu tous les jours à de regrettables confusions, surtout depuis que par *col de la vessie* on entend, non plus, comme jadis, le voisinage immédiat de l'orifice vésico-uréthral, mais la portion du canal de l'urèthre comprise entre le muscle compresseur de l'urèthre et l'orifice uréthral (voyez *Blennorrhagie*). Ni l'une ni l'autre de ces ré-

consiste dans des envies fréquentes et douloureuses d'uriner.

La pathogénie est aisée à comprendre ; nous savons que la miction physiologique est un effet de la contraction du muscle détruseur, contraction pour laquelle Bechterew et Mislawsky ont découvert récemment dans la partie antérieure de la couche optique un centre cérébral relié aux centres corticaux. L'évacuation de l'urine se fait par voie réflexe, de par l'irritation des parois vésicales, irritation qui dépend elle-même de la réplétion et de la tonicité de l'organe. La capacité du réservoir, la rapidité avec laquelle il se remplit, mais aussi les habitudes individuelles déterminent le nombre des mictions, nombre fort variable d'ailleurs chez un même individu.

Peu importe qu'à l'état normal ce soit l'irritation des fibres sensitives de la muqueuse qui produise le réflexe ou que, comme le veut Guyon, celui-ci soit engendré non pas par l'intermédiaire de la muqueuse vésicale *insensible*, mais par la distension *douloureuse* de la paroi de l'organe (1). Ce qui est certain, c'est que la strangurie douloureuse qui accompagne la cystite est le résultat de l'irritation pathologique exercée sur les nerfs sensitifs de la vessie par la phlegmasie de la *muqueuse*. La contraction du détruseur marche de pair avec un spasme du sphincter, dû également à l'inflammation —

---

gions n'ont la forme d'un col ; celle-ci n'est que le produit de lésions excessives (dilatation).

(1) Il importe, au contraire, beaucoup de savoir, comme Guyon, que le réflexe de la miction est dû à la distension des parois vésicales, car il en résulte des données thérapeutiques très importantes, en particulier l'abandon des injections abondantes dans toutes les vessies peu tolérantes où elles n'aboutissent qu'à provoquer des crises de contracture extrêmement pénibles et l'utilité de l'ouverture de la vessie dans les cystites douloureuses. En empêchant la distension de se produire, on supprime le point de départ du réflexe, partant la douleur qui n'est que la manifestation de la contracture, de la colique vésicale. (Voir notre travail, *Des cystites douloureuses,* Paris 1887). (H. H.)

les filets du sphincter interne sont soumis au centre détruseur situé dans la moelle lombaire (Born) ; ce spasme se trouve exagéré, principalement chez l'homme, par la contraction de la musculature tout entière de l'urèthre et du périnée (plus celle du sphincter et du releveur de l'anus) ; de là, l'évacuation pénible de quelques gouttes d'urine seulement, c'est-à-dire la « lutte » entre le besoin d'uriner et l'expulsion incomplète (Lebert).

Parfois, la tuméfaction inflammatoire notable de la muqueuse du col vésical provoque alors une *rétention d'urine absolue* (ischurie inflammatoire), accident fort douloureux et qui peut amener la distension de la vessie jusqu'à l'ombilic. Nous avons observé cette rétention aiguë d'une façon toute spéciale dans la cystite blennorrhagique (1), aussi bien en cas d'inflammation généralisée de la muqueuse vésicale qu'en cas d'uréthrite postérieure accompagnée de cystite partielle (uréthro-cystite de Finger, cystite du col des Français). L'étude de l'uréthrite postérieure simple sera faite avec la blennorrhagie.

Même dans la plupart des formes du catarrhe vésical *chronique*, que celui-ci soit consécutif au catarrhe aigu ou qu'il se soit développé insidieusement dès le début, la strangurie demeure jour et nuit le principal symptôme subjectif ; elle a parfois une intensité telle que les malheureux patients en sont réduits à avoir constamment l'urinoir en main. En de-

(1) Pour une raison que Fürbringer connaîtrait s'il avait, chez ses malades, pratiqué le toucher rectal. Celui-ci lui aurait révélé l'existence d'une prostatite; c'est parce que celle-ci accompagne quelquefois la cystite blennorrhagique que Fürbringer a noté la rétention avec une prédilection toute spéciale dans la blennorrhagie qui, plus fréquemment que toutes les autres causes de cystites, détermine en même temps le développement d'une prostatite. Jamais l'inflammation de la muqueuse du col seule n'a déterminé une rétention d'urine absolue. (H. H.)

hors de la strangurie, et s'il n'existe pas de lithiase urinaire, les symptômes douloureux sont peu prononcés ; dans certains cas même, les malades sont à peine incommodés. Mais ce n'est pas une raison pour séparer nettement les formes *indolentes* de cystite des formes *douloureuses*, comme le font notamment les Français ; cette distinction est superflue, d'autant plus que les formes de transition et les variations de la douleur chez un même individu sont des plus nombreuses (1).

La maladie se prolonge pendant des mois et des années avec une intensité variable, avec des alternatives d'amélioration, notamment en été, et d'exacerbation à l'occasion d'efforts physiques, de refroidissements, d'écarts de régime, d'excès vénériens, parfois enfin avec des périodes de rétention d'urine incomplète, et fréquemment avec accompagnement de dyspepsie progressivement croissante et de constipation opiniâtre. C'est aux troubles digestifs (2) et aux douleurs, bien plus qu'à la suppuration tant de fois mise en cause, que sont dues l'émaciation et la faiblesse de ces malades.

Dans le catarrhe chronique simple, il ne se produit pas de dépression intense, ni d'épuisement grave. L'issue ne devient fatale que dans les cas de complications sérieuses, telles

---

(1) Les critiques que Fürbringer adresse aux auteurs français à propos de la *cystite douloureuse*, semblent prouver qu'il n'a de celle-ci qu'une notion imparfaite. Avec notre maître M. Guyon, nous avons décrit sous le nom de cystites douloureuses (Th. de Paris, 1886-1887), des cystites caractérisées, non pas par l'exagération du symptôme douleur, mais *par sa longue durée, sa continuité sans la moindre accalmie sérieuse, sa résistance à tous les moyens classiques de traitement.* Nous n'avons jamais songé, comme tend à l'insinuer Fürbringer, à séparer les cystites *indolentes* et les cystites *douloureuses*, c'eût été absurde. (H. H.)

(2) Symptomatiques le plus souvent de lésions rénales secondaires. (H. H.)

qu'ulcérations étendues, diphtérie, gangrène, formation d'abcès, perforations, infiltration d'urine, rétentions d'urine ammoniacale avec ammoniémie, ou autres auto-intoxications d'étiologie encore obscure (Senator), suppuration rénale, tuberculose, etc.

Les *caractères de l'urine* dans la cystite sont de grande valeur. Nos observations personnelles nous obligent à contredire ceux qui prétendent que dans les cas légers l'urine contient uniquement du mucus comme élément pathologique. Toujours nous avons rencontré dans l'urine, si peu trouble qu'elle fût, à côté du mucus, des globules muqueux et des épithéliums vésicaux à formes multiples où cependant dominaient les grosses cellules plates et la caractéristique du catarrhe, c'est-à-dire des *corpuscules de pus* en nombre fort respectable. Si dans ces cas on ne constatait pas d'albuminurie, c'est que l'albumine dissoute se trouvait en assez faible proportion pour échapper à l'examen. Quelquefois les corpuscules de pus sont animés de mouvements amiboïdes (Munk, Michelson).

Les degrés plus avancés de catarrhe purulent fournissent un sédiment abondant, d'une épaisseur de plusieurs centimètres. En outre, en ce cas, l'urine fraîche, encore chaude, renferme presque toujours des *bactéries* en abondance. La tendance accentuée de l'urine de la cystite, fortement acide, à la composition ammoniacale *en dehors* de l'organisme (parfois la décomposition se produit en moins d'une heure), fait souvent penser que la fermentation alcaline s'est produite déjà dans la vessie. Aussi ne faut-il s'adresser qu'à de l'urine fraîchement émise pour se renseigner sur ses caractères intra-vésicaux.

Dans un certain nombre de cas de catarrhe vésical aigu et chronique, il survient de l'*hématurie*, qui toutefois se maintient presque toujours dans des limites restreintes. Nous ne lui reconnaissons pas volontiers une origine principalement uréthrale (Horovitz); cependant dans certaines formes gonorrhéiques nous devons avouer que c'est le canal de l'urèthre qu'il faut surtout mettre en cause. Le mélange de sang se traduit ordinairement, après repos de l'urine, par l'apparition d'une couche linéaire rouge, tranchant nettement et superposée au pus (1).

La quantité et le poids spécifique des urines ne présentent point de modifications caractéristiques. La proportion d'albumine correspond la plupart du temps, mais pas toujours, à la quantité de pus ou de sang mélangé à l'urine.

En cas de décomposition ammoniacale de l'urine, l'on rencontre le produit *muco-gélatineux*, qui est le résultat de la métamorphose du pus sous l'influence de l'ammoniaque. Dans ces masses visqueuses, qui se précipitent au fond du vase comme de l'albumine et qui peuvent parfois, mais rarement, créer dans la vessie des obstacles à l'évacuation de l'urine, le microscope révèle un gonflement intense des globules de pus, dont la forme a disparu en partie par suite d'une véritable fonte. Naturellement, on y trouve également les cristaux rhomboïdaux du phosphate triple, les granulations amorphes du phosphate de chaux et les formes bizarres (sphérules garnies de piquants et de longs prolongements et ressemblant à une pomme épineuse ou à une racine) de l'urate d'ammoniaque (fig. 31).

Il ne faut pas confondre avec le produit visqueux de trans-

(1) Le sang, dans les cystites, vient le plus souvent à la fin de la miction, pendant les efforts souvent excessifs que fait le malade à ce moment. Il y a, sous l'influence des contractions vésicales, une véritable expression des régions voisines du col, amenant la déchirure des nombreux vaisseaux qu'y a développés l'inflammation. (H. H.)

formation du pus dans l'urine ammoniacale (1) certaines urines acides, filantes, d'une viscosité spéciale, due à l'influence d'un micro-organisme particulier, récemment étudié au point de vue bactériologique par Malerba et Sanna-Salaris ainsi que par Melle et désigné sous le nom de « bacterium glischrogenum ».

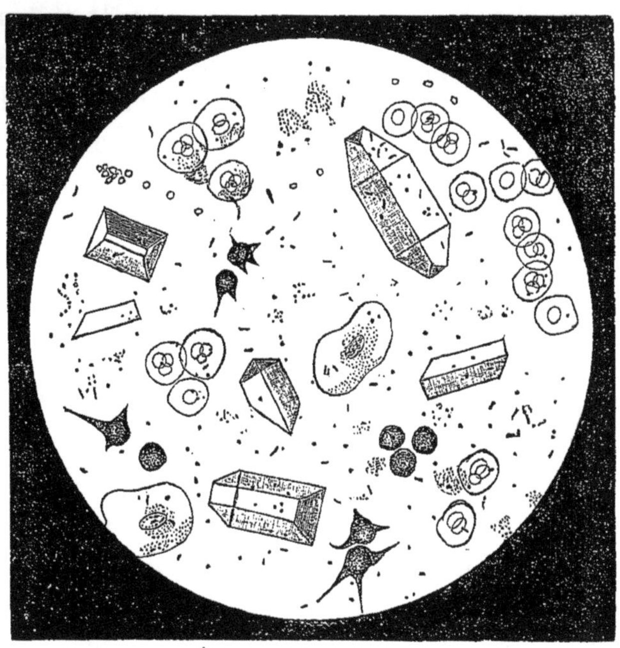

Fig. 31. — Sédiment urinaire en voie de fermentation alcaline en cas de cystite.

Le produit azoté de ces bactéries glischrogènes n'a aucun rapport avec le processus de cystite.

Dans les cas où il existe des ulcérations, du moins diphté-

(1) La transformation ammoniacale ne se rencontre pas nécessairement dans toutes les cystites graves. Elle a besoin pour se produire de l'action combinée de deux choses: 1° La présence du *micrococcus ureæ* ; 2° celle d'un aliment fermentescible, représenté par les sécrétions albuminoïdes de la cystite et par des matériaux décomposables tels que l'urée (GUIARD, *Ammoniurie*, Paris, 1885). (H. H.)

ritiques, on y rencontre encore des lambeaux décolorés, incrustés, ayant des caractères analogues à ceux qui ont été décrits à propos de la pyélite. Le trouble très marqué et persistant de l'urine fétide, même après le dépôt du sédiment, est dû à la présence des bactéries. Il doit y en avoir plusieurs espèces qui contribuent à donner à la sécrétion rénale diverses mauvaises odeurs ; celles-ci frappent le malade et le médecin bien avant le développement de la fermentation ammoniacale.

On note avec une fréquence toute spéciale une odeur qui rappelle celle du bouillon ou d'os sciés ; elle est probablement le produit de la décomposition de matières albuminoïdes et ne se trouve masquée complètement qu'en cas de fermentation alcaline intense.

D'après Salkonski il faut tenir compte, dans la genèse de l'odeur de l'urine en voie de fermentation ammoniacale, de la présence d'acides gras volatils provenant en partie d'hydrocarbures.

Dans la cystite cantharidienne, on rencontre des pseudomembranes souvent teintées de sang et des coâgula fibrineux gélatiniformes, tous éléments que nous avons eu occasion de mentionner déjà à plusieurs reprises. Point n'est besoin de donner l'explication du ténesme si intense, allant parfois jusqu'à la rétention d'urine, qui existe dans les cas de ce genre, ainsi que des douleurs rénales qui accompagnent la strangurie. Robin a indiqué récemment, comme symptôme du cantharidisme réno-vésical, des attaques de nature spéciale, arrachant des cris au malade et accompagnées de souffrances atroces dans les régions gastrique et rénale et, au moment de la miction, dans le canal de l'urèthre. L'albuminurie cesse avec la disparition de l'accès.

La *gangrène* de la vessie, son ulcération sanieuse, telle qu'on l'observe à la suite de traumatismes, dans le cours des affections septiques, dans les cas de néoplasmes en voie de destruction, fournit une urine d'une teinte brun sale, même verdâtre, due à la matière colorante du sang qu'elle tient en dissolution et d'une odeur cadavérique, rappelant celle de la viande pourrie, de l'ammoniaque et de l'hydrogène sulfuré. La sonde en argent se couvre d'une couche de sulfure d'argent.

Dans l'hydrothionurie qui ne constitue d'ailleurs, d'après Rosenheim, qu'une complication sans importance de la cystite, l'urine, épaisse, louche, laisse déposer au fond du vase un sédiment en forme de bouillie, où le microscope révèle la présence des produits de la fermentation ammoniacale et d'abondants détritus, résultats de la destruction en masse d'éléments figurés.

L'odeur nettement *fécaloïde* que répand parfois l'urine, sans être mélangée à des particules fécales (fistule vésico-rectale), reconnaît pour cause la diffusion de gaz intestinaux à travers la paroi vésicale altérée.

L'*exfoliation* de la muqueuse vésicale à la suite de gangrène, du moins en cas de rétroflexion de l'utérus gravide, se fait progressivement et peut ainsi échapper complètement à l'observation. Elle peut encore simuler une cystite fétide ordinaire ou bien se produire d'une façon tellement brusque que les membranes expulsées ont la forme de vastes poches. Dans un cas de Krukenberg, où pendant un certain temps l'urine fétide avait charrié de petits lambeaux membraneux décolorés, la malade évacua, à la suite d'une rétention d'urine, une membrane de couleur gris noirâtre, d'une superficie de près de 400 centim. carrés, à faces interne et externe nettement reconnaissables et incrustées des dépôts caractéristiques de l'urine ammoniacale. Des observations analogues sont venues par la suite se joindre à celle de Krukenberg.

Dans ces cas, la proportion relativement considérable d'albumine contenue dans l'urine — proportion que ne peut expliquer la présence des leucocytes — résulte d'une puissance de transsudation spéciale de la muqueuse privée de son épithélium sur une assez grande étendue.

La *rupture de la vessie* consécutive à la gangrène pénétrante, est déterminée le plus souvent par la distension des parois malades sous l'influence de la rétention urinaire ; cependant des manœuvres de réduction maladroites peuvent également amener cet accident, presque toujours suivi de péritonite mortelle. D'un autre côté, on a constaté l'influence incontestablement favorable exercée par les exfoliations de la muqueuse sur la maladie chronique de la vessie elle-même (Buchanan).

Les symptômes de l'*hypertrophie vésicale*, telle qu'on l'observe dans les cas d'obstacles prolongés à la miction et surtout dans le rétrécissement d'origine blennorrhagique et l'hypertrophie de la prostate, varient selon qu'il s'agit de la forme *concentrique* ou de la forme *excentrique*.

Dans le premier cas, la vessie fortement distendue se présente au-dessus de la symphyse pubienne sous la forme d'une tumeur ovoïde, quelquefois visible, toujours accessible à la palpation et à la percussion. Les émissions d'urine sont ordinairement fréquentes et longues à satisfaire ; elles sont plus ou moins complètes, suivant le rapport qui existe entre le degré d'hypertrophie des faisceaux musculaires, cette compensation extrêmement importante, et l'intensité de la dilatation. La rétention d'urine, du moins chez les vieillards, s'accompagne volontiers d'ischurie (voir *paralysie de la vessie*).

Il en est autrement dans l'hypertrophie concentrique, Ici, la vessie à l'état de réplétion peut être réduite aux dimensions d'une petite pomme ; la tumeur qu'elle constitue est accessible à la palpation soit par le vagin, soit par le rectum. A cette réduction de volume correspond une strangurie incessante avec véritable *sychno-micrurie* (Moreau-Wolf). L'hypertrophie concentrique, complication qui assombrit considérablement le pronostic du catarrhe vésical, est parfois découverte au premier lavage de la vessie, en ce sens que le peu de capacité de l'organe (parfois de quelques cuillerées à bouche à peine) détermine dans l'appareil, au bout de quelques instants, et au milieu de violentes souffrances pour le patient, un reflux intense du liquide injecté (1).

Dans la *rétention d'urine aiguë*, qui naturellement peut prendre naissance en dehors de tout catarrhe vésical, il se produit souvent une forte dilatation du réservoir urinaire, *sans hypertrophie*. Une distention aussi brusque — la vessie sous forme de kyste à parois minces peut atteindre le niveau de l'ombilic et le cathétérisme donner lieu à l'évacuation de plusieurs litres de liquide — ne survient jamais sans dommage notable pour la tunique musculaire, réduite à l'épaisseur d'une feuille de papier. Il en résulte ces états d'*atonie vésicale*, que l'on observe si fréquemment en même temps que la rétention d'urine et qui peuvent aller jusqu'à la paralysie complète du réservoir. Cela est d'autant moins étonnant que, même en dehors de l'état pathologique, la suppression

(1) Toute cette physiologie pathologique des cystites, si bien étudiée par notre maître, M. Guyon, semble très mal comprise par Fürbringer. La fréquence des mictions et le peu de capacité de l'organe ne sont nullement des signes d'une hypertrophie concentrique de la vessie. Tel malade, qui ne supporte pas une injection de 30 grammes de liquide, admettra parfaitement, après 8 jours d'un traitement bien dirigé, 3 à 400 grammes. C'est que la *capacité physiologique* de la vessie est loin d'être la même que la *capacité anatomique* (voir Duchastelet, *Capacité et tension de la vessie*, Paris 1886). (H. H.)

volontaire trop prolongée de la miction peut amener une inaptitude fonctionnelle passagère du muscle détruseur, par suite de sa distension exagérée.

Les accidents que provoque la *cystite interstitielle* (parenchymateuse, phlegmoneuse), sont bien plus intenses que ceux du catarrhe ordinaire. Par suite de l'infiltration purulente des parois vésicales et des adhérences contractées par elles avec les organes du voisinage, le muscle détruseur perd la plus grande partie de sa contractilité. Comme conséquence, les évacuations vésicales deviennent fort incomplètes et la strangurie persiste d'une façon presque continue. En outre, la tuméfaction phlegmoneuse, la saillie des abcès peuvent oblitérer l'orifice des uretères ou du canal de l'urèthre ; il survient alors de la rétention d'urine qui peut amener l'urémie.

La symptomatologie de la cystite interstitielle diffère essentiellement de celle de la cystite muqueuse, en ce qu'elle s'accompagne d'accidents fébriles avec élévations considérables de température interrompues par des frissons irréguliers, et d'un état typhique ou pyémique.

La rupture des abcès donne lieu à des symptômes particuliers. Lorsque leur ouverture se fait dans la cavité abdominale, il ne tarde pas à se produire une péritonite généralisée, qui se termine rapidement par la mort. Quant aux perforations intra-vésicales, elles déterminent un amendement brusque des symptômes graves ; on retrouve dans l'urine, associé au sédiment purulent primitif, le contenu de l'abcès perforé.

Lorsque l'abcès s'ouvre dans le tissu cellulaire péri-vésical, celui-ci s'enflamme et crée la *péricystite*. Celle-ci trahit son existence fréquemment par la présence dans la région du bas-ventre de tumeurs phlegmasiques dures, accessibles à la percussion et au toucher rectal. (Au sujet des désignations de péricystite et de paracystite, il n'y a qu'à répéter ce qui a été dit à propos des termes de péri et de paranéphrite.) Cette affection a, en même temps, une tendance prononcée à développer des abcès par congestion dans les fosses scrotale et iliaque, ainsi que dans la région périnéale. Cela a lieu le plus souvent au milieu de phénomènes fébriles graves et de violentes douleurs locales. La péritonite vraie est une complication beaucoup plus rare.

Dans les cas où il y a eu rupture simultanée dans la vessie, le phlegmon s'accompagne d'épanchement, d'*infiltration urinaire* avec tuméfaction œdémateuse considérable du périnée, de la région anale, du scrotum. Ce n'est pas ici le lieu de donner une description détaillée de tous ces états qui laissent après eux des fistules, de guérison difficile, même dans les cas les plus favorables.

Dans quelques cas rares, la cystite chronique se complique de *pneumaturie*. Avec la dernière goutte d'urine, il s'échappe du gaz avec un bruit nettement perceptible (Pichler, Quiquerez). La cause de ce phénomène, que parfois l'on peut observer durant des années, réside dans la communication anormale du réservoir urinaire avec l'intestin ; dans un cas, il paraissait s'agir d'une ulcération intestinale typhique ayant perforé la vessie après création d'adhérences préalables avec ce viscère. Il est un autre groupe de pneumaturies, dont l'agent pathogénique n'est autre que la fermentation intravésicale de l'urine, chez les diabétiques, avec production d'acide carbonique (Guiard) ou d'hydrogène (W. Müller). Enfin, dans ces derniers temps, Tisné a constaté des développements gazeux spontanés consécutifs à la transformation ichoreuse de l'urine.

Pour ce qui a trait aux complications pyélitiques de la cystite, voir le chapitre qui traite de la pyélite. A en juger d'après nos observations personnelles, il est rare de rencontrer des reins intacts chez les sujets morts d'empoisonnement urineux ou d'ammoniémie.

Quelquefois, on est tout étonné, à l'autopsie, de se trouver en présence d'une *tuberculose vésicale*. Une telle constatation explique l'état hectique du sujet et la résistance opiniâtre rencontrée par l'intervention thérapeutique, même la plus rationnelle.

Marche et pronostic. — Le pronostic de la cystite aiguë simple est éminemment favorable. La plupart du temps elle guérit au bout d'un ou deux septénaires. C'est là le cas, entre autres, de certaine formes se rencontrant au cours de la grossesse que l'on a décrites comme des affections *sui generis*, à distinguer des phlegmasies de la muqueuse vésicale déterminées par la compression de l'utérus gravide, par l'irritabilité anormale du viscère sous l'influence de la grossesse (Bauvy, Terrillon).

Le pronostic s'assombrit au fur et à mesure que la maladie se prolonge ; celui du catarrhe chronique est douteux ; dans les cas enfin où la cause de la lésion ne peut être supprimée (tuberculose, cancer, myélite, hypertrophie excessive de la prostate), le pronostic devient sombre. C'est encore le traitement rationnel des rétrécissements de l'urèthre ou de la lithiase vésicale qui exerce l'influence la plus favorable sur la marche de la maladie. L'âge avancé, une constitution ruinée aggravent singulièrement le pronostic. En ces derniers cas, on a bien de la peine à modérer l'inflammation.

Les formes phlegmoneuses, diphtériques et gangréneuses sont toujours graves ; il en est de même pour celles qui se compliquent de pyélonéphrite. Le danger est plus grand encore dans les cystites accompagnées d'abcès volumineux et d'infiltration urinaire. Enfin la terminaison fatale est de règle quand il y a complication de péritonite.

Assez fréquemment, les destructions ulcéreuses plus ou moins limitées sont nettement améliorées par un traitement chirurgical rationnel.

En ce qui concerne la gangrène vésicale dans les cas de rétroflexion de l'utérus gravide, Krukenberg rapporte qu'avec le cathétérisme pratiqué avant le 6e jour on n'a jamais observé d'expulsion de lambeaux pariétaux de la vessie et qu'il n'y a pas à craindre de perforation en commençant à sonder avant le 10e jour.

Diagnostic. — La composition de l'urine qui, dans le *spasme vésical*, ne renferme point d'éléments figurés, met à l'abri de la confusion de la névrose avec le catarrhe vésical (1).

Pour le diagnostic différentiel avec la pyélite et l'uréthrite, consulter les chapitres correspondants. C'est quelquefois grâce aux symptômes précités, rarement à l'aide de l'analyse spéciale des premières gouttes d'urine émises, que l'on peut dire si le catarrhe n'affecte que le voisinage de l'office uréthral ou le bas-fond de la vessie (nous distinguons du catarrhe vésical l'inflammation de la partie postérieure de l'urèthre) ou bien s'il s'étend au corps de l'organe tout entier.

D'après Heitzmann on peut édifier de bonne heure le diagnostic de péricystite, grâce à la présence, dans le sédiment urinaire, de cellules épithéliales renfermant des corpuscules de pus. Ces cellules épithéliales « à suppuration endogène » seraient originaires de la couche moyenne de la

(1) Le diagnostic des cystites se fonde sur 3 signes : Fréquence des mictions ; douleur maxima à la fin des mictions ; purulence des urines. (H. H.)

muqueuse vésicale et se détacheraient sous l'influence de la compression prolongée exercée du dehors par la tuméfaction péricystique.

Nous ne pouvons assez mettre en garde, pour les cas qui ne sont pas absolument typiques et qui concernent des femmes, contre la tendance consistant à considérer la présence de leucocytes, reconnue au microscope, dans l'urine émise *spontanément*, comme un signe de processus pyogène du côté de l'appareil urinaire. Car, dans ces cas, l'addition à l'urine de sécrétions vulvo-vaginales contenant d'innombrables cellules rondes est si fréquente, que depuis longtemps nous ne faisons plus — par principe — porter nos recherches que sur de l'urine évacuée avec la *sonde* (1).

Le diagnostic des cystites croupale, diphtérique, gangréneuse ne doit emprunter ses éléments qu'à la constitution de l'urine, notamment à la présence dans celle-ci de lambeaux de tissu et de coagula.

Il peut être très difficile de reconnaître l'existence de la cystite interstitielle, surtout quand elle n'intéresse que la paroi antérieure de l'organe. Un signe important, c'est la constatation par le palper, par les touchers rectal et vaginal d'une tumeur à développement aigu et d'une sensibilité extrême dans la région correspondant au siège de la vessie. En cas de besoin, on peut venir en aide au diagnostic avec la ponction exploratrice pratiquée avec une canule fine. Mais même en ce cas, on ne peut pas toujours éviter la confusion avec la péricystite phlegmoneuse. Au reste, les perforations fournissent presque toujours des signes caractéristiques.

---

(1) La constatation de la *douleur provoquée* par la pression hypogastrique, le toucher rectal ou vaginal, le toucher et le palper combinés, le cathétérisme, la distension vésicale, constitue aussi un bon signe des états inflammatoires de la vessie (F. Guyon). (H. H.)

Il faut enfin différencier le catarrhe vésical de la *bactériurie*, signalée notamment par Roberts. Dans celle-ci, l'urine fraîchement émise a une odeur piquante désagréable ; les bactéries y pullulent. En revanche, non seulement elle n'offre aucune tendance, ni dans la vessie ni au dehors, à entrer en fermentation ammoniacale ; mais au contraire, elle conserve très longtemps une réaction acide fort prononcée. Le nombre des cellules rondes renfermées dans le sédiment est très insignifiant. Cette affection dont nous avons observé nous-même des exemples, avec les variantes et les transitions vers le catarrhe vrai les plus multiples, est d'ailleurs, caractérisée par une durée de plusieurs années avec des rémissions ; en outre, elle s'accompagne d'une irritation vésicale (strangurie) médiocre. Quant aux schyzomicètes ils appartiennent, paraît-il, au groupe du bactérium termo.

Lorsqu'une cystite se prolonge, s'accompagne de troubles graves de la nutrition et de phénomènes fébriles, il est indiqué de rechercher les bacilles de la tuberculose.

En ce qui concerne l'*endoscopie* à laquelle il faut toujours recourir dans ces cas, comme dans tous ceux, d'ailleurs, qui s'écartent du type commun ou restent obscurs, je renvoie le lecteur au chapitre : *Tumeurs de la vessie*.

Traitement de la pyélite et de la cystite. — Les mesures *prophylactiques* à prendre et les *indications causales* à remplir découlent naturellement de l'étiologie. Il faut surveiller sévèrement l'emploi des cantharides et des balsamiques et éviter, au moins au début de l'administration, les doses trop élevées. Nous avons consacré des chapitres spéciaux au traitement des maladies qui causent principalement la pyélite et la cystite, maladies contre lesquelles le traitement rationnel a une grande puissance ; nous voulons parler de la néphrolithiase, de la cystolithiase, de la gonorrhée, des sténoses uréthrales. Le *cathétérisme* — c'est là un point essentiel — doit être pratiqué avec la plus grande circonspection et en s'entourant de toutes les précautions antiseptiques. Le praticien qui se contente, après l'emploi d'un instrument, de le passer simplement dans un liquide antiseptique, devra s'attendre à bien des mécomptes. La désinfection de la sonde est rendue difficile, parce que dans le cul-de-sac compris entre l'œil et l'extrémité de l'instrument, les matières septiques s'amassent avec la plus grande facilité, fournissant ainsi un terrain de culture pour les bactéries. C'est donc à juste titre que Hüpeden, Ward, Cabot prônent les cathéters à extrémité pleine. Dans ces derniers temps, Wolfner a attiré de nouveau l'attention sur le cathéter à œil simple central, dont la désinfection est plus aisée et qui permet d'éviter les lésions dues aux yeux de l'instrument. Nous lui donnerions assurément la préférence, si nous n'avions reconnu la nécessité en un grand nombre de cas, de sondes à bout lisse conique ou olivaire (1).

En se faisant une règle de nettoyer chaque fois ses instruments métalliques, on facilite grandement leur désinfection pour le moment de l'emploi à venir, en supposant naturellement qu'on les conserve en un endroit non suspect. Le plus sûr est de les tremper dans l'eau bouillante (2).

---

(1) Nous ne nous servons plus en France que de sondes dont le cul de sac plein se continue en pente régulière avec la paroi de la sonde opposée à l'ouverture de son œil. (H. H.)

(2) Un procédé simple et parfait de stérilisation, lorsqu'on n'a à traiter que quelques malades urinaires, consiste dans la stérilisation discontinue de Terrier et Delagénière. Les sondes, placées dans des tubes de verre bouchés à l'ouate, sont portées 3 jours de suite à 100°.

Pour un service d'hôpital, le plus simple est d'exposer, comme le professeur Guyon, les sondes à des vapeurs d'acide sulfureux, obte-

Les sondes molles qui séjournent trop de temps dans une solution phéniquée à 5 0/0 se détériorent. Mais nous avons reconnu l'innocuité d'une solution de titre moitié moindre pour un séjour de quinze minutes. J'ai renoncé comme Ultzmann à l'emploi des corps gras et des huiles dont on enduit la sonde ou qu'on injecte dans l'urèthre avant le cathétérisme (Englisch), et n'emploie presque plus que la glycérine qui a l'avantage d'être soluble dans l'eau ; elle doit être prise chaque fois dans des vases clos. Parmi les corps gras, le mélange de vaseline et de lanoline rend d'excellents services (1). Le conseil de Küster qui recommande, chez les femmes, de nettoyer soigneusement la vulve avant chaque cathétérisme et de surveiller de l'œil l'introduction de la sonde, trouve ses raisons dans ce qui a été dit à propos de l'étiologie.

Nous n'avons pas à nous étendre ici sur la technique du cathétérisme lui-même : tout manuel de chirurgie donne les renseignements nécessaires à ce sujet. Malgré cela, nous constatons que les fausses routes suivies d'infiltration urinaire mortelle, produites par des médecins insouciants ou inexpérimentés et résultant de fautes graves contre les règles fondamentales de l'intervention, sont loin d'être des accidents rares.

Le traitement du catarrhe *aigu* simple des voies urinaires, pyélite et cystite, sera autant que possible *expectatif* et symp-

---

nues par l'action de l'acide chlorhydrique sur le sulfite de soude. Un séjour de 3 heures dans l'appareil suffit pour stériliser les sondes infectées (Albarran). Vingt minutes de séjour dans un antoclave à 120° assurent aussi une stérilisation parfaite. — Le malade peut conserver chez lui les sondes dans une solution de sublimé à 1 p. 1000 sans alcool. (H. H.)

(1) Nous nous servons généralement d'une solution d'huile phéniquée à 1/20. (H. H.)

tomatique (1). Le repos, l'abstention de tout régime irritant, les applications froides ou chaudes, suivant la susceptibilité et la réaction du malade, la régularisation des selles sont des moyens sous l'influence desquels la plupart des malades arrivent à guérison (2).

L'ingestion habituellement recommandée de grandes quantités de liquides, l'usage de telle ou telle tisane, de telle ou telle eau minérale, ne rendent point de services particuliers en cas de ténesme ; l'interdiction de satisfaire trop abondamment la soif, même avec des eaux alcalines, n'a pas, à notre avis, sa raison d'être (Pantoppidan). En cas de strangurie pénible, aussi bien que de souffrances intenses d'une autre nature, il y a indication tout d'abord à recourir aux *narcotiques* (mais non pas aux préparations de belladone), soit à l'intérieur, soit par injections sous-cutanées, soit sous forme de suppositoires rectaux ou vaginaux (3) ; la cocaïnisation, en

---

(1) La première indication en présence d'une cystite est de *traiter sa cause*, si c'est possible. Bien loin de considérer la cystite comme une contre-indication opératoire dans les cas de calculs, de rétrécissement uréthral et de suspendre l'intervention sous prétexte qu'elle pourrait aggraver l'inflammation vésicale, il faut, comme l'enseigne le professeur Guyon, voir dans l'existence d'une complication l'indication d'une opération complète et rapide (uréthrotomie, lithotritie ou taille). Il est enfin une cause de cystite très fréquente et qu'il faut toujours combattre quand elle existe, c'est la rétention incomplète d'urine, quelque faible que soit la quantité d'urine retenue. (H. H.)

(2) Dans les cas aigus, M. Guyon conseille les boissons douces simples, les boissons alcalinisées à dose faible ou moyenne, les lavements tièdes, émollients, à rendre ou à garder, les cataplasmes en permanence, s'il est nécessaire, le régime lacté exclusif. Les balsamiques, les essences et même les tisanes, ayant plus ou moins les propriétés de ces médicaments, ne conviennent qu'aux cas subaigus ou chroniques.

(3) Le véritable médicament de la douleur, dans les cystites, c'est l'*opium* (F. Guyon). Le laudanum en lavement, la morphine en suppositoire ou en injections sous-cutanées sont d'une grande utilité. Quant

raison de son action éphémère, est un non-sens. On prescrira aussi les bains de siège et les grands bains tièdes et, si besoin est, les sangsues et les ventouses. Depuis des années, nous avons définitivement abandonné l'usage de toute cette collection de balsamiques et d'astringents encore beaucoup trop prônés de nos jours, et nous ne pensons pas que nos malades aient à s'en plaindre.

Quant à prescrire le camphre, la lupuline, l'onguent mercuriel, les préparations d'iode, nous ne pouvons nous y décider. C'est tout au plus s'il est permis, en cas d'hématurie intense, d'administrer l'ergotine. En ces cas, Horovitz, se basant sur sa théorie, recommande le tamponnement par la sonde.

La rétention d'urine aiguë qui ne cède pas aux moyens indiqués plus haut réclame l'évacuation *extrêmement prudente* du réservoir urinaire à l'aide d'une sonde molle et, si les douleurs sont excessives, sous le chloroforme.

Le traitement de la *pyélite prolongée et chronique* ne peut être, abstraction faite des opérations chirurgicales nécessitées par les complications rénales, que purement médicamenteux; il n'en est pas de même des *phlegmasies vésicales* accessibles à un *traitement local*. Il est aujourd'hui d'usage de traiter toute cystite ayant une tendance à la chronicité par des moyens *topiques*, dès le début, principalement par des lavages, et cela bien que beaucoup d'auteurs soient opposés à cette pratique. Desnos va même, à tort, jusqu'à conseiller l'abstention complète de ces lavages. Nous sommes person-

---

aux injections narcotiques intra-vésicales, elles ne donnent rien, ce qui s'explique par ce fait que physiologiquement la vessie n'absorbe pas et que l'inflammation ne modifie que très peu ses propriétés à cet égard (Alling, *De l'absorption par la muqueuse vésico-uréthrale*, Th. de Paris, 1871). (H. H.)

nellement et depuis des années un chaud partisan de cette thérapeutique locale, mais nous ne l'employons jamais qu'après avoir échoué avec les moyens internes. Or, on n'éprouve ordinairement un échec par le traitement interne que s'il existe en même temps de la mycose ou des rétentions d'urine graves, qui réclament toujours une intervention locale.

D'une façon générale — et surtout théorique, il est vrai — dans la pyélite et la cystite chroniques, une suppuration abondante avec réaction acide de l'urine indique l'emploi d'agents *diminuant les sécrétions*, la fermentation ammoniacale celui de moyens *acidifiant les urines*. Dans les deux cas l'usage des *antiseptiques*, au nombre desquels comptent d'ailleurs la plupart des astringents et des acides est indiqué. Nous avons déjà parlé de la prescription de ces derniers à propos du traitement de la néphrolithiase. Loin de nous la pensée de citer, ne fût-ce que par leur nom, la foule de remèdes antiblennorrhéiques et désinfectants recommandés contre le catarrhe vésical. L'usage prolongé des poisons violents, tels que le plomb et le mercure, est à interdire, cela va de soi; toutefois, nous n'avons pas la prétention de nier les bons effets, dans quelques cas, des fortes doses d'acétate de plomb récemment vantées à nouveau par Dalmer. De tout temps certains remèdes ont joui d'un renom spécial : l'eau de chaux, le tannin, l'acide gallique, les feuilles de busserolle ; ces dernières agiraient moins par leur contenu en tannin et acide gallique que par le glycoside spécifique qu'elles renferment. Ce glycoside, décoré du nom d'*arbutine* produirait dans l'organisme, d'après Lewin qui le recommande chaleureusement, entre autres substances de l'hydrochinone, dont la production au siège même du mal serait chose fort importante ; toutefois Paschkis et Feibes ont donné dernièrement des raisons fortement motivées qui permettent de douter du phénomène. L'arbutine ne produit points d'effets secondaires nuisibles (Menche). Personnellement nous n'avons pas le moindre enthousiame pour tous ces astringents, y compris l'arbutine, dont le prix est d'ailleurs fort élevé. On obtient des succès, mais ils ne sont ni fréquents ni brillants.

Nous avons eu des résultats meilleurs, mais non moins inconstants avec le chlorate de potasse que Edlefsen a été le premier à prôner. Ce sel agirait, paraît-il, non pas en favorisant la régénération épithéliale par la mise en liberté de l'acide chlorique, mais en produisant la contraction des vaisseaux (Bœgehold).

Dans un certain nombre de cas où ce dernier médicament était demeuré inefficace, nous eûmes recours à l'*essence de térébenthine* tant vantée par Bartels, Dittel, Cantani, etc., avec un succès en apparence brillant et immédiat. En effet, le sédiment urinaire se trouva notablement réduit ; et dans les cas de décomposition de l'urine, la réaction acide reparut. L'odeur de violette donnée à l'urine par la médication en question n'est qu'une recommandation de plus en sa faveur. D'après nos propres expériences, on peut, abstraction faite de certains individus d'une impressionnabilité spéciale, administrer l'essence de térébenthine à la dose quotidienne de 20 à 50 gouttes (prises dans du lait). Cette dose est tolérée pendant des mois. Mais nous avouons franchement que la suite n'a pas répondu aux impressions du début et qu'il a fallu en rabattre relativement à la force des doses et à la durée de la médication.

Nous ne disposons pas de documents personnels suffisants pour nous prononcer sur les effets des autres balsamiques (voy. « traitement de la gonorrhée »).

Nous avons déjà indiqué les services que peut rendre l'usage interne de l'*acide salicylique*, que nous avons été le premier à recommander (1). De nombreuses expériences personnelles et des communications venues de haut lieu (Kœnig, Neumann, etc.) ne font que confirmer l'efficacité de cet antiseptique d'une innocuité relative et qui, à *haute dose* (jusque 10 gr. par jour) peut être opposé avec beaucoup de succès à la fermentation ammoniacale dans les cas où il n'y a pas de stagnation urinaire notable. En revanche, comme nous ne cessons de le répéter depuis déjà une dizaine d'années, la sécrétion du pus n'est guère influencée. Comme nous, Roberts a trouvé dans l'administration interne de l'acide salicylique un excellent moyen de supprimer rapidement et sûrement la bactériurie.

Dans ces derniers temps, Bœgehold, laissant de côté l'acide salicylique, a vanté le *salicylate de soude* comme une véritable panacée contre les cystites *rhumatismale* et *blennorrhagique*. C'est précisément le pronostic de ces formes pathologiques et les raisons que nous allons donner, qui nous ont conduit à préférer l'acide au sel de soude neutre. D'après nos recherches, en effet, l'acide salicylique partage avec un certain nombre d'autres acides organiques et antiseptiques, les acides benzoïque, cinnamique, camphorique, anisylique, cuminique, etc., la malheureuse propriété en se transformant en salicylate de devenir plus soluble et de perdre en valeur antiseptique une part correspondant aux proportions dans lesquelles il se combine à l'alcali. Parmi les acides que nous venons de citer, nous avons expérimenté, d'abord intus,

(1) Un moyen simple d'antiseptiser dans une certaine mesure les urines consiste à faire prendre au malade du salol, à la dose de 2 ou 3 grammes par jour, soit à l'état insoluble, soit à l'état soluble sous forme de capsules de santal salolé ; (le salol est soluble dans le santal). Les urines contiennent en quantité de l'acide salicylique et du phénilsulfate de soude. (H. H.)

l'*acide benzoïque* recommandé en premier lieu par Gosselin et Robin, ainsi que les *acides cinnamique et camphorique*. Aucun n'atteint entièrement l'efficacité de l'acide salicylique, quoique leurs propriétés antiseptiques dépassent en partie, à l'état libre, celles de leur congénère. Celui qui s'en rapproche le plus est l'*acide camphorique*, qui, comme les deux autres, est peu irritant et peut être administré sans aucun danger à des doses moitié moindres de celles de l'acide salicylique (3-4 + 1 gr.). Chez la moitié des sujets (environ au nombre de 50) les effets en furent très nets ; cet acide, comme l'acide salicylique, agit moins sur le catarrhe pyogène que sur la décomposition de l'urine. Comme il est relativement cher, nous ne l'administrons que chez les individus réfractaires à l'acide salicylique.

Il y a quelques années, Rossbach prôna fortement la *naphtaline*, à doses fractionnées de quelques décigrammes (la dose quotidienne va jusque 5 gr.) il supprimait ainsi en peu de temps toute bactérie dans les urines. Nous avons fréquemment administré ce médicament à l'état chimiquement pur et nous avouons volontiers que parfois, dans des cas où la fermentation ammoniacale de l'urine était peu intense, il a provoqué une diminution notable du travail fermentatif, grâce à sa métamorphose en produits dérivés, tels que la naphtolchinone (Penzoldt) ou l'éther correspondant (Cagnoli). Néanmoins nous avons dû renoncer depuis longtemps à cette médication, parce que l'exagération de la strangurie et l'exacerbation des autres symptômes étaient trop fréquentes pour ne pas être en rapport avec l'administration du médicament. Les malades, qui durant la médication se plaignaient de diarrhée et d'irritation intestinale, se sentaient soulagés dès sa suppression. Nous avons également constaté des tuméfactions inflammatoires du pourtour de l'orifice uréthral, l'exacerbation des symptômes douloureux et même de l'hématurie ; Pick et Rasmussen insistent spécialement sur ces points, et ce dernier prétend n'avoir jamais observé d'amélioration avec la naphtaline. Les efforts qu'on a faits récemment pour nier les accidents occasionnés par cette substance demeurent pour nous incompréhensibles ; en tous cas les faits restent.

Enfin nous avons expérimenté et introduit dans la thérapeutique le *cumol*, antiseptique qui comme tel a au moins autant de valeur que la naphtaline et n'offre pas les mêmes inconvénients. C'est un dérivé propylique analogue à la benzine, liquide et volatil comme elle, et d'un prix peu élevé. On peut l'ordonner à des doses quotidiennes de 1-3 grammes de préférence en émulsion dans le sirop de gomme. Malheureusement il arrive souvent qu'on ne peut prolonger la médication, parce qu'il produit des renvois fort pénibles pour le malade, et des troubles dyspeptiques. Dans les cas où il peut être toléré, le cumol nous a rendu assez souvent d'excellents services. Quoi qu'il en soit, il s'est montré efficace dans un tiers à peine des 60 cas où nous l'avons employé. Nous rappellerons encore à ce propos que, lorsque la production de l'urine est abondante et la décomposition très marquée, il est de règle de voir échouer l'emploi de toutes les médications internes.

Les opinions diffèrent également beaucoup sur l'efficacité de la *résorcine* et du *salol*. Contrairement à divers auteurs, nous n'avons obtenu aucun effet de l'emploi à l'intérieur de *l'acide borique*. L'*acide phénique* et les *préparations mercurielles*, toxiques par excellence, sont absolument contre-indiqués. Nous renonçons à énumérer tous les autres moyens, le plus souvent recommandés sans expérience. De tous les médicaments que nous avons cités aucun ne possède, je le répète, d'action assurée ; et dans l'impuissance où nous nous trouvons d'établir des indications spéciales pour chacun d'eux, nous en sommes réduit à leur emploi empirique.

Dans les cas de catarrhe vésical chronique, lorsque le traitement employé ne donne aucun résultat ou lorsque les circonstances n'obligent pas à l'employer seul, il devient indiqué de recourir au *traitement local* ; nous ne parlons pas des formes légères, silencieuses, pour lesquelles le mieux est de s'abstenir de l'intervention.

Depuis bien des années, nous nous servons de préférence de solutions faibles, portées à la température du corps, *d'acides salicylique*, *borique* ou *benzoïque*, et non de leurs sels alcalins, suivant la sensibilité du malade. Pour le premier et le dernier nous employons des solutions de 0,05 à 0,20 0/0. L'*acide borique*, auquel nous reconnaissons avec les auteurs modernes une tolérabilité particulière (Liebreich, Casper, etc.), peut s'employer à la dose de 1 à 3 0/0 ; on y adjoindra, en cas de strangurie très prononcée, de la morphine soit directement, soit beaucoup mieux en injection hypodermique. Nous avons la conviction, basée sur notre expérience de chaque jour, que les autres antiseptiques, notamment ceux que nous avons mentionnés, peuvent fournir des résultats analogues. Nous citerons en plus l'acide camphorique, dont Niesel se montre assez satisfait, le nitrate d'argent (Guyon, voir plus loin), l'alun, l'acétate de plomb, le chlorure de zinc, le permanganate de potasse, le sublimé, le phénol, etc. Mais il faut avoir grand soin de ne pas les employer à un degré de concentration pouvant produire de l'irritation ou de l'intoxication ; cette recommandation s'applique surtout aux solutions fortes de sublimé et d'acide phénique, car ces dernières agissent souvent avec beaucoup de rapidité (Schüller).

Dans la fermentation putride de l'urine, les émulsions de

naphtaline, de cumol, de créoline et d'iodoforme, voire même le calomel, peuvent rendre de grands services par leur contact prolongé avec la muqueuse vésicale. Les lavages à la créoline, qui, trop souvent il est vrai, occasionnent des accidents même à un degré de concentration minime, possèdent des propriétés désodorisantes précieuses. Pour nous, le mieux, pour l'iodoforme, est de le mêler finement pulvérisé (tout au plus 1 gramme) à la dernière portion du liquide d'injection et de le laisser dans la vessie. Dans plusieurs cas de ce genre (en cas de tabes), nous avons retrouvé sur le cadavre, au bout de quatre à cinq jours encore, un mince revêtement d'iodoforme sur la muqueuse. Chandelux recommande dans le même but et comme particulièrement efficaces, les solutions d'iodoforme dans l'éther. Mosetig-Moorhof conseille l'addition à cette substance de glycérine et de gomme adragante.

Lorsque les produits de sécrétion sont d'une viscosité toute spéciale, on emploiera avec avantage les solutions de chlorure de sodium, de sulfate de soude, etc.

Les résultats pratiques du traitement local ne sont pas moins variables, hâtons-nous de le dire, que ceux de la médication interne ; mais, en ce qui concerne la fermentation de l'urine, la sécrétion purulente et surtout la strangurie, le premier rend parfois des services positivement étonnants quand le second a échoué. D'autres fois le succès est peu marqué ; enfin dans certains cas, encore assez nombreux malheureusement, les résultats sont à peu près nuls, et c'est à peine si l'on remarque quelque influence sur la fermentation ammoniacale ou putride. On peut, d'après cela, apprécier à leur juste valeur toutes ces recommandations enthousiastes de moyen guérissant n'importe quel catarrhe vésical et supprimant l'odeur de n'importe quelle urine.

Les *lavages*, indispensables dans les cas de stagnation de l'urine pour en obtenir l'évacuation, se font le mieux, à notre avis, à l'aide d'un irrigateur et de sondes élastiques simples que l'on a soin d'introduire à peine au delà de l'orifice uréthral de la vessie. Je rejette les cathéters métalliques à double courant qui peuvent blesser gravement les tissus et qui, en laissant écouler immédiatement le liquide, ne permettent pas l'abstersion convenable des sécrétions : ces inconvénients ressortent nettement des expériences pratiquées récemment par Desnos sur des vessies artificielles en verre (1). L'irrigateur est relié à la sonde par des tubes en caoutchouc, réunis entre eux par un tube en T, dont le jambage libre est destiné au courant de retour. Par la compression alternative de ce jambage et du tube de l'irrigateur, on remplit et vide à volonté et très commodément le réservoir urinaire, le malade étant debout, assis ou couché.

Ces lavages avec 1-5 litres des solutions précédemment indiquées, après abtersion préliminaire à l'aide d'eau chaude ordinaire si cela est nécessaire, se pratiquent durant des mois depuis 3 fois par semaine jusqu'à 4 fois par jour. Il faut éviter de distendre par trop la vessie, pour les motifs que nous

(1) Ces expériences de Desnos ont bien démontré que le courant que détermine l'irrigation par la sonde à double courant n'est jamais total et ne saurait assurer un nettoyage efficace. Le meilleur moyen de laver une vessie est de se servir d'une sonde un peu grosse et de pousser en plusieurs fois dans son intérieur le contenu d'une seringue, laissant chaque fois ressortir le liquide injecté de manière à créer des remous. Après avoir débarrassé par un lavage, avec une solution d'acide borique tiède à 4 0/0, la vessie de ses produits de sécrétion, on en modifiera la surface par un deuxième lavage avec une solution de nitrate d'argent (à 1 pour 500). Il faut avoir soin, par une position appropriée de l'œil de la sonde, de toujours irriguer l'urèthre postérieur, les cystites s'accompagnant constamment, comme l'enseigne M. Guyon, d'une inflammation de l'urèthre profond. (H. H.)

avons signalés plus haut, principalement chez les vieillards. On a vu, chez ces derniers, des lavages opérés sans précaution être suivis de rupture de la vessie. Par contre, il peut devenir utile, dans l'hypertrophie concentrique, de créer une assez forte distension de l'organe, mais il ne faut le faire qu'avec les plus grandes précautions (Moreau-Wolf, Ultzmann).

L'atonie prononcée de la vessie et l'hématurie notable contre-indiquent la température élevée des liquides à injecter. Nous n'avons jamais eu besoin de recourir au procédé d'Ultzmann et d'échanger l'irrigateur contre la seringue, afin de *soulever en tourbillons le sédiment urinaire*. En revanche, lorsque les sécrétions sont visqueuses et très abondantes, il peut être utile de se servir d'une sonde métallique simple, que l'on promène en tous sens dans l'intérieur de la vessie. Le cathéter à double courant ne peut être employé à cet effet.

Lorsque le cathétérisme est *très douloureux*, on peut se trouver dans l'obligation de placer une sonde à demeure. Nous ne pouvons nous enthousiasmer pour les lavages vésicaux *sans l'aide de sondes*, que l'on remet sans cesse sur le tapis. Le cours des années nous a persuadé qu'il ne fallait jamais intervenir dans les catarrhes chroniques légers et peu douloureux.

Pour les *femmes*, Küstner recommande de simples tubes en verre droits. Leur extrémité vésicale est taillée en biseau, et ils se terminent par un ajutage pour adapter exactement le tube en caoutchouc. Struppi est partisan des injections, pratiquées à travers le spéculum uréthral de Simon.

Le traitement local de la *cystite blennorrhagique*, dans les cas où les accidents ne sont pas éphémères et ne disparaissent pas spontanément, mérite une mention spéciale.

Le danger de propager le processus inflammatoire de l'urèthre aux régions avoisinant son orifice vésical ont conduit les praticiens à s'abstenir du traitement topique, instrumental, irritant, et à chercher à combattre le processus inflammatoire localisé par les *cautérisations au nitrate d'argent*. Le procédé de Guyon, dont ces *instillations* ont grandement contribué à illustrer le nom, consiste à vider la vessie et à pousser avec une seringue de Pravaz, à travers un explorateur à bout en caoutchouc à lumière très fine, 10-20 gouttes d'une solution de nitrate d'argent de 0,5 à 5 0/0 vers le segment le plus profond du canal de l'urèthre.

La réaction immédiate qui suit cette cautérisation qui intéresse naturellement en première ligne la portion postérieure

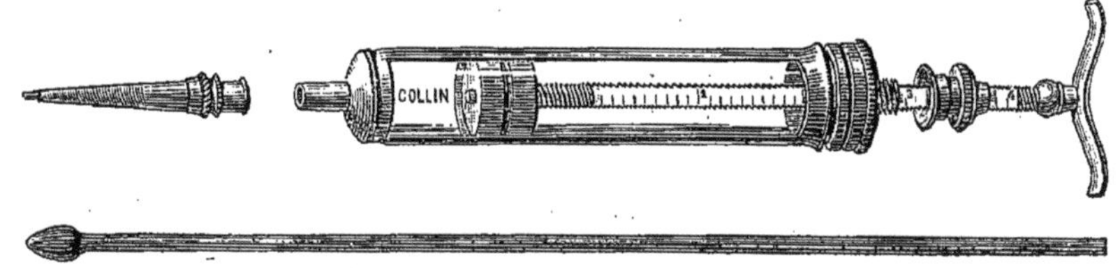

Fig. 32. — Instillateur de Guyon.

de l'urèthre et le pourtour de son embouchure vésicale (*le col de la vessie*) est extrêmement violente ; il survient de la strangurie intense, de la tuméfaction douloureuse de la muqueuse avec sécrétion abondante et même de l'hématurie. Cependant il n'est pas douteux, d'après les expériences nombreuses de Guyon et de ses élèves (Leprévost, Guiard, Delefosse, Desnos, Dubuc, Weiss, etc.), que dans *bien des cas d'une acuité spéciale*, le résultat final de ces instillations, lorsqu'elles sont répétées plusieurs fois dans l'espace de huit jours, ne soit des plus brillants. Nous ajouterons cependant *pas dans tous les cas*, et même si nous nous en rapportons à nos expériences personnelles, nous dirions *dans le moins grand nombre des cas*. Nous ne saurions surtout approuver l'emploi de cet argent en solution de 10 0/0 et plus et la répétition trop fréquente, quotidienne de ce procédé toujours très douloureux pour les malades. Le maître, d'ailleurs, aussi bien que ses élèves, diminue de plus en plus la rigueur du traitement, précisément pour la cystite blennorrhagique, — l'uréthrite supporte en général des doses assez fortes — probablement à la suite des résultats obtenus. Il nous semble même qu'en recommandant en dernier lieu de ne pas vider la vessie trop complètement avant l'instillation et d'employer des solutions médicamenteuses diluées, même pour les formes chroniques, on ait voulu créer une sage transition entre ce procédé et les lavages vésicaux mentionnés plus haut.

Guyon, qui déjà est revenu à l'emploi de solutions à 2 0/0, prétend que même dans la fermentation ammoniacale de l'urine le nitrate d'argent vaut mieux que les antiseptiques susnommés, parce qu'il « modifie puissamment » la muqueuse. Cette assertion nous paraît au moins aussi aventurée que le dire de certains esprits exaltés qui vantent son procédé comme une panacée contre toutes les formes de cystite (1).

---

(1) Nous ne saurions protester trop énergiquement contre la désinvolture avec laquelle Fürbringer parle d'un traitement, dont la valeur n'a fait que s'affirmer de plus en plus pendant 25 ans de pratique. La méthode des instillations donne, quand elle est bien appliquée, des résultats merveilleux dans la cystite blennorrhagique, dans la cystite douloureuse des prostatiques. Souvent chez ces derniers, 3 ou 4 instillations suffisent pour rendre la vessie moins douloureuse, plus tolérante et permettre le traitement par les lavages, primitivement impossible.

Ce qui explique l'excellence des résultats obtenus par cette méthode, c'est la possibilité de déposer directement dans l'urèthre postérieur, sur les points les plus malades, la solution titrée. La dose peut alors être portée aussi loin qu'il est nécessaire. On peut recourir, dans les cas chroniques, à des solutions de nitrate d'argent, à 2, 3, 4, 5 0/0. Il faut encore que le nombre de gouttes soit assez grand pour que la quantité qui pénètre dans la vessie soit suffisante (de 20 gouttes à 3 et même

Les catarrhes vésicaux graves, absolument réfractaires au traitement et accompagnés de stagnation et de fermentation ammoniacale de l'urine et de sensibilité uréthro-vésicale exagérée, au point de rendre intolérables, malgré la cocaïnisation, les lavages pratiqués avec les sondes les plus molles placées à demeure, exigent, d'après Parker, un *traitement chirurgical spécial,* consistant dans l'*ouverture de la vessie* et dans le remplacement du cathétérisme par le *drainage,* dont l'action favorable avait déjà été observée antérieurement dans les opérations sur la vessie (cystotomie).

Depuis, les communications de Parker, qui s'était surtout proposé d'obtenir le repos de la vessie en la débarrassant rapidement de son urine par une incision analogue à celle de la taille, il s'est écoulé une quarantaine d'années environ, sans que, contrairement à celui de la néphrite suppurée, le traitement opératoire de la cystite se soit beaucoup généralisé. Krysiewicz a pu en réunir 100 cas l'année dernière (1). Cela tient, à notre avis, principalement à ce que l'organe malade, en tant que surface enflammée très étendue, n'est

---

4 grammes, capacité de la seringue de Guyon). Toutefois, dans les cas de douleurs très vives, il faut n'instiller qu'un petit nombre de gouttes, 10 à 15. Il faut de plus que la vessie ait été préalablement vidée pour que la solution de nitrate ne se précipite pas au contact des sels de l'urine. Il faut même, si la sécrétion vésicale est abondante ou glaireuse, commencer par laver les parties pour assurer à l'instillation son plein résultat. Ces lavages préalables ne doivent toutefois être pratiqués que si la sensibilité pathologique n'est pas excessive.

Dans ces derniers temps, le professeur Guyon a employé le sublimé en solution dans l'eau bouillie sans alcool, depuis 1 p. 5000 jusqu'à 1 p. 850. Les résultats ont été bons, tout en n'étant pas supérieurs à ceux que donne l'emploi judicieux du nitrate. (H. H.)

(1) Dans notre travail (*Des cystites douloureuses*, Th. de Paris, 1886-1887), nous avions déjà réuni 28 cas de taille chez la femme et 71 cas chez l'homme, soit 99 cystotomies pour cystite douloureuse. (H. H.)

accessible en aucun point à l'intervention directe. Comme le fait avec raison remarquer Horovitz, dans les conditions indiquées la vessie peut être comparée à un abcès dont les voies d'écoulement sont difficiles ; l'opération donne libre issue aux sécrétions stagnantes, débarrasse la musculature et rend la muqueuse accessible à un traitement médicamenteux (1). Toutefois l'intervention chirurgicale, même en laissant de côté la section haute proposée par Guyon en remplacement de la boutonnière, mais redoutée en raison de ses dangers et pratiquée seulement dans des cas très rares, fournit, malgré tous ses avantages apparents, une mortalité très forte (2) et nullement négligeable, bien qu'il faille dans cette évaluation laisser de côté les cas désespérés par suite de complications rénales. D'autre part, le nombre considérable de guérisons véritables et d'améliorations durables obtenues (Collot, G. Simon, Thompson, Dittel, Weir, Zielewicz, etc.) justifient pleinement une opération qui se propose d'obtenir la suppression de la fonction de la vessie en tant que réservoir urinaire se distendant et se contractant (Krysiewicz) (3). Fehleisen préconise la taille sus-pubienne avec ca-

---

(1) C'est là ce qu'indiquait, dès 1727, François Collot: « Lorsque le mal est trop grand et que la cystite résiste au traitement, il faut avoir recours aux remèdes rigoureux ; on doit faire une incision au périnée, y entretenir une canule pour un temps, tirer les urines et les matières corrompues, faire de bonnes injections dans la vessie ; par là on arrêtera les progrès des accidents, etc. » (H. H.)

(2) Peut-être en Allemagne, mais pas en France assurément.

La taille hypogastrique a l'immense avantage non seulement d'assurer le repos de la vessie, mais encore de permettre de voir et de traiter méthodiquement les lésions, en les ayant sous les yeux. C'est ainsi que dans plusieurs opérations relatées dans notre thèse, on voit que notre maître, M. Guyon, a pu exciser et cautériser des bourgeons charnus, modifier directement des ulcérations vésicales, etc. (H. H.)

(3) C'est là un point qui ressort très nettement de l'enseignement du

nule à demeure, c'est-à-dire la création d'une fistule, d'après le procédé de Nussbaum (1); Gluck et Zeller sont allés bien plus loin. Après s'être assurés sur des chiens et sur le cadavre (de même que Vincent et Passerini) de la possibilité de l'opération, ils ont osé proposer, pour les cas absolument incurables et amenant nécessairement la mort par pyélonéphrite, l'*extirpation de la vessie* et *de la prostate*. Personne, que nous sachions, ne s'est décidé, abstraction faite des cas d'ectopie (Sonnenburg, Langenbuch), à intervenir d'une façon aussi radicale chez l'homme. Par contre, on a dans quelques cas pratiqué avec succès la *résection partielle* pour le traitement de certaines anomalies (Schatz). Cependant il est toujours encore difficile d'assigner à la mise en œuvre de ce procédé des indications nettes.

Les expériences récentes de Znamensky sont d'un grand intérêt. Cet opérateur put réséquer chez le chien jusqu'aux deux tiers de la paroi vésicale, avec conservation de la vie, mais non sans provoquer le dépôt d'abondantes concrétions dues à la forte tension de la paroi de l'organe et à la liberté d'accès des ligatures pour les urines.

Chez la femme, le drainage, qui est tout aussi indiqué dans les formes graves de la cystite (Fritsch, Jackson, etc.), peut être employé après *dilatation forcée* de l'urèthre

---

professeur Guyon et des travaux de ses élèves, que Fürbringer oublie de citer. (H. H.)

(1) De même que les travaux français, les travaux américains sont laissés dans l'ombre par l'auteur. Il eut été pourtant intéressant de nous dire qu'alors que les chirurgiens allemands ignoraient à peu près complètement le drainage de la vessie, les gynécologistes américains, Bozeman et Emmet les premiers, préconisaient la colpocystotomie chez la femme, suivie du maintien de la fistule pendant des mois, comme moyen de traitement des cystites rebelles. (H. H.)

(Simon) (1). Il va de soi que dans la cystite exfoliatrice cette dilatation devient indiquée par la nécessité de l'évacuation des membranes.

Le traitement des phlegmons prévésicaux et des abcès *interstitiels* et *péricystiques*, en général, est d'ordre essentiellement chirurgical. Il ne faut pas attendre que les foyers purulents apparaissent au-dessus de la symphyse ou dans la région périnéale ; il faut inciser, dès que l'existence et le siège de l'abcès ont été déterminés d'une façon ou d'une autre, par exemple à l'aide de la ponction exploratrice avec un trocart fin.

L'*infiltration urinaire diffuse* est une complication qui défie tout traitement.

Pour ce qui est de la tâche importante qui revient à la chirurgie plastique dans les cas de gangrène profonde des parois vésicales et des traumatismes de la vessie en général, avec production de *fistules*, destruction de l'urèthre, etc., on consultera les ouvrages de chirurgie et de gynécologie.

Le *régime* a une importance prépondérante dans certains cas de cystite chronique. Toutefois cette importance a été exagérée ; on a tourmenté sans raison des malades qui souffraient déjà assez de leur mal. Abstraction faite des mesures diététiques instituées dans la lithiase, nous nous bornons à recommander la modération dans la nourriture et la boisson, à interdire les boissons fortement alcooliques, les épices for-

(1) La dilatation forcée du col vésical, faite directement chez la femme, après boutonnière périnéale chez l'homme, a été assez fréquemment pratiquée. Nous en avons rassemblé 89 cas dans notre thèse. Elle ne donne de bons résultats que si elle est suivie de drainage. Encore croyons-nous que bon nombre des cas opérés auraient guéri par un emploi méthodique des instillations de nitrate d'argent, les chirurgiens étrangers opérant, comme nous nous en sommes assuré *de visû*, bon nombre de cas que nous savons guérir à moins de frais. (H. H.)

tes telles que moutarde, poivre, raifort, sans proscrire en masse les aliments salés et acides ; nous recommandons d'user autant que possible de lait et de légumes, mais nous permettons aussi, si le malade y est habitué, l'usage modéré de bonne bière ou de bon vin rouge.

Parfois la vessie se révolte d'une façon presque idiosyncrasique contre certains de ces liquides. Il en est, et notamment le vin rouge du Tyrol, qui peuvent déterminer, même chez les individus bien portants, une irritation légère de la muqueuse vésicale, des formes frustes et éphémères de cystite, des *froidepisses* qui, nous en sommes certain, n'ont aucun rapport avec l'action mécanique des cristaux d'oxalate de chaux. L'expérience a plus de valeur en ce cas que la théorie. On retire souvent de grands avantages de l'usage simultané de l'eau de chaux ou des eaux de Wildungen, de Carlsbad, etc. (1).

Les états de débilitation prononcée réclament naturellement une alimentation tonique : c'est avec raison que Finger, en ces cas, considère que l'indication première consiste à remonter l'état général. Jamais il ne faut négliger la régularisation des selles et l'hygiène du vêtement (chemises de flanelle).

Dans certains cas le traitement interne reste sans effet aussi bien que le traitement externe, tandis que les changements de climat, le séjour au bord de la mer ou dans les

---

(1) Les eaux de Contrexéville, Vittel, Evian, etc., sont aussi d'une grande utilité lorsqu'on ne craint pas la rétention ni l'excitation rénale (F. Guyon). Les eaux sulfureuses, arsenicales, salines, sont indiquées dans certains états diathésiques. Elles modifient l'organisme et rendent ainsi efficaces d'autres médications auparavant inactives. Les eaux alcalines fortes seraient, pour M. Guyon, contre-indiquées dans les états inflammatoires chroniques de la vessie. (H. H.)

montagnes, les voyages sans fatigue, les cures balnéaires produisent des résultats étonnants. Les stations à recommander sont à peu près celles que nous avons énumérées à propos du traitement de la néphrolithiase. La supériorité spéciale de Wildungen reste encore à prouver ; cependant nous ne pouvons encore nous décider à refuser toute action spécifique à une cure en cette station à laquelle certains cas paraissent pour ainsi dire destinés.

On recommande également, et à juste titre, les établissements hydrothérapiques. Ici encore les indications sont à étudier de près. Enfin le séjour à la campagne dans les stations du midi, du moins pendant l'hiver, peut parfois produire une modification favorable, même dans les cas les plus désespérés. Très souvent nous avons observé une amélioration durable, sinon une guérison absolue, dans les cas chroniques d'intensité moyenne et où le traitement local n'était pas indispensable, rien qu'en envoyant les malades dans les pays du soleil où ils échappaient aux manœuvres de *féroces* spécialistes.

CHAPITRE IV

Lithiase urinaire. — Pierre. — Calculs vésicaux.

Quoique la pathologie et le traitement des calculs vésicaux appartiennent incontestablement et presque exclusivement au domaine de la chirurgie, nous croyons utile d'en donner un aperçu, tout au moins au point de vue du diagnostic, car les médecins sont très fréquemment consultés par les porteurs de calculs vésicaux.

Étiologie et pathogénie. — L'étiologie et la pathogénie des calculs vésicaux se confondent sur tous les points essentiels avec celles de la lithiase rénale ; cela tient principalement à ce que l'immense majorité des concrétions vésicales ont été à l'origine des calculs rénaux et à ce qu'il est rare de rencontrer des calculs s'étant développés primitivement dans la vessie, ou s'y étant formés autour de corps étrangers, tels que calculs de la prostate, poils provenant de kystes dermoïdes, objets introduits dans la vessie, projectiles ayant créé des plaies pénétrantes, etc. Dans les observations recueillies de-

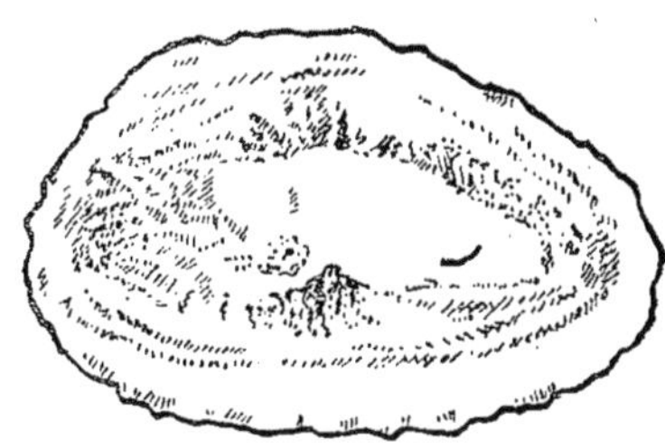

Fig. 23. — Calcul à centre formé par un fil d argent (H. HARTMANN).

puis 38 ans à l'hôpital des enfants de Pesth, Bokai n'a pu trouver un seul cas où le calcul vésical ait eu pour noyau un corps étranger (1).

En parlant de la néphrolithiase, nous avons déjà insisté sur l'importance, en ce qui concerne les concrétions vésicales, de la lithiase *secondaire* (Ultzmann) créée aux dépens des sédiments de l'urine *alcaline*.

Nous avons aussi insisté sur la fréquence beaucoup plus grande des calculs dans le sexe masculin. En étudiant des statistiques comprenant des milliers de cas ou d'opérations

(1) Toutes les variétés de corps étrangers intra-vésicaux peuvent être le point de départ de concrétions calculeuses. Nous avons observé, dans un cas, la formation d'un calcul autour d'un morceau de fil d'argent oublié dans la vessie après une opération de fistule vésico-vaginale.

(H. H.)

(Bassow, Klein, Thompson, etc.), Wedenski n'a trouvé pour le sexe féminin que 2 0/0 du chiffre total.

Anatomie pathologique. — Dans la plupart des cas, on ne rencontre qu'un calcul vésical *unique*, dont le poids peut atteindre un demi-kilogramme et plus, car tous les ans la littérature enregistre des observations de *calculs monstres*. Les formes prédominantes sont les formes sphériques, ovoïdes et discoïdes. Lorsqu'il existe à la fois dans la vessie plusieurs concrétions (dans certains cas exceptionnels on a pu en compter par centaines), on note assez souvent la production de facettes.

Il n'est pas rare de voir les concrétions présenter des pointes, des prolongements qui pénètrent dans la muqueuse, des portions rétrécies qui s'engagent dans le canal de l'urèthre. Les calculs à surface lisse sont assez rares, ce qui tient à la prédominance des coques rugueuses et à gros grains constituées par du phosphate triple.

La plupart des calculs mobiles occupent la partie moyenne du bas-fond ; d'autres fois on les trouve logés dans les hernies et diverticules de l'organe. On en voit parfois même qui sont solidement enchatonnés dans des trabécules musculaires.

Le plus souvent, la *muqueuse vésicale* est atteinte de catarrhe (cystite calculeuse) (1) ; elle est fréquemment le siège d'érosions et d'ulcérations. La fermentation ammoniacale de l'urine est de règle. Pour ce qui a rapport aux incrustations

---

(1) M. Guyon a bien montré que, contrairement à l'opinion courante, la cystite n'est que rarement déterminée par un calcul. Sur 28 calculeux uriques, Hache n'a relevé que 9 cystites ; dans 7 cas elle était des plus bénignes, bornée à un léger trouble de l'urine et à quelques douleurs ; dans 2 seulement elle revêtait une assez grande intensité ; encore doit-on dire que, dans ces 2 cas, il s'agissait de malades âgés, à prostate volumineuse. (H. H.)

et aux dépôts calcaires à la surface de la muqueuse, voir le chapitre précédent.

Symptomatologie et diagnostic. — La vessie peut loger des calculs, petits ou gros, sans que le malade accuse le moindre malaise ; toutefois cette marche latente de l'affection constitue l'exception. On l'a expliquée, avec plus ou moins de raison, par l'anesthésie de la muqueuse vésicale ou les obstacles au contact du calcul avec le voisinage de l'orifice vésical de l'urèthre (adhérences, diverticules). Ordinairement les *douleurs*, les *troubles de la miction* et la *composition anormale de l'urine*, phénomènes dus à la présence du calcul, donnent lieu à une série de symptômes, dits *rationnels*, qui varient considérablement selon la grosseur, la forme, l'état de la surface, le siège, la mobilité de la concrétion et les caractères du catarrhe qui complique la lithiase. En général, ces signes rationnels n'ont qu'une valeur de présomption ; ils ne peuvent à eux seuls assurer le diagnostic.

Les *douleurs*, localisées par les malades dans la région du col, du bas-fond de la vessie, le long du canal de l'urèthre, au niveau du gland, se montrent à l'occasion des fatigues physiques les plus diverses, parfois dans la station debout, après de courtes marches ou quelque effort, mais surtout à la suite d'ébranlements plus brusques (1). Assez souvent elles éclatent

(1) La pierre dans la vessie est communément réputée comme la cause la plus importante et la plus fréquente des douleurs de vessie. C'est là une erreur contre laquelle s'est élevé à maintes reprises notre maître, M. Guyon. Pour peu qu'on observe des calculs non compliqués de cystite, on voit que les douleurs sont très peu marquées. Sur 24 calculeux uriques à urine claire, nous en avons trouvé 10 chez lesquels l'hématurie avait été pendant longtemps le seul symptôme observé, 2 où l'hématurie s'accompagnait de douleurs, 1 qui n'accusait que de la fréquence des mictions sans hématurie ni douleur ; 11 où la douleur avait été le premier symptôme observé. Mais chez ces 11 derniers étaient

subitement et avec une violence inouïe, mais par le repos et principalement par le décubitus dorsal, elles diminuent d'intensité ou disparaissent tout à fait. La localisation extrêmement fréquente des douleurs au niveau de la portion antérieure de l'urèthre amène souvent les enfants à tirailler le pénis, ce qui peut déterminer l'hypertrophie du prépuce ; on a certainement exagéré l'importance de ce facteur dans l'étiologie de l'onanisme. Par contre, Droixhé insiste à juste titre sur la fréquence chez les enfants des hernies et du prolapsus rectal, comme accidents accompagnant la lithiase et dus à l'énergie des efforts d'expulsion faits par les enfants.

Les souffrances peuvent acquérir une acuïté extrême dès que le contenu de la vessie est évacué, et c'est un fait pour ainsi dire pathognomonique des calculs vésicaux que le maximum d'intensité de la douleur correspond précisément à l'évacuation des dernières gouttes d'urine. Nous avons entendu un de nos malades, âgé, pousser des gémissements lamentables, aussitôt qu'il avait expulsé la partie principale du contenu vésical, tandis qu'en d'autres circonstances il ne proférait jamais aucune plainte.

On constate aussi très souvent des douleurs spasmodiques réflexes qui s'irradient vers le rectum, le vagin, les testicules, la région lombaire et même les cuisses.

Parmi les *troubles de la miction*, nous trouvons au premier rang les interruptions du jet d'urine et la rétention d'urine plus ou moins complète. La pathogénie de ces accidents est bien nette ; on comprend de même pourquoi, dans certains cas, il peut se développer, par suite de l'occlusion des embouchures urétérales par de volumineux calculs, de l'hydro-

---

survenues de temps à autre des poussées de cystite traduites par l'existence passagère d'urines troubles et rougeâtres. (H. H.)

néphrose simple ou même double. Presque toujours, principalement lorsqu'il existe une cystite intense, le malade éprouve des besoins *fréquents* d'uriner, qu'il ne peut souvent satisfaire qu'en prenant les positions les plus bizarres. La strangurie persiste volontiers après que la vessie est vidée et elle s'accompagne fréquemment d'un certain degré d'incontinence d'urine.

L'*urine* elle-même, comme la muqueuse vésicale, présente la plupart du temps les caractères de la cystite ; très souvent elle est sanguinolente et en voie de fermentation ammoniacale. Les sels qu'elle laisse déposer donnent en général des indications sur la constitution actuelle de la surface du calcul.

Dans un certain nombre de cas, la scène est dominée par l'*hématurie*. A plusieurs reprises nous avons vu les hémorrhagies vésicales consécutives à quelque exercice un peu violent, notamment à des promenades, devenir un élément essentiel. Ce sont ces cas que l'on décore volontiers du nom de varices vésicales. Nous ne nierons pas cependant que les varices des veines vésicales, dont on fait un tel abus, ne puissent être le point de départ d'hémorrhagies. Quelquefois l'origine lithiasique de l'hématurie est masquée par la diathèse hémorrhagique (Lejars).

Dans certains cas, les phénomènes que nous avons signalés offrent un certain caractère de périodicité, qui tient principalement aux alternatives d'exacerbation et de rémission du catarrhe et de la fermentation urinaire concomitants (Neubauer, Bokai).

La cachexie lithiasique ne tarde pas à se produire avec les années ; pour le mécanisme de sa production nous renvoyons à ce que nous avons dit en parlant de la pyélonéphrite.

Les signes rationnels acquièrent un grand prix par leur présence simultanée, mais ils ne sont pas pathognomoniques en eux-mêmes (1). Ce qui décide du diagnostic en dernier ressort, ce sont les résultats positifs de l'exploration vésicale au moyen de l'explorateur ou d'instruments analogues. Par son contact avec la pierre, l'explorateur fournit les signes *sensibles*, perceptibles au toucher et à l'ouïe. Nous n'avons pas à entrer ici dans des détails au sujet du manuel opératoire, sur la manière de déterminer la grosseur, le siège, la mobilité du calcul, sur les difficultés de l'investigation, surtout en cas d'encapsulement du calcul, sur les nombreuses causes d'erreur : contact avec des tissus incrustés, avec des exostoses, des productions néoplasiques, etc. (2). Le diagnostic d'un calcul vésical peut opposer des difficultés insurmontables même pour les praticiens les plus habiles ; combien de fois, en effet, l'agent nocif n'a-t-il pas été découvert longtemps après que le malade avait passé entre les mains de toute une série de spécialistes !

Quelquefois la présence des concrétions vésicales peut être constatée à travers le vagin, le rectum et même les parois abdominales ; aussi ne pouvons-nous assez recommander de recourir aux examens bimanuels. Volkmann a réussi, au moyen de la palpation rectale et pendant le sommeil anesthésique, surtout chez les individus jeunes et maigres, à saisir et à placer les corps étrangers sur le pubis et à démontrer ainsi leur présence.

---

(1) Ils le sont à peu près par leur réunion et les conditions de leur production. (H. H.)

(2) Toutes ces causes d'erreur sont en somme rares et la maladie qui simule le plus souvent le calcul est la cystite tuberculeuse, d'autant que, dans certains cas, cette dernière subit par le fait du mouvement des exacerbations symptomatiques analogues à celles de la lithiase vésicale. D'autre part on est exposé à méconnaître la présence d'un calcul secondaire dans certaines cystites graves chez des prostatiques. Aussi lorsque, chez un ces derniers, on se trouve en présence d'une cystite rebelle et très douloureuse, il faut toujours penser à la possibilité d'un calcul phosphatique et explorer la vessie. (H. H.)

Dans quelques cas les calculs trouvés dans la vessie n'étaient autre chose que des *calculs biliaires* immigrés (Güterbock, etc.).

Lorsque, malgré l'appréciation la plus minutieuse de tous les symptômes et l'emploi des divers moyens d'investigation, le diagnostic demeure douteux, il n'y a plus qu'à s'adresser à deux méthodes d'exploration relativement récentes : *l'endoscopie vésicale* et l'*examen digital de la cavité de la vessie* suivant le procédé de Thompson, c'est-à-dire à travers une incision périnéale du canal de l'urèthre, analogue à la boutonnière. En ce qui concerne l'emploi de la *cystoscopie*, perfectionnée en ces derniers temps principalement par Nitze et à laquelle, il y a peu d'années encore, des chirurgiens en renom refusaient presque toute valeur, nous renvoyons au chapitre du *Cancer de la vessie.*

L'exploration directe de la cavité vésicale à travers la plaie périnéale dans un but diagnostique, d'ailleurs pratiquée déjà méthodiquement avant Thompson par Volkmann en 1873, peut constituer le premier temps d'une opération intravésicale. Thompson regarde cette manœuvre destinée à éclairer le diagnostic dans les affections vésicales graves, en général, et à permettre l'extraction des calculs et des tumeurs, comme une manipulation sûre et sans danger ; en 1884, le chiffre de ses observations personnelles se montait déjà à 43, Il a cependant trouvé des contradicteurs ; et d'excellents chirurgiens, après avoir pratiqué l'uréthrotomie, surtout chez des malades obèses (Schurtler), ne sont jamais arrivés, même à l'aide des moyens auxiliaires tant prônés, à pouvoir palper la totalité de la vessie (Dittel). Il est clair qu'avant d'intervenir d'une façon aussi radicale, on devra préférer ou employer d'abord le procédé plus doux de la cystoscopie.

Pronostic et traitement. — En règle générale le volume du calcul s'augmente avec le temps, et parallèlement on note l'aggravation des accidents et des dangers objectifs en général (cystite, pyélite, néphrite suppurée, etc.). Bon nombre de calculeux deviennent cachectiques par suite des souffrances et de l'insomnie que leur cause le calcul, bien plus que par les pertes de sang et la suppuration. La guérison spontanée, consécutive à l'expulsion par l'urine de petites concrétions ou de petits fragments provenant de l'iffretement de calculs volumineux, est exceptionnelle.

La dissolution des calculs, que nous avons étudiée déjà plus haut, joue, pour les calculs vésicaux, un rôle absolument secondaire par rapport au traitement *opératoire* de la concrétion. Ce traitement opératoire consiste soit à extraire le calcul à travers l'urèthre avec ou sans *écrasement* préalable (lithotripsie, lithotritie, litholapaxie), soit à pratiquer la *taille*, c'est-à-dire l'*ouverture sanglante* de l'urèthre ou de la vessie (lithotomie). On a également associé la *taille périnéale* à la *lithotripsie*, et on a même pratiqué la cystotomie par la voie rectale.

Toutes ces opérations avec leurs indications spéciales sont du domaine de la chirurgie. En renvoyant le lecteur aux ouvrages spéciaux, nous nous contenterons d'ajouter que les perfectionnements successifs apportés à la technique opératoire restreignent singulièrement le nombre des contre-indications de la lithotritie, jadis regardée comme une manœuvre des plus dangereuse ; on juge en même temps de l'exagération où tombent ceux qui lui reprochent d'être suivie de récidives fréquentes (Schœnborn). Lorsqu'on a affaire à des calculs libres, de petit ou moyen volume, lorsque l'urèthre et la prostate sont à l'état normal, l'urine passable et l'irritabilité de la vessie pas trop considérable, Antal n'a plus guère recours qu'à la litholapaxie, que Pousson considère également comme la vraie opération de choix (1).

(1) M. Guyon, qui, en matière de calculs vésicaux, possède une expérience dont peu de chirurgiens approchent, est partisan déclaré de la lithotritie pour l'immense majorité des cas. Sur 678 calculeux qu'il a opérés depuis le milieu de 1872, époque où il a commencé à employer la lithotritie rapide, jusqu'en 1886, il n'a eu recours à la taille que 31 fois. Sur ses 647 lithotritiés, il n'a eu que 34 morts, soit 5, 2 0/0.

D'une manière générale, les pierres volumineuses, dépassant 5 à 6 centimètres, sont dures et de plus difficiles à saisir. Le broiement est par suite plus grave. Il l'est aussi chez les malades porteurs de calculs nombreux et de faible volume. Chez eux, l'origine rénale est manifeste, les uretères sont larges, les bassinets dilatés sont souvent habités par des calculs dont l'opération détermine quelquefois la descente sous l'influence probable de l'excitation apportée à la vessie et par action réflexe aux reins (F. Guyon). La taille est donc préférable dans ces cas.

Elle l'est aussi chez les malades dont la vessie est particulièrement douloureuse, parce que chez eux le chloroforme ne supprime qu'imparfaitement la sensibilité vésicale et que, par suite, les manœuvres deviennent difficiles. La taille est alors d'autant plus indiquée que, comme dans toutes les autres cystites douloureuses, il faut obtenir la suppression physiologique de la vessie. Au contraire, l'inertie du muscle vésical, importante autrefois, n'a plus aucun intérêt aujourd'hui qu'on ne lui demande plus de participer à l'évacuation faite par le chirurgien.

Quant à l'existence de lésions rénales, elle ne contre-indique nullement la lithotritie qui permet d'une façon complète et certaine l'évacuation de la pierre en réduisant au minimum le traumatisme opératoire. Souvent même des malades, qui ont un accès de fièvre à chaque cathétérisme, cessent d'être fébricitants après l'opération.

Le grand volume de la prostate, les difficultés du cathétérisme ne sont que rarement un obstacle à la lithotritie.

On a objecté à la lithotritie que les récidives étaient fréquentes, c'est une erreur ; les relevés du professeur Guyon montrent qu'elles n'existent que dans 6, 3 0/0 des cas. La taille, pas plus que la lithotritie, ne met d'ailleurs à l'abri des récidives, lorsque la vessie est malade, ne se vide pas et que l'urine laisse déposer des phosphates, parce que la taille comme la lithotritie ne font que la débarrasser. Ce qu'il faut dans ces cas, c'est traiter méthodiquement l'inflammation vésicale après l'ablation du calcul, de manière à prévenir, dans la mesure du possible, la reformation des concrétions. (H. H.)

Pour la cystotomie, deux procédés se trouvent en présence : la *taille sus-pubienne* et la *taille périnéale* (médiane, latérale, prérectale). Cette dernière, la plus fréquemment pratiquée et la moins dangereuse, est, d'après Kœnig, la méthode normale pour les concrétions de petit volume et les corps étrangers mobiles ; dans les cas graves, il y a indication de recourir à la taille sus-pubienne. Dans ces derniers temps, les chirurgiens anglais, pourtant très expérimentés, n'ont pu cependant se mettre d'accord sur la préférence à accorder à tel ou tel procédé suivant les cas. Pour Smits, c'est aujourd'hui la taille sus-pubienne qui est l'opération de choix ; il rejette entièrement — comme la plupart des chirurgiens — la taille latérale (1). Chez la femme la dilatation simple de l'urèthre peut fournir à elle seule, on le comprend, les résultats de la taille médiane chez l'homme.

Le traitement de la cystite qui complique la lithiase est celui du catarrhe vésical en général.

CHAPITRE V.

Corps étrangers de la vessie.

Les corps étrangers de la vessie, le plus souvent introduits dans un but inavouable, sont de nature variable. Souvent assez bien tolérés au début, ils ne tardent, en général, pas à déterminer le développement d'une cystite, et, secondairement à celle-ci, ils s'incrustent de dépôts phosphatiques. De là la distinction, établie par le professeur Guyon, des corps étrangers en *récents* et *anciens*, les indications de l'intervention présentant quelques différences suivant qu'il s'agit des uns ou des autres.

Leur forme est arrondie (haricot) ou allongée (fragment de sonde) ;

---

(1) La taille hypogastrique est aujourd'hui regardée en France comme l'opération de choix. (H. H.)

leur consistance molle, flexible (bougie) ou rigide et friable (tuyau de pipe en terre), non friable (morceau de métal, de bois).

Ils siègent près du col et s'ils sont allongés se placent, comme l'ont montré les recherches d'Henriet, transversalement, ce qui s'explique par ce fait que le diamètre transversal est le seul qui ne s'efface jamais complètement (F. Guyon). Toutefois lorsque leurs dimensions sont exagérées, qu'ils dépassent 8 centimètres, ils se placent suivant un diamètre vertical ou oblique, leur longueur ne permettant pas à la vessie de revenir sur elle-même comme à l'état de vacuité.

La grosse question est celle de l'*extraction.* Autrefois on regardait tous les corps étrangers incrustés comme justiciables de la taille. M. Guyon a montré qu'il était souvent possible d'opérer en 2 temps, lithotritiant d'abord les produits calcaires puis enlevant le corps étranger dépouillé de ses concrétions.

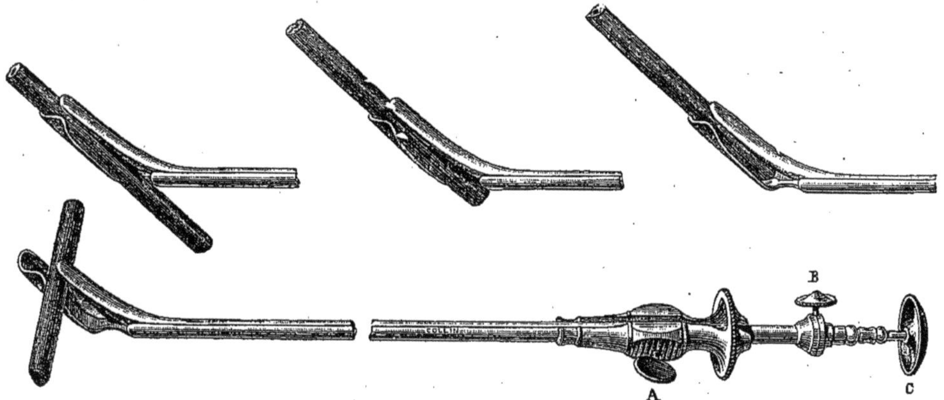

Fig. 34. — Extracteur de Collin.

En rapprochant les mors, leur disposition oblique imprime un mouvement au corps étranger et le place dans l'axe pour en faciliter l'extraction. En poussant la tige centrale, le corps étranger remonte dans le bec de l'instrument.

Chez la femme, dont l'urèthre est court, facilement dilatable, l'extraction par les voies naturelles est le plus souvent aisée. Il n'en est pas de même chez l'homme et l'extraction des corps étrangers longs et rigides peut présenter de grandes difficultés. Il faut saisir le corps par une de ses extrémités et le tenir de manière qu'il n'y ait pas un coude trop prononcé entre l'axe du corps étranger et celui du lithotriteur. Pour cela, on peut recourir à diverses manœuvres et surtout à l'emploi d'instruments spéciaux (voir fig. 34).

Dans les cas où l'extraction par les voies naturelles semble présenter des dangers, il faut sans hésiter recourir à la voie hypogastrique, plus sûre que la périnéale qui quelquefois a été insuffisante.

CHAPITRE VI

Tuberculose de la vessie.

Étiologie.—La tuberculose de la vessie (1), particulièrement fréquente chez l'homme, se présente à titre de *localisation*, de *complication*, dans le cours de la tuberculose primitive étendue de l'appareil génital (reins, uretères, prostate, vésicules séminales, testicule), plus rarement à la suite de la phtisie pulmonaire ou comme processus purement local. L'affection peut se développer consécutivement à une cystite chronique simple, quelquefois au cours d'une blennorrhagie ou d'une orchite. Dans ces cas, on a trouvé dans l'écoulement uréthral des bacilles tuberculeux à côté des gonocoques (Babès et Cornil).

La question de savoir si, dans ces cas, il s'agit d'une infection tuberculeuse *primitive* ou d'une infection tuberculeuse ayant eu lieu par l'intermédiaire d'une contagion gonorrhéïque, — la diathèse restant latente — reste encore pendante (2). Dans certains cas les *traumatismes* paraissent jouer le rôle de causes occasionnelles.

---

(1) La question de la tuberculose de la vessie a été très éclairée dans ces 20 dernières années par les nombreux travaux dont elle a été l'objet dans le service du professeur Guyon. Nous citerons entre autres les mémoires de Tapret, Guebhard, Monod, Hache et surtout la thèse de Boursier (*De la tuberculose de la vessie*, Paris, 1886.) (H. H.)

(2) Cohnheim, le premier, a prétendu qu'un homme ayant des rapports avec une femme atteinte de tuberculose utérine, pouvait contracter une tuberculose uréthrale. Verneuil, Verchère, Fernet ont soutenu les mêmes idées ; mais aucun de ces auteurs n'a recherché si les sécrétions génitales de la femme, considérées comme agent de contagion, contenaient le bacille caractéristique.

D'autre part, le professeur Guyon a suivi pendant de longues an-

Anatomie pathologique. — L'extension du néoplasme est *très variable* et très irrégulière. Quelquefois il se présente sous forme de foyers situés dans le bassinet et le bas-fond de la vessie ; d'autres fois il paraît se continuer sans interruption depuis les reins jusqu'à l'urèthre. Si la tuberculose génito-urinaire ascendante n'est pas constante, elle est du moins le cas général. Pour Clado, qui admet que les tubercules se développent dans la couche sous-épithéliale de la muqueuse et non de la sous-muqueuse, la propagation par la voie circulatoire serait plus fréquente que celle par continuité de tissus, en partant du rein.

Dans la vessie, les tubercules se rencontrent principalement dans les parties voisines de l'embouchure de l'urèthre et le trigone. Des tubercules frais ou caséifiés disposés par groupes, des ulcérations anfractueuses à bords tranchants, aboutissant à la destruction et à l'élimination de grosses portions de la muqueuse, se rencontrent d'une façon constante dans tous les cas. Nous avons trouvé souvent un tableau rappelant d'une façon frappante les lésions du côlon dans la dysenterie grave. Quelquefois toute la surface interne de l'organe suppure et est couverte d'ulcérations. Les ulcérations profondes sont rares. Très souvent, on trouve en même temps des fongosités qui, comme le fait observer Englisch avec beaucoup de raison, sont presque caractéristiques de l'affection.

Les parties de la muqueuse qui ne sont pas le siège des tubercules sont atteintes de catarrhe ; l'urine présente la fer-

---

nées des hommes atteints de tuberculose génito-urinaire et n'ayant, à aucun moment, infecté leurs femmes ; de plus, l'urèthre antérieur est le plus souvent intact et le début semble avoir lieu par l'appareil génital.

Rien actuellement ne permet donc de supposer une infection tuberculeuse directe par la voie génitale. (H. H.)

mentation ammoniacale et les autres phénomènes de décomposition.

Symptomatologie. (1) — Abstraction faite des phénomènes morbides qui sont attribuables à la tuberculose concomitante possible des poumons, de l'intestin et d'autres parties de l'appareil génito-urinaire, la symptomatologie de l'affection correspond dans ses parties essentielles à celle de la cystite chronique ulcéreuse. On trouvera donc, par conséquent, de l'*hématurie* passagère, des *besoins fréquents d'uriner* et, quelquefois, des signes d'*hypertrophie vésicale*. Suivant l'étendue des ulcérations de la muqueuse, on rencontrera dans les urines, à côté des produits du catarrhe, un détritus très abondant; quelquefois des fibres élastiques, des lambeaux de muqueuse vésicale, des parcelles de tissu caséifié.

Diagnostic. — Il s'appuie sur l'existence de la tuberculose dans un autre organe (testicule, orifice externe de l'urèthre chez la femme) (2), sur l'hérédité et, avant tout, sur l'existence

---

(1) Le début a lieu par de la fréquence des mictions, de la polyurie et des hématuries, qui traduisent l'état congestif de l'appareil urinaire. Plus tard, à la suite du développement de phénomènes inflammatoires, on voit survenir les douleurs, et la purulence des urines. La transformation glaireuse des urines est rare cependant, ce qui s'explique par leur pauvreté en matériaux azotés (Guiard). Assez souvent, la douleur s'accompagne d'un spasme uréthral qui se traduit par ce fait qu'au moment de la miction, l'issue de l'urine est difficile et nécessite de violents efforts (Guyon). On a même, mais tout à fait exceptionnellement, signalé des rétentions complètes ou incomplètes d'urine. Inversement à la suite d'une fonte tuberculeuse de la région prostatique, on peut observer l'incontinence d'urine. (H. H.).

(2) Nous ne croyons pas que l'on ait souvent l'occasion de s'appuyer sur l'existence d'une tuberculose de l'orifice externe de l'urèthre pour diagnostiquer une tuberculose vésicale. C'est une lésion que nous n'avons jamais rencontrée. Quant aux *excroissances polypiformes*, que Terrillon a comparées aux excroissances signalées dans la laryngite

dans l'urine des bacilles tuberculeux. Excepté tout à fait au début de l'affection, ils se rencontrent presque sans exception dans l'urine de ces malades. On note en même temps des symptômes de cystite. Quelquefois il est très difficile de juger s'il existe en même temps ou non de la tuberculose rénale. Dans un cas de tuberculose rénale accompagné de symptômes vésicaux et qui fut opéré avec succès, Küster a pu, par l'exploration digitale, exclure la tuberculose de la vessie. Il va de soi que la *cystoscopie* peut renseigner d'une façon directe et très exactement sur la nature de l'affection.

Pronostic. — Malgré certaines affirmations optimistes, il nous paraît franchement mauvais ; toutefois nous connaissons des cas dans lesquels l'affection, accompagnée de tuberculose du système génital, a été supportée assez bien pendant plusieurs années. D'après Routin la durée de l'affection serait comprise entre 10 et 15 ans.

Traitement. — Abstraction faite du traitement général, le traitement local est le même que celui de la cystite chronique. L'iodoforme vanté comme *spécifique* (Locquin et autres) a donné aussi peu de résultats à Picard qu'à nous-même. Routin, Dubuc, Englisch proscrivent avec raison les lavages irritants et l'introduction d'instruments ; ces procédés provoquent ordinairement une nécrose étendue de la muqueuse et ils amènent une exacerbation des troubles de la miction. Si les reins sont atteints en même temps, il faut même être très réservé dans l'emploi des an-

---

tuberculeuse, leur valeur séméiologique est nulle. Elles manquent dans la plupart des cystites tuberculeuses et se rencontrent dans beaucoup d'autres lésions vésicales, ou même en l'absence de toute lésion vésicale (Guyon). (H. H.)

tiseptiques (Braatz). Comme il fallait s'y attendre, on n'a pas manqué de proposer l'intervention chirurgicale énergique, telle que la cystotomie avec grattage et cautérisation de la muqueuse (Clado). Guyon prétend même avoir guéri en 17 jours un cas de cystite tuberculeuse, par le drainage et l'application de l'huile iodoformée sur les parties malades. Si l'on publiait, comme l'a fait Wright, les cas opérés sans succès, la statistique serait certainement loin d'être favorable à l'intervention chirurgicale (1).

CHAPITRE VII

Tumeurs de la vessie (2).

§ 1. — CANCER DE LA VESSIE.

Étiologie et pathogénie. — Le carcinome, celui des néoplasmes vésicaux qui est le plus redouté, se rencontre à peine

---

(1) Le traitement de la tuberculose vésicale doit, avant tout, être un traitement *médical*. Il faut activer la nutrition par des frictions, des bains salés, des bains sulfureux, le séjour à la campagne, sur les bords de la Méditerranée. Le lait, les préparations arsenicales, l'huile de foie de morue, la créosote surtout sont autant d'adjuvants. L'iodoforme, à l'intérieur, s'est montré sans action entre les mains du professeur Guyon.

Localement M. Guyon a obtenu de bons résultats par les instillations de sublimé (solution sans alcool de 1 p. 5000 à 1 p. 850). Quant à l'intervention chirurgicale (taille suivie de curettage), elle est indiquée lors de *lésions localisées à la vessie* ou lors de *phénomènes douloureux* constituant par leur existence seule l'indication à l'opération. (H. H.)

(2) D'après J. Albarran (*Les tumeurs de la vessie*, Paris, G. Steinheil, 1892), il existe dans la vessie des tumeurs qui dérivent des éléments normaux de l'organe, (t. épithéliales, conjonctives et musculaires)

1 fois sur cent aux autopsies (Heilborn, Hasenclever) et comporte 0, 4 0/0 de toutes les tumeurs (Gurlt). L'affection se rencontre de préférence chez les hommes d'un âge déjà avancé.

Il s'agit ordinairement d'une affection *secondaire* se présentant comme localisation dans la carcinose généralisée ou consécutivement à la propagation à la vessie de la tumeur développée dans un autre organe tel que le rectum, la prostate, et surtout les organes génitaux de la femme, principalement l'utérus.

Le cancer *primitif* de la vessie est une maladie rare ; les

---

et des néoplasmes hétérotopiques (kystes dermoïdes, épithéliomes dermoïdes, chondromes et myomes à fibres striées).

Chez l'enfant les tumeurs les plus fréquentes sont les variétés conjonctives (sarcomes, myxomes ou myxosarcomes); chez l'adulte les tumeurs épithéliales sont à peu près les seules observées en pratique. Ces tumeurs épithéliales peuvent être typiques ou atypiques. Les premières présentent au point de vue histologique les variétés suivantes : 1° à type de revêtement allantoïdien ; 2° à type de revêtement commun ; 3° à type de revêtement à cellules claires ; 4° à type glandulaire (adénome). Les tumeurs épithéliales atypiques présentent les variétés suivantes : 1° l'épithélioma lobulé ; 2° l'épithélioma carcinoïde ; 3° l'épithélioma réticulé ; 4° l'épithélioma alvéolaire à stroma musculaire ; 5° le cylindrome ; 6° l'épithélioma adénoïde. Les deux premières variétés sont beaucoup plus fréquentes que les autres.

Au point de vue clinique et opératoire, le professeur Guyon divise les tumeurs de la vessie en *pédiculées*, *sessiles* ou *infiltrées*. Les tumeurs typiques, qui sont les bénignes, sont toujours pédiculées ; mais toutes les tumeurs pédiculées ne sont pas nécessairement bénignes, et il en est qui présentent la structure des épithéliomes (J. Albarran).

La zone moyenne de la paroi postérieure de la vessie est la plus fréquemment atteinte dans les tumeurs épithéliales, vient ensuite la zone inférieure. Contrairement à l'opinion reçue, l'infection ganglionnaire est très fréquente (J. Albarran), mais elle n'arrive que rarement à prendre un grand développement, car le malade meurt auparavant par le fait de lésions infectieuses surajoutées. (H. H.)

tumeurs de la prostate peuvent facilement être confondues avec le cancer vésical (Marchand) (1) ; néanmoins l'existence de vrais cancers primitifs de la vessie ne peut être mise en doute, et les recherches récentes ont même démontré que sa fréquence est relativement notable. Ainsi Küster trouve, sur 11 néoplasmes de la vessie, 3 cancers primitifs (sur un total de 8.233 malades atteints d'affections chirurgicales) ; Wittelshœfer a rencontré 7 cancers primitifs de la vessie sur 5.132 autopsies ; en 1884, Bode a pu réunir 25 cas, dont 3 personnels, et Sperling 120 observations dont 49 carcinomes et 42 fibromes villeux. Personnellement nous avons observé 3 fois le cancer primitif et 6 fois le cancer secondaire.

L'étiologie de l'affection est obscure tout comme celle du cancer du rein. Il est à remarquer que l'affection se manifeste quelquefois comme cancéreuse après qu'il a persisté pendant une dizaine d'années de la cystite, de l'hématurie intermittente ou rémittente d'origine vésicale. Rœsen a noté 3 fois la coïncidence du cancer de la vessie avec les calculs vésicaux. L'influence pathogénique de la lithiase est tout aussi difficile à nier que celle de l'hérédité ; toutefois le rôle de ces deux facteurs n'est pas encore démontré (2).

Anatomie pathologique. — Au point de vue de la fréquence

(1) C'est là une erreur absolue, voir plus loin *Cancer de la prostate*. (H. H.)

(2) L'étiologie des tumeurs de la vessie est, à l'heure actuelle, à peu près ignorée. On peut toutefois dire, avec le professeur Guyon, que les maladies antérieures de cet organe, ou celles de l'urèthre, la blennorrhagie, les rétrécissements, les cystites, la pierre, les rétentions d'urine, l'hypertrophie de la prostate, n'y prédisposent en aucune façon. Il en est de même des diathèses rhumatismale, goutteuse, arthritique, syphilitique, tuberculeuse, qui n'ont aucune influence appréciable. Seul le sexe masculin et l'âge de 50 à 60 semblent avoir une action. (H. H.)

le cancroïde développé dans la sous-muqueuse vient en première ligne ; le squirrhe et le cancer colloïde sont plus rares. Küster, Whitehead et Pollard considèrent ces néoplasmes avec les adénomes et les tumeurs dermoïdes comme des formes épithéliales et les opposent au groupe des fibromes papillaires et des sarcomes. Pour ce qui concerne la structure et les propriétés histologiques de ces tumeurs, ainsi que les formes mixtes et anomales de ces productions, nous renvoyons aux traités d'anatomie pathologique. Nous devons mentionner ici que les formes de *cancer villeux* caractérisées par de fines excroissances et des villosités ne présentent qu'en partie les caractères du carcinome et que, dans la majorité des cas, elles appartiennent au groupe de sarcomes, papillomes, etc. Toutes les tumeurs de la vessie peuvent prendre les caractères d'une tumeur papillomateuse. On reconnaît aujourd'hui l'abus qui a été fait de cette définition malheureuse de cancer papillomateux ; mais d'un autre côté, il ne faudrait pas pour cela nier la possibilité de la transformation de papillomes bénins en tumeurs malignes.

Le plus souvent la néoformation vésicale débute dans les parties voisines de l'embouchure de l'urèthre. D'après J. Albarran, les néoplasmes vésicaux sembleraient être beaucoup plus fréquents dans le voisinage de l'embouchure des uretères qu'en tout autre point de la vessie et dans le bas-fond de la vessie. De là, le néoplasme se propage en arrière et en haut, en formant une *tumeur sessile* ou *pédiculée*, quelquefois multiple, remplissant toute la cavité de la vessie ou infiltrant seulement d'une façon *diffuse* les parois de l'organe. Presque toutes les formes ont une certaine tendance à s'ulcérer et à produire la destruction profonde de la vessie. Les communications secondaires avec le rectum, le vagin, l'utérus, voire même avec la cavité abdominale, peuvent résulter de ces ulcérations profondes (1).

Les autres parties de la muqueuse sont ordinairement atteintes de catarrhe. La lithiase vésicale n'est pas très rare (2).

Symptomatologie. — Dans la grande majorité des cas le début est obscur, insidieux. Le symptôme principal, souvent le premier en date, est l'*hématurie* (3). Peu à peu et après un temps

(1) En réalité ces ulcérations sont beaucoup plus rares que ne le laisserait croire la description de Fürbringer. (H. H.)

(2) Clado a signalé au-dessous des néoplasmes infiltrés une couche graisseuse isolante qui, dans un cas, dépassait 4 centimètres d'épaisseur. Cette couche manquerait, au dire de J. Albarran, lorsque le néoplasme occupe la paroi antérieure de la vessie. (H. H.)

(3) La valeur séméiologique de l'hématurie a été bien établie par notre maître, M. Guyon. Cette hématurie survient spontanément, disparaît de même ; son abondance est variable. Elle présente, comme caractère capital, ce fait qu'elle n'est modifiée ni par le repos, ni par le mouvement, ni par les médications les plus variées ; cette hématurie est, comme le dit le professeur Guyon, une *hématurie capricieuse.* Lorsqu'elle est considérable, elle s'accompagne de la production de caillots dans la vessie : de là des douleurs, une augmentation de la congestion vésicale, partant un redoublement de l'hématurie. Lorsqu'elle est minime, elle a pour caractère d'être *terminale*, de ne teinter que les dernières gouttes d'urine. M. Guyon conseille, pour l'étudier : 1° De faire uriner le malade dans trois verres, séparant ainsi l'urine des diverses parties de la miction ; 2° de sonder le malade avec une sonde molle en caoutchouc rouge et d'examiner l'urine qui s'écoule, puis de retirer la sonde en la pinçant et d'en laisser couler dans un verre le contenu. Quelquefois, ce contenu de la sonde, qui représente les dernières gouttes de l'urine vésicale, contient seul un peu de sang. On peut du reste compléter ces explorations en faisant par la sonde une injection boriquée jusqu'à ce que le liquide ressorte parfaitement clair. A ce moment on pousse dans la vessie une seringue d'acide borique et l'on recueille ce qui s'écoule ; généralement les dernières parties du liquide sont seules teintées de sang.

En dehors de ces caractères, la longue durée des hématuries, leur reproduction fréquente constituent de bons signes de néoplasme vésical (F. Guyon). (H. H.).

plus ou moins long, suivant la localisation de la tumeur, on voit se développer un complexus symptomatique qui dans ses parties essentielles se confond quelquefois avec les signes rationnels des *calculs de la vessie*. Toutefois les sensations douloureuses provoquées par les mouvements du corps sont moins prononcées dans le cancer que dans les calculs de la vessie.

Dans les cas de tumeurs vasculaires, la tendance aux hématuries est très marquée; chaque miction peut donner lieu, comme nous l'avons vu dans un cas, et cela pendant des mois, à des urines sanglantes. Cette hématurie, qui ne donne pas ordinairement lieu à une aggravation de symptômes, est découverte par hasard par le malade et elle frappe considérablement son moral.

Si on ne peut nier les relations qui existent entre l'hématurie d'une part, le surmenage physique, les contractions violentes de la vessie, l'exploration de l'organe par des instruments de l'autre, il n'en est pas moins vrai qu'on trouve des cas dans lesquels l'urine peut être fortement hémorrhagique pendant le repos absolu et ne pas contenir, au contraire, une goutte de sang après des fatigues de toutes sortes.

La durée relative des périodes d'hématurie et des intervalles pendant lesquels l'urine ne contient pas de sang est très variable, et c'est justement cette irrégularité de l'hématurie au point de vue de sa durée et de la quantité de sang qui la caractérise dans les cas de cancer (Marcano).

Les caillots sanguins ou les parcelles de tumeur détachées spontanément peuvent provoquer une *rétention passagère d'urine*; par contre, si la tumeur en se développant arrive à atteindre l'embouchure de l'urèthre, on peut voir survenir des troubles prolongés de la miction, de l'hypertrophie excentrique de la vessie et finalement une rétention définitive de l'urine aboutissant à l'urémie.

D'un autre côté, on a vu se développer une hydronéphrose consécutivement à l'obstruction des orifices des uretères par la tumeur(1). Pribram a observé dernièrement l'occlusion de l'orifice interne de l'urèthre par une parcelle de tumeur qui obstruait en même temps l'orifice d'un uretère. Comme conséquence il se produisit une rétention grave d'urine, de l'hydronéphrose, la compression de la veine cave et de l'ascite.

La *cachexie* peut quelquefois n'apparaître que fort tard ; mais dans certains cas elle peut survenir déjà au bout de quelques semaines, surtout quand les douleurs sont *continues*, violentes, et qu'elles privent le malade de sommeil et qu'il survient des hématuries fréquentes. Les douleurs dépendent et de la cystite concomitante et de la localisation de la tumeur au col de la vessie. Si l'urémie, la septicémie urineuse, les hématuries abondantes ou la péritonite par perforation n'emportent rapidement le malade, il se développe peu à peu, et au bout d'un temps plus ou moins long, un mauvais état général, souvent compliqué de dyspepsie grave ; en même temps l'affection locale, en augmentant toujours d'intensité, devient littéralement intolérable. Il existe fort peu de cas où l'affection soit relativement bien supportée et évolue sans occasionner trop de souffrances.

L'*urine* a l'aspect de celle de la cystite et, comme nous l'avons déjà dit, contient par moments une forte proportion de sang ; très rarement et d'une façon presque exceptionnelle

---

(1) Ces variétés d'hydronéphroses consécutives à une tumeur vésicale qui comprime l'uretère ne sont pas très rares ; J. Albarran en a observé 6 cas ; chez un malade, que nous avons autopsié, les lésions étaient des plus intéressantes. Tout l'appareil urinaire était infecté enflammé, suppurant, excepté le rein et l'uretère comprimés, dont le contenu était aseptique. H. Morris a montré que ces compressions par tumeur pouvaient être cause d'hydronéphrose intermittente et MM. Terrier et Baudouin en ont réuni plusieurs cas. (H. H.)

elle renferme en même temps des parcelles appréciables de tumeur (v. *Diagnostic*) ; plus tard, à la suite de la décomposition ammoniacale de l'urine et de la destruction de la tumeur, l'urine devient épaisse, sale et acquiert une odeur particulièrement fétide. Dans ces cas la pyélo-néphrite manque rarement.

S'il survient une *perforation* dans le genre de celles que nous avons mentionnées, on observe des symptômes morbides nouveaux ; très souvent on trouve de la néphrite et de la pyélite. Rœsen a observé des diarrhées incoercibles à la suite de la perforation de l'intestin grêle.

La *durée* de cette affection pénible, à compter de l'apparition des premiers symptômes manifestes, est dans la grande majorité des cas d'un an environ. Il est plus que probable que dans quelques cas isolés, où l'affection vésicale après avoir duré plusieurs années se présente finalement comme une affection cancéreuse, il s'agissait de tumeurs malignes greffées sur des néoplasmes de nature bénigne (fibrome, papillome). Un cas de ce genre a été dernièrement publié par Wenning et Winckel. Budor prétend avoir observé un cas ayant duré pendant 24 ans.

Diagnostic. — Difficile au début sans le concours de la cystoscopie (v. plus loin), il devient facile plus tard. Très souvent on obtient des renseignements précieux par le toucher rectal ou vaginal ou par le toucher rectal combiné sous le chloroforme, connu, depuis Volkmann, sous le nom de *palpation bimanuelle*. L'*exploration* de la vessie avec une sonde, sans parler de la possibilité de retirer quelques parcelles de la tumeur, est très utile au diagnostic. C'est de cette façon que Fürstenheim et Posner ont pu, dans un cas d'épithéliome primitif de la vessie, déterminer la localisation de la tumeur sur la région postérieure de la vessie. Cependant, comme nous l'avons vu nous-même, une prostate volumineuse ou l'hypertrophie de la vessie peuvent donner le change ; et d'autre part une tumeur volumineuse peut, même sans être très molle, échapper à la sonde. Dans un cas de Musser, la prostate, fortement hypertrophiée, masquait complètement une tumeur située derrière elle.

Néanmoins la sonde boutonnée fournit au médecin expérimenté bien plus de renseignements qu'on ne l'admet généralement, et malgré les affirmations qui se sont produites récemment nous pouvons affirmer que le cathétérisme habile et délicat constitue dans certains cas une méthode de diagnostic qui n'est ni douloureuse ni dangereuse; mais il faut savoir que pratiqué par une main malhabile ce cathétérisme peut provoquer des accidents très regrettables (1).

Quant au diagnostic différentiel entre l'hémorrhagie *vésicale* et l'hémorrhagie *rénale*, nous renvoyons à ce que nous en avons déjà dit (tome I, p. 52). Dans quelques cas ce diagnostic est malheureusement impossible.

L'aggravation *continue* de l'état général malgré les alternatives d'amélioration, les manifestations de la véritable cachexie sont importantes au point de vue du diagnostic différentiel avec la cystite et les calculs de la vessie.

Les cas où le diagnostic est difficile, mais qui en revanche permettent d'espérer une terminaison heureuse dans le cas d'intervention chirurgicale, sont ceux où le cancer reste étroitement limité à la vessie, de sorte que les ganglions lymphatiques de la fosse iliaque restent presque indemnes.

Le diagnostic devient assuré lorsqu'on trouve dans l'urine

---

(1) Le cathétérisme avec les instruments métalliques n'est que de peu d'utilité au point de vue du diagnostic (F. Guyon). (H. H.)

des éléments cancéreux sous forme de *villosités*, intactes ou nécrosées, ou des *débris de la tumeur*. La couche épithéliale de ces villosités vasculaires, de couleur rouge, peut dans certains cas être conservée; dans d'autres cas l'épithélium se présente au microscope sous forme de lambeaux ou de membranes. Si la nécrose est très avancée, il devient quelquefois très difficile de déterminer la nature du tissu dont se compose la villosité, et de distinguer les formes carcinomateuses des formes plus bénignes.

Quelquefois le tissu renferme une grande quantité de cristaux d'hématoïdine et de productions particulières, en forme de rosaces, composées probablement d'oxalate de chaux (Ultzmann). Ces dernières paraissent se trouver en rapports étroits avec la nécrose. Mais pas un médecin n'oserait baser son diagnostic sur ces concrétions seules.

Les fragments de tumeur, qui se présentent ordinairement sous forme de productions membraneuses assez étendues, sont généralement confondus par les débutants avec les produits de la diphtérie vésicale; ces productions, qui ne conservent qu'exceptionnellement la structure d'épithéliomas, sont très difficiles à caractériser au point de vue histologique à cause de la nécrose dont elles sont atteintes (1).

La constatation de ces fragments dans l'urine est d'autant plus fréquente que l'examen du sédiment urinaire étendu d'eau et mis sur une assiette opaque est fait plus consciencieusement. Néanmoins ils manquent dans beaucoup de

---

(1) L'examen micrographique des fragments donne, suivant les cas, des résultats très variés. Parfois, surtout dans les tumeurs villeuses, on peut étudier admirablement les villosités arrachées pour ainsi dire toutes vivantes; mais dans la majorité des cas, on se trouve en présence de fragments macérés dans l'urine qui ont subi des métamorphoses régressives suffisantes pour les rendre méconnaissables (J. Albarran).

(H. H.)

cas pendant toute l'évolution de l'affection. Nous avons observé dernièrement deux cas ayant présenté au point de vue clinique des symptômes presque identiques : dans le premier, les urines contenaient presque tous les jours des parcelles de tumeur, dans le second on ne put trouver à aucun moment de l'affection rien de bien net, et pourtant à l'autopsie de ce malade on rencontra une ulcération cancéreuse étendue sur tout le fond de la vessie.

On ne pourra jamais assez mettre l'observateur en garde contre la confusion des éléments cancéreux avec les cellules épithéliales polymorphes, quelquefois ramifiées. Le carcinome de la vessie reproduit dans certains cas, d'une façon typique, les formes épithéliales de la vessie, mais lors même que l'on trouve ces formes en abondance, il faut être prudent dans l'interprétation des faits ; ainsi dans une observation personnelle où, à la suite de la cachexie et de la présence dans l'urine des agglomérations cellulaires *caractéristiques*, nous avions conclu à l'existence d'un carcinome, l'autopsie montra une simple cystite avec pyélonéphrite. Comme le dit très bien Marcano, les cellules tout à fait isolées sont *absolument trompeuses*.

Très souvent les parcelles de tumeur restent attachées à l'œil de la sonde ; toutefois, de crainte d'hémorrhagies profuses, il ne faut pratiquer le cathétérisme dans un but diagnostique qu'avec la plus grande prudence, et tout particulièrement si l'on emploie pour l'exploration la sonde de Küster, sorte de *sonde cuillère*, pourvue d'une extrémité à bords tranchants et destinée à enlever des parcelles de tumeur. Du reste, la valeur de cette sonde a été appréciée de façon très différente par les observateurs.

Le diagnostic est bien plus facile à établir chez la femme que chez l'homme. Chez elle le toucher vaginal et la *dilatation de l'urèthre* (à travers lequel font quelquefois saillie les carcinomes pédiculés) facilitent, sans qu'il soit besoin d'opération, l'exploration de la surface interne de la vessie et permettent d'arriver assez rapidement et d'une façon sûre au diagnostic. Toutefois il faut s'abstenir autant que possible de la dilatation forcée de l'urèthre avec le doigt, car elle peut provoquer des lésions du canal et des hémorrhagies abondantes.

Chez l'homme, on peut, en dernière instance, avoir recours à l'*incision* périnéale suivant la méthode de Thompson et à l'exploration digitale consécutive — procédé à l'aide duquel le fondateur de cette méthode a pu, 20 fois sur 43, diagnostiquer une tumeur de la vessie — et à la taille haute (taille hypogastrique de Guyon). Quand la tumeur existe, ces deux méthodes de diagnostic constituent le premier temps du traitement opératoire.

La valeur de ces deux méthodes de diagnostic a été à peine discutée, si ce n'est par les inventeurs de ces méthodes, Thompson et Guyon, dont les opinions arrêtées ont fait naître ces temps derniers toute une littérature concernant cette question. Si l'on a obtenu une certaine unité d'action au point de vue *thérapeutique*, la façon décisive dont le chirurgien français s'est prononcé contre la méthode de Thompson a des bases solides. Guyon prétend que chez les individus âgés à prostate volumineuse et à périnée épais — et tel est ordinairement le cas des malades de ce genre — la méthode anglaise est défectueuse même au point de vue du diagnostic, et il préconise d'une façon catégorique la taille hypogastrique « *absolument inoffensive* » qui ouvre au doigt le chemin le plus direct (1). Lorsque l'éclairage est suffisant et

(1) Cette supériorité de la voie hypogastrique, bien établie par les

lorsqu'on a obtenu le déplissement de la muqueuse vésicale, en élevant le bassin du malade (Trendelenburg), ce procédé permet au regard de pénétrer facilement dans la vessie. Quoi qu'il en soit il paraît certain que la méthode française, qui constitue en même temps un procédé de traitement d'une grande netteté, a réuni le plus grand nombre des partisans.

Qu'on ait recours en dernier lieu à l'une ou à l'autre méthode, aucune des opérations qu'elles comportent ne peut être considérée comme anodine. Avant de se résoudre à cette intervention, il faut penser que l'on s'expose à abréger de quelques années la vie du malade, et qu'il est fort possible que la localisation de la tumeur permettant son ablation ne se trouve nullement réalisée.

Aussi avons-nous vu avec joie l'avènement d'une nouvelle méthode de diagnostic, qui ne présente aucun danger, la *cystoscopie* ; nous parlons ici non pas de l'ancienne endoscopie de Desormeaux pratiquée à l'aide d'un simple réflecteur, mais de la cystoscopie moderne de Nitze, qui après beaucoup de travail et de tentatives est arrivé à simplifier et à perfectionner la méthode ancienne.

Cystoscopie. — L'examen se fait à l'aide d'un instrument introduit dans la vessie et pourvu à son extrémité vésicale d'une petite lampe à incandescence d'Edison entretenue par une batterie électrique de 6 éléments (1) ; des dispositions

travaux successifs du professeur Guyon, a été défendue énergiquement par ses élèves, en particulier par Pousson (*De l'intervention chirurgicale dans le traitement et le diagnostic des tumeurs de la vessie*, th. de Paris, 1884 ; et *Ann. des mal. des org. gén. urin.*, 1885, p. 528.) (H. H.)

(1) Le mérite de la construction technique de l'appareil revient en premier lieu à Diecke de Dresde. Ce n'est que plus tard que l'appareil a été repris par Leiter, de Vienne, et Hartwig, de Berlin. L'appareil de Newmann est basé sur le même principe.

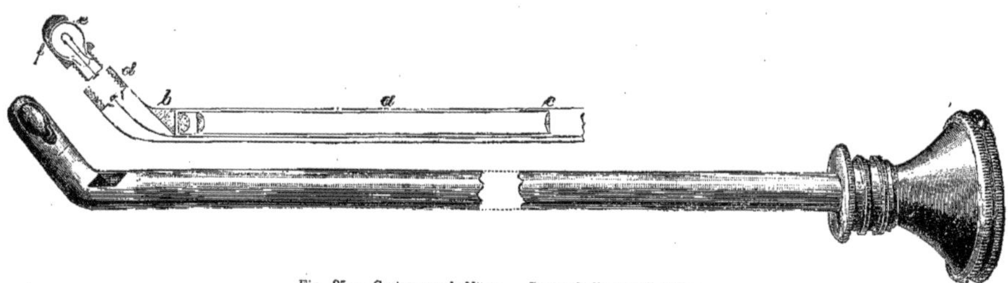

Fig. 85. — Cystoscope de Nitze. — Coupe de l'appareil optique.

e, Lampe électrique enchâssée dans le bouton *f* qui termine l'appareil. En vissant ce bouton *f* sur la partie *d*, on rapproche les deux petits contacts en platine et on établit la communication ; *b*, prisme renvoyant dans le sens du tube *a*, à travers l'appareil à lentilles, les rayons lumineux réfléchis de la vessie.

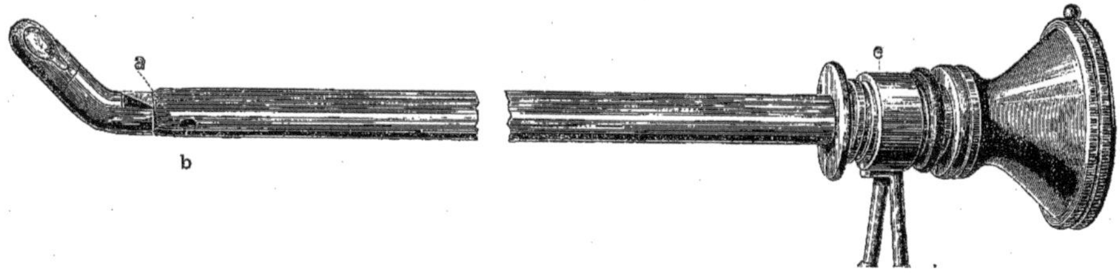

optiques particulières augmentent considérablement le champ visuel (v. fig. 35).

A l'aide de l'appareil de Nitze on peut voir fortement éclairée une portion de muqueuse vésicale de la dimension d'une pièce de 5 marks, et chaque point de la muqueuse, l'orifice interne de l'urèthre, les orifices des uretères, s'observent avec le grossissement que donnerait une loupe (fig. 37). Ajoutons encore que, d'après les observations de Nitze et d'autres auteurs (v. Bergmann, Dittel, Schuster, Nicoladoni, Kuster, Goldschmidt, etc.), le cystoscope permet de découvrir des calculs, des fragments de pierre, des corps étran-

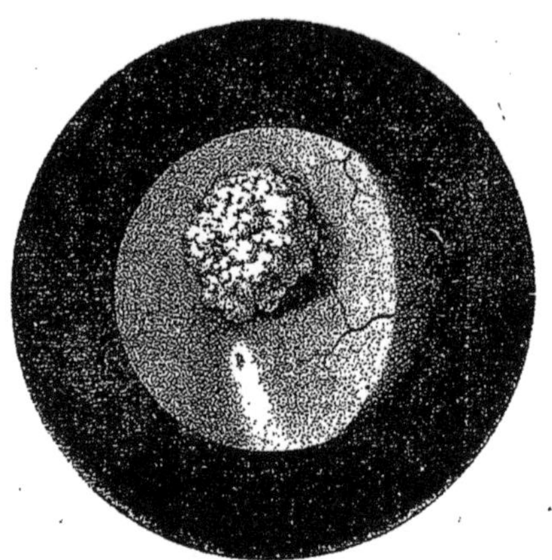

Fig. 37. — Tumeur marronnée à pédicule large, épithélioma lobulé (J. ALBARRAN).

gers de toute sorte (même des fils de soie) qui échappent ordinairement à l'exploration faite avec la sonde.

Mais la cystoscopie triomphe véritablement quand il s'agit des tumeurs, et du diagnostic précoce de l'affection, c'est-à-dire au moment où les organes voisins et les reins ne sont pas encore gravement atteints, où par conséquent l'intervention chirurgicale a beaucoup de chances de réussir. Lors même que la palpation a fourni des résultats positifs, l'exploration digitale, faite d'après la méthode de Thompson, ne

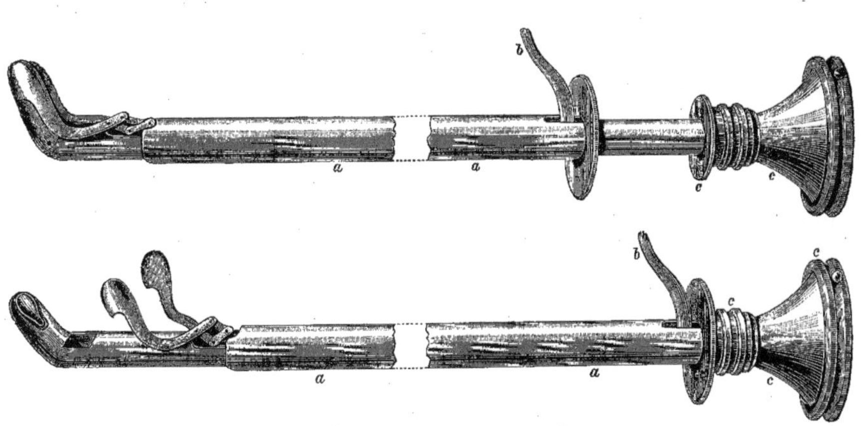

Figures 38 et 39. — Cystoscope opérateur de Nitze

La première figure représente l'appareil fermé prêt à être introduit. La deuxième montre comment, en tirant ou poussant la pièce *b*,

garantit pas contre la confusion avec les caillots sanguins et les tumeurs molles (Riedel) ; la cystoscopie de Nitze qui ne nécessite pas la taille hypogastrique, et ne présente pas de dangers est donc égale ou même supérieure, au point de vue de la sûreté des résultats et des avantages pour le malade, aux deux autres méthodes. Aussi doit-elle être pratiquée non pas en dernier ressort, mais bien en premier lieu. Malheureusement l'emploi de cette méthode exige certaines conditions; non seulement elle suppose la perméabilité de l'urèthre, mais aussi une certaine capacité vésicale (environ 150 cm.) et la transparence du contenu de la vessie, au moins pendant la durée de l'exploration. Cette dernière condition peut être obtenue, dans la grande majorité de cas, par des lavages répétés de la vessiec (cystoscope irrigateur).

La question de savoir jusqu'à quel point la cystoscopie, qui est d'un si grand secours pour le diagnostic, pourra être utilisée au point de vue du traitement, au moyen du cystoscope opérateur de Nitze, n'est pas encore résolue. Nitze lui-même, ainsi qu'Antal et Fenwick croient qu'elle ne peut s'appliquer qu'à de petits polypes proéminents dans la cavité de la vessie. Pour le cancer de la vessie, la cystoscopie reste exclusivement un procédé de diagnostic, absolument indispensable, croyons-nous, dans un certain nombre de cas.

Quant à savoir si cette méthode deviendra d'un usage courant parmi les médecins, avec Fenwick nous en doutons fortement, car la technique opératoire qu'exige ce procédé, de même que l'interprétation de ce qu'on voit avec le cystoscope, sont autrement difficiles et demandent bien plus d'exercice que la laryngoscopie par exemple. Comme cette dernière, la cystoscopie ne sera pendant longtemps pratiquée quep ar les spécialistes, ne fût-ce qu'à cause de la rareté des affections qui exigent l'emploi du cystoscope. Nitze parle à peine des douleurs violentes dont les malades se plaignent pendant l'exploration, malgré l'emploi de la cocaïne; ce fait a pourtant été constaté par nous et par d'autres auteurs et nous insistons sur ce point. Quelquefois même l'exploration, pratiquée par des chirurgiens expérimentés et habiles, a été suivie d'une cystite très manifeste, qui peut constituer une complication fort désagréable. La vessie ne se prête pas toujours *avec complaisance* à cet examen. Toutefois, il n'existe pas de dangers inhérents à la méthode (Goldschmidt) et les accidents sont presque toujours attribuables à la difficulté de son exécution ; mais, pratiqué par un chirurgien brutal, le toucher rectal lui-même ne peut-il devenir fort dangereux ? (1)

Nous sommes enfin obligé de dire que dans certains cas la cystoscopie s'est montrée aussi impuissante à découvrir la tumeur que toute autre méthode d'exploration, sauf la taille hypogastrique de Guyon, et que dans d'autres cas, malgré la cystoscopie, de simples ulcérations de la muqueuse ont été prises pour des carcinomes. Tout cela ne doit pas nous empêcher de reconnaître de grands avantages à la méthode de Nitze ; nous ne pouvons donc partager l'opinion d'après laquelle la cystoscopie ne serait nullement indispensable, opinion exprimée fréquemment surtout dans les auteurs français.

Pour le *pronostic* et *traitement*, voir plus loin.

Sarcomes. — Parmi les autres tumeurs de la vessie, les *sarcomes*, malgré leur marche quelquefois bénigne, ne peuvent être cliniquement séparés des *carcinomes*. Les formes angio-

---

(1) Le grand danger de la cystoscopie est l'introduction par l'instrument de germes infectieux dans la vessie. Les agents infectieux trouvent, dans l'urine sanguinolente de ces malades, un excellent milieu de culture et la mort même par néphrite ascendante peut résulter de leur développement. Aussi doit-on rechercher à assurer aussi complètement que possible l'asepsie de ses instruments. (H. H.)

mateuses des sarcomes subissent quelquefois une dégénérescence hyaline et amyloïde très étendue (Raineri). Nous ne pouvons que mentionner ici les *fibromes* non papillomateux excessivement rares, les *myomes*, les *tumeurs kystiques* (que

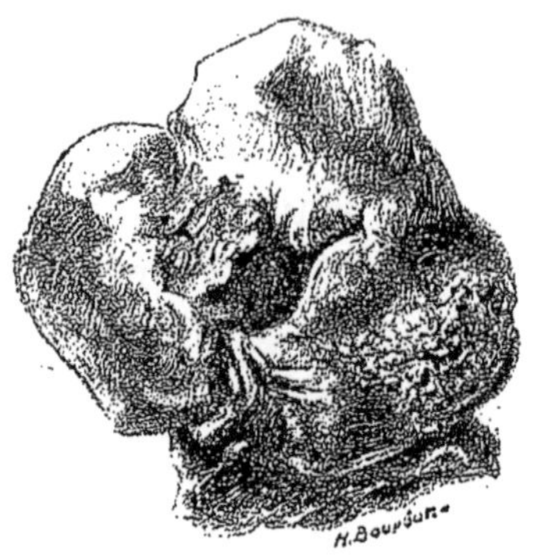

Fig. 40. — Myome de la vessie (TERRIER-HARTMANN)

Cahen a dernièrement observées sous forme de *cystadénomes* multiples), les kystes *dermoïdes*, les *kystes hydatiques*, etc.

Parmi les tumeurs bénignes de la vessie, la première place au point de vue de la fréquence et de l'intérêt pratique appartient au papillome.

Papillomes. — Ces tumeurs revêtent des formes très multipliées (*fibrome papillomateux* de Virchow, *papillome villeux* de Küster). Entre le néoplasme unique, pédiculé ou sessile à large base, ayant le volume d'une pomme, d'un côté, et les petites tumeurs multiples, tellement serrées les unes contre les autres, qu'elles cachent complètement les parois de la vessie, d'autre part, on trouve une quantité de formes mixtes et intermédiaires. En général, la surface de l'organe présente des excroissances papillaires, arborescentes, auxquelles la tumeur doit son nom.

Comme variétés de ces *villosités*, on rencontre d'un côté des formes allongées, pédiculées, flottant dans l'urine à la façon des plantes aquatiques à feuilles étroites, et de l'autre des papillomes frangés présentant une surface verruqueuse, crevassée (*fimbriated papilloma* de Thompson).

Au point de vue histologique, chaque *villosité* se compose d'une charpente de tissu conjonctif provenant de la sous-muqueuse, présentant des travées fibreuses et des cellules fusiformes et renfermant souvent à sa base des fibres musculaires lisses ; d'après Tschistovitsch, la charpente contient les vaisseaux qui fournissent la substance propre des villosités et donnent naissance de leur côté aux capillaires qui, sous forme d'anses, entourent le sommet des villosités terminales. Cahen a dernièrement décrit des formes qui se sont développées sur des nodules formés de replis épithéliaux et dus probablement à la prolifération et à la fonte des papilles, consécutivement au catarrhe de la vessie. Nous avons personnellement observé deux fois ces formes.

Les tumeurs villeuses sont plus fréquentes chez l'homme que chez la femme et occupent ordinairement le trigone et le bas-fond de la vessie. Si la tumeur se développe dans le voisinage du col de la vessie, on observe des *troubles locaux*, dont nous avons déjà parlé plusieurs fois, tels que rétention d'urine et hémorrhagies qui peuvent rapidement atteindre un haut degré de gravité. Contrairement à ce qui se passe dans le cancer, où la dysurie et la douleur ne se font pas longtemps attendre et précèdent même ordinairement l'hématurie, les hématuries peuvent constituer pendant des années le seul symptôme précoce, prédominant, en quelque sorte, dans le tableau clinique ; elles peuvent se produire surtout dans le cas de villosités fines, flottantes, à la moindre irritation mécanique, comme la contraction de la vessie, et paraître par conséquent spontanées ; ce phénomène est la conséquence directe de la structure histologique de la tumeur (Virchow).

Toutefois, malgré des affirmations nombreuses, nous ne pouvons nous décider à considérer ces hématuries comme pathognomoniques des tumeurs de la vessie. Certaines formes dans lesquelles les néoplasmes possèdent une consistance plus ferme, peuvent être assez longtemps supportées par le malade sans troubles ni dommage. Comme dans le cancer papillomateux, on peut observer également l'expulsion spontanée des excroissances. Quant au diagnostic détaillé, nous renvoyons le lecteur au chapitre précédent.

Pronostic et traitement des tumeurs de la vessie. — Il n'y a peut-être pas d'affection dont le traitement ait autant bénéficié que celui des tumeurs de la vessie des progrès considérables réalisés en chirurgie, grâce en grande partie aux procédés modernes de diagnostic. Malgré certains succès opératoires (Thompson, Guyon, Antal, Schlechtendal et autres), cette heureuse transformation, au point de vue du pronostic, est bien moins applicable au cancer de la vessie qui, d'une façon générale, reste une affection incurable, qu'aux formes bénignes de tumeurs. La plus grande partie de ces affections, et plus particulièrement les tumeurs papillomateuses, constituent un danger sérieux pour la vie du malade. On ne saurait donc trop applaudir aux succès obtenus par la chirurgie moderne ; quant aux tumeurs malignes, les patients bénéficient souvent d'un soulagement temporaire, grâce à une intervention chirurgicale judicieuse ; on pourra espérer mieux encore dès qu'on sera en possession de méthodes perfectionnées permettant un diagnostic précoce. Quant à présent, les résultats définitifs de l'opération ne répondent nullement à ses résultats immédiats (Czerny).

La question de la méthode opératoire n'a pas été discutée par Thompson et Guyon avec moins de vivacité que celle du diagnostic chirurgical, qui lui est étroitement liée. On est arrivé pourtant à se mettre d'accord, et Thompson lui-même concède que, pour les tumeurs volumineuses, multiples, malignes, occupant le fond de la vessie, la taille hypogastrique présente des avantages certains (Sabatier), tandis que la taille périnéale est *tout au plus* applicable aux papillomes bénins simples. Pour les tumeurs papillomateuses bénignes, il est cependant encore préférable d'avoir recours à la méthode de Guyon (O. Koch) (1).

Chez la femme la possibilité de la dilatation forcée de l'urèthre a permis, depuis plus de cinq ans, de pratiquer l'ablation de ces tumeurs par le grattage, les écraseurs, l'anse du galvanocautère, le thermocautère, les pinces, etc., tous procédés qui ont donné de forts beaux résultats. La dilatation forcée de l'urèthre a donc acquis, chez la femme, une valeur considérable au point de vue du diagnostic et du traitement, de sorte que ce procédé a pu être opposé à la taille vaginale et à la colpo-cystotomie (Kaltenbach). Dans les cas de tumeurs volumineuses ou de tumeurs qui, par leur situation et leur configuration, constituent une contre-indication à la dilatation de l'urèthre, il reste, comme méthode de choix, la taille hypogastrique qui a donné de bons résultats à un certain nombre de chirurgiens, parmi lesquels nous pouvons

(1) Pour extirper les tumeurs de la vessie, M. Guyon a fait construire des pinces à pression coudées à angle droit sur le plat, au niveau de leurs mors. La vessie ouverte, on saisit avec ces pinces le pédicule ou la base de la tumeur. Si la tumeur est pédiculée ou pédiculisable par traction, on l'enlève avec le bistouri ou les ciseaux, arrêtant l'hémorrhagie par une suture au catgut. Si la base d'implantation est large, M. Guyon la sectionne avec l'anse galvanique. Dans le cas où un vaisseau saignerait, on le pincerait et on le lierait ; au besoin on laisserait sur lui une pince à demeure. C'est une pratique qui a donné des succès entre les mains de M. Guyon et de son élève Bazy. (H. H.)

citer Küster, Dittel, Antal (16 cas, 4 guérisons), Nitze (10 cas, 5 guérisons définitives), Ebenau, Iversen, Kümmell; d'autres (Harrison, Riedel, Rauschenbusch) ont préféré la taille périnéale de Thompson, présentant les avantages d'un drainage parfait et de risques moindres d'hémorrhagie. La taille périnéale a même été combinée dans certains cas avec la taille hypogastrique (Billroth, Volkmann, Bruns, Southam).

La *résection partielle de la vessie* a été également tentée (Sonnenburg, Antal); quant à la proposition récente de Novaro, d'extirper toute la vessie (1) et de faire aboucher

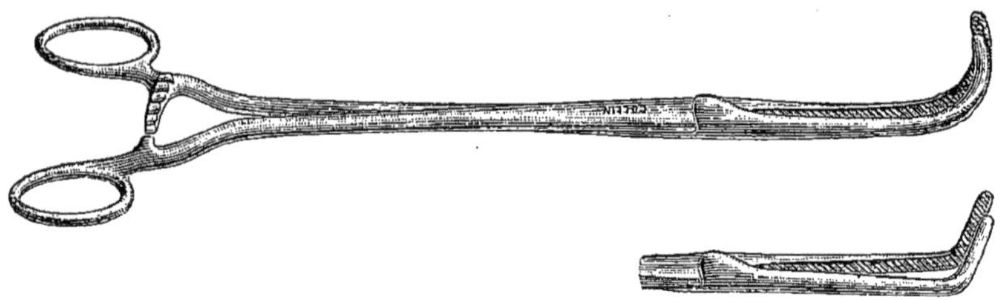

Fig. 41. — Pinces de Guyon pour tumeurs de la vessie.

les uretères dans le rectum, opération que supporte le chien, elle n'a pas encore été exécutée sur l'homme (2).

Pour ce qui concerne les détails de technique opératoire, nous renvoyons le lecteur aux traités de chirurgie. On se sert de préférence d'une curette tranchante qui, entre les mains des auteurs déjà nommés et de Morris, Godlee, Hofmokl, Mori, a donné de fort beaux résultats, notamment dans le

(1) Depuis le moment où ce chapitre a été écrit, Brohl a communiqué 4 cas, dans lesquels Bardenheuer a pour la première fois excisé chez l'homme la vessie (1 cas, terminaison mortelle); les 3 autres cas, où il a été fait une excision totale de la muqueuse vésicale, se sont terminés par la guérison.

(2) Récemment Pawlick a extirpé avec succès la totalité de la vessie d'une femme, encore bien portante 2 ans 1/2 après. (H. H.)

cas de papillome. Nous ne possédons pas encore de statistique permettant de juger d'une façon générale les résultats obtenus dans ces derniers temps. Des statistiques consciencieuses ont été publiées par Pousson (106 cas de tumeurs de la vessie avec 63 guérisons), par Stein (98 cas comprenant 53 hommes dont 17 morts et autant de guérisons, et 45 femmes avec 29 guérisons) et par O. Koch (41 cas, 33 fois taille périnéale avec 5 cas de mort peu de temps après l'opération ; et seulement 7 guérisons définitives).

Thompson lui-même accuse sur ses 20 cas (18 hommes) 11 cas de mort et seulement 3 guérisons définitives. On n'a pas publié de cas de guérison certaine de cancer de la vessie, par la taille hypogastrique (Ebenau). Les guérisons spontanées n'ont été observées, d'une façon excessivement rare, que dans le cas de petites tumeurs bénignes, qui se sont détachées spontanément.

En dehors de l'intervention chirurgicale, le traitement reste, comme on le comprend facilement, purement symptomatique, palliatif. Cathétérisme prudent ou dilatation dans le cas où l'obstruction du col de la vessie par des masses cancéreuses devient imminente, injections astringentes (solution de perchlorure de fer, ergotine, etc.) dans les hémorrhagies profuses, traitement local, au besoin par le drainage, de la décomposition ammoniacale de l'urine et de la putréfaction de la tumeur, qui s'accompagne d'odeur extrêmement fétide ; tels sont les moyens qui restent à la disposition du médecin.

Si les douleurs deviennent intolérables, si elles privent complètement le malade de repos et de sommeil, on n'hésitera pas à employer le seul procédé qui puisse encore lui procurer quelque soulagement, les *injections de morphine* (1).

---

(1) Si les douleurs deviennent intolérables, on peut le plus souvent

CHAPITRE VIII

Névroses de la vessie.

Nous étudierons dans ce chapitre des troubles moteurs et sensitifs de la vessie ne s'accompagnant pas de *grosses lésions anatomiques*. Une description particulière des troubles de la sensibilité n'est pas nécessaire, car, comme nous verrons plus loin, cet état est subordonné aux troubles moteurs de contractilité. Pour ce qui concerne l'innervation normale de la vessie et le mécanisme de l'expulsion de l'urine, nous renvoyons le lecteur aux traités de physiologie. Ici nous ne pouvons que répéter encore une fois que la contraction de la couche musculaire de la vessie, et, par suite, l'expulsion de l'urine, ne résulte pas d'un réflexe ayant pour point de départ l'irritation des nerfs de la muqueuse vésicale par l'accumulation de l'urine, mais qu'elle est directement produite par la mise en tension de la paroi déterminée par la réplétion de l'organe.

Cette hypothèse, mise en avant dans les travaux remarquables, et insuffisamment appréciés, de Mosso et Pellacani, a remplacé l'ancienne théorie d'après laquelle le besoin d'uriner et l'expulsion de l'urine se produisaient à la suite de la pénétration de quelques gouttes d'urine dans l'urèthre postérieur (1).

---

soulager le malade en mettant la vessie au repos par la taille. Chez un malheureux, atteint d'un épithélioma diffus inopérable, nous avons pu constater pendant plusieurs mois le soulagement extrême apporté par la cystotomie sus-pubienne, qu'avait pratiquée notre maître M. Guyon. (H. H.)

(1) C'est aussi celle que soutient, depuis de longues années, notre maître, le professeur Guyon. (H. H.)

Par des mensurations phéthysmographiques très exactes, enregistrant les moindres contractions de la vessie sans signaler de modifications de pression intra-vésicale, ces auteurs sont arrivés à démontrer, dans des expériences faites sur la femme et sur le chien, que le besoin d'uriner se manifeste avec la même pression intra-vésicale, mais indépendamment de la réplétion absolue de l'organe; que les contractions des parois vésicales, semblables à celles des vaisseaux cutanés, surviennent à la suite des émotions psychiques et d'excitations extérieures insignifiantes (bruits, conversations, approche de certaines personnes) ; que, malgré la rapidité de cet acte physiologique, sa vitesse est moindre que celle de la contraction des muscles soumis à la volonté ; que la valeur de la presse abdominale et de la respiration au point de vue de la miction est d'autant moins considérable que la force musculaire de la vessie se suffit davantage — puisqu'on sait qu'un homme bien portant vide complètement sa vessie, — et enfin que, pendant la miction, il ne survient pas de relâchement du sphincter vésical interne, mais qu'il se manifeste une contraction puissante de tous les muscles qui arrive à vaincre la tonicité du sphincter.

Le centre réflexe de la miction est situé dans la moelle lombaire (Goltz, Gowers, Gianuzzi), les nerfs moteurs parcourent les cordons latéraux et les cordons postérieurs de la moelle (Mosso et Pellacani).

§ 1. — SPASME DE LA VESSIE.

Étiologie et pathogénie. — Les causes de l'exagération anormale de la sensibilité de la paroi vésicale, se manifestant par la fréquence et la facilité avec lesquelles la couche musculaire et le sphincter de la vessie entrent en contraction, sont très variables ; sous ce rapport, il existe toute une série de degrés qui relient l'état physiologique aux phénomènes morbides. Les exemples de ce genre abondent, et nous nous contenterons de citer la mauvaise habitude qu'ont certaines personnes de vider leur vessie au moindre besoin, le besoin fréquent d'uriner qu'on constate, chez d'autres, à la suite de diverses émotions psychiques, après le coït par exemple, l'influence analogue exercée par certaines boissons, abstraction faite de leur quantité, particulièrement le café pris à jeun, l'impossibilité d'uriner en présence d'autres personnes, faits que les médecins ont eu bien des fois l'occasion de constater à leur consultation.

Nos connaissances actuelles ne permettent pas encore une division étiologique nette, basée sur les voies qui servent à l'innervation de la vessie (nerfs périphériques, centre réflexe de la moelle lombaire, voies qui relient cette dernière au cerveau). Abstraction faite des formes secondaires, consécutives aux affections proprement dites de la vessie (cystite, calculs, cancer, etc.), on peut constater que le spasme de la vessie se trouve principalement sous la dépendance des *névroses générales*, telles que l'hystérie, l'hypochondrie, le nervosisme, états qui ordinairement se compliquent de chlorose et d'anémie. Le plus grand nombre des cas de névroses vésicales appartient aux états fort bien désignés par les anciens sous le nom de *faiblesse irritative* et connus actuellement sous le nom de *neurasthénie*, états souvent compliqués d'hystérie et d'hypochondrie, et pouvant se développer à la suite du surmenage physique et intellectuel, des émotions psychiques violentes, des excès vénériens, de l'onanisme, des pertes séminales, d'affections très diverses de l'appareil génito-urinaire (*castus raro mingit*) (1).

(1) Dans notre mémoire (*Des névralgies vésicales*, Paris, G. Steinheil, 1889), nous décrivons :

Le refroidissement intense, l'ingestion de certains médicaments ou de boissons de mauvaise qualité tels que purgatifs drastiques, vin acide, bière mal fermentée (nous n'avons jamais pu nous convaincre de l'action particulière de cette dernière sur la vessie), l'introduction dans la vessie par l'urèthre d'instruments chirurgicaux, paraissent jouer le même rôle étiologique, tantôt par eux-mêmes, tantôt seulement en tant que cause occasionnelle, le malade se trouvant déjà en puissance des causes générales que nous avons énumérées.

Les formes qui s'observent à la suite des processus inflammatoires dans le voisinage de la vessie, tels qu'irritation du rectum par des hémorrhoïdes, fissures, néoplasmes, états péritonitiques, dysenterie, métrites inflammatoires, catarrhe de la portion prostatique de l'urèthre, doivent être considérées comme symptomatiques et ne rentrent pas dans la catégorie des névroses, prises dans le sens strict du mot. Les relations entre le spasme de la vessie et les affections spinales et cérébrales, dont il peut constituer le symptôme précurseur, sont encore obscures (Voyez *Paralysie de la vessie*).

White prétend avoir constaté l'existence d'un facteur étiologique particulier d'irritabilité de la vessie et de l'urèthre

---

1° L'irritabilité vésicale *symptomatique* d'une lésion du système nerveux, de l'appareil urinaire (calcul ou abcès du rein, rétrécissement du méat uréthral, polypes uréthraux chez la femme), de l'utérus (déviation, fibrome, métrite, etc.), du rectum et de l'anus.

2° L'irritabilité vésicale *idiopathique* qui se développe surtout chez l'homme à l'âge adulte, qui est souvent précédée d'incontinence nocturne d'urine, de spermatorrhée, de pudeur vésicale, de masturbation, de migraines, de névralgies variées, de troubles dyspeptiques, quelquefois des symptômes caractéristiques de l'arthritisme. Cette deuxième forme, essentielle, de beaucoup la plus intéressante, est, en un mot, la manifestation locale de cet état connu sous le nom de névropathie, de neurasthénie. (H. H.)

chez les mécaniciens de chemins de fer. Ce facteur serait, suivant cet auteur, l'usage du banc étroit et rigide sur lequel ils ont l'habitude de se tenir à califourchon pendant la marche du train. Il serait indiqué dans ce cas de remplacer ce banc par un siège rembourré ne transmettant pas aussi rudement les trépidations.

Dans un certain nombre de cas on ne peut malheureusement découvrir les causes de l'affection. Nous avons vu des individus robustes, sans antécédents fâcheux, ni manifestations neurasthéniques, présenter cette affection pendant des années.

L'affection atteint aussi bien les enfants que les adultes et s'observe plus fréquemment chez la femme que chez l'homme.

Symptomatologie. — D'une façon théorique le *spasme du sphincter* devrait se manifester en clinique par la difficulté de satisfaire au besoin naturel d'uriner, *le spasme de la couche musculaire de la vessie* (cystospasme) par une fréquence anomale de la miction. Cette division tranchée, maintenue encore par un certain nombre d'auteurs, s'observe rarement en réalité. Dans la grande majorité des cas, le spasme touche en même temps le sphincter et la couche musculaire de la vessie ; aussi préférons-nous nous abstenir de toute distinction, qui ne concorderait du reste pas avec nos connaissances sur l'anatomie et la physiologie des voies d'innervation de la vessie.

Pour les mêmes raisons il nous paraît juste de faire rentrer les *troubles de sensibilité* dans le complexus symptomatique du spasme de la vessie, puisque la contraction de la vessie s'accompagne presque toujours de *douleur* (ténesme) et que la *névralgie pure* de la vessie (cystalgie) est une rareté clinique.

La fréquence très grande de cette combinaison a amené depuis longtemps les auteurs anglais à admettre le type morbide de *vessie irritable* (irritable bladder, reizbare Blase). Mais on comprend facilement, comme nous l'avons relevé dans plusieurs publications, que dans les cas où cet état, qui ne correspond pas exactement à la cystalgie, névralgie, dysurie, etc., s'accompagne d'*états inflammatoires de la vessie*, il ne peut être considéré que comme un symptôme, un phénomène du catarrhe de la vessie. On est donc obligé de lui refuser, dans ces cas, l'autonomie que nous reconnaissons à d'autres formes *idiopathiques*, névroses indépendantes des états d'inflammation locale. Aussi, en analysant les travaux publiés récemment sur cette question — et nous devons citer en premier lieu les recherches remarquables de Henri Hartmann, Monod et Gauthier, Peyer — devons-nous mettre à part comme des cas de catarrhes particulièrement douloureux (*cystite douloureuse*), tous ceux qui étaient accompagnés de cystite, de tumeurs de la vessie, d'uréthrite. Néanmoins, les formes mixtes existent certainement.

La distinction entre l'irritation *nerveuse* et l'irritation *idiopathique* nous paraît fort difficile, très délicate à établir, car notre expérience personnelle nous a montré qu'entre l'affection limitée et localisée à la vessie et celle qui appartient au complexus symptomatique de la neurasthénie, il existe toute une série d'états intermédiaires.

D'une façon générale, le spasme de la vessie, tel que nous le comprenons, constitue le symptômo prédominant de la *vessie irritable*, caractérisé par une *fréquence anomale des mictions*: l'accumulation d'une quantité insignifiante d'urine provoque un besoin croissant d'expulsion qui se produit tous les quarts d'heure ou toutes les demi-heures (*pollakiurie*), ou quelquefois même d'une façon continue.

L'urine elle-même s'écoule péniblement sous l'influence des efforts, goutte à goutte, en petite quantité et par poussées (dysurie spasmodique). La cessation du spasme du sphincter — et l'existence de ce dernier est prouvée par la présence concomitante d'autres spasmes particulièrement tenaces, d'où la dénomination de *bégaiement urinaire* due à Paget — change l'aspect du jet d'urine qui, auparavant mince, interrompu, devient plein et vigoureux. L'émission involontaire d'urine, pendant la veille ou le sommeil, sous l'influence de la contraction insurmontable de la couche musculaire de la vessie (énurésie spasmodique), constitue une complication des plus désagréable de cet état, déjà suffisamment pénible par lui-même.

D'autres fois il peut survenir une rétention complète d'urine forçant le malade, après de vaines tentatives de satisfaire le besoin d'uriner, d'avoir recours au médecin pour évacuer la vessie remplie.

Les douleurs qu'on rencontre dans ces cas, et qui varient de la sensation d'un malaise ou de brûlure à peine marquée à des souffrances parfois intolérables, présentent les caractères que nous avons déjà étudiés ; elles affectent la forme d'élancements qui, partant de leur siège principal, le col de la vessie, s'irradient vers l'urèthre, les parties génitales, l'anus, en s'accompagnant quelquefois chez les enfants d'incontinence réflexe des matières fécales ; elles peuvent même gagner la région sacrée, le bas-ventre, les extrémités inférieures et les parties supérieures du tronc. La distribution du plexus hémorrhoïdal qui innerve la vessie et l'intestin, l'irritation réflexe du splanchnique (Peyer), la disposition anatomique du plexus lombaire et sacré, expliquent suffisamment la pathogénie de ces *symptômes lombaires et intestinaux* parmi lesquels Hegar range encore la faiblesse lombaire, l'algidité des pieds, les tiraillements dans les cuisses, etc.

Dans les cas graves, le malade peut encore être pris d'excitation violente, d'angoisse, de nausées ; il s'établit une transpiration abondante et des convulsions généralisées peuvent encore s'ajouter à cette pénible situation.

Les accès peuvent tourmenter le malade jour et nuit ; la durée d'un accès est de quelques minutes ; à une fréquence excessive des accès succèdent ordinairement des intervalles de calme assez prolongés. La répétition des paroxysmes est particulièrement pénible. L'effet moral que cet état produit sur les malades est tellement prononcé que les rapports avec eux deviennent très difficiles.

La *marche* de l'affection est très variable ; capricieuse en tous cas, elle est plutôt chronique qu'aiguë. Les rémissions, voire même la guérison spontanée, ne sont pas rares.

Abstraction faite des formes secondaires de l'affection, consécutives à une inflammation de la vessie, etc., l'urine de ces malades ne contient *ni éléments morphologiques anomaux, ni albumine*. Souvent, mais non pas dans la majorité des cas, l'urine présente une couleur pâle et un poids spécifique à peu près normal (urine spasmodique) ; quelquefois les urines sont très abondantes et, dans le cas de réaction neutre ou alcaline, elles deviennent troubles au moment même de l'émission par le dépôt de phosphates terreux. Peyer a dernièrement étudié en détail cette *phosphaturie* (1). Une fois que la sonde a surmonté le spasme du sphincter, elle entre librement dans la vessie.

Diagnostic. — La composition de l'urine que nous venons

(1) Le fait signalé ici par Fürbringer, de l'état trouble des urines par abondance des phosphates terreux, fait que nous n'avions pas mentionné lors de la rédaction de notre mémoire, nous a, depuis cette époque, frappé plusieurs fois par sa présence chez les malades souffrant d'irritabilité vésicale sans lésion. (H. H.)

d'indiquer, l'insensibilité de la région vésicale à la pression et l'évolution apyrétique de l'affection, permettent de distinguer le spasme essentiel de la vessie des formes secondaires consécutives à l'inflammation des voies urinaires inférieures et de la lithiase vésicale. Le tableau symptomatique peut présenter une ressemblance frappante avec les signes rationnels des calculs vésicaux. Et on comprend facilement que l'opération de la taille ait pu être pratiquée dans ces conditions, à la suite d'une erreur de diagnostic.

On ne saurait trop insister sur la prudence avec laquelle il faut interpréter les résultats positifs fournis par l'examen microscopique des urines *de la femme*. Dans les cas de leucorrhée, il ne faut se servir pour cet examen que de l'urine extraite directement de la vessie par la sonde. Les cas nombreux qui nous ont été envoyés comme des *catarrhes de la vessie* et qui, après un examen attentif, se sont trouvés rentrer dans la catégorie des névroses justifient amplement les réserves que nous venons de formuler.

Le cathétérisme judicieux avec une sonde ordinaire ou une sonde métallique peut être d'un grand secours pour le diagnostic. Un médecin expérimenté et prudent pourra toujours franchir l'obstacle opposé par le spasme du sphincter (comp. *spasme de l'urèthre*) que les débutants et les médecins peu exercés confondent toujours avec le *rétrécissement* (V. ce dernier). Au besoin, le cathétérisme, pratiqué sous le chloroforme, décidera des cas difficiles.

Pronostic. — Le pronostic est favorable, le spasme de la vessie ne menaçant pas la vie du malade. Mais d'un autre côté cette affection qui, dans les cas graves, empoisonne en quelque sorte l'existence du malade, doit être considérée comme sérieuse. Les formes aiguës, dues à des causes passagères (certains médicaments, boissons, cathétérisme), présentent ordinairement une marche rapide et bénigne ; les formes chroniques sont également assez souvent susceptibles de guérison spontanée. Dans les formes pures la durée de l'affection ne dépasse pas souvent un an.

Traitement. — L'indication du traitement peut découler de l'étiologie. L'abstension d'excès vénériens, la suppression de la masturbation suffit dans beaucoup de cas pour faire disparaître l'affection pour longtemps. La réglementation du régime, la défense de tout surmenage dans le sens large du mot donnent souvent des résultats excellents.

La valeur d'un traitement méthodique de la neurasthénie, quand elle peut être considérée comme la cause de l'affection vésicale, est considérable et avec Guyon, H. Hartmann et autres, nous avons pu depuis longtemps nous convaincre de la supériorité, dans ces cas, du traitement général sur le traitement local.

Comme traitement *symptomatique* des accès, le premier rang, au point de vue de l'efficacité, appartient à la *chaleur* appliquée localement et aux *narcotiques*. Compresses tièdes sur la région vésicale, bains de siège tièdes, lavements tièdes, introduction dans le rectum de sondes métalliques creuses pour lavages tièdes, bains tièdes de longue durée et, au besoin, injections intra-vésicales tièdes d'un liquide indifférent ou, mieux encore, d'une solution physiologique stérilisée de sel de cuisine, tels sont les moyens que nous avons à notre disposition.

Quant aux *médicaments* proprement dits, on ne s'attardera pas à prescrire les sédatifs doux et les antispasmodiques, mais on donnera résolument de la morphine (à l'intérieur, en injections sous-cutanées, en lavements, en suppositoires) ; on pourra laisser de côté le bromure de potassium, le cannabis indica, la lupuline, le camphre et les préparations de valériane.

Dans les cas particulièrement graves, on pourra donner du chloral et du chloroforme, seul ou alternativement avec de la morphine.

L'efficacité du traitement peut parfois être favorisée par l'application locale de la *cocaïne*. Bellamy recommande très chaudement l'introduction dans l'urèthre de suppositoires cocaïnés. Nous avons peine à saisir les avantages qu'on espère retirer de l'administration d'iode, d'arsenic, de térébenthine, etc. Une rétention tenace d'urine peut obliger de recourir au *cathétérisme*. Le traitement méthodique du spasme de la vessie par des *sondes* molles, élastiques ou métalliques, a trouvé des partisans convaincus (Civiale, Pitha, Lebert, Kœnig, Ultzmann et autres). Dans ces cas, la muqueuse vésicale étant absolument intacte, on ne saurait évidemment prendre des précautions de propreté trop rigoureuses ; autrement on s'expose à provoquer un catarrhe ; nous l'avons bien des fois observé chez des malades sortant des mains des spécialistes. D'une façon générale nous ne pouvons guère nous enthousiasmer pour cette méthode, pas plus que pour les injections de *nitrate d'argent* et l'application des *astringents* à l'aide du porte-remède (v. *Traitement de la blennorrhagie*) recommandés par Oberlænder et Peyer, méthode qui est certainement d'une grande valeur dans les formes secondaires, compliquées d'états inflammatoires de la vessie et de l'urèthre.

Par contre nous avons obtenu de bons résultats avec le « psychrophore » (v. *Traitement des pertes séminales*), bien que moins souvent que Peyer. Nous admettrions avec ce dernier que le traitement local est indispensable dans le spasme de la vessie et que rien n'est aussi préjudiciable que les *bains* et les voyages, si nous n'avions vu nombre de malades, échappés des mains des spécialistes, se trouver admirablement des bains et des déplacements et même guérir par ce traitement. Même pour les cas *prolongés* et *tenaces*, le *changement de climat* et la *cure par les bains* se sont montrés très efficaces. Fait remarquable, les résultats que l'on obtient par les bains de mer, les bains tièdes, l'hydrothérapie, sont sensiblement les mêmes.

Le traitement par l'*électricité* ne nous a paru réussir que fort rarement ; la valeur réelle de ce traitement n'est manifeste que dans la paralysie de la vessie (v. plus loin).

Pour les cas particulièrement rebelles, Vincent, Stein, Oberlænder, Monod et Gauthier ont conseillé la *dilatation brusque* de l'urèthre, même chez l'homme, au besoin après l'ouverture préalable de la portion membraneuse.

Dans des cas tout à fait désespérés on a eu, avec succès, recours à la *cystotomie* et au drainage de la vessie (Weir, Thompson). Nous ne pensons pourtant pas que les formes purement nerveuses, non inflammatoires, exigent une intervention aussi énergique.

§ 2. — PARALYSIE DE LA VESSIE.

(Atonie, parésie, paralysie de la vessie, cystoplégie).

Nous réunissons sous ce nom les états d'insuffisance fonctionnelle de la couche musculaire et du sphincter de la vessie, à différents degrés d'intensité, lorsque ces états se manifestent sous forme de *névroses*, et ne s'accompagnent pas de *grosses* lésions anatomiques de l'organe (traumatisme, quelquefois consécutif à un accouchement laborieux, inflammations, néoplasmes, etc.). Nous laissons aussi de côté les formes survenant à la suite de troubles dans les *voies de transmission motrice*, dans la spondylite par exemple (Auton), de la paralysie des centres moteurs dans les *affections cérébrales et médullaires graves* (apoplexie, tabès, myélite, etc.); ces formes doivent alors être en effet considérées seulement comme un *symptôme* des affections en question. Nous rappellerons ici que le fonctionnement normal de la vessie et du rectum dépend de l'intégrité de la portion médullaire située au-dessous du renflement lombaire (centre ano-vésical de la moelle), et des nerfs qui en émanent (appartenant aux plexus honteux et coccygien), fait qui résulte très nettement des observations cliniques de Rosenthal et Bernhardt. L'*énurésie nocturne*, anomalie fonctionnelle *sui generis*, demande à être étudiée à part.

Etiologie. — Les formes qui, d'après ce que nous venons de dire, doivent être considérées plutôt comme symptomatiques que comme indépendantes et autonomes, reconnaissent en partie la même étiologie que le spasme de la vessie. Ici également il faut compter avec l'hystérie, l'hypochondrie, la neurasthénie, les excès vénériens, la masturbation et certains médicaments (surtout l'opium). Puis on aura à considérer la *distension des parois de la vessie* consécutive à l'émission défectueuse de l'urine due à l'impuissance fonctionnelle plus ou moins marquée de la couche musculaire de la vessie; les modifications qui peuvent exister, dans ces cas, dans les fibres musculaires et les ramifications périphériques des nerfs n'ont pas été étudiées.

Dans le même ordre de faits, on peut encore signaler la *négligence* mise à satisfaire le besoin d'uriner, que ce soit par mauvaise habitude ou par pudeur mal comprise (ces cas constituent une transition entre les cas physiologiques et les cas pathologiques), et d'autre part la rétention d'urine qu'on observe dans les cas d'obnubilation des facultés sensorielles au cours des affections fébriles générales (fièvre typhoïde). Cette dernière catégorie comprend des cas que l'on peut classer dans les paralysies vésicales d'origine cérébrale, aussi bien que dans les formes observées comme *localisation* dans la faiblesse générale consécutive aux affections chroniques se terminant par le *marasme*, ou dans la vieillesse avancée. Les paralysies *myopathiques* se distinguent des *névroses* par ce fait seul que les premières sont dues probablement à la dégénérescence graisseuse des fibres musculaires de la vessie (Dittel). Les formes qui sont produites par la rétention d'urine, due à des causes qui agissent en dehors de la vessie (rétrécissement de l'urèthre, hypertrophie de la prostate, prolapsus de l'utérus, etc.), ne peuvent guère non plus rentrer dans la catégorie des névroses. Enfin, la paralysie fonctionnelle de la vessie s'observe encore assez souvent chez les femmes en couches, ou après la laparotomie, principalement quand elle a été pratiquée pour enlever des tumeurs de gros volume ; dans ces cas, comme l'a démontré Schwarz, il faut incriminer la diminution considérable qui se produit dans la pression intra-abdominale. Les expériences que nous avons rapportées p. 329 démontrent suffisamment la fausseté de l'opinion d'après laquelle l'émission d'urine ne serait due qu'à l'effet de cette pression abdominale, de sorte que la vessie ne serait qu'un réservoir *passif*. Toutefois nous avons observé plusieurs cas dans lesquels il s'est produit de la rétention quand la presse abdominale eût cessé de pouvoir *aider* à l'émission de l'urine, la couche musculaire de la vessie restant absolument normale et indemne de paralysie.

Symptomatologie. — La paralysie de la couche musculaire de la vessie doit se manifester théoriquement, en clinique, par une rétention d'urine (ischurie paralytique) qui durera tant que la réplétion de la vessie n'arrivera pas à vaincre la résistance du sphincter ; par contre, l'incontinence d'urine (énurésis paralytique) correspondra à la paralysie du sphincter. En dehors de la paralysie du sphincter, résultant d'un obstacle *mécanique*, s'opposant à l'occlusion du sphincter et produit par les traumatismes et les diverses affections de la vessie et des organes voisins, les faits se présentent rarement en clinique avec cette netteté. Dans la grande majorité des cas, le sphincter est pris en même temps que la couche musculaire de la vessie ; ordinairement la paralysie de la couche musculaire, qui amène une distension considérable de la vessie et l'augmentation de la pression, est suivie d'affaiblissement du sphincter. Aussi arrive-t-il que les malades, abstraction faite des cas où la rétention d'urine se produit brusquement, se plaignent de la lenteur de plus en plus grande et des difficultés qu'ils éprouvent pour vider complètement leur vessie ; le besoin d'uriner se fait sentir de moins en moins souvent, et s'il n'est pas satisfait immédiatement, ce besoin disparaît.

Le jet d'urine, interrompu à chaque moment, et ne présentant plus la parabole normale, tombe verticalement, ce qui ne répond nullement aux efforts que le malade fait pendant la miction. Quand le malade est couché sur le dos, l'émission d'urine est particulièrement difficile, et la miction se fait le mieux quand le malade, le corps penché en avant, s'aide de la presse abdominale.

La miction terminée, le malade n'est jamais satisfait : il sent qu'il reste encore de l'urine dans la vessie, mais il ne peut apprécier la quantité de cette urine résiduale. On n'a de données à cet égard qu'en sondant le malade et en vidant complètement la vessie qui s'élève bien au-dessus de la symphyse. Dans certains cas graves et qui rentrent dans la catégorie des formes dues à l'existence d'un obstacle mécanique à l'écoulement de l'urine, la vessie s'élève jusqu'à l'ombilic et se transforme en un kyste mince et transparent d'une capacité de plusieurs litres. Nous avons rencontré un cas où la vessie contenait 5 litres, et dans une observation de Willard la vessie renfermait 14 litres d'urine, et simulait un utérus à terme. Si dans ces conditions la pression de l'urine devient égale à celle du sang, la sécrétion d'urine peut s'arrêter et l'urémie apparaître, comme on l'observe à la suite de la ligature des uretères chez les animaux.

Lorsqu'on parvient à faire cesser une rétention d'urine datant de plusieurs jours, on observe souvent une *polyurie* considérable et une polydipsie, tout comme chez les animaux après la cessation de la ligature des uretères.

L'*insuffisance du sphincter*, apparaissant soit isolément soit au cours d'une paralysie de la couche musculaire de la vessie, se manifeste par une incontinence d'urine ; mais, comme le dit avec raison Casper, il ne s'agit pas d'une incontinence absolue de la vessie à proprement parler, puisque dans ces cas la vessie n'est ordinairement pas vide, et contient toujours un résidu important d'urine.

Au début, l'incontinence ne se manifeste d'une façon évidente que sous l'influence de certaines causes (éternuement, toux, rire, effort) ; plus tard on observe de véritables alternatives d'ischurie et d'incontinence. Comme les individus atteints de paralysie de la vessie, ces malades sont obligés d'avoir toujours, pour ainsi dire, sous la main le vase de nuit, sous peine de mouiller à chaque instant leurs vêtements.

Dans les cas où la fonction des deux muscles se trouve abolie, la vessie devient un réservoir à parois non contractiles, recevant le liquide par une extrémité et le laissant sortir par l'autre ; la vessie, constamment remplie, laisse écouler sans cesse un filet d'urine sans que le malade en ait conscience. C'est ce qu'on désigne sous le nom d'*ischurie paradoxale*. Très souvent, sous l'influence de conditions que nous avons déjà étudiées, la stagnation provoque la décomposition ammoniacale de l'urine, la cystite, la pyélite, l'intoxication urineuse, complications qui emportent ordinairement le malade au bout d'un temps plus ou moins court.

Diagnostic. — Dans les cas bien prononcés, il résulte ordinairement du complexus symptomatique qui est bien caractéristique. L'absence du ténesme vésical, fort douloureux, permet de distinguer la paralysie du spasme de la vessie ; toutefois il faut savoir, et nous insistons sur ce point, que les *formes mixtes*, dans lesquelles prédominent tantôt les phénomènes paralytiques, tantôt les phénomènes spasmodiques, ne sont pas rares. Nous avouons franchement que chez les hystériques, qui sont pris quelquefois subitement d'une rétention d'urine nécessitant pendant des jours et des semaines l'emploi de la sonde, nous avons toujours été embarrassé pour dire s'il s'agit d'une paralysie de la couche musculaire de la vessie où d'un spasme du sphincter. Dans ces cas les sensations fournies par la sonde pendant le cathétérisme et la force du jet d'urine s'écoulant par la sonde, varient d'un jour à l'autre. Ce fait a été également constaté par Engesser.

Une distension notable de la vessie peut être appréciée par la palpation et la percussion. Dans les cas douteux (on a confondu plusieurs fois la vessie, distendue par l'urine, avec des kystes de l'ovaire, l'utérus gravide, l'ascite), on s'adressera au cathétérisme qui souvent fait sortir une quantité d'urine qui surprend aussi bien le médecin que le malade, et renseigne en même temps sur la présence ou l'absence des obstacles mécaniques à l'écoulement de l'urine.

Pronostic. — En général le pronostic de la paralysie est moins favorable que celui du spasme de la vessie. Les paralysies incomplètes, survenant quelquefois brusquement et dues à des causes accessibles au traitement, disparaissent complètement et en général d'une façon assez rapide. Les formes chroniques, même assez prononcées, peuvent céder chez les individus vigoureux, tandis que chez les vieillards le seul résultat qu'on puisse obtenir est la suppression des conséquences fâcheuses de la distension de la vessie. Si chez ces derniers l'urine a pu s'accumuler et rester dans la vessie, ne fût-ce que pendant quelques semaines, les mêmes phénomènes se reproduiront à coup sûr et persisteront d'une façon permanente.

L'ischurie paradoxale est la forme qui laisse le moins d'espoir au point de vue de la guérison ; abstraction faite de l'incurabilité des causes étiologiques de cette affection (affections graves du système nerveux central), il faut encore compter avec la décomposition ammoniacale d'urine pouvant donner lieu à l'inflammation des reins et des voies urinaires et à l'infection urineuse généralisée.

Traitement. — Dans les cas légers on peut remplir facilement les indications causales, en recommandant aux malades de vider régulièrement la vessie et d'éviter d'uriner en restant couchés. Pour les malades qui n'arrivent pas à vider spontanément la vessie d'une façon complète, il faudra avoir recours au cathétérisme, qui doit être pratiqué sans retard dans les cas de rétention d'urine complète.

Si le jet d'urine qui sort par la sonde, et dont l'ampleur est déterminée par l'élasticité des parois vésicales et l'action de la presse abdominale, devient moins fort, il faut arrêter l'écoulement de l'urine. Le conseil donné par certains auteurs de faciliter l'évacuation de la vessie par la toux, la compression de l'abdomen, la station debout, est pour nous passible de certains reproches. L'évacuation brusque de toute l'urine peut, dans ces cas, être suivie de syncopes très graves, sans parler des dangers qui résultent de l'établissement d'une pression intra-vésicale négative (Born) pour la vessie amincie et distendue à l'extrême.

Dans la paralysie du muscle détruseur compliquée de diminution de la pression abdominale, lorsque le résidu d'urine atteint environ 250 grammes, on doit procéder au cathétérisme méthodique. Pour Casper il est déjà indiqué quand le résidu atteint 100 grammes, mais nous ne partageons pas complètement sa manière de voir. Bien entendu, le cathétérisme sera pratiqué d'après toutes les règles d'une antisepsie rigoureuse. Le mieux est de se servir de sondes élastiques molles que les malades intelligents apprennent à manier d'une façon très satisfaisante. Mais même avec ces sondes, une manœuvre maladroite peut occasionner une fausse-route et provoquer une infiltration d'urine, qui très souvent emporte le malade. Si cette éventualité malheureuse venait à se produire, on s'abstiendrait, surtout quand la vessie reste pleine, de sonder le malade avec une sonde molle qui obéit mal à la main du chirurgien, et on lui préférerait une sonde métallique d'un numéro assez fort, contrairement à ce que font ordinairement les débutants qui choisissent des sondes minces. Le malade sera chloroformé (1). La désinfection constitue l'alpha et l'oméga des procédés qui permettent d'éviter à coup sûr la cystite, lorsque les signes d'inflammation font encore défaut. L'opinion d'après laquelle la cystite est la conséquence forcée du cathétérisme méthodique prouve seulement que les médecins

(1) Cela nous paraît complètement inutile. (H. H.)

qui la partagent ne s'attachent pas suffisamment aux soins de propreté indispensables dans ces cas. Il est certain que parfois il est impossible d'éviter le catarrhe de la vessie à la suite d'une des causes que nous avons énumérées.

Dans d'autres cas, une complication des plus sérieuses du cathétérisme est constituée par l'apparition d'une hémorrhagie de tout l'appareil urinaire. De crainte de provoquer une inflammation grave, il faut éviter autant que possible de laisser la sonde séjourner longtemps dans la vessie ; toutefois on est quelquefois obligé de le faire, surtout dans les cas où l'introduction de la sonde dans la vessie est fort difficile. Si l'urèthre était d'une sensibilité toute particulière, on pourrait toujours essayer de vider la vessie par une pression exercée sur l'organe (Brassetti, Heddaeus).

L'application locale du *froid* sous différentes formes (compresses, lotions, douches sur la région hypogastrique, lavements, injections intra-vésicales) a la même raison d'être que l'application de la chaleur destinée à combattre le spasme de la vessie. En tout cas et d'après notre expérience personnelle, le froid constitue un adjuvant très précieux qui certainement mérite d'être préféré aux médicaments destinés à combattre la paralysie motrice.

Parmi ces médicaments, vient se placer au premier rang la *strychnine*, fort vantée dernièrement, contre les formes séniles, par List et Th. Roth (1). Jusqu'à présent nous n'avons obtenu aucun résultat appréciable avec la strychnine, pas plus qu'avec le camphre et l'ergotine qui ont été également préconisés contre la paralysie de la vessie.

Il en est de même des injections intra-vésicales *astringentes*

(1) Nous discuterons tous ces points à propos du traitement des *prostatiques*, chez lesquels on observe le type de la paralysie ou inertie sénile de la vessie. (H. H.)

dont l'action nous paraît fort douteuse. Nous n'avons pas encore essayé le *massage* de la région vésicale, qui nous paraît être une pratique thérapeutique à deux tranchants.

Dans certains cas l'application du *courant électrique* se montre bien plus active que le traitement médicamenteux. Bæumler et Born n'ont pourtant pas observé de contractions manifestes sous l'influence du courant. Erb recommande dans ces cas la méthode *cutanée* : le pôle positif sur la région lombaire, le pôle négatif au-dessus de la symphyse (quand la rétention prédomine) ou sur le périnée (quand il s'agit d'incontinence) ; vient ensuite l'*application interne* : l'électrode est poussé jusqu'au col de la vessie et même jusque dans la vessie (Bæumler n'a pu constater l'action du courant sur la couche musculaire de la vessie) ; finalement, l'application sur le rectum. Le traitement par les courants électriques, faradiques ou galvaniques, est surtout indiqué dans les formes hystériques de la paralysie vésicale ; mais c'est justement chez les hystériques qu'il faut se tenir sur ses gardes pour ne pas être trompé par la simulation. Dans beaucoup de cas le traitement électrique reste absolument inefficace, sans qu'il soit possible d'élucider les causes de cette particularité.

L'application des *excitants* et des *révulsifs* au-dessus de la symphyse, sur le périnée ou la région sacrée n'a d'autres bases que la théorie. Elle se propose d'exciter, par voie réflexe, l'activité de la couche musculaire de la vessie, en irritant les nerfs sensibles des régions voisines. Mais les résultats pratiques de cette médication sont au moins douteux.

L'hydrothérapie, une nourriture reconstituante, la gymnastique, le changement de climat, le séjour à la campagne, dans les montagnes ou au bord de la mer, destinés à fortifier l'organisme, sont d'une grande valeur thérapeutique. Les eaux ferrugineuses carbonatées et les bains de boue peuvent également être d'une grande utilité.

Le traitement des *complications*, telles que la décomposition ammoniacale de l'urine, la cystite, etc., a déjà été exposé (p. 268 et suiv.).

Les *récipients d'urine* (urinaux) en caoutchouc, se fixant aux parties génitales, permettent aux malades atteints d'incontinence de conserver leurs vêtements secs et préservent la peau contre les ulcérations produites par l'écoulement continu et la décomposition de l'urine ; en plus, ces réservoirs diminuent notablement l'odeur d'urine en décomposition, qui accompagne partout ces malades. La forme de ces urinaux se trouve décrite dans tous les traités de chirurgie et les catalogues illustrés des fabricants d'instruments. L'emploi de ces urinaux n'exclut pas la propreté rigoureuse du corps qui sera obtenue par les lavages fréquents et les bains. Squire a construit une sonde en S qui, sans trop gêner le malade, se fixe dans l'urèthre et peut être fermée ou ouverte à volonté, à l'aide d'un robinet.

Quant à l'occlusion du pénis à l'aide des *compresseurs* spéciaux, le procédé ne peut guère être recommandé ; l'appareil n'est ordinairement supporté que pendant un temps fort court (Voyez le *Traitement de l'énurésie nocturne*). Toutefois nous avons vu de vieilles femmes avoir recours, et quelquefois avec avantage, aux appareils spéciaux en caoutchouc durci qu'elles fabriquaient elles-mêmes et qu'elles portaient dans l'urèthre. La partie moyenne incurvée de l'appareil n'excède pas de beaucoup la longueur de l'urèthre ; le diamètre de la boule qui se trouve à chaque extrémité de la tige incurvée est de 1 centimètre. L'appareil est retiré deux ou trois fois par jour et remis en place après l'évacuation de l'urine. Certaines malades tirent quelquefois très bon parti de cet appareil, qui les empêche d'uriner au lit.

Chez les femmes, Fritsch est arrivé, par l'excision partielle de la muqueuse vaginale, à obtenir la guérison dans les cas les plus tenaces de paralysie du sphincter.

§ 3. — INCONTINENCE NOCTURNE D'URINE. — ÉNURÉSIE.

L'incontinence nocturne d'urine reconnaît généralement pour cause une éducation défectueuse des enfants, les mauvais traitements auxquels sont ordinairement soumis les enfants des classes peu aisées, les tares héréditaires qui pèsent sur les familles de toutes les classes de la société. L'importance pratique de cette affection bien connue et sa pathogénie bien distincte de celle des autres formes d'incontinence que nous avons étudiées jusqu'à présent, justifient notre intention de consacrer à cette affection une étude séparée.

Pathogénie, étiologie, marche. — Les médecins observateurs savent fort bien que les petits malades, qui ont l'habitude d'uriner au lit, appartiennent à des catégories morbides bien différentes. L'observation impartiale démontre que l'affection en question, abstraction faite des formes compliquées de faiblesse générale grave, de développement défectueux des facultés intellectuelles, d'affections inflammatoires locales (cystite, vulvo-vaginite), de calculs vésicaux, etc., se rencontre chez des enfants qui sont évidemment *nerveux* tout en étant bien élevés et que, même pendant *le jour* et à l'état de veille, l'affection peut se montrer à l'état fruste dans certaines circonstances telles que la toux, l'éternuement, le rire, les exercices de gymnastique, les jeux, etc.

Ordinairement on accuse, à tort, ces enfants de résister trop longtemps au besoin d'uriner. Certainement il ne manque pas d'enfants qui, se laissant absorber par les occupations du moment, le jeu notamment, résistent au besoin et le laissent passer, mais ces enfants ne sont jamais atteints d'énurésie nocturne et ne rentrent pas par conséquent dans la catégorie que nous étudions en ce moment.

Dans une autre catégorie viennent se placer les enfants — et ils forment le contingent principal de ces malades — qui, sans en avoir conscience, au milieu d'un sommeil profond, laissent échapper les urines *seulement pendant la nuit.* Entre les deux catégories, on trouve des formes mixtes et de transition, seulement il n'est pas possible d'admettre, comme on l'a soutenu bien des fois, que l'énurésie diurne vient forcément s'ajouter à l'incontinence nocturne, quand cette dernière aura existé un temps plus ou moins long. Townsed a rencontré l'énurésie diurne d'une façon tout à fait exceptionnelle, et les formes mixtes seulement dans un tiers des cas d'énurésie qu'il a observés.

Il ne manque pas en effet d'enfants *mal élevés* qui, soit mauvaise habitude, soit pour ne pas se déranger, se laissent aller à uriner au lit. Il faut pourtant dire que ces cas sont rares, bien plus rares en tout cas que ne l'admettent ordinairement les parents et les médecins.

Il est à peine nécessaire de dire que dans les cas où l'énurésie nocturne survient *rarement*, à l'occasion d'une réplétion extraordinaire, mais accidentelle de la vessie, il ne peut guère être question d'incontinence *pathologique*. Dans ces cas, quand les enfants urinent au lit, ils rêvent qu'ils sont sur le vase ou qu'ils se trouvent dans un endroit où il est permis de vider la vessie. Les adultes peuvent également être pris de cette énurésie.

Les cas qui sont dus à une sorte d'habitude physiologique, et se présentent d'une façon *isolée* chez les enfants de trois à quatre ans, n'appartiennent pas non plus à l'énurésie nocturne proprement dite.

Quant à la pathogénie de l'énurésie nocturne rentrant dans les deux premières catégories que nous avons indiquées, elle reste encore passablement obscure, malgré la quantité de travaux qui a été publiée sur ce sujet. Il est très probable — et nous le disons en nous basant sur une expérience personnelle de plus en plus probante — qu'il s'agit d'une série de causes qui nous sont encore fort imparfaitement connues. Il était tout naturel d'admettre, pour expliquer ce phénomène, qu'un sommeil très profond ne permet pas à la sensation que donne le besoin d'uriner d'arriver à la conscience et d'être perçue. Seulement il faut savoir que d'un côté la grande majorité des enfants qui jouissent d'un sommeil profond n'urinent pas au lit, et que de l'autre, comme le fait remarquer Ultzmann avec beaucoup de raison, les enfants qu'on éveille souvent dans la nuit pour les faire uriner, urinent tout de même au lit peu de temps après avoir vidé la vessie et s'être rendormis.

F. v. Niemeyer, en admettant une excitabilité amoindrie des nerfs de la vessie et un sommeil *relativement* plus profond qu'à l'état normal, considère l'affection comme une anesthésie de la vessie. D'après Bokai, il s'agit de la rupture de l'équilibre dans les fonctions des deux muscles moteurs : tandis que, à l'état de veille, le sphincter arrive à contrebalancer l'action de la couche musculaire de la vessie, pendant le sommeil c'est cette dernière (qui chez les enfants serait, d'après Dittel, relativement bien plus développée que la prostate et le sphincter) qui arrive à vaincre la résistance du sphincter, d'autant plus que le besoin d'uriner n'est pas perçu par l'enfant qui dort. Pour les cas dans lesquels l'incontinence se manifeste également pendant le jour, il n'est guère possible de faire intervenir l'action du sommeil, et, dans ces cas, nous sommes obligés, pour la compréhension des faits, de nous aider en admettant l'existence d'une énurésie spasmodique ou d'une énurésie paralytique. Dans le premier cas il s'agira donc d'un spasme de la couche musculaire — et c'est l'opinion de Gerhardt, Desault et Bradbury — dans le second, d'une innervation défectueuse du *sphincter* (Trousseau, Bretonneau, Ultzmann) (1).

Dans quelques cas, on peut encore faire jouer un certain rôle à la faiblesse congénitale du sphincter (Guersant), facteur dont il ne peut guère être question dans les formes aiguës susceptibles de guérison (2).

Nous ne savons rien de précis sur le siège exact du trouble fonctionnel (cerveau, moelle, nerfs périphériques). Oberlænder a dernièrement repris la théorie de l'insuffisance congénitale des forces musculaires du sphincter et de l'urèthre postérieur, théorie qu'il a élargie en admettant l'existence dans l'*urèthre* d'états pathologiques (légèrement congestifs) agissant comme irritation réflexe.

Enfin on a insisté dernièrement sur les relations étiologiques de l'énurésie avec le *phimosis* et les adhérences du prépuce (Smith, de Fortunet, Magruder), seulement on en

---

(1) Trousseau (*Clinique médicale de l'Hôtel-Dieu*, Paris, 2e éd, 1865, t. II, p. 655), contrairement à l'opinion que lui prête Fürbringer, soutenait que l'incontinence avait pour cause une irritabilité excessive des fibres musculaires de la vessie. Le fait se démontrait, selon lui, par l'efficacité de la belladone, médicament antispasmodique, en vertu de l'axiome : *Naturam morborum ostendunt curationes.* (H. H.)

(2) Pour le professeur Guyon, l'incontinence résulterait de la faiblesse du sphincter uréthral, faiblesse démontrée par ce fait que l'explorateur à boule parcourt tout le canal en ne transmettant à la main qui le guide que de faibles sensations, traversant en particulier la région membraneuse sans la moindre difficulté. (H. H.)

a exagéré la fréquence d'une façon excessive ; et la proportion de 90 0/0 qu'on leur a attribuée ne sera admise par aucun médecin.

L'étiologie spéciale de l'énurésie nocturne, abstraction faite du rôle attribué à la mauvaise éducation, nous est pour ainsi dire inconnue. Lorsqu'on accuse le *rachitisme,* la *scrofule*, l'*anémie*, la *mauvaise alimentation*, il ne faut pas oublier que d'un côté le plus grand nombre des enfants qui rentrent dans ces catégories ne présentent pas d'énurésie et que de l'autre, des enfants vigoureux, jouissant d'une santé florissante, sont quelquefois pris d'incontinence nocturne. Aussi les affections que nous venons d'énumérer jouent-elles tout au plus le rôle de causes adjuvantes, prédisposantes. Par contre, dans beaucoup de cas, on peut démontrer l'existence d'une *disposition névropathique* ; dans certains cas la neurasthénie est acquise et provoquée par la masturbation.

Les relations intimes qui, d'après Trousseau, existeraient entre l'énurésie nocturne et l'épilepsie, ne seront guère admises par beaucoup de médecins. D'après notre expérience personnelle la complication, dans ces cas, de pertes séminales morbides serait loin d'être aussi fréquente que beaucoup de médecins veulent bien l'admettre ; la *vessie irritable*, en tant que complication, est un peu plus fréquente.

L'ingestion en grande quantité, vers le soir, de boissons exerçant une action irritante sur la vessie peut être considérée comme une cause adjuvante. Quant au rôle qu'il faut attribuer dans ces cas à « l'irritation » provoquée par les *vers intestinaux*, les auteurs ne sont pas encore d'accord sur ce point.

Deux fois nous avons vu cette affection revêtir pendant plusieurs jours un caractère épidémique dans les établissements d'enfants.

Tout le monde connaît la *symptomatologie* de cette affection. Le moment le plus critique sont les deux premières heures de la nuit ; l'énurésie se manifeste bien plus rarement vers le matin. Les rémissions de plusieurs nuits et même de plusieurs semaines ne sont pas rares ; quelquefois elles se prolongent pendant plusieurs mois. Il est exceptionnel de voir l'accident ne se produire qu'une seule fois pendant la nuit.

Les maladies infectieuses aiguës graves, l'inflammation de l'urèthre, les émotions psychiques brusques peuvent exercer une influence favorable sur cette affection (Trousseau, Bokai).

Le plus grand nombre des enfants atteints d'incontinence nocturne d'urine ont de trois à dix ans. La fréquence plus grande de cette affection chez les garçons ne serait, suivant Ultzmann, qu'apparente, les parents faisant tout leur possible pour cacher cette affection chez les filles. Townsend a trouvé, d'après sa statistique portant sur 355 enfants, que les garçons sont atteints avec la même fréquence que les filles : 179 garçons et 176 filles. Dans la grande majorité des cas, l'affection disparaît vers l'époque de la puberté et devient excessivement rare après l'âge de 20 ans.

Diagnostic et pronostic. — Le *diagnostic* est facile ; seulement tout malade devra être examiné au point de vue de l'existence des processus inflammatoires dans les voies urinaires, des calculs vésicaux, de la vulvo-vaginite, etc., afin d'éviter les conclusions erronées.

D'après ce que nous venons de dire, le *pronostic* est favorable au point de vue de la terminaison finale ; toutefois cette affection, pénible et fort tenace, est une de celles qui sont le plus difficilement supportées. Il s'agit dans ces cas non seulement de l'état général fortement ébranlé par l'humidité incessante du lit et des vêtements, mais aussi de l'enfant lui-même, qui souvent est puni à tort et se trouve en butte aux moqueries et aux persécutions de ses camarades. Les formes qui se développent pendant la première enfance sont les plus tenaces.

Traitement. — Les indications causales sont fort difficiles à remplir ; dans la grande majorité des cas nous ne pouvons guère distinguer entre les états contraires d'anesthésie, hyperesthésie, parésie, spasme. Les uns recommandent les *narcotiques*, principalement la belladone, l'hydrate de chloral, le bromure de potassium. Il est remarquable que dans ces cas on ne se décide pas à donner de la morphine, même aux enfants jeunes, et Williams est le seul qui ait attiré l'attention sur les bons effets qu'on obtient avec ce médicament ; personnellement nous conseillons de donner de la morphine à intervalles très espacés, en cas de nécessité absolue. D'autres donnent la strychnine, l'ergotine, les astringents. Smith, qui considère l'affection comme une irritation réflexe due à l'acidité de l'urine, recommande les *alcalins* destinés à combattre cette réaction acide et Harkin vante les vésicatoires et les révulsifs sur la nuque qui combattraient l'hyperémie du bulbe, cause première de l'affection. D'une façon générale, on peut dire que le nombre des médicaments employés est aussi considérable que celui des insuccès.

Le *traitement mécanique* de l'affection a contre lui les considérations d'ordre pédagogique, la possibilité d'application seulement chez les enfants intelligents et déjà d'un certain âge, la difficulté avec laquelle tous les appareils sont supportés et finalement l'incertitude des résultats qu'on obtient dans ces cas. Ce que nous disons s'applique à l'occlusion de l'urèthre par une ligature élastique appliquée toutes les nuits autour du prépuce, à l'introduction dans le rectum du compresseur de la prostate de Trousseau, ou d'une sorte de colpeurynter quand il s'agit des filles.

Les résultats ne sont guère plus certains avec les méthodes qui comprennent l'occlusion de l'urèthre avec du collodion, les cautérisations locales de l'urèthre et du col de la vessie ou même la circoncision. L'introduction d'une sonde à demeure et le cathétérisme en général n'ont pas donné les résultats qu'en attendaient les promoteurs de cette méthode.

Pour le moment nous nous contentons des prescriptions suivantes : *abstinence* rigoureuse de tout aliment et de toute boisson vers le soir, évacuation *régulière* de l'urine, *lotions* méthodiques et bains (le choix entre les bains tièdes et froids dépend de la réaction de l'organisme, car la distinction *à priori* entre les formes spasmodiques et paralytiques est fort difficile), défense de coucher sur un lit de plumes ; enfin l'application de *courants interrompus.*

Les effets de cette dernière médication employée par beaucoup d'auteurs, et entre autres par Hertzka, Kœnig, Ultzmann, Erb, Berger, sont excellents dans un grand nombre de cas(1); mais dans d'autres, comme nous l'a montré une expérience malheureusement trop fréquente, le traitement élec-

(1) Il est curieux de voir que Fürbringer omet de mentionner ici le nom de notre maître, M. Guyon qui, depuis 1871 (*Journ. de méd. et de chir. prat.*, Paris, 1872, 3e sér., t. XLIII, p. 60), a constamment recours à l'électrisation directe de la portion membraneuse ou profonde de l'urèthre, à l'aide d'une petite boule métallique fixée à l'extrémité d'un faisceau de fils métalliques très fins, recouvert d'une enveloppe isolante. L'autre pôle est appliqué immédiatement au-dessus du pubis. L'intensité du courant doit être faible, les intermittences pas trop rapprochées, les séances de 2 à 5 minutes de durée au maximum. Chez les petites filles, il faut appliquer le talon de la boule contre le col vésical. (Consulter encore du Souich, Th. de Paris, 1877 et Guiard, *Ann. des mal. des org. gén. urin.*, 1883, t. I, p. 770). (H. H.)

trique échoue complètement, notamment dans les cas où on a essayé en vain tous les autres moyens.

Les bons résultats qu'on obtient doivent être attribués à l'excitation énergique du sphincter de la vessie. Comme point d'application, on choisit la région lombaire pour le pôle positif; le pôle négatif est ensuite appliqué au-dessus de la symphyse ou sur le périnée, ou mieux encore poussé, sous forme de sonde spéciale, dans l'urèthre ou dans la vessie ou encore dans le rectum ; ce dernier procédé est basé sur les relations qui existent entre le sphincter anal et le sphincter vésical (Ultzmann). Dans quelques cas, il suffit de plusieurs séances d'électrisation de 5 à 10 minutes, pour obtenir des résultats durables. Rossbach est arrivé de cette façon à faire disparaître une incontinence nocturne d'urine qui durait depuis 20 ans. Le praticien se rendra bien vite compte de l'inutilité qu'il y a à réveiller souvent l'enfant pendant la nuit, à lui faire toucher le sol avec les pieds nus, à le faire coucher sur le côté. Nous ne croyons même pas nécessaire de nous prononcer sur la valeur de ces pratiques.

Dans le cas où on trouve du phimosis — qu'il ne faut jamais manquer de rechercher — il est indiqué de pratiquer la circoncision ou du moins la rupture des adhérences préputiales, opération qui souvent — mais pas toujours comme le soutiennent les auteurs incapables d'une critique judicieuse — est suivie d'effets durables. Oberlænder dit avoir obtenu des résultats excellents de la *dilatation* de l'urèthre postérieur faite avec son dilatateur (v. *Traitement de la blennorrhagie*), en s'inspirant des résultats que Sænger a obtenus, pour la même affection, de la dilatation de l'urèthre chez la femme.

Quand l'énurésie résiste à tout traitement, on en est réduit à pallier les inconvénients de l'affection en faisant coucher les malades sur des matelas bourrés de tourbe antiseptique, qui absorbe l'urine.

CHAPITRE IX

Exstrophie de la vessie (1).

Anatomie pathologique. — *L'exstrophie de la vessie* peut se présenter sous forme de simple fente, occupant le bas d'une paroi abdominale normale et laissant voir l'intérieur du viscère, ou sous forme de tumeur, en général fusionnée avec la cicatrice ombilicale, la vessie, refoulée par l'intestin sous-jacent, faisant pour ainsi dire hernie, et s'étant complètement retournée à l'extérieur.

La tumeur qu'elle constitue est, dans ce dernier cas, de forme générale arrondie ; elle présente des points cutisés, blancs, secs, résistants, d'autres rouges, granuleux, humides et ulcérés. Vers sa partie inférieure se voient deux petites tuméfactions un peu latérales, plus rouges et plus humides que le reste ; ce sont les orifices des uretères d'où sort l'urine par petits jets, d'instant en instant. Généralement, la peau présente à la partie supérieure de la tumeur une apparence cicatricielle, due à ce que l'ombilic est arrivé au contact de la vessie exstrophiée.

On décrit généralement en arrière de la partie inférieure de la vessie un pont fibreux qui unit les deux pubis. Ce ne serait là, d'après Passavant, qu'une apparence due à la présence des insertions étalées et renforcées des ligaments pubo-vésicaux. La symphyse pubienne est écartée, les pubis atrophiés et plus horizontaux que normalement.

En même temps que ces lésions, en quelque sorte fondamentales, de l'exstrophie vésicale, il en existe d'autres, les unes secondaires, les autres concomitantes.

Les lésions *secondaires* portent sur les uretères et les reins dilatés et enflammés.

---

(1) Consulter Passavant, Die Blasen-Harnrœhrennaht mit Vereinigung der Schambeinspalte bei Angeborener, Blasenspalte mit Epispadie. *Arch. f. klin. Chir.*, Berlin, 1886, t. XXXV, p. 464. — Pousson, *Traitement chir. de l'exstrophie de la vessie*, Paris, G. Steinheil, 1889. — Segond, Traitement de l'exstrophie de la vessie, *Congrès français de chirurgie*, oct. 1889.

Les lésions *concomitantes* consistent en une série de troubles de développement portant sur les organes génitaux, sur l'intestin ou sur des parties plus éloignées. L'épispadie est fréquente et surtout importante chez l'homme ; chez la femme il existe en même temps un défaut de réunion des parties antérieures de la vulve qui s'écartent en V ; mais ces malformations sont, en général, strictement limitées aux organes génitaux externes, l'hymen, le vagin et l'utérus présentant leurs dispositions normales.

Dans un certain nombre de cas, on observe, disent les auteurs, la terminaison de l'intestin au niveau de la vessie exstrophiée. En réalité, bien qu'au point de vue clinique il s'agisse d'une terminaison de l'intestin, embryologiquement la chose doit être envisagée différemment. Sur 33 cas réunis par A. Broca, on voit que 30 fois il y avait au-dessous du point considéré comme répondant à la terminaison de l'intestin un deuxième orifice conduisant dans un canal plus ou moins long, quelquefois parfaitement développé et représentant la vraie partie terminale de l'intestin anatomique.

Il n'est pas rare non plus de voir un abouchement anormal de l'anus, souvent reporté en avant, et un allongement du pli interfessier.

Parmi les lésions éloignées que l'on a observées en même temps que l'exstrophie vésicale, nous mentionnerons le spina bifida, le pied-bot, le bec-de-lièvre, etc.

Étiologie et pathogénie. — L'exstrophie vésicale serait beaucoup plus fréquente chez l'homme que chez la femme au dire de Puech, fait contesté par Herrgott. Les causes en sont mal connues. L'existence de cicatrices, constatées dans quelques cas d'une manière nette, tendrait à faire admettre pour ces cas, le rôle pathogénique d'adhérences amniotiques, mais on ne sait rien de précis à cet égard. Pendant longtemps, on a cru à une absence de la paroi antérieure de la vessie. Le fait est contesté par Passavant, qui pense qu'il s'agit d'une fente, tantôt simple, tantôt suivie de la hernie de la vessie lorsque l'écartement est considérable.

Symptômes. — Nous avons déjà décrit, en faisant l'anatomie pathologique des lésions, l'aspect qu'elles présentent ; ajoutons seulement que, dans le cas de tumeur, il est possible de refouler l'intestin avec gargouillement et de reconstituer, par une pression soutenue, une cavité vésicale.

Les urines coulent constamment au dehors, entraînant des érythèmes, des excoriations, des angioleucites. Au bout d'un temps plus ou moins long, elles s'altèrent, deviennent troubles, floconneuses. Aussi, par suite du développement de lésions rénales ascendantes, les malades arrivent rarement à un âge avancé. On en a toutefois vu atteindre 45, 50 ans. On a même vu des femmes, porteuses d'exstrophie vésicale, mener à bien une grossesse, mais toujours dans ces cas, l'accouchement a été suivi d'une chute de la matrice, ce qui s'explique facilement par la disparition de la paroi antérieure du bassin.

La démarche est oscillante, en canard, le poids du corps portant alternativement sur la hanche droite et sur la gauche; aussi ces malades se fatiguent facilement; ils peuvent cependant aller et venir bien que tout le poids du corps soit porté par les symphyses sacro-iliaques.

Diagnostic. — Le diagnostic est des plus simples; mais il faut, pour poser un pronostic exact et établir un traitement convenable, bien déterminer au préalable l'état des parties, distinguer entre les simples fentes de la paroi antérieure limitées au bas de la vessie avec paroi abdominale normale au-dessus et les éventrations avec fusion de l'ombilic et de la vessie; dans certains cas la tumeur ne se forme qu'au moment des efforts et dans leur intervalle on voit se constituer une cavité vésicale. Enfin il faut préciser l'état des pubis, leur plus ou moins d'écartement, etc.

Pronostic. — Le pronostic varie évidemment suivant la variété d'exstrophie en présence de laquelle on se trouve; il est néanmoins toujours sérieux, l'affection étant difficile à bien traiter et déterminant souvent la production de lésions rénales ascendantes mortelles.

Traitement. — Pendant longtemps on a regardé l'exstrophie vésicale comme une difformité incurable. Jurine (de Genève) a cherché le premier, par le port d'appareils appropriés, à préserver les malades du contact incessant des urines. Malheureusement l'application de ces appareils est souvent difficile; aussi a-t-on eu recours à des opérations multiples destinées sinon à créer un réservoir vésical, tout au moins à permettre de recueillir plus facilement les urines.

1° *Dérivation du cours des urines.* — On a tenté d'aboucher les uretères dans le rectum de manière à transformer ce dernier en un cloaque qui aurait pu servir de réservoir à l'urine (G. Simon); mais cette méthode est passible d'un double reproche : elle expose à l'infection ascendante de l'appareil urinaire; elle est généralement suivie du rétrécissement de l'orifice anormal.

2° L'*extirpation de la vessie* avec suture des uretères à la base de la gouttière pénienne, préconisée par Sonnenburg qui se propose de compléter la restauration en fermant ultérieurement la gouttière pénienne, est certainement une meilleure opération. Elle n'a toutefois pas été adoptée d'une manière générale.

3° Le plus souvent on a eu recours aux *méthodes autoplastiques*. Roux le premier, en 1853, a tenté de fermer la vessie en plaçant au-devant un lambeau taillé dans les parties voisines. D'autres vinrent après lui qui taillèrent des lambeaux multiples tout en conservant la méthode à un seul plan de lambeaux. Mais on constata que ce seul plan était insuffisant et l'on fit l'autoplastie à double plan de lambeaux, rabattant vers la cavité vésicale le premier plan de lambeaux, face cruentée en dehors et recouvrant cette face cruentée par l'application d'un deuxième plan de lambeaux. Ces divers procédés présentaient en général un gros inconvénient. Les lambeaux tendaient à remonter et la vessie à se hernier de nouveau au-dessous. Pour remédier à cet inconvénient, le professeur Le Fort utilise la peau du prépuce, la dissèque, la perce d'un trou à sa base pour y passer la verge et la suture au bord inférieur des lambeaux. Lorsque le prépuce est peu développé, on prend dans la peau du scrotum le tégument nécessaire.

Malheureusement, malgré tous ces perfectionnements, la méthode autoplastique à lambeaux est loin d'être un idéal. Par suite du contact de l'urine altérée avec des tissus épidermiques et cicatriciels, il se forme constamment des concrétions calcaires que l'on est obligé d'enlever de temps à autre et qui sont pour le malade une source de douleurs.

Aussi M. Segond, se fondant sur la facilité avec laquelle se dissèque la muqueuse vésicale, point démontré par les extirpations faites par Sonnenburg, a eu l'idée d'un procédé nouveau et simple, qui permet de créer une *cavité vésicale partout tapissée de muqueuse*. Comme Sonnenburg, il dissèque la vessie jusqu'au niveau de l'abouchement des uretères ; mais, au lieu de la sacrifier, il la conserve pour la rabattre sur la gouttière pénienne ; puis, imitant la pratique du professeur Le Fort, il perfore le prépuce à sa base et, le faisant passer au-dessus du gland, il étale sa surface cruentée sur la face superficielle du lambeau vésical rabattu. L'opération est terminée, lorsqu'on a comblé par un procédé autoplastique quelconque la brèche qui résulte de la dissection de la vessie. Les orifices des uretères ainsi recouverts, on a une cavité partout tapissée de muqueuse et permettant l'application facile d'un urinal.

4° Trendelenburg et Passavant, se fondant sur ce fait anatomique que, dans l'exstrophie, il n'y a pas absence de paroi antérieure, mais simple fente de cette paroi, ont cherché à *reconstituer la vessie*.

L'obstacle consistant dans l'écartement des pubis, Trendelenburg disjoint les symphyses sacro-iliaques après avoir sectionné au bistouri la partie postérieure des ligaments unissants, ce que rejette Passavant qui pense que, chez l'enfant, il est toujours possible de rapprocher les pubis par des pressions continues bien dirigées. Une fois le rapprochement des pubis obtenu, il faut réduire la vessie, reformer sa cavité, puis suturer ses bords préalablement avivés. Les résultats actuellement obtenus ne permettent pas encore de juger la méthode.

En résumé, nous possédons aujourd'hui une série nombreuse de procédés de valeur inégale et dont quelques-uns comportent peut-être des indications spéciales. Il est évident que l'idéal est la reconstitution intégrale, complète de la vessie. Nous n'oserions toutefois, dès aujourd'hui, conseiller de suivre la pratique de Trendelenburg-Passavant dans tous les cas, mais il est évident que ce sera le procédé de choix, toutes les fois qu'on se trouvera en présence d'un écartement peu marqué des pubis, d'une simple fente vésicale. Lors de grand écartement des os avec éventration de la paroi, le procédé Segond nous paraît le plus simple et le meilleur, bien que le nombre des faits publiés ne permette pas de porter sur sa valeur une appréciation définitive.

Quant à l'âge auquel il faut opérer, la majeure partie des chirurgiens français pensent qu'il faut attendre 7 à 10 ans, afin de pouvoir compter sur la sagesse de l'enfant. Nous croyons, avec M. Richelot, qu'il vaut mieux opérer de bonne heure si l'enfant est bien portant, un bandage solide assurant mieux l'intégrité du pansement à cet âge que tous les raisonnements que l'on peut tenir à un enfant de 7 ans.

CHAPITRE X

Opérations qui se pratiquent sur la vessie.

§ 1. — Lithotritie (1).

La lithotritie a été imaginée par Civiale qui, le premier, en 1824, eut l'idée de broyer le calcul dans la vessie à l'aide d'instruments

(1) Consulter : Desnos, *Étude sur la lithotritie à séances prolongées*, Th. Paris, 1882. — Guyon et Desnos, De l'aspiration des fragments après la lithotritie, *Ann. des mal. des org. gén. urin.*, février et mars 1883. — Kirmisson, *Des modifications modernes de la lithotritie*, Th. d'agrég., Paris, 1883.

(lithotriteurs) introduits par les voies naturelles. En 1878, sa technique fut révolutionnée par Bigelow (de Boston) qui fit suivre le broiement de l'aspiration des fragments pendant le sommeil anesthésique et permit ainsi de substituer aux lithotrities à séances courtes, multiples, avec évacuation des fragments par le fait des contractions vésicales, la lithotritie sous le chloroforme, en une séance, avec aspiration complète des fragments (litholapaxie). Actuellement, grâce à des modifications successives, la lithotritie a, croyons-nous, atteint son plus haut point de perfection entre les mains de notre maître, le professeur Guyon.

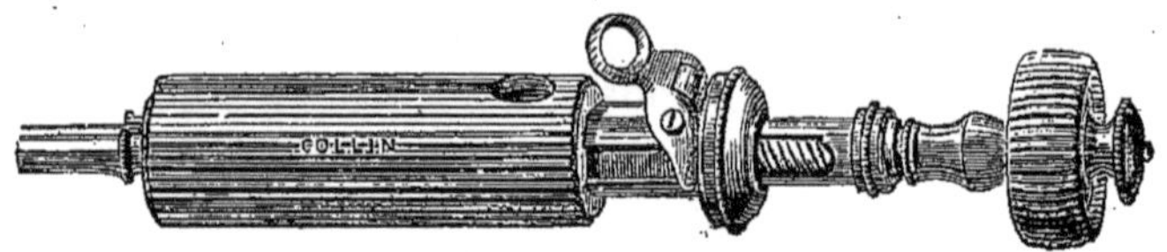

Fig. 42. — Brise-pierre à bascule de Collin.

Pour broyer le calcul, M. Guyon, tout en laissant de côté les instruments volumineux et à longs mors de Bigelow, se sert au début de la séance de lithotriteurs puissants et fenêtrés, ne craignant pas d'utiliser la percussion afin de faire éclater le calcul, pour peu qu'il soit dur et volumineux, deux conditions souvent réunies ; mais il termine souvent par un deuxième broiement des fragments avec un lithotriteur à mors plats, de manière à les réduire en poussière, estimant qu'avant tout *la lithotritie consiste dans le broiement.*

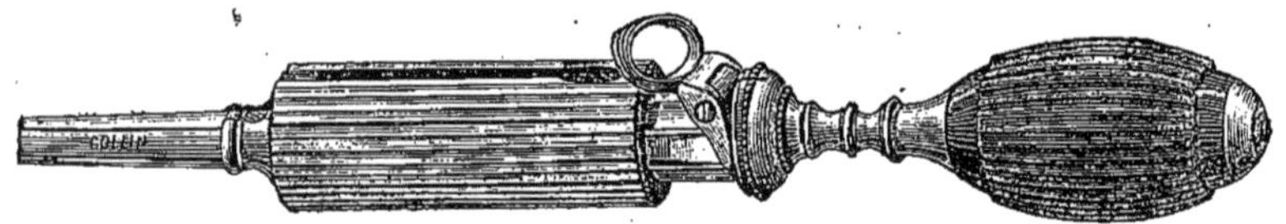

Fig. 43. — Brise-pierre à bascule de Collin avec poignée de Bigelow pour les gros calculs.

Pour aspirer les fragments, il se sert de *tubes évacuateurs* à petite courbure, munis, sur les parties latérales, de deux orifices, allongés suivant l'axe de l'instrument, et dont le plus petit diamètre atteint presque les trois quarts du calibre intérieur. La courbure de ces sondes évacuatrices est mesurée sur l'angle que font avec la tige les mors d'un lithotriteur n° 2. Leur calibre répond au n° 25 de la filière Charrière. L'*aspirateur*, qu'il emploie et que l'on voit figuré ci-contre (voir fig. 45), présente comme particularité ce fait que le tube qui unit l'aspirateur à la sonde évacuatrice se continue avec elle à angle droit et que lui-même s'insère à angle aigu sur l'aspirateur. Cette simple disposition suffit à éviter le retour des fragments dans la vessie pour peu que la portion obliquement ascendante du tube qui part de l'aspirateur soit assez longue. Tout l'appareil se trouvant rempli d'un liquide anti-

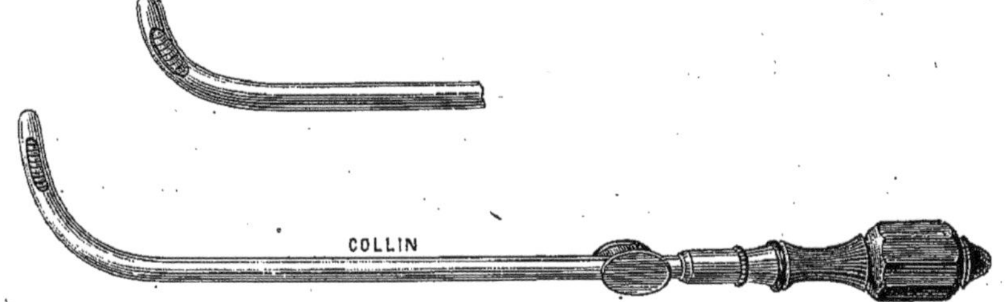

Fig. 44. — Tubes évacuateurs de Guyon garnis de leur mandrin.

septique, il suffit de comprimer la poire pour chasser une certaine quantité de liquide dans la vessie. Par suite de la double action de la poire de caoutchouc qui tend à reprendre sa forme primitive et de l'élasticité vésicale que l'injection forcée a mise en jeu, le liquide intra-

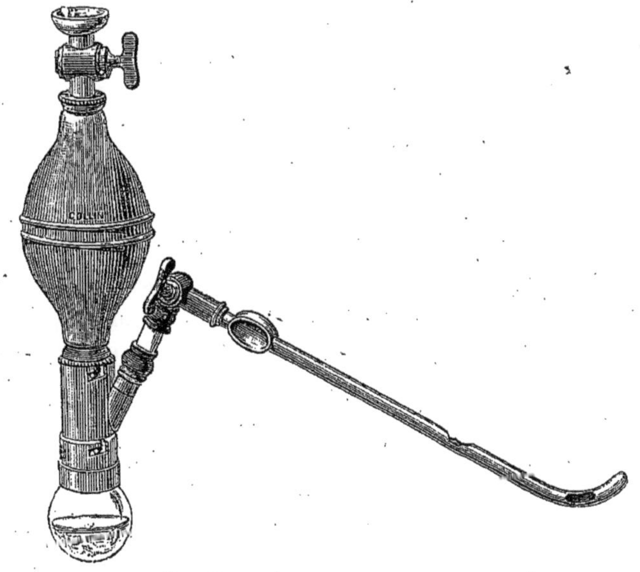

Fig. 45. — Aspirateur de Guyon.

vésical reflue dans l'appareil et avec lui les fragments entraînés par le remous. Ceux-ci retombent par leur propre poids dans le réservoir de verre situé en bas de l'appareil aspirateur. Un index de verre placé sur le trajet du tube permet de voir s'il passe encore des fragments. Les expériences de Desnos, ayant démontré que l'aspiration des fragments ne s'exerce que dans une zone peu étendue à partir de l'œil du tube évacuateur, M. Guyon a fait articuler la sonde évacuatrice avec l'appareil aspirateur, de telle manière qu'il est possible de lui imprimer des mouvements de rotation, inclinant son bec à droite et à gauche, retournant même complètement la sonde, sans imprimer à l'aspirateur le moindre mouvement.

Pour pratiquer une lithotritie, le chirurgien doit s'entourer de toutes les précautions antiseptiques (1), stérilisation des instruments métalliques par l'étuve sèche, désinfection de l'aspirateur, dont toutes les pièces ont été argentées, par une solution de nitrate d'argent au millième, nettoyage et savonnage du malade. Le canal est lavé avec une solution d'acide borique ou, s'il est infecté, de nitrate d'argent au millième. Avec la seringue à anneaux on peut laver à grand courant l'urèthre antérieur et, pour soumettre à une irrigation abondante l'urèthre postérieur, il suffit de presser sur le méat, pour empêcher le reflux du liquide. Pour peu qu'on soutienne la pression, le liquide pénètre sans effort au delà de la région membraneuse. La désinfection du milieu vésical s'obtient par un lavage à petits coups répétés de manière à créer des courants d'entrée et de sortie, des remous, qui entraînent les agents infectieux. Pour aider leur sortie, le chirurgien exerce sur l'hypogastre des pressions rapides et successives, frottant, pour ainsi dire, les parois vésicales l'une contre l'autre, les amenant contre la sonde qui sert à l'introduction du liquide antiseptique.

Une fois la vessie désinfectée on y injecte une petite quantité de liquide, s'arrêtant dans l'injection dès que le doigt qui pousse le piston sent la plus petite résistance. Dans les vessies larges, ne se contractant pas, on se limite à une seringue au maximum. Comme liquide on se sert de l'acide borique, le nitrate d'argent ne pouvant plus être employé à partir de ce moment à cause de la détérioration des lithotriteurs qu'il produirait.

Le malade est dans son lit, dans le décubitus dorsal, le siège un peu élevé par un coussin. Le chirurgien, armé du lithotriteur, va à la recherche du calcul, détermine sa situation et commence le *broiement*. Tous les mouvements de l'instrument se réduisent pour ainsi dire, à des mouvements de rotation que l'on fera chaque fois qu'on aura saisi le calcul, avant de fermer l'écrou et de broyer, afin d'être sûr de ne pas avoir

(1) F. Guyon. L'antisepsie dans la lithotritie, *Ann. des mal. des org. gén. urin.*, mai 1891, p. 285.

pincé la muqueuse vésicale. Les fragments éclatés retombent en effet presque toujours au même point et l'on doit toujours rechercher les fragments à la même place. Ce n'est qu'après avoir bien constaté que tout ce qui se trouve en ce point est broyé que le chirurgien cherchera s'il n'y a pas en un autre endroit de la vessie quelques fragments isolés. On explorera donc les parties latérales du fond et du col, enfin le bas-fond vésical, quelquefois si déprimé chez certains malades à grosse prostate qu'il faut, pour l'atteindre, placer le lithotriteur presque verticalement ou même tourner en bas sa concavité. Enfin, plaçant en bas le sommet du coude du lithotriteur entr'ouvert, et imprimant au bassin des mouvements rapides de succussion, on arrivera quelquefois à faire tomber entre ses mors des fragments de calcul.

Exceptionnellement, au début d'une lithotritie surtout, le calcul se trouve fixé en haut, au-dessus du col. Il sera toujours possible de l'y aller chercher.

Toutes ces manœuvres doivent être faites avec douceur afin d'éviter de léser les parois de la vessie.

Une fois le broiement terminé, il faut procéder à l'*évacuation*. M. Guyon commence toujours par des *lavages* abondants avec une solution de nitrate d'argent à 1/1000, ces lavages débarrassant parfaitement la vessie de la poussière calculeuse pour peu qu'on injecte un peu violemment le liquide et qu'on retire brusquement l'extrémité de la seringue, de manière à créer un vif courant d'entrée et de sortie. Il termine par l'*aspiration*, qu'il fait précéder de l'introduction dans la vessie d'une petite quantité de liquide, afin de s'opposer à l'aspiration des parois vésicales. Il extrait ainsi les petits fragments que le lavage n'a pas entraînés.

Réintroduisant ensuite un petit lithotriteur à mors plats, il fait la *vérification* de la vessie et s'assure qu'elle ne contient plus de fragments.

Une sonde à demeure est alors placée pendant 48 heures.

En procédant ainsi on arrive à faire des lithotrities sans le moindre accident fébrile, sans la plus petite élévation de température, comme chacun peut s'en assurer par l'observation des malades, en cours journalier de traitement, dans la clinique du professeur Guyon. Bien plus, on obtient immédiatement une amélioration considérable des cystites préexistantes, et l'on met le malade dans des conditions telles que par un traitement consécutif bien dirigé on peut espérer arriver à empêcher la reproduction des concrétions phosphatiques. Mais, comme le fait observer M. Guyon, il arrive aussi que des concrétions toutes faites descendent des reins et ne soient pas expulsées. Dans ces cas comme dans ceux où il s'agit de la reformation de concrétions dans la vessie « les urines restent troubles, malgré la répétition des lavages et l'emploi du nitrate. Il faut alors recourir à l'aspiration. Faite à propos, cette opération débarrasse la vessie de concrétions naissantes ou encore petites, elle écarte l'éventualité de nouvelles séances de broiement ; mais celui-ci peut néanmoins devenir nécessaire lorsque l'aspiration échoue et on ne doit pas hésiter à y avoir recours. Une séance fort courte, sans chloroforme et même sans cocaïne suffit alors et le malade est préservé, grâce à une intervention, pour ainsi dire, insignifiante » (F. Guyon).

§ 2. — Dilatation du col vésical (1).

La dilatation du col vésical peut être pratiquée chez la femme ou chez l'homme :

A. — *Dilatation du col vésical chez la femme.*

La dilatation du col vésical, que l'on doit faire précéder de petits débridements du méat, pour peu que celui-ci paraisse rigide, se pratique à l'aide d'instruments variés.

Beaucoup de chirurgiens emploient en France les divers dilatateurs

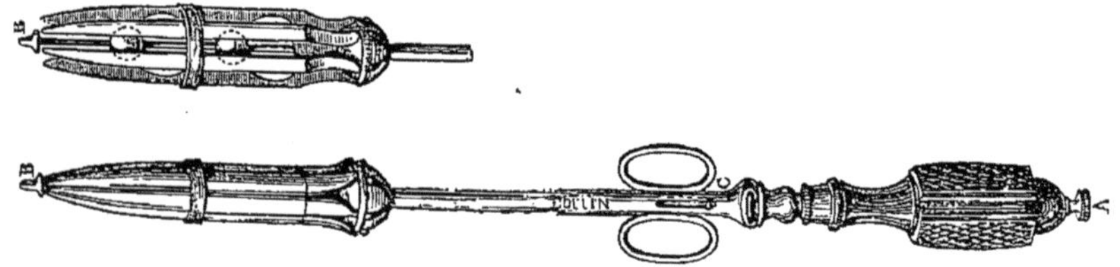

Fig. 46. — Dilatateur de Dolbeau.

construits autrefois pour la dilatation du col dans la lithotritie périnéale : tel est le dilatateur de Dolbeau, composé de six branches métalliques pouvant s'écarter les unes des autres par un mécanisme simple et produire une dilatation de 20 millimètres.

Un dilatateur plus employé aujourd'hui est le dilatateur à mandrins. Ce dilatateur, construit par M. Collin sur les indications de M. Guyon, a été employé pour la première fois sur le vivant par M. Duplay. Celui-ci, ayant eu l'idée d'un instrument de ce genre, le trouva tout fait

(1) Consulter Hartmann, *Des cystites douloureuses*, Paris, 1887, p. 55.

dans une vitrine de la maison Collin, lorsqu'il vint en commander la fabrication (1). « Ce dilatateur se compose : 1° d'un conducteur formé de quatre lames métalliques soudées à une de leurs extrémites et constituant en ce point une sorte de bouton mousse. A l'autre extrémité, ces lames sont fixées à un cercle métallique brisé qui permet de maintenir l'instrument, tout en laissant les lames s'écarter ; 2° d'une série de

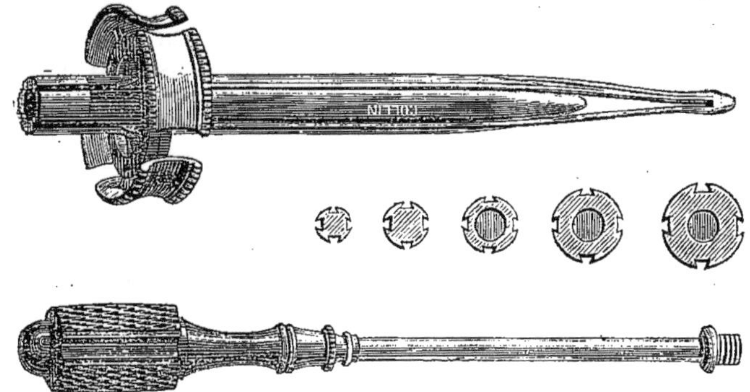

Fig. 47. — Dilatateur à mandrins.

mandrins gradués, de forme cylindrique, terminés en cône à une extrémité et creusés, sur toute leur longueur, de quatre rainures dans lesquelles glissent les quatre lames du conducteur. Les mandrins, au nombre de cinq, présentent 7, 10, 13, 16 et 20 millimètres de diamètre », (Duplay).

Un instrument qui nous a paru commode est le dilatateur gouttière de Tripier. C'est une sorte de spéculum en miniature à grand écartement et

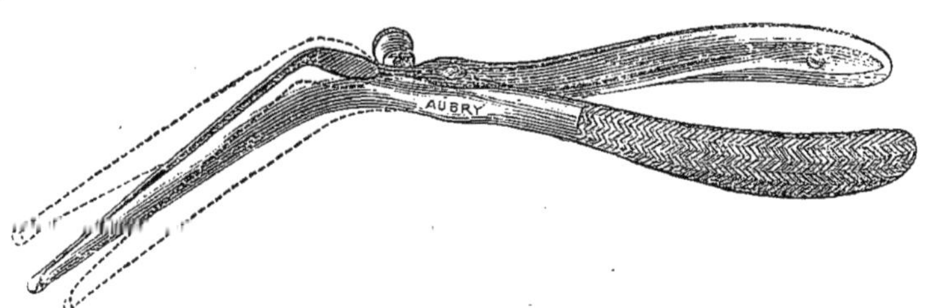

Fig. 48. — Dilatateur gouttière de Tripier.

à longues branches. Il présente sur le dilatateur à mandrins l'avantage de la simplicité, et de plus permet de ne pas entrer profondément l'instru-

(1) Voir la discussion in *Bull. et Mém. de Soc. chir.* Paris, 1875, nouv. sér., t. I, p. 783.

ment dans la vessie, ce qui a son intérêt dans certains cas, la vessie, lors de cystites douloureuses, étant souvent petite, à parois indurées et peu élastiques.

La dilatation, quel que soit le procédé employé, devra toujours être portée jusqu'à ce que l'orifice admette l'index, que l'on ne doit jamais manquer d'introduire pour explorer la cavité vésicale et chercher s'il ne s'y trouve rien d'anormal.

La dilatation terminée, on fera bien de placer pendant un jour ou deux une sonde à demeure. Nous y avons été conduit deux fois, dans l'après-midi qui suivit une dilatation faite le matin, par les douleurs excessives que celle-ci avait provoquées. Dans les deux cas, la sonde soulagea parfaitement les malades.

B. — *Dilatation du col vésical chez l'homme.*

Le malade, préalablement anesthésié, est placé dans la position de la taille. Il a été baigné, rasé et lavé soigneusement. Le chirurgien, passant une bougie armée à travers l'urèthre du malade, visse un cathéter cannelé sur elle. Ce cathéter est introduit dans l'urèthre à la suite de la bougie ; celle-ci a l'avantage de le guider, et de plus en assure la fixité, de sorte qu'on est moins à la merci de l'aide qui le tient. Le cathéter en place, on incise la ligne médiane du périnée, sur une longueur de 2 centimètres 1/2, s'arrêtant en arrière à la limite des plis rayonnés de l'anus. Deux petits débridements latéraux sont alors faits un peu en avant de l'extrémité postérieure de l'incision, de façon à la transformer en une sorte d'incision en T, à branche transversale très courte.

On incise alors lentement, couche par couche, jusqu'à ce qu'on arrive à la cannelure du cathéter, mettant et remettant le doigt dans la plaie pour s'assurer de sa situation. Le doigt pourra être aussi introduit de temps à autre dans le rectum, afin de ne pas abandonner sa paroi antérieure et d'arriver en la suivant jusqu'au cathéter. Lorsqu'on sent sa cannelure, on se prépare à inciser l'urèthre. Mais avant de le faire il est bon de s'assurer qu'on est bien au niveau de la gorge de la cannelure du cathéter, et pour cela il faut sentir successivement les lèvres, droite et gauche, qui bordent sa rigole. C'est alors seulement qu'on ponctionnera l'urèthre avec le bistouri, bien sûr d'arriver ainsi au fond de la rainure du cathéter. La ponction faite est agrandie, soit directement avec le bistouri sur le cathéter resté en place, soit sur une sonde cannelée introduite par l'orifice de la ponction et à l'aide de laquelle on tend, en la soulevant, la paroi uréthrale. Le dilatateur, muni du plus petit mandrin, est conduit par la plaie uréthrale dans la cannelure du cathéter. On s'assure bien du contact et l'on glisse le dilatateur jusque dans la vessie le long du cathéter, qu'on abaisse, puisqu'on enlève une fois le dilatateur entré dans la vessie. La virole, qui fait corps avec le manchon dans lequel sont introduits successivement des mandrins de diamètre progressivement croissants, est maintenue entre le pouce et l'index gauche, pendant que le médius, placé entre la virole et la plaie, empêche le dilatateur d'enfoncer trop profondément. C'est là une précaution nécessaire, l'appareil subissant quelquefois de véritables poussées lors de l'introduction un peu difficile de gros mandrins. La dilatation peut être portée à 20 millimètres. Le doigt est alors introduit dans la plaie, explore la vessie et peut même, si l'on veut, faire effort contre la périphérie du col, il augmente ainsi la dilatation.

Quelquefois ces manœuvres sont suivies d'un léger écoulement de sang exhalé par la muqueuse vésicale. Mais cet écoulement est de peu d'importance et cède rapidement à des lavages répétés de la vessie. Dans un seul cas, nous avons vu un peu de sang venir de la plaie des tissus mous du périnée ; l'écoulement s'est arrêté sous le pansement.

Avant de faire celui-ci, on placera à demeure dans la vessie une sonde de calibre assez gros, n° 25 environ. Les sondes qui nous ont paru remplir le mieux leur rôle, sont les sondes molles en caoutchouc rouge ; il faut seulement avoir soin d'en choisir une présentant une certaine rigidité. Les sondes noires en gomme nous ont paru être moins bien supportées par les malades, et les sondes à bout mou n'ont pas fonctionné mieux que celles en caoutchouc rouge. La sonde est fixée en position par des liens qui embrassent la racine de la cuisse de chaque côté et sont ensuite reliés à un bandage de corps. La sonde ainsi fixée, il faut, avant de terminer le pansement, s'assurer par le toucher rectal qu'elle est bien en place ; il est même utile d'attendre un instant pour voir si l'écoulement de l'urine s'établit d'une façon régulière. La sonde étant fixée, et bien fixée, on bourre la plaie de languettes de gaze iodoformée qu'on interpose entre ses lèvres et la sonde, complétant le pansement avec de la gaze de Lister. Un makintosch, percé d'un trou pour le passage de la sonde, recouvre le tout et est fixé par un bandage en T.

Le malade est alors reporté dans son lit, le siège un peu élevé, l'extrémité de la sonde versant l'urine, à mesure qu'elle s'écoule, dans un bassin où elle tombe goutte à goutte. Généralement la première journée, qui suit l'opération, est douloureuse et l'urine un peu teintée de sang. Mais les symptômes douloureux, qu'on peut apaiser facilement par une injection de morphine, ne tardent pas à se calmer, et, pour peu que la sonde fonctionne bien, le malade ne souffre plus les jours suivants. L'urine redevient claire dès le lendemain. Il est ordinaire de voir, au bout de quelques jours, la sonde irriter la vessie et causer de nouvelles douleurs, si bien que, lorsqu'on veut maintenir le drainage, il faut la changer, ce qui se fait du reste avec la plus grande facilité.

§ 3. — Taille hypogastrique (1).

On peut pratiquer la taille hypogastrique sans le moindre attirail instrumental. Une incision médiane hypogastrique étant faite, le chirurgien va derrière le pubis chercher la vessie qu'il reconnaît facilement si l'on y a introduit préalablement un cathéter. Il refoule en haut avec l'ongle péritoine et graisse sous-jacente, saisit les parois vésicales, à droite et à gauche, avec deux pinces dentées de Kocher, les incise entre ces deux pinces, replace les deux pinces sur les lèvres de l'incision faite et peut ainsi, en attirant la vessie dans la plaie, l'explorer très suffisamment. Quelques points de suture rétrécissent ensuite l'incision vésicale ne laissant qu'un espace béant très minime, juste suffisant pour permettre le passage d'un drain qui ressortira par l'urèthre. La paroi abdominale est refermée, la taille est terminée. Nous avons, dans une série de cas, eu recours à ce procédé simple, rapide, nous n'avons jamais rencontré la moindre difficulté opératoire et nous n'avons pas eu l'ombre d'un accident (2). Il n'en est pas moins vrai que si la taille hypogastrique peut être ainsi faite par tout chirurgien en l'absence d'instruments spéciaux, elle se trouve singulièrement facilitée par certaines manœuvres, que nous allons décrire, et devient alors une des opérations les plus élémentaires de la chirurgie. C'est ce procédé, fondé sur le soulèvement de la vessie par la pose d'un ballon dans le rectum, que nous allons décrire en détail, en prenant pour type le *modus faciendi* de notre maître, M. Guyon.

Les précautions antiseptiques d'usage ayant été prises et la vessie convenablement désinfectée, on commence par distendre le rectum et la

(1) Consulter Hallé, La taille hypogastrique à l'hôpital Necker, *Ann. des mal. des org. gén.-urin.*, Paris, 1885, p. 650. — Guyon, Sur la fermeture de la plaie vésicale dans la taille hypogastrique, *ibid.*, 1891, p. 525.

(2) Hartmann, Du drainage de la vessie après la taille, *Ann. de gynécol.*, 1891, t. II, p. 444.

vessie. Le ballon rectal roulé sur lui-même en forme de fuseau, et bien enduit de vaseline ainsi que l'anus, est introduit dans l'ampoule rectale guidé sur l'index gauche. Le doigt s'assure qu'il n'est pas replié sur lui-même et qu'il a tout entier dépassé les limites du canal anal ; sans cette précaution, on est exposé, surtout si le malade fait des efforts, à voir le ballon ressortir pendant qu'on le distend. On y pousse lentement du liquide, 350 à 400 grammes environ.

La vessie est à son tour distendue par une injection d'acide borique faite par une sonde à robinet. Quand la distension est suffisante, ce que l'on constate à la fois par la résistance qu'éprouve le doigt qui pousse le piston de la seringue et par le développement d'un globe vésical résistant à l'hypogastre, on ferme le robinet et on lie la verge sur la sonde à l'aide d'un tube de caoutchouc qu'on fixe avec une pince à pression.

On incise alors la paroi abdominale et l'on arrive sur la graisse jaune prévésicale que, d'un coup d'ongle, on refoule de bas en haut avec le cul-de-sac péritonéal. La vessie apparaît blanchâtre, lisse, tendue ; sur elle rampent à la partie inférieure deux ou trois gros troncs veineux. Avant de l'inciser, M. Guyon a l'habitude de toucher la plaie avec la solution phéniquée à 1/20 dans le but de fermer les bouches absorbantes ouvertes. Puis il ponctionne la vessie, continuant immédiatement à l'inciser sans s'occuper du sang et de l'urine qui s'écoulent. Pendant qu'un aide enlève le lien uréthral et retire la sonde, le chirurgien passe à l'aide de l'aiguille coudée à chas mobile de Collin un long fil de soie gros et double à travers chacune des lèvres de la plaie vésicale. Ces fils suspenseurs, comme les appelle M. Guyon, vont servir à attirer les bords de l'incision, à les soulever et à les maintenir écartés. Généralement l'hémorrhagie s'arrête, dès que la vessie est largement ouverte. Si, par exception, elle continue, rien n'est plus simple grâce à ces fils suspenseurs que d'attirer la lèvre qui saigne et de pincer le vaisseau qui donne pour le lier.

A partir de ce moment on peut explorer complètement la vessie. Point n'est besoin pour cela de recourir à l'incision transversale de la paroi abdominale ; c'est un bien gros délabrement pour un bien maigre bénéfice. L'incision verticale et médiane est très suffisante pour explorer toute l'étendue de la vessie, surtout si l'on a recours, comme le conseille Trendelenburg et comme le pratique M. Guyon, à la position élevée du bassin. Il suffit de placer un spéculum univalve dans l'angle supérieur de la plaie et avec une lampe électrique d'éclairer l'intérieur de la vessie. On peut ainsi y manœuvrer à son aise et en voyant ce que l'on fait.

L'opération intra-vésicale terminée, il faut faire la suture partielle de la plaie. M. Guyon ferme près de la moitié ou, tout au moins, un bon tiers de la vessie au-dessous des drains, afin d'éviter la stagnation de l'urine dans l'espace rétro-pubien, piquant à quelques millimètres de la tranche vésicale et sortant immédiatement au-dessus de la muqueuse. Cette suture de la vessie est faite avec le catgut n° 1.

Avant de refermer la paroi abdominale, il faut s'assurer que les tubes fonctionnent bien ; M. Guyon a remplacé les deux tubes siphons de Périer par deux tubes superposés et courbés, à courbure fixe dans leur portion vésicale. Après avoir constaté qu'ils fonctionnent bien, il les fixe, en ayant soin de prendre toute l'épaisseur de la peau et de la couche celluleuse sous-cutanée et en disposant ses fils de façon à maintenir les tubes superposés dans l'axe de la plaie. La paroi est suturée à étages au-dessus des tubes ; au-dessous elle est laissée béante et remplie par une mince languette de gaze iodoformée qui plonge jusqu'au contact immédiat de la face antérieure de la vessie, tout contre le pubis, et qui ressort dans l'angle inférieur de la plaie.

Le 3e jour on enlève les fils profonds ; le 5e ou 6e jour les tubes hypogastriques. Une sonde à demeure est alors placée jusqu'à cicatrisation de la plaie vésicale. Pour activer celle-ci, M. Guyon fait un peu de compression sur les lèvres de la plaie avec deux rouleaux d'ouate et un pansement un peu serré.

TROISIÈME PARTIE

MALADIES DE L'URÈTHRE

CHAPITRE PREMIER

Lésions traumatiques de l'urèthre.

Les lésions traumatiques de l'urèthre peuvent être produites de dehors en dedans (*plaies, ruptures*) ou de dedans en dehors (*fausses routes*).

§ 1. — Plaies de l'urèthre.

Les plaies de l'urèthre, assez rares, ne présentent rien de bien particulier, à part l'hémorrhagie abondante qui les accompagne souvent et qui est due à la plaie concomitante de l'appareil érectile qui l'enveloppe.

Leur traitement consiste dans la pose d'une sonde à demeure et dans la suture des parties divisées.

§ 2. — Ruptures de l'urèthre.

Laissant de côté les ruptures pathologiques, dont l'histoire se rattache à celle des rétrécissements, nous ne nous occuperons ici que des *ruptures traumatiques*, nom sous lequel on comprend une série de lésions ayant une physionomie toute spéciale, lésions caractérisées, comme le dit Terrillon, par ce fait qu'elles sont produites d'une façon instantanée et par cet autre fait qu'elles résultent d'une cause n'agissant pas directement sur l'urèthre (1).

---

(1) Consulter Guyon, *Lés. traum. de l'urèthre*, Rapp. sur un mémoire

Anatomie pathologique. — 1° *Lésions de l'urèthre.* — Par suite de ce fait que, dans une grande partie de son étendue, l'urèthre est entouré d'une gaîne érectile (corps spongieux et caverneux) elle-même pourvue d'une enveloppe fibreuse, on a distingué divers degrés dans ses ruptures suivant leur étendue :

Dans un *premier degré*, la rupture est interstitielle, limitée aux aréoles du tissu spongieux, laissant intactes la muqueuse et la gaîne fibreuse. La poche sanguine limitée refoule souvent la muqueuse et obstrue la cavité du canal.

Dans un *deuxième degré*, la muqueuse est déchirée, le sang du foyer peut passer dans l'urèthre.

Dans un *troisième degré*, la rupture s'est étendue à la gaîne fibreuse. Toutes les enveloppes du canal sont rompues. Suivant que la rupture s'étend à tout ou partie de la circonférence du canal, la rupture est distinguée en *complète* et en *incomplète*.

Dans le premier cas, les deux bouts s'écartent d'une distance qui varie de 2 à 4 centimètres. La cavité intermédiaire, en communication avec les parties molles du périnée, est au début remplie de sang, plus tard de sang et d'urine. Le corps spongieux, coupé en travers, a une surface de déchirure irrégulière ; la muqueuse recroquevillée, froncée, est difficile à reconnaître.

Dans le deuxième cas, il reste, le plus ordinairement sur la paroi supérieure une languette de muqueuse intacte, fait important et sur lequel on a beaucoup insisté, cette languette permettant quelquefois d'arriver facilement sur le bout postérieur.

Ces divers degrés de rupture ne peuvent évidemment s'observer que dans les portions spongieuses du canal, les ruptures de la région membraneuse étant nécessairement totales et celles de la région prostatique n'existant qu'à titre d'exception. Encore faut-il distinguer entre les ruptures de la portion pourvue d'une gaîne érectile. Celles de la portion pénienne ne sont guère que du 1er ou du 2e degré ; seules celles de la portion périnéale présentent toutes les variétés. Ce sont, du reste, de beaucoup les plus importantes par leur fréquence.

F r a n c, R e y b a r d disaient qu'elles pouvaient se produire dans tous les points intermédiaires à l'aponévrose moyenne et au ligament sus-

---

de Cras, *Bull. et mém. de la Soc. de chir.*, Paris, 1876, n.s., t. II, p. 804. — Terrillon, *Des ruptures de l'urèthre*, Th. agrég., Paris, 1878. — Étienne, Ruptures de l'urèthre chez l'homme et leur traitement, *Ann. des mal. des org. gén.-urin.*, Paris, mai, juin, juillet 1887.

penseur de la verge. On peut être plus précis. Cras, Guyon ont montré, par leurs observations, que la rupture occupait toujours la portion bulbeuse. Terrillon, s'appuyant à la fois sur les autopsies, sur les données fournies par les constatations faites sur le vivant et sur les résultats de l'expérimentation, admet que la rupture se fait toujours un peu en avant de l'aponévrose moyenne et que l'on trouve en avant de celle-ci 1 à 3 centimètres de muqueuse intacte.

2° *Lésions des parties environnantes.* — Au périnée, ce sont surtout des décollements sous-cutanés et sous-aponévrotiques. Parfois il y a des déchirures de l'aponévrose moyenne, plus souvent des décollements de cette aponévrose de ses insertions aux branches ischio-pubiennes. L'arrachement de la racine des corps caverneux a également été observé. Il y aurait même fréquemment, au dire de Terrillon, rupture des corps caverneux, mais la lésion passerait inaperçue à cause de la persistance de leur enveloppe fibreuse épaisse. La concomitance d'une fracture du bassin, l'existence d'une plaie, d'une lésion du rectum, etc. sont autant de lésions notées dans quelques observations.

Etiologie et mécanisme. — L'étiologie et le mécanisme de production des ruptures de l'urèthre varient suivant leur siège.

Les *ruptures de la portion pénienne* sont rarement le résultat d'une contusion directe. Il faut pour que celle-ci soit suivie de rupture que l'organe ait été préalablement mis en érection. C'est ce qui arriva à un malade de Voillemier qui, étant dans une maison de prostitution, avait reçu un coup de pincette sur la verge. D'autres fois la rupture est produite pendant la flaccidité de l'organe, mais alors il s'agit d'une sorte d'écrasement (valet de chambre qui se prend la verge en fermant le tiroir d'une commode ; ivrogne qui urine au dehors et se voit pris par la chute d'une fenêtre à guillotine, etc.).

Pendant l'érection, la rupture du canal peut encore se faire par un autre mécanisme : par torsion ou par exagération de courbure de la verge. Cela arrive quelquefois dans des sortes de faux pas du coït (Guyon) ; cela survient aussi dans des flexions brusques avec la main ou encore dans la chaude-pisse dite cordée, l'urèthre enflammé inextensible ne pouvant suivre le mouvement d'érection des corps caverneux et se rompant spontanément sous l'action du malade qui veut, comme l'on dit, redresser la corde. Dans tous ces cas, la rupture peut être limitée à l'urèthre ou s'accompagner de rupture d'un ou des deux corps caverneux, cas où l'on se trouve en présence de la *pseudo-fracture de la verge.*

Les *ruptures de la portion périnéale* se produisent à la suite d'une chute à califourchon ou d'un choc violent sur le périnée, un coup de pied par exemple. Velpeau admettait qu'il s'agissait, dans ces cas, d'un écrasement de l'urèthre sur l'arcade pubienne et cette opinion a été longtemps acceptée sans réserves. Cras, faisant remarquer que l'urèthre était fixé par l'aponévrose moyenne à 2 centimètres au-dessous de l'ogive pubienne, rejeta cette explication et n'admit l'écrasement sur la face antérieure du pubis que dans des cas exceptionnels. Pour lui, le corps contondant s'enfoncerait sur une des parties latérales de l'urèthre, le repousserait du côté opposé et le romprait sur le bord antérieur, rugueux de l'ogive sous-pubienne. La question n'était toutefois pas tranchée et A. Poncet, dans des expériences faites avec Ollier, avait pu déterminer, par des chocs périnéaux, la rupture de la paroi supérieure de l'urèthre contre le bord inférieur tranchant du ligament transverse de Henle. Aussi Terrillon reprit-il la question expérimentalement. De ses recherches il conclut que le mécanisme varie suivant les cas : dans les chutes sur un corps étroit, il y a enclavement du corps contondant entre une branche ischio-pubienne et l'urèthre qui, violemment refoulé contre la branche ischio-pubienne opposée, prend point d'appui contre elle et se rompt. Lorsqu'au contraire le corps volumineux et large ne peut s'engager à cause de son volume dans la concavité de l'ogive pubienne, il écrase l'urèthre sur la face antérieure du pubis qui, on le sait, regarde un peu en bas. Dans ce dernier cas, la rupture siège plus en avant que dans le premier; elle occupe la partie la plus antérieure du bulbe. Terrillon rejette le mécanisme admis par Ollier et Poncet, se fondant sur ce qu'il n'a pu obtenir la rupture de l'urèthre contre le ligament transverse qu'après y avoir placé une sonde volumineuse qui, remplissant le canal, transmettait le choc à sa paroi supérieure.

Les *ruptures de la portion membraneuse* reconnaissent un mécanisme différent. Elles peuvent être produites par l'action directe d'un fragment osseux déplacé ou résulter de la déchirure par traction de l'urèthre à la suite d'une simple dislocation du pubis qui a tiraillé l'aponévrose moyenne dans diverses directions. La lésion osseuse est, dans ces cas, le phénomène primitif, tandis que, lorsqu'on l'observe dans les ruptures de la portion périnéale, elle est secondaire et produite par la cause vulnérante qui, après avoir écrasé l'urèthre, vient s'épuiser contre les os du bassin.

Symptômes. — Les symptômes de la rupture de l'urèthre sont au nombre de trois principaux : *Douleur*, *troubles de la miction*, *uréthrorrhagie*.

La *douleur* est très variable, presque nulle dans certains cas, laissant les malades regagner à pied leur domicile ; elle acquiert, dans d'autres, une intensité telle qu'elle cause la syncope. Maxima au point contus, elle s'irradie vers les parties voisines. Bientôt cette douleur, due à la contusion, se complique de souffrances des plus pénibles, liées à la distension de la vessie par l'urine retenue à la suite de l'accident.

Les *troubles de la miction* consistent, en effet, essentiellement en des phénomènes de rétention. Celle-ci peut exister d'emblée ou n'apparaître qu'au bout de quelques heures, de quelques jours. Elle peut cesser spontanément ou persister. Elle peut manquer complètement et la miction se faire normalement ; d'autres fois celle-ci est difficile, le jet est petit et nécessite de grands efforts d'expulsion. Ces variétés dans les troubles de la miction s'expliquent facilement par la diversité des causes qui les engendrent, depuis la rétention purement spasmodique jusqu'à celle que détermine la rupture complète du canal avec écartement des bouts, en passant par la simple diminution du calibre du canal, due au soulèvement de la muqueuse par un épanchement sanguin sous-jacent, à un caillot intra-uréthral, etc.

L'*uréthrorrhagie* est de même très variable. Quelquefois réduite à l'écoulement de quelques gouttes de sang par le méat, elle n'est qu'exceptionnellement d'une abondance telle qu'elle inspire des craintes. Ordinairement il s'agit d'un suintement sanguin, augmenté par la miction, par le cathétérisme, par une pression exercée sur le périnée. Elle peut manquer complètement ou ne se produire qu'à la suite d'un cathétérisme ou de la mortification secondaire de la muqueuse comprimée par l'épanchement sanguin sous-jacent.

Les *parties voisines de l'urèthre* sont elles-mêmes le siège de lésions d'importance variable. L'*ecchymose*, déterminée par la contusion du périnée, envahit rapidement le scrotum et le fourreau de la verge. Plus en rapport avec la nature et le siège de la contusion qu'avec la profondeur et l'étendue de la rupture uréthrale, elle n'a pour le diagnostic du degré de celle-ci qu'un minime intérêt.

L'existence d'une *tuméfaction périnéale* en présente, au contraire, un considérable. La tumeur manque, en effet, dans les cas légers. Elle est en rapport avec l'épanchemennt de sang et d'urine qui accompagne les ruptures graves de la portion périnéale. Occupant exactement la ligne médiane, du volume d'un œuf de pigeon à un œuf de poule, elle peut, au bout de quelque temps, acquérir, dans des cas exceptionnels, des dimensions considérables, évaluées par Voillemier, dans un cas, à une tête de fœtus à terme. Il est quelquefois possible de la vider dans l'urèthre par une pression exercée à son niveau.

Dans les ruptures de la portion pénienne, la tuméfaction se réduit, lorsqu'elle existe, à une nodosité, une virole entourant une petite étendue du canal.

Marche. — Complications. — Terminaisons. — Les ruptures interstitielles et aussi certaines ruptures au 2e degré peuvent guérir sans incident, ne donnant lieu que dans la suite à un rétrécissement avec toutes ses complications.

La rupture grave s'accompagne d'un *épanchement d'urine* dans le périnée; mais, comme il s'agit ordinairement d'urine aseptique, on n'observe pas l'extension rapide et l'inflammation gangréneuse qui caractérisent l'infiltration consécutive aux ruptures pathologiques.

Souvent cependant, à la suite d'une infection secondaire au cathétérisme, le foyer traumatique s'enflamme et suppure, mais le phlegmon reste presque toujours limité.

Lorsque la période des accidents primitifs et secondaires est passée, le malade est loin d'être guéri, la cicatrisation de la rupture déterminant la production d'un *rétrécissement* tellement rapide qu'au 24e jour, dans un cas de Le Fort, il était déjà infranchissable.

Une autre conséquence éloignée des ruptures de l'urèthre est la *gêne de l'érection* qui peut survenir non seulement dans les ruptures de la portion pénienne, mais aussi dans celles de la portion périnéale, ce qui s'explique par la lésion concomitante de la racine d'un des corps caverneux.

Diagnostic. — Le diagnostic est généralement facile. Toutefois une *contusion simple du périnée* avec rétention d'urine réflexe peut au premier abord simuler une rupture de l'urèthre; de même la *rupture de la vessie* dans une fracture du bassin ; la présence d'un globe vésical lié à la rétention permettra d'affirmer le siège uréthral de la déchirure.

Quant au *diagnostic du degré de la rupture*, il résulte de la constatation directe des symptômes que nous avons énumérés.

Pronostic. — Le pronostic est toujours sérieux, vu la perspective d'un rétrécissement à peu près certain dans un avenir rapproché. Il varie toutefois beaucoup suivant les cas, les ruptures du 1er degré pouvant guérir sans accident, celles du 2e ne causer qu'un abcès suivi de fistule, les ruptures complètes nécessitant au contraire une intervention chirurgicale immédiate et bien dirigée.

Traitement. — Autrefois on attachait une grande importance au traitement symptomatique. On cherchait à combattre l'hémorrhagie par la compression, le froid, la mise à demeure d'une grosse sonde ; on luttait contre la rétention par les cathétérismes, les ponctions capillaires répétées, la ponction hypogastrique avec canule à demeure, etc.

Depuis une quinzaine d'années, en particulier depuis le mémoire de Cras et l'important rapport dont il fut l'objet par le professeur Guyon en 1876, on intervient d'une manière plus active et l'on cherche à prévenir les complications sans attendre qu'elles se produisent.

Certes, dans les ruptures simples, sans tumeur périnéale, sans urétrorrhagie abondante, on ne songe pas à se précipiter sur le périnée le bistouri à la main. On attend les événements, surveillant la température et le périnée. S'il y a de la rétention, on recourt au cathétérisme.

Mais, pour peu que celui-ci soit difficile ou qu'il se développe une tumeur périnéale on n'hésite plus aujourd'hui à inciser le périnée. La simple ouverture du foyer, préconisée par Notta, Gillette, Després, etc., doit être suivie, suivant le conseil de Cras, de Guyon, de Bœckel, etc. de la recherche du bout postérieur et du maintien d'une sonde à demeure. L'incision simple n'est qu'un pis-aller lorsqu'on ne peut trouver le bout postérieur. Elle suffit, du reste, le plus souvent à parer aux accidents immédiats. Si la rétention persistait, ce qui est exceptionnel on pourrait y remédier temporairement par des ponctions capillaires hypogastriques et, dans le cas où la rétention ne cesserait pas au bout d'un temps assez court, on devrait sans hésiter inciser l'hypogastre et faire le cathétérisme rétrograde.

On a, dans ces derniers temps, cherché à faire plus et on a fait mieux. Afin d'éviter les rétrécissements cicatriciels si graves qui succèdent aux ruptures traumatiques du canal, on a restauré celui-ci dès le début. Mollière (de Lyon) attend, en faisant des ponctions hypogastriques, que la limitation des parties mortifiées se soit faite. Il n'intervient que vers le 8e jour, régularise les bords de la plaie et suture les deux bouts de l'urèthre sur une sonde à demeure. Lucas-Championnière, au contraire, intervient immédiatement, et suture les lèvres de la plaie périnéale après avoir placé une sonde à demeure, sans s'occuper le moins du monde de la réunion des parois du canal. Le résultat qu'il a obtenu été excellent. C'est là, croyons-nous, le procédé de choix ; on peut le tenter sans hésitation, quoiqu'il n'ait été encore que peu employé, parce qu'il concorde admirablement avec ce que nous savons aujourd'hui des résultats de la résection des rétrécissements suivie de la suture du périnée (1).

---

(1) Voir les résultats de la pratique du professeur Guyon, in Noguès, *De la résection des rétrécissements de l'urèthre*, etc., Paris, 1892.

§ 3. — Fausses routes.

On décrit sous le nom de *fausses routes* des perforations complètes ou incomplètes du canal uréthral produites par un cathétérisme mal fait.

Anatomie pathologique et mode de production. — Les fausses routes n'occupent presque jamais la paroi supérieure du canal. Ce fait s'explique par la direction courbe de l'urèthre et aussi par ce fait que la paroi inférieure, grâce à son extensibilité, se creuse sous la pression de l'instrument d'un cul-de-sac dans la région périnéo-bulbaire. Ce cul-de-sac, dit cul-de-sac du bulbe, n'existe pas anatomiquement, mais, comme le fait remarquer M. Guyon, la moindre pression suffit à le creuser surtout chez le vieillard. L'instrument qui appuie sur la paroi inférieure de l'urèthre, la déprime d'autant plus facilement en ce point que l'entrée de l'urèthre postérieur fermée ne le laisse passer que difficilement. A l'état pathologique les obstacles sont multiples ; ce sont, dans l'urèthre antérieur des rétrécissements, dans l'urèthre postérieur des lacunes correspondant à des culs-de-sac glandulaires dilatés et des reliefs prostatiques.

Les fausses routes sont *incomplètes* ou *complètes*, ces dernières se terminant dans les tissus périuréthraux, dans le rectum ou même perforant le péritoine comme le montre une pièce conservée dans la collection anatomo-pathologique du professeur Guyon à l'hôpital Necker. Dans quelques cas, la sonde, perforant la prostate, est entrée dans la vessie, créant ainsi un véritable tunnel qui a pu servir à l'évacuation de l'urine.

Symptômes et diagnostic. — Il est facile de s'apercevoir que l'on crée une fausse route par la sensation de résistance vaincue, de déchirure que l'on éprouve après avoir buté contre un obstacle ; du sang coule entre les parois du canal et la sonde ; enfin si l'instrument a été profondément enfoncé, le doigt peut le sentir par le rectum.

Le plus souvent le chirurgien n'est appelé qu'une fois la fausse route faite. Les renseignements fournis par le malade, joints aux résultats de l'examen avec l'explorateur à boule, permettent de préciser le plus souvent non seulement l'existence mais encore le siège de la fausse route.

Les fausses routes ne s'accompagnent pas de la moindre fièvre si, comme l'enseigne notre maître M. Guyon, le malade n'envoie pas dans la déchirure de la muqueuse une urine chargée de principes infectieux.

C'est là un point d'un grand intérêt au point de vue de la pathogénie des accès urineux et du traitement à instituer (1).

Traitement. — Il faut *mettre la plaie à l'abri du contact de l'urine*, Il faut placer une sonde à demeure. Si, pour une cause ou une autre, on ne peut le faire et qu'il y ait rétention, on évacuera la vessie par l'hypogastre à l'aide de ponctions capillaires aspiratrices. Dans certains cas, on pourra être conduit à créer à l'hypogastre une voie d'écoulement permanent pour les urines; mieux vaudra alors recourir à la taille hypogastrique qu'au gros trocart à demeure (Guyon).

Les fausses routes ne sont donc pas toujours des accidents légers guérissant par des interventions simples; aussi faut-il s'attacher avec soin à les prévenir. « C'est dans la régularité des manœuvres du cathétérisme, dans l'exacte application de ses règles et dans la stricte obéissance aux principes qui les gouvernent que se trouve la véritable sauvegarde de l'urèthre » (Guyon).

§ 4. — CORPS ÉTRANGERS DE L'URÈTHRE.

Les corps étrangers de l'urèthre peuvent venir de la vessie (calculs), être formés sur place (concrétions formées en arrière d'un rétrécissement), ou être introduits de dehors en dedans par le méat (tuyau de pipe, épingle à cheveux, etc.).

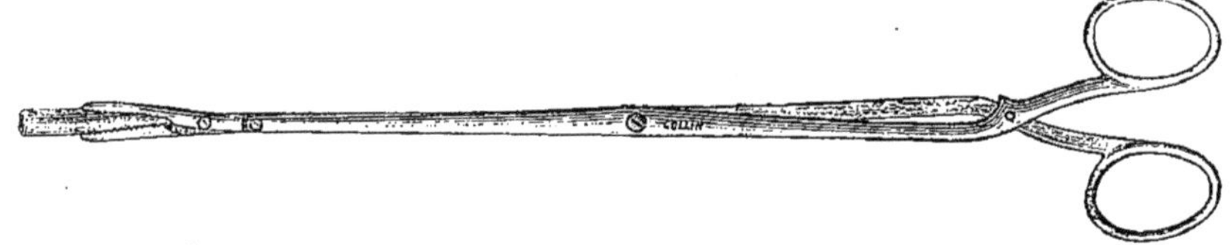

Fig. 49. — Pince à corps étranger urèthral.

Le diagnostic, en général facile, se fait avec l'explorateur à boule.

Dans certains cas, il est nécessaire pour extraire le corps étranger d'inciser l'urèthre; on fera alors suivre l'extraction de la suture du canal. Le plus souvent cette extraction peut être faite par les voies naturelles; le point capital consiste à n'ouvrir la pince qu'*après avoir pris*

(1) Cette manière de concevoir la production de l'accès dit uréthral est établie de la manière la plus nette dans une observation que nous avons récemment publiée (*Ann. des mal. des org. gén.-urin.*, 1892, p. 38); l'agent infectieux, déterminé par M. Achard, était, dans l'espèce, le *bacterium coli commune*. (H. H.)

d'une façon certaine *le contact du corps étranger*. Notre maître, M. Guyon, insiste avec raison sur ce point, car c'est la seule façon d'éviter de prendre la muqueuse entre les mors de la pince.

CHAPITRE II

Inflammations de l'urèthre.

§ 1. — BLENNORRHAGIE DE L'HOMME.

(Gonorrhée, uréthrite contagieuse, blennorrhée et blennorrhagie uréthrales, pyorrhée uréthrale, catarrhe de l'urèthre, chaude-pisse).

Étiologie et pathogénie. — La gonorrhée est une affection spécifique, contagieuse ; sa *seule cause* est la contamination par le virus fixe de la blennorrhée tel qu'il se trouve dans les diverses sécrétions produites par les affections correspondantes de la femme (v. plus loin). Ce virus compte parmi les agents morbides les mieux connus, et il est incompréhensible qu'actuellement on émette encore des doutes et qu'on formule des réserves sur la transmission de la blennorrhagie par un micro-organisme bien déterminé. Ce sont des microphytes spécifiques, des diplocoques que Neisser a découverts en 1879 et décrits sous le nom de *gonocoques*.

Nous ne pouvons guère admettre avec Bricon qu'Hallier avait décrit ces mêmes micro-organismes en 1869. Les faits mis en évidence par Neisser ont été confirmés en tous points par de nombreux auteurs (Bokai, Aufrecht, Leistikow, Krause, Wolff, Eschbaum, Arning, Bumm, Zweifel, Welander, Lœffler, Lundstrœm, Oppenheimer, Steinschneider, de Sinéty et Henneguy, Lomer, Fürbringer et autres), notamment pour tout ce qui se rapporte aux propriétés morphologiques de ce micro-organisme. Après que la possibilité d'obtenir des cultures pures sur gélatine, sur gélose et sur sérum a été affirmée (Fehleisen, Bockart, Oppenheimer, Sternberg, Kreis), mais non pas démontrée, Krause, Leistikow et Lœffler sont parvenus à obtenir des colonies avec des cultures faites sur du sérum-gélatine. Toutefois la preuve décisive a été fournie par Bumm qui, après de nombreuses tentatives, est arrivé à obtenir des cultures pures du gonocoque de Neisser en le cultivant sur du sérum sanguin de l'organisme humain provenant du placenta.

Les cultures se développent à une température de 25 à 38°, la température de 33 à 37° est la plus favorable ; elles donnent naissance à des colonies qui se présentent sous formes d'îlots assez étendus, à bords tombant un peu à pic. Nos recherches personnelles ne nous ont donné que des résultats négatifs tant que les cultures étaient faites sur un milieu nutritif ne contenant pas de sérum ; néanmoins nous croyons devoir attirer l'attention sur les avantages qu'on obtient en ajoutant au milieu de culture une petite quantité d'urine stérilisée, bien que dans ces cas les résultats ne soient pas toujours constants.

La preuve décisive du caractère *pathognomonique* du gonocoque ne pouvait être fournie que par le résultat positif d'une expérience consistant à inoculer la muqueuse uréthrale de l'homme avec une culture pure de ce micro-organisme. Cette preuve a été donnée par Bumm, car les résultats de l'expérience antérieure de Bockhart ont été fortement contestés par Lœffler et d'autres auteurs. Pour son expérience, Bumm a choisi l'urèthre de la femme ; l'inoculation faite avec une culture pure des gonocoques de 20° génération a provoqué une blennorrhée virulente des plus caractéristique. Les gonocoques sont donc les micro-organismes *pathogènes* de la blennorrhagie, doués de propriétés spéciales au point de vue de l'action sur la muqueuse uréthrale et la conjonctive ; ainsi la blennorrhagie ne peut jamais se développer à la suite des excès vénériens, du contact avec le sang menstruel, les fleurs blanches, etc., et doit être, au point de vue étiologique, nettement séparée de toutes les uréthrites non spécifiques (v. ces dernières).

Nous savons actuellement que l'inoculation de sécrétions uréthrales ou conjonctivales, riches en micro-organismes de toutes sortes, mais ne contenant pas de gonocoques, est incapable de provoquer une véritable gonorrhée (Zweifel, Welander) : quant aux résultats négatifs qu'on aurait obtenus par l'inoculation de « *cultures pures de gonocoques* » (Sternberg), ils ne peuvent guère s'expliquer autrement que par des fautes de technique ou par l'emploi de cultures ne contenant pas de gonocoques. Quand Drysdale et autres soutiennent encore aujourd'hui que *la gonorrhée n'est probablement pas une inflammation nettement spécifique*, cette assertion constitue un pas en arrière aussi bien au point de vue scientifique que pratique.

La blennorrhagie n'a rien à voir avec le chancre syphilitique, et si elle se complique de syphilis, c'est que les deux affections ont existé à la fois chez la même femme.

La *dualité* du virus syphilitique par rapport à la blennorrhagie, dualité de nouveau admise par Drysdale et Lee, n'existe pas.

La blennorrhagie de l'homme est tout à fait distincte de la blennorrhagie du chien, balanite non infectieuse, dont les sécrétions ne contiennent pas de gonocoques. Il est tout aussi peu fondé dans la blennorrhagie d'incriminer le chien, que d'admettre les autres assertions bien connues d'après lesquelles l'affection aurait été provoquée par des excès alcooliques, le surmenage physique, les boissons froides ou le refroidissement. La transmission de la blennorrhagie par les lieux d'aisance ou par les mains souillées de virus est à la rigueur *possible*, mais néanmoins bien difficile, quand on songe à la susceptibilité toute particulière du gonocoque aux variations brusques de température et à la dessiccation de son milieu nutritif. Malgré une expérience assez riche, nous n'avons pas encore observé un seul cas bien net d'infection de ce genre.

La gonorrhée doit donc être considérée comme une maladie infectieuse locale, produite par la pénétration de gonocoques. Les recherches très détaillées de Bumm sur la blennorrhée conjonctivale ont démontré que les gonocoques pénètrent entre les cellules épithéliales (moins dans les cellules elles-mêmes) et, en proliférant, traversent la couche épithéliale jusqu'au corps papillaire ; cela provoque une émigration de leucocytes, qui en nombre considérable parviennent à la surface de la muqueuse et absorbent les micro-organismes spécifiques. Ces derniers s'étendent jusqu'aux couches superficielles du tissu sous-épithélial, en même temps que l'infiltration de petites cellules augmente.

La *marche* de l'infection rend facilement compréhensible le mécanisme de l'infection blennorrhagique. Avant que l'on connût le gonocoque, on admettait, pour expliquer le mécanisme de cette infection, que l'urèthre, fermé par les deux lèvres qui limitent le méat, s'ouvrait pendant le coït. La propriété que possède le gonocoque de pénétrer dans le protoplasma des cellules vivantes et des leucocytes en particulier. de *les remplir en quelque sorte* et de les détruire, le différencie d'autres diplocoques non spécifiques et constitue un signe diagnostique d'une grande valeur (v. plus loin). Bumm n'hésite pas à déclarer que partout où l'on trouve un amas de diplocoques autour des noyaux des leucocytes (jamais dans les noyaux comme le prétend Bockhart) renfermés dans une sécrétion muqueuse, il s'agit de gonocoques. Nous aurons encore l'occasion de revenir sur ce point.

L'infectiosité de la blennorrhée débute avec les premiers phénomènes prodromiques, à une époque où il n'existe pas encore de sécrétions anomales ; les formes chroniques, ayant duré plusieurs années, *peuvent* encore être contagieuses (1). Il nous suffira de mentionner que Neisser, Welander, Lundstrœm et autres ont trouvé des gonocoques dans ces cas.

D'une façon générale on peut admettre que dans le cas de disproportion des parties génitales (vagin étroit, pénis volumineux), le coït prolongé et fréquemment répété favorise l'infection, tandis que les conditions opposées et l'émission d'urine immédiatement après le coït, émission qui balaye en quelque sorte la sécrétion virulente, constitue une certaine garantie contre la contamination.

Le fait que les gonocoques se développent d'autant moins bien que la *réaction* du milieu est *plus acide*, doit être considéré comme démontré (de Sinéty et Henneguy, Aubert, Barduzzi), malgré les affirmations contraires de Martineau et Castellan. Les sécrétions alcalines des glandes uréthrales, en neutralisant la réaction acide des milieux, favo-

---

(1) La question ne peut être discutée dans certains cas. Nous avons eu l'occasion de traiter, il y a quelques années, un malade que nous avait adressé notre maître M. Guyon et dont l'écoulement, remontant à 6 ans, contenait encore des gonocoques. Ce malade vivait depuis plusieurs années avec une femme qu'il n'approchait, pour des raisons faciles à comprendre, que muni d'un condom. Désireux de se marier légitimement, mais voulant auparavant savoir s'il était encore contagieux, il délaissa un jour sa toile protectrice. Huit jours après nous avions l'occasion de constater chez cette femme, qu'il nous amena, une blennorrhagie manifeste avec boursouflement du méat, rougeur, écoulement purulent et cystite aiguë avec hématurie. (H. H.)

risent probablement l'invasion des gonocoques (Finger et autres). Mais l'influence de la *prédisposition individuelle* plus ou moins grande — et les observateurs les plus consciencieux sont forcés d'admettre l'existence de cette prédisposition — vient très souvent à l'encontre des faits que nous venons de signaler. Ainsi nous connaissons un cas dont l'authenticité est pour nous absolue, dans lequel deux jeunes gens ont eu des relations, dans l'intervalle d'une heure, avec la même fille publique atteinte de blennorrhagie : l'un prend immédiatement après le coït toutes les précautions usitées de propreté, et n'en est pas moins atteint de gonorrhée, l'autre n'en prend aucune et sort indemne.

Une blennorrhagie antérieure augmente considérablement les chances d'infection ultérieure.

La gonorrhée *chronique* provient de la blennorrhagie aiguë ; dans beaucoup de cas, mais pas dans tous, cette transformation est favorisée par le traitement négligé, les excès de tous genres, faiblesse de constitution, la scrofule et la tuberculose.

L'extension de la blennorrhagie chez l'homme est illimitée, sa fréquence est incalculable. Sur 84 malades pris au hasard dans les classes aisées, Leubuscher a trouvé 51 fois des traces de blennorrhagie ; Nœggerath admet que 80 0/0 des célibataires présentent le triste avantage d'avoir eu la chaude-pisse. Notre expérience personnelle ne confirme pas cette fréquence excessive, bien que nous ayons eu l'occasion de chercher cette affection chez des milliers d'individus, habitants des villes ou des villages. Winslow a dernièrement observé une propagation vraiment épidémique de la blennorrhagie, surtout de la forme rectale, dans une institution de garçons où la pédérastie était largement pratiquée. Si l'existence de la blennorrhagie rectale est actuellement bien démontrée, on ne sait pas encore si la gonorrhée peut se transmettre par le coït *ab ore*.

Anatomie pathologique. — Abstraction faite de la présence des gonocoques dans les tissus malades, le catarrhe de l'urèthre ne présente rien de caractéristique dans la blennorrhagie. Ici également, comme dans la pyélite et la cystite, nous rencontrons de l'hyperémie, du gonflement, de l'exsudation, une uréthrite granuleuse, nodulaire, folliculaire. Le point de départ de l'affection est la fosse naviculaire ; de là, le catarrhe remonte vers la vessie, et dans le courant de la troisième semaine, il atteint la portion membraneuse. Le fait que la région des constricteurs de l'urèthre n'est jamais envahie par les gonocoques, nous paraît douteux (v. la *Symptomatologie*). Les glandes et les follicules sont particulièrement atteints et présentent du gonflement, de la rétention des produits de sécrétion avec obstruction des orifices, de la transformation kystique ou cystoïde (Guérin). De véritables pertes de substance ne se rencontrent guère que dans la forme chronique. Les *abcès blennorrhagiques* irréguliers et anfractueux, rares en somme et situés dans la partie postérieure, résultent ordinairement de la fusion des ulcérations folliculaires ; ils peuvent atteindre une longueur de 1 à 2 centimètres, se compliquer d'excroissances granuleuses et former un cercle autour du canal de l'urèthre (Zeissl).

Dans les *formes chroniques*, la participation et le rôle des gonocoques deviennent de moins en moins grands. Les lésions principales sont constituées dans ces cas par l'hyperplasie inflammatoire du tissu conjonctif de la muqueuse, ordinairement de celle de la portion postérieure de l'urèthre, et par des modifications semblables du côté de l'épithélium. Ce dernier présente souvent plusieurs couches superposées. Dans un cas de Vajda l'épaisseur de la couche épithéliale était de quatre à douze fois plus grande qu'à l'état normal ; les cellules étaient aplaties et avaient perdu la forme cylindrique habituelle. D'après nos recherches nombreuses sur les sécrétions de la gonorrhée chronique, il faut considérer cette transformation des cellules comme constante.

Dans les inflammations chroniques de l'urèthre un rôle important revient aux *processus cicatriciels* dont la pathogénie a été dernièrement fort bien étudiée sur des cadavres par Neelsen. Abstraction faite des formes qui proviennent des abcès péri-uréthraux, il faut mentionner d'une façon toute particulière les cicatrices consécutives à l'infiltration, en foyers, de la couche sous-épithéliale sans formation d'abcès, mais s'accompagnant de transformation de l'épithélium cylindrique en épithélium plat, corné ; ordinairement les glandes disparaissent après avoir présenté une dilatation des conduits excréteurs. La combinaison du processus de destruction du tissu glandulaire avec son atrophie cicatricielle et les modifications inflammatoires de la couche épithéliale peut, d'après l'observation très juste de Neelsen, provoquer dans l'aspect de la muqueuse *vivante* des variations diverses qui permettent par l'endoscopie d'établir les différentes formes cliniques de la gonorrhée chronique.

Nous reviendrons plus loin sur l'aspect de la muqueuse gonorrhéique vivante, aspect qui ces temps derniers a été bien décrit par Oberlænder. Ici nous dirons seulement, avec Auspitz, qu'au point de vue anatomique, il n'existe pas de raisons suffisantes pour considérer la *blennorrhagie chronique* comme l'ensemble de différentes formes indépendantes.

Symptomatologie. — I° BLENNORRHAGIE AIGUE. — L'uréthrite virulente n'évolue jamais sans un *stade d'incubation*. Si nous

nous en rapportons à nos observations personnelles et aux renseignements exacts fournis par les malades, la durée moyenne de cette période serait de *quatre* jours, ce qui concorde avec les données d'autres auteurs. Le prolétaire indolent et le paysan assignent à cette période une limite double, les malades nerveux et craintifs la diminuent souvent de moitié. Dans les cas tout à fait exceptionnels les malades disent qu'un jour ou même quelquefois quelques heures seulement se sont écoulés entre l'infection et l'apparition des premiers phénomènes, et les faits de ce genre ne peuvent guère être expliqués autrement que par la recrudescence d'anciennes formes latentes. L'affirmation d'une durée d'incubation de plusieurs semaines repose presque toujours sur une erreur ou le désir de tromper le médecin, et F. Niemeyer fait observer avec raison que plus les malades sont honteux de leur maladie, plus ils ont de tendance à la faire remonter dans le passé.

Les *premiers symptômes* occasionnés par la gonorrhée sont ordinairement de nature subjective : excitation voluptueuse fréquente, grande tendance aux érections et aux pertes séminales, mais avant tout sensations de démangeaison et de chatouillement dans la partie antérieure de l'urèthre. Si le malade s'enquiert des causes de ces sensations, il trouve entre les lèvres rouges et tuméfiées du méat urinaire une petite quantité de mucosité claire qui, en se desséchant, ferme en quelque sorte l'orifice antérieur de l'urèthre. Bientôt le chatouillement se transforme en véritable douleur, les parties voisines du méat se tuméfient de plus en plus, la miction s'accompagne de brûlure intolérable ; l'urèthre devient sensible à la pression, le gonflement de ses parois se manifeste par un jet d'urine aplati, quelquefois interrompu, dans les cas graves, par une rétention grave d'urine nécessitant la ponction de la vessie (J. Hill).

Ces rétentions complètes d'urine qui surviennent tantôt brusquement, tantôt progressivement, à la suite d'excès ou d'une conduite irrationnelle (ordinairement après de longues marches), nous paraissent être dues à un rétrécissement, compliqué de spasme et d'inflammation de canal de l'urèthre. Mauriac, qui attribue ces gonorrhées *spasmodiques* principalement à un tétanos réflexe de la couche musculaire de l'urèthre, ne nous paraît pas tenir suffisamment compte du gonflement inflammatoire de la muqueuse, gonflement qui dans quelques cas était seul en cause, la sonde arrivant sans difficulté jusque dans la vessie (1).

Au bout de deux jours environ, la sécrétion de *muqueuse* devient *purulente* et s'écoule de l'urèthre sous forme de gouttes jaunes, verdâtres, quelquefois sanguinolentes, laissant sur les linges des taches empesées ; le stade *initial*, *muqueux*, a fait place au stade *blennorrhéique*. Les sensations subjectives, que nous avons énumérées, persistent encore pendant huit jours et deviennent quelquefois encore plus intenses. Pendant la nuit le sommeil est interrompu constamment par des fausses couches douloureuses et des érections très pénibles pendant lesquelles le gland se porte en haut tandis que le pénis s'incurve en bas. L'urèthre enflammé et infiltré ne peut suivre les corps caverneux tuméfiés ; peut-être faut-il encore faire intervenir un spasme des fibres musculaires longitudinales de l'urèthre (*chaude-pisse cordée*). Cette situation peut finir par altérer la santé du malade, qui souvent est pris de fièvre, de dyspepsie, de constipation rendant la défécation des plus douloureuse. Aussi, bien des *fièvres gastriques* se révèlent-elles

(1) Nous n'avons jamais observé ces rétentions complètes d'urine en dehors de l'existence d'une prostatite concomitante, et toujours le cathétérisme avec une sonde rouge, molle, de petit calibre, a suffi pour amener la cessation des accidents. (H. H.)

à l'examen plus détaillé comme simples gonorrhées. Les individus tout à faits indolents sont seuls à pouvoir supporter même les inflammations intenses sans trop de gêne.

Ordinairement au milieu de la période d'état de la blennorrhagie survient une rémission de tous les symptômes, particulièrement pendant la nuit ; l'écoulement purulent se prolonge encore pendant une semaine (la période blennorrhéique dure ainsi en tout quinze jours) et peu à peu redevient muqueux et de moins en moins abondant, c'est le stade *muqueux terminal.*

Dans les cas bénins, la guérison est complète au bout de 6 à 8 semaines, ou bien la blennorrhée aiguë devient chronique. Il est exceptionnel que la durée totale de la gonorrhée soit seulement de 4 semaines.

Dans quelques cas on observe des déchirures assez marquées des vaisseaux de la muqueuse uréthrale enflammée ; l'écoulement prend alors une coloration fortement *hémorrhagique* allant au brun foncé, ce qui a fait donner à la chaudepisse de cette nature le nom de blennorrhagie *noire* ou *russe*, particulièrement redoutée on ne sait trop pourquoi (1). Les infiltrations du tissu conjonctif *péri-uréthral*, siégeant de préférence sur les côtés du frein et dans l'angle péno-scrotal (Watermann), sont moins anodines. Elles sont dues probablement aux vaisseaux lymphatiques et se manifestent dans des régions peu vasculaires (Ehrmann). Le danger de ces infiltrations réside dans la possibilité de formation d'abcès,

(1) C'est que ces blennorrhagies avec écoulement sanguinolent s'accompagnent en général d'ulcérations de la muqueuse et par suite sont plus souvent et plus rapidement que les autres suivies de rétrécissements. Pour caractériser d'un mot ces rétrécissements, M. Guyon les appelle *scléro-cicatriciels*, voulant indiquer par là qu'au processus scléreux de l'inflammation blennorrhagique s'ajoute le processus plus rapide de la cicatrisation des ulcérations muqueuses. (H. H.)

mais principalement dans la propagation de l'inflammation aux corps caverneux suivie, dans les cas de fonte purulente, de formation de fistules uréthrales (dans la forme aiguë Horand les a toujours vu siéger au-devant du bulbe), ou de nodules cicatriciels circonscrits avec *destruction du tissu caverneux*.

Cette dernière terminaison produit dans une série de cas l'incurvation angulaire du pénis pendant l'érection, le tissu cicatriciel n'étant plus accessible à la réplétion sanguine.

Pendant le stade inflammatoire aigu de ces infiltrations des corps caverneux, les érections sont excessivement douloureuses (*chorda venerea inflammatoria*). Toutefois le processus peut évoluer d'une façon tout à fait insidieuse. Nous connaissons plusieurs jeunes gens qui sont restés longtemps sans avoir de relations avec des femmes à cause de l'incurvation de leur pénis presque à angle droit pendant l'érection, sans que cette incurvation ait été précédée de troubles appréciables (v. chapitre *Impotence*).

Très souvent la gonorrhée aiguë se complique de *lymphangite du pénis*. Celle-ci se manifeste sous forme de cordons durs, douloureux, situés sur le dos du pénis et s'accompagnant de gonflement et de rougeur notables des parties voisines et du prépuce. Cette lymphangite, comme la lymphadénite correspondante, donne rarement lieu à la formation d'abcès. Chez les individus scrofuleux, tuberculeux, surmenés, la première peut quelquefois se terminer par des *bubons* mettant un temps considérable à guérir. Dans un cas que nous avons observé chez un jeune homme bien portant, les bubons suppurés se sont terminés par la mort.

Nous devons enfin mentionner un gonflement inflammatoire et œdémateux du *prépuce*, gonflement absolument indépendant de la lymphangite et dû au contact prolongé avec le pus de la gonorrhée ; la même cause produit encore dans certains cas du *phimosis inflammatoire*, de la *balanite* ou du *paraphimosis*.

L'examen *microscopique* de *l'écoulement* aux stades initial et terminal montre la présence de nombreuses cellules rondes et épithéliales au milieu d'un substratum muqueux, fibrillaire fin. En examinant attentivement les préparations on trouve, sous les cellules épithéliales de transition, des cellules *hyalines* homogènes présentant un noyau peu net, à peine visible. Nous désignons ces cellules hyalines (v. fig. 50) sous le nom de *cellules épithéliales iodophiles* à cause de leur propriété de se colorer en brun par une solution très étendue d'iode ; contrairement à ce que disent certains auteurs, cette propriété n'a rien de pathologique et n'est pas propre exclusivement à la blennorrhagie, mais constitue un phénomène normal, physiologique.

Pendant le *stade blennorrhéique*, l'écoulement présente sous le microscope tous les caractères du pus ordinaire. Dans quelques cas rares nous avons trouvé des corpuscules amyloïdes concentriques en assez grand nombre, sans que le processus ait été compliqué de prostatite (comp. avec le chapitre consacré à cette dernière).

Mais ce qui caractérise l'écoulement en tant que spécifique, c'est la présence de *gonocoques* qui se colorent fort bien en quelques instants avec les couleurs d'aniline. Cette coloration est obtenue avec toutes les couleurs, le violet de gentiane, le bleu de méthyle, la fuchsine, la safranine, etc. Nous avons toujours préféré nous servir de solution de fuchsine qui agit rapidement — les solutions d'aniline et d'acide phénique servant à la coloration des bacilles tuberculeux sont également très actives — et qui employées même concentrées ne laissent pas, comme l'a trouvé aussi Bumm, d'excédant de couleur. Après avoir étendu une goutte de sécrétion sur une lamelle de verre et séché la préparation en la passant au-dessus de la flamme d'une lampe à alcool, on met sur la surface couverte de liquide virulent une goutte d'une solution de fuchsine; au bout d'une minute on lave la préparation à grande eau et on enlève l'eau à l'aide du papier buvard. Avec un grossissement d'environ 300, on voit les gonocoques et les noyaux cellulaires colorés en rouge intense, les premiers mieux co-

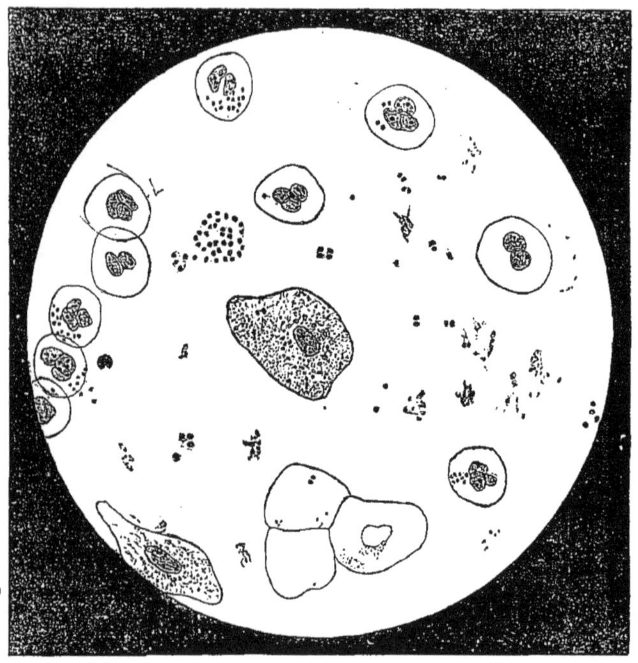

Fig. 50. — Écoulement de la gonorrhée aiguë (cellules rondes, quelques cellules épithéliales iodophiles, gonocoques). Préparation sèche colorée à l'aniline. Grossissement de 600.

lorés que les seconds. Le groupement caractéristique se voit très nettement sur la figure 50. Les gonocoques (formant souvent des foyers clairs) ne sont jamais disposés en chaînette. La forme diplococcique (en biscuit ou grain de café) reconnaissable dans les amas volumineux est le résultat de la division (suivant le diamètre horizontal ou vertical) et de l'aplatissement des micro-organismes. Les dimensions relativement constantes (longueur moyenne de 1,25 μ d'après Bumm) des microphytes sont d'une certaine valeur diagnostique. Mais ce qui distingue réellement le gonocoque d'autres diplocoques, c'est sa faculté de pénétrer dans le protoplasma de cellules vivantes, de s'y multiplier et d'amener la mort de la cellule ; c'est sa disposition caractéristique *en amas à l'intérieur des leucocytes,* mais en dehors des noyaux. Très souvent la disposition libre en amas ronds éveille l'idée de la destruction préalable d'une cellule. La *fixité* avec laquelle les gonocoques conservent la coloration en face de la décoloration des noyaux et du protoplasma cellulaire sous l'action décolorante de l'alcool (Eschbaum) ou de l'acide acétique (Schütz) et le contraste formé par la diffusion de la coloration permettent même aux débutants de reconnaître les caractères distinctifs de la préparation microscopique.

Nous devons enfin mentionner que les gonocoques se *décolorent* (Roux, Wendt) avec la méthode de Gram, fait qui est un excellent critérium de la valeur des conclusions tirées de cette méthode par les personnes insuffisamment initiées. La coloration double de préparations traitées d'après la méthode de Gram nous a donné des figures qui permettaient de différencier fort bien les gonocoques d'autres micro-organismes. Ce procédé est inutile pour qui est au courant de la technique.

D'une façon générale le nombre de gonocoques diminue avec l'âge de la gonorrhée (voyez *Blennorrhagie chronique*). Chez l'*homme* on rencontre rarement, dans l'écoulement du stade blennorrhéique, des bactéries différentes et des champignons (Ecklund, Aubert) mêlés à des gonocoques. Sébastian a décrit cinq espèces de ces micro-organismes.

L'*urine* présente dans la gonorrhée aiguë des propriétés caractéristiques. Pendant les stades initial et terminal, elle renferme les produits catarrhaux sous forme de flocons et de filaments muqueux (v. p. 411) ; pendant le stade blennorrhéique intermédiaire, il existe une véritable pyurie rarement assez prononcée pour que l'urine filtrée renferme de l'albumine. Les éléments morphologiques sont expulsés avec le premier jet, aussi l'urine de la fin de miction est *claire*, si, bien entendu, la vessie n'est pas atteinte de catarrhe.

Dans un certain nombre de cas de gonorrhée aiguë, les malades se plaignent de besoins fréquents et impérieux d'uriner, tout comme dans la cystite. Dans ces cas les dernières portions d'urine sont aussi troubles que les premières et renferment du pus. Un observateur expérimenté ne met plus aujourd'hui en doute la réalité de ces faits.

Il n'en est pas de même de la signification de ce phénomène qui a eu le don de diviser les auteurs en deux partis et dont on a singulièrement exagéré l'importance au point de vue clinique et pratique. Au début de ces dernières dix années, on admettait que l'apparition, dans le cours de la blennorrhagie, de besoins fréquents d'uriner et d'une urine contenant du pus était due à la propagation de l'inflammation de l'urèthre à la vessie ou au col de la vessie. A cette explication, l'école française, Guyon (1883) et ses élèves Jamin, Aubert et Picard, ont opposé une autre théorie d'après laquelle la blennorrhagie aiguë, dans sa forme typique, resterait limitée à la partie antérieure de l'urèthre séparée de la partie postérieure par le *sphincter uréthral* (1) situé dans la partie anté-

(1) Ce sphincter externe omnipotent, en faveur duquel on a même refusé à la vessie un sphincter propre et qui est aussi connu sous le nom de muscle de Wilson, est situé entre les deux feuillets de l'aponévrose périnéale profonde et s'étend entre les tubérosités ischiopubien-

rieure de la portion membraneuse, etc., renfermant des fibres musculaires striées, circulaires. Lorsque l'inflammation franchit cette limite, on se trouve en face d'une complication caractérisée par les deux nouveaux symptômes, besoins fréquents d'uriner et urines purulentes, et dans ces cas non seulement le mucus, le pus et le sang reflueraient dans la vessie, mais même le liquide injecté dans l'urèthre postérieur prendrait le même chemin, au moment où on retire la sonde (1).

Cette théorie a été adoptée en Allemagne — même par des auteurs tels que Ultzmann et Finger — avec un empressement susceptible d'entraîner les plus hésitants. Malgré toute notre bonne volonté, nous regrettons de ne pouvoir admettre

---

nes (*ramis ischio-pubicis*) ; avec le muscle bulbo-caverneux de Müller il fermerait l'urèthre à la façon du robinet d'un tube en caoutchouc.

(1) Il y a dans le dire de Fürbringer deux idées empruntées toutes deux aux thèses de R. Jamin (*Étude sur l'uréthrite chronique blennorrhagique*, Paris, 1883) et de Leprévost (*Étude sur les cystites blennorrhagiques*, Paris, 1884) :

La première est que la blennorrhagie, évoluant normalement, reste limitée à l'urèthre antérieur et ne s'étend en arrière de la région membraneuse qu'à la suite de causes bien déterminées : 1° mauvaise direction du traitement ; 2° manœuvres intempestives dans le canal ; 3° état général défectueux du malade. Nous acceptons entièrement cette proposition avec notre maître M. Guyon.

La deuxième est que l'uréthrite postérieure est en réalité une uréthro-cystite, qu'uréthrite postérieure et cystite du col ne sont qu'une même entité morbide. Cette deuxième opinion, timidement émise par Jamin, soutenue par Leprévost, est erronée. L'uréthrite postérieure coïncide souvent avec la cystite du col, elle existe nécessairement lorsqu'il y a cystite, l'urèthre postérieur étant le lieu de passage de l'inflammation qui va de l'urèthre pénien à la vessie, mais elle n'est pas plus la cystite du col, qu'elle n'est la prostatite ou l'épididymite, deux autres complications fréquentes lorsque la blennorrhagie a envahi l'urèthre postérieur, véritable carrefour des voies qui vont à la vessie, aux glandes prostatiques et aux épididymes. (H. H.)

cette théorie, basée sur des expériences en partie fort probantes ; nous continuons pour des raisons que nous avons déjà exposées en 1884 (1re édition, p. 174), à ne pas accepter cette division exclusive de la blennorrhagie en *uréthrite antérieure* et *uréthrite postérieure*, et à penser que dans la grande majorité des cas le ténesme est provoqué par la propagation de l'inflammation au delà de l'orifice interne de l'urèthre, jusqu'à la vessie, autrement dit que le nouveau complexus symptomatique est dû à une cystite commençante. En dehors des observations cliniques et des expériences de Dittel, Stricker, Harrison qui ont permis de juger suffisamment la résistance notable du sphincter interne de la vessie, notre expérience personnelle nous met en mesure de formuler les propositions suivantes :

Dans l'inflammation chronique de la portion prostatique de l'urèthre les filaments blennorrhagiques sont contenus dans les premières portions d'urine et non pas dans le gros du contenu vésical ; la prostatorrhée et la spermatorrhée se manifestent, en dehors de toute érection, comme de véritables écoulements uréthraux ; il existe une spermatorrhée moins continue qui ne fait pas passer les spermatozoïdes dans la vessie ; si l'on exerce sur la prostate une pression à travers le rectum, la sécrétion de la glande apparaît comme un écoulement uréthral ; il est inadmissible que les gonocoques puissent être arrêtés dans leur marche envahissante par le muscle compresseur, la muqueuse présentant les mêmes caractères en avant et en arrière de ce muscle ; la propagation du processus blennorrhagique aux vésicules séminales (spermatocystite, épididymite) ne donne pas lieu aux besoins fréquents d'uriner.

A toutes ces propositions on peut encore ajouter celles formulées par Zeissl et qui sont : transparence de la seconde portion d'urine dans le cas d'épididymite, écoulement de sang dans les traumatismes de la portion prostatique de l'urèthre, possibilité de retirer du pus avec la sonde boutonnée de l'urèthre postérieur, quand le contenu vésical ne renferme pas de pus et est transparent.

Les expériences d'injection faites par Diday et Jamin peuvent être expliquées de diverses façons et demandent à être confirmées. Les deux expériences récentes de Casper ne sont pas non plus décisives ; la présence dans le contenu vésical de cyanure jaune de potassium à la suite de l'introduction de ce sel dans l'urèthre postérieur ne prouve rien, car la pression de l'instillation a fort bien pu faire passer dans la vessie une petite quantité de solution susceptible d'être décelée grâce à la sensibilité excessive de la réaction du bleu de Berlin dont l'auteur s'est servi. Enfin la présence des gonocoques dans l'urèthre postérieur ne constitue nullement une « preuve » en faveur de cette théorie.

Nous ne méconnaissons pas les difficultés auxquelles on se heurterait si on voulait déterminer d'une façon exacte la localisation de la blennorrhagie à l'intérieur de l'urèthre même à l'aide de l'endoscopie, et nous sommes convaincu que les considérations que nous venons de formuler sont aussi peu absolues que les faits invoqués en faveur de la théorie de Guyon. Quoi qu'il en soit nous croyons avec Leprévost, Zeissl, Mraçek et autres que l'uréthrite postérieure ne produit pas de troubles dans les urines contenues dans la vessie et que cette éventualité ne peut avoir lieu que lorsqu'il existe une paralysie du sphincter de la vessie, de sorte que si la seconde portion d'urine contient du pus, il s'agit d'une complication de cystite, fait auquel Guyon est personnellement moins contraire qu'on ne pourrait le croire d'après les travaux de ses élèves. Du reste Lesser admet aujourd'hui que dans l'uréthrite postérieure la seconde portion d'urine peut être claire, phénomène qu'il explique parce que le pus n'a *pas encore* pénétré dans la vessie. Comme nous l'avons dit au début le *non liquet* par lequel nous terminons cette discussion, a bien moins d'importance, au point de vue clinique et pratique, que cela ne parait résulter, aux yeux des personnes non initiées, de la propagande faite en faveur de la théorie de l'école française.

II. Blennorrhagie chronique (blennorrhagie torpide, goutte militaire). — Les transitions entre la blennorrhagie aiguë et la blennorrhagie chronique, les véritables *gonorrhées subaiguës*, ne manquent pas, et, dans la grande majorité des cas, la fantaisie seule du médecin fixera le moment auquel l'affection passe à l'état chronique. Si le stade terminal de la gonorrhée aiguë se prolonge au delà de trois mois, nous n'hésitons pas à parler de blennorrhagie chronique, d'autant plus que dans ces cas l'affection se prolonge *au moins* encore pendant plusieurs mois.

D'une façon générale, nous adoptons la définition de Finger qui considère comme blennorrhagie chronique l'éternisation du stade terminal et la localisation du processus sur une portion circonscrite de l'urèthre, de préférence sur une portion bulbeuse, membraneuse ou prostatique, les autres parties de la muqueuse ayant récupéré leur état normal. Notre expérience personnelle ne nous permet pas d'admettre une distinction rigoureuse entre l'uréthrite chronique de la portion pénienne, de la portion bulbo-membraneuse et de la portion prostatique. Le complexus symptomatique correspondant à ces divisions différentes est si peu en rapport avec la localisation du processus, telle qu'elle résulte de l'examen endoscopique (v. plus loin) ; que son importance clinique peut être considérée comme nulle. Nous tenons à mettre en garde contre le diagnostic de la localisation fait à l'aide de la *sonde exploratrice* des auteurs français (sonde boutonnée qui ramène du pus ou du mucus de différentes portions de l'urèthre) ou de la localisation de la douleur pendant le passage de la sonde. Sous ce rapport la susceptibilité individuelle peut influencer beaucoup les résultats de l'exploration. Avec la même localisation, démontrée par l'examen endoscopique, nous avons vu des malades présenter des troubles tout à fait différents et n'accuser aucune sensation subjective dans l'uréthrite circonscrite de la portion pénienne ou de l'urèthre postérieur. En admettant même que l'uréthrite chronique de la portion bulbeuse soit la plus fréquente (Guyon), nous croyons que, dans la chaude-pisse tant soit peu chronique, le processus s'étend presque sans exception sur une partie plus ou moins étendue de l'urèthre postérieur, autrement dit que les *formes mixtes* de cette catégorie, avec leurs combinaisons variées, n'ont pas de substratum anatomique bien déterminé. Mais dans les cas où il existe des besoins fréquents d'uriner et du pus dans la seconde portion de l'urine, comme symptôme constant, rémittent ou intermittent, nous sommes obligé d'admettre, en nous basant sur ce que nous avons dit plus haut, que le processus a dépassé la portion prostatique et pénétré dans la région de l'orifice interne de l'urèthre, c'est-à-dire dans la vessie.

Nous n'admettons pas de gonorrhée chronique autre que celle qui résulte d'une blennorrhagie aiguë. Parmi les causes qui favorisent cette transformation, nous devons compter le traitement négligé dans le sens large du mot (traitement insuffisant, excès de toutes sortes), les réinfections fréquentes, les affections constitutionnelles (particulièrement la phtisie) et le traitement local maladroit, notamment les injections poussées trop loin (Guyon, Aubert, Brou) (1) ; néanmoins il existe des cas qui, malgré l'existence de toutes ces causes, guérissent complètement et d'autres qui, malgré l'observation rigoureuse d'un traitement bien compris, passent à l'état chronique (2).

Dans la grande majorité des cas de blennorrhagie chronique les douleurs ont disparu; quelques malades continuent seulement à accuser au niveau de la partie antérieure et postérieure de l'urèthre les sensations de chatouillement, de démangeaison, de brûlure ; presque tous se plaignent d'éprouver au niveau du périnée des sensations douloureuses mal définies, qui les préviennent que tout n'est pas encore fini de ce côté.

Chez certains malades, et ils ne sont pas très rares, on trouve des sensations douloureuses accompagnées d'élancements dans les testicules, l'anus, de la dysurie (*irritable bladder*), des éjaculations douloureuses, bref les troubles les plus divers de l'appareil génito-urinaire, de même que des symptômes d'irritation spinale du côté du sacrum, du dos, des extrémités, un état de nervosisme très marqué sans qu'il existe de complication proprement dite de la blennorrhagie chronique.

Dans le chapitre *Pertes séminales*, nous donnons une description détaillée des symptômes de cette *neurasthénie* ; ici nous voulons seulement faire remarquer que l'apparition de diffé-

(1) M. Guyon insiste sur l'emploi prématuré de la médication suppressive. Les balsamiques pris trop tôt et à trop fortes doses diminuent parfois la sécrétion uréthrale en entretenant un état subaigu difficile à guérir. C'est là un fait que nous avons fréquemment observé. (H. H.).

(2) Otis insiste sur la fréquence de rétrécissements larges chez les malades atteints d'uréthrite chronique. Ce fait, contesté par Jamin (*De l'uréthrite chronique blennorrhagique*. Th. de Paris, 1883), nous a paru vrai dans un grand nombre de cas. (H. H.).

rentes formes de troubles généraux variés, désignés sous le nom de *neurasthénie blennorrhagique*, est liée à la disposition nerveuse, acquise ou héréditaire, de chaque individu en particulier. Mais nous ne pensons pas, comme l'admet Miesiewicz, que la blennorrhagie chronique peut donner lieu, par voie réflexe, à de la paralysie vésicale, à de l'albuminurie, de la polyurie, voire même à l'hypertrophie de la rate.

Dans une troisième série de cas, on ne trouve à aucun moment de signes subjectifs nets ; l'affection évolue d'une façon latente (Uréthrite latente de Guiard). Chez un petit nombre de ces malades (dans 18 0/0 de cas d'après nos observations personnelles) il s'établit, comme nous le démontrons plus loin, une *spermatorrhée* latente ou manifeste qui n'a rien à voir avec la neurasthénie (V. *Pertes séminales*).

L'*écoulement*, muqueux et trouble ou muco-purulent, en *petite quantité*, passe quelquefois inaperçu, d'autrefois se présente le matin sous forme d'une goutte (goutte du matin) que le malade ramène au dehors en pressant le long de l'urèthre et qui en se desséchant accole les lèvres du méat. Par moment à la suite d'excès *in Baccho et Venere*, d'un repas copieux, après un refroidissement intense ou le surmenage physique, quelquefois aussi sans cause appréciable, il survient une recrudescence et la blennorrhagie chronique redevient aiguë. Dans ces cas les médecins peu expérimentés admettent ordinairement une nouvelle infection, même quand le malade insiste sur l'existence d'une blennorrhagie antérieure.

Généralement au bout de quelques jours le *statu quo* se rétablit, quelquefois même il y a une amélioration qui peut du reste être affaire de contraste. De cette façon la maladie traîne pendant des années sans la moindre complication, le cours de l'affection n'est interrompu que par des rémissions apparentes et des recrudescences que les uns supportent avec une nonchalance surprenante, d'autres avec un véritable désespoir. Dans d'autres cas il survient, sans qu'on sache pourquoi, des rétrécissements, des cystites et des complications plus ou moins sérieuses.

Les malades observateurs et intelligents s'aperçoivent que la gonorrhée chronique a produit dans leur *urine* des modifications qui n'ont pas disparu après le stade blennorrhéique de la gonorrhée. L'urine contient des *filaments* qui sont expulsés avec le premier jet d'urine et qu'au grand étonnement du médecin non expérimenté, les malades considèrent comme un produit de la blennorrhée chronique, produit qui devient pour eux une nouvelle source d'angoisse et de désespoir.

Les idées très différentes et généralement fausses qu'on se fait sur la composition et la valeur diagnostique de ces *filaments blennorrhagiques*, que les uns considèrent comme le symptôme d'une affection de la prostate, les autres comme le signe de la marche vers la guérison de la blennorrhagie, nous obligent à signaler ici les résultats de nos recherches, datant de six années, sur la nature, l'origine et la signification clinique des *filaments uréthraux*.

Sous ce nom, qui ne préjuge rien, il faut comprendre tous les produits pathologiques de l'urèthre et des glandes correspondantes, produits qui sous forme de filaments et flocons macroscopiques sont expulsés au dehors par l'acte de la miction. La définition de « filaments blennorrhagiques » est justifiée en ce sens qu'elle implique la fréquence très grande de la gonorrhée dans ces cas.

L'aspect *macroscopique* de ces filaments est très variable. Pour les cas ordinaires on est obligé d'admettre deux types : les productions muco-gélatineuses, d'épaisseur variant d'un cheveu à celle d'une aiguille à tricoter, longues de quelques millimètres à un centimètre, ordinairement enroulées, bien plus rarement présentant « une extrémité *renflée* » (Ultzmann) ; retirées de l'urine à l'aide d'une aiguille, elles s'étirent en longs filaments et forment, en se rétractant, un dessin pittoresque sur la lamelle de verre. A côté de ces filaments, on en trouve d'autres, courts, et des flocons, les uns et les autres opaques, jaunes, friables, présentant un pouvoir réfractile à peine marqué et une tendance manifeste à se dissocier en une poussière fine, quand on agite l'urine. Il va de soi que les formes intermédiaires à ces deux types sont très nombreuses. D'autres formes plus rares, à consistance solide et de dimensions assez considérables, occupent une place à part, et seront étudiées à l'occasion de la forme *croupale* de la blennorrhagie dont il sera question plus loin.

L'examen *microscopique* fait voir que les *parties principales* dont se composent les filaments uréthraux sont constituées par des *cellules rondes* et *épithéliales* (fig. 51), renfermées dans une *substance fondamentale* muco-gélatineuse qui les réunit. On y rencontre en plus des spermatozoïdes, des hématies, des cellules dérivées diverses, des cristaux, des micro-organismes parmi lesquels les gonocoques sont les plus intéressants.

Ce sont les cellules rondes qui donnent aux filaments l'aspect jaune, trouble et les font ressembler quelquefois (type 2) à des bouchons de pus. Elles n'ont pas de signification clinique particulière et ne sont que la manifestation d'un catarrhe à tendance purulente.

Les cellules *épithéliales* qu'on rencontre dans ces cas sont de forme très variable, et on peut les diviser en trois groupes : les *cellules épithéliales plates*, les plus fréquentes, qui n'indiquent rien autre qu'une desquamation de la couche superficielle de l'épithélium uréthral, les cellules de l'*épithélium de transition* (rondes, ovales, polygonales, fusiformes, cylindriques, ramifiées), enfin les *cellules épithéliales cylindriques*, typiques. Ces dernières, confondues souvent avec les cellules rondes détruites et considérées comme constantes dans la gonorrhée chronique, se rencontrent très rarement, d'après notre expérience personnelle, dans les filaments de la blennorrhagie chronique *non compliquée*, phénomène qui s'explique parfaitement par la transformation, dans le cas

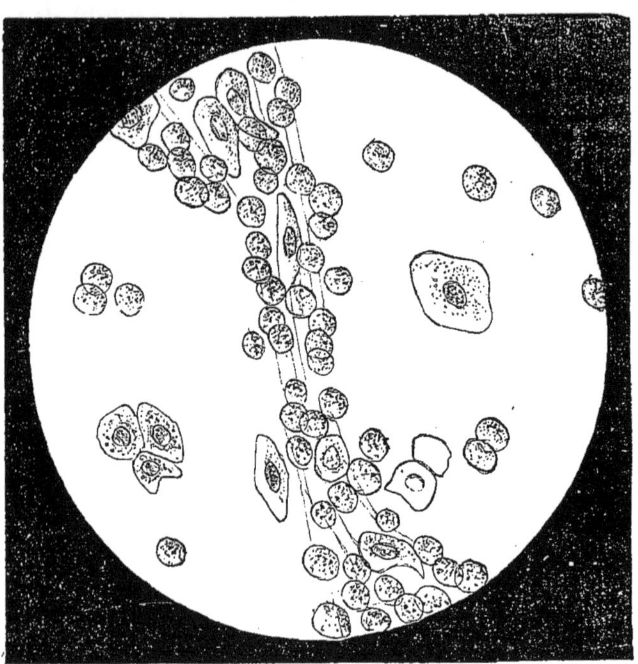

Fig. 51. — Sédiment d'urine dans la gonorrhée chronique (au milieu, filament blennorrhagique).

d'inflammation chronique, de l'épithélium cylindrique en épithélium plat (Englisch, v. Vajda, Neelsen).

Nous avons déjà parlé (p. 398) de l'*épithélium hyalin* et du peu d'importance qu'il joue dans le processus blennorrhagique. On a également exagéré la fréquence de l'épithélium atteint de *dégénérescence graisseuse*, à l'intérieur des filaments.

La genèse des filaments uréthraux dont le *substratum*, formé de *mucine*, constitue la partie fondamentale, est assez compréhensible : *Les filaments uréthraux se formeront partout où dans les cas de catarrhe de l'urèthre, pris dans le sens général du mot, il se sera produit une quantité de mucine suffisante pour réunir les éléments cellulaires de l'exsudat.*

Cela explique d'une façon nette pourquoi nous considérons les filaments uréthraux comme un symptôme des stades muqueux, initial et terminal, de la blennorrhagie aiguë.

Dans la *blennorrhagie chronique*, ces filaments forment un symptôme objectif clinique, puisqu'ils sont identiques à la *goutte éternelle*, à la sécrétion visqueuse qui, malgré tous les moyens, s'accumule tous les jours pendant des années entre les lèvres du méat.

Le filament uréthral est même plus constant dans la goutte militaire que la goutte du matin. Lorsque la sécrétion est minime ou que le cheminement du liquide se fait d'une façon défectueuse, la goutte peut échapper aussi bien au médecin qu'au malade ; mais il n'en est pas de même du filament qui existe toujours dans les urines et indique les processus qui se passent dans l'urèthre. Souvent le malade est absolument déconcerté lorsqu'en trouvant les filaments caractéristiques on lui rappelle le *petit malheur* qui a complètement échappé de son souvenir. Zeissl pense avec raison que « tant qu'on trouve des filaments dans l'urine, le processus, prêt à s'éteindre, peut se rallumer à la moindre imprudence ».

Depuis des années nous considérons les filaments uréthraux comme le signe le plus certain et le plus délicat qui permette d'affirmer que le malade est complètement guéri ou non. Toutefois, la présence de ces filaments n'infirme pas nécessairement le caractère non infectieux de l'affection ; elle peut se manifester de cette façon à l'état latent pendant des années sans influencer la santé du malade dans le sens pratique du mot.

Il est rare qu'on ne trouve pas de filaments pendant la période d'état de la gonorrhée torpide (abstraction faite du temps pendant lequel les médicaments astringents agissent, pendant le stade intermédiaire), indépendamment du facteur qui produit la suppuration intense. A ce moment, au lieu des éléments morphologiques on trouve ceux du pus.

Pour ce qui concerne la présence des filaments uréthraux dans l'*uréthrite non virulente* et la *prostatite*, nous renvoyons le lecteur aux chapitres correspondants.

Dans quelques cas rares le processus blennorrhéique se manifeste par de petits trajets fistuleux en cul-de-sac de l'*urèthre antérieur* (Diday, Otis, Jamin) dont on peut faire sourdre par pression de petites gouttelettes de pus. Ce qu'il est important de savoir au point de vue pratique, c'est le fait démontré par les auteurs français et suédois, à savoir que ces canaux de la région des deux feuillets du prépuce et ceux qui se trouvent au niveau de l'insertion du frein, peuvent être infectés par le virus blennorrhéique. On se trouverait donc en face d'une forme parallèle à celle décrite par Guérin chez la femme sous le nom d'*uréthrite externe* ou *péri-uréthrale*. Mais depuis que Touton a démontré que ces canaux para-uréthraux, qu'on considérait comme des canaux lymphatiques fermés, étaient identiques à des invaginations de la peau, et étaient par conséquent des sortes de glandes de Tyson, l'uréthrite de Guérin peut être à bon droit désignée comme une *folliculite préputiale* et *para-uréthrale gonorrhéique*.

Les folliculites de ce genre (qui du reste peuvent s'établir, comme Hamonic l'a dernièrement démontré, sur les autres points du gland et de l'urèthre) se manifestent par la sortie, à la pression, d'une petite goutte qui, d'après les recherches d'Oedmanson, Welander, Pantoppidan, Bergh, Jamin, Touton et autres, contient un grand nombre de gonocoques et peut devenir la source de complications. Contrairement aux affirmations de Bumm et Gerheim, qui n'ont trouvé des gonocoques que dans l'épithélium cylindrique, Touton a démontré, en se basant sur l'examen microscopique de tissus excisés, que l'épithélium plat sain ne s'oppose pas à l'invasion et à la prolifération, dans son intérieur, des gonocoques. Il n'est donc nullement nécessaire d'admettre une infection mixte.

Les autopsies ont permis de mettre en évidence certains points concernant l'état de la *muqueuse* malade elle-même.

Uréthroscopie. — Nos connaissances sur l'état des tissus *vivants* ont été considérablement élargies grâce à l'*endoscopie*, l'*uréthroscopie*, telle que Désormeaux la pratiquait en 1853 avec le miroir, la lampe et l'éclairage par la flamme. Cet appareil compliqué, perfectionné plus tard par Fürstenheim et autres (on trouvera dans le nouveau traité de Finger, sur « la *blennorrhée des organes génitaux* », des figures excellentes de cet appareil et d'autres endoscopes), a été remplacé depuis 15 ans par l'instrument plus pratique et récemment encore amélioré, de Grünfeld. Il se compose d'un spéculum uréthral éclairé à l'aide d'un réflecteur, semblable au spéculum vaginal, et basé sur le principe formulé en 1862 par Hacken, à savoir la séparation de l'appareil d'éclairage, du réflecteur et du spéculum. Le mérite d'avoir utilisé la propriété de l'urèthre de pouvoir se réduire à la moitié de sa longueur revient à Steurer (1876), qui a construit un spéculum aussi *court* que possible (pourvu d'un fixateur à son extrémité conique) et susceptible d'être bien éclairé à l'aide d'un foyer lumineux convenable.

Pour pouvoir éclairer une portion notable de muqueuse, Auspitz (1879) a utilisé un uréthroscope bivalve, fermé à l'aide d'un conducteur ; Schutz (1886) de son côté a remplacé le conducteur classique par une sonde qui pouvait être introduite dans l'urèthre postérieur et sur lequel on faisait glisser le spéculum. Antal (1887), dans l'idée d'élargir la surface d'inspection de la muqueuse, a construit un « aéro-uréthroscope » qui à l'aide d'une poire en caoutchouc pouvait distendre, dilater l'urèthre.

En transformant la surface interne dépolie de l'endoscope de Grünfeld en une surface de miroir, Posner (1887) est arrivé à construire un appareil qui mieux encore que l'instrument d'Auspitz, évitait les inconvénients de la réflexion multiple pour les images perçues : dans l'appareil de Posner, avec ses tubes en verre amalgamés à l'intérieur et couverts d'une couche de vernis noir à l'extérieur, les rayons lumineux, après réflexions multiples, tombent sur la muqueuse uréthrale qu'ils éclairent d'une façon directe et très nette. Comme nous avons pu nous en convaincre, l'image obtenue par l'appareil de Posner est bien supérieure, au point de vue de l'exactitude, à celles obtenues par la catégorie des autres endoscopes dépourvus de foyer électrique.

L'utilisation de la lumière électrique dans les appareils d'endoscopie se rattache aux noms de Nitze, Leiter, Schütz et Oberlænder. Le nouvel électro-endoscope de Leiter (1887) est basé sur le principe de l'appareil de Désormeaux, avec cette différence que dans le premier une petite lampe à incandescence se trouve fixée entre le miroir concave et le tube du spéculum. Schütz (1889) en s'adressant au miroir frontal et en plaçant le foyer lumineux, également une lampe à incandescence, et le réflecteur devant l'œil, a réalisé dans son « diaphtoscope », le principe « d'un œil lumineux ». Nous possédons enfin dans l'appareil d'Oberlænder (1887) qui a utilisé la lampe incandescente à fil de platine et l'appareil irrigateur de l'ancien instrument de Nitze-Leiter, un uréthroscope qui, entre les mains de son auteur, a rendu de grands services. Son éclairage latéral, n'a plus à compter avec les aberrations optiques (ombres, réfractions, cercles irradiés, etc.) inhérentes aux autres appareils. Il va de soi que cet appareil qui a besoin pour fonctionner de la batterie volumineuse d'Hedinger et de l'appareil réfrigérant, reste des plus compliqué et des moins pratique.

Avant d'exprimer d'une façon générale notre opinion personnelle sur le rôle de l'uréthroscopie dans la pratique, nous croyons devoir rapporter ici les *faits* les plus importants que les différents auteurs ont pu mettre en évidence par ce nouveau mode d'exploration, l'*endoscopie*. En tout cas il est démontré que l'endoscopie permet de voir la portion prostatique de l'urèthre, le verumontanum, etc.

Comme phénomènes principaux de la blennorrhagie chronique on a observé dans l'urèthre postérieur de la rougeur et du gonflement plus ou moins étendus de la muqueuse couverte dans ces cas d'exsudat, l'état *granuleux*, *uréthrite papillaire*, de Tarnowsky; *gonflement granuleux* d'Auspitz, des élevures jaunâtres ressemblant à du *trachome* (Grünfeld), des dépôts variés d'épithélium, des productions filiformes, en pinceau, en cornue, semblables à des condylomes, et d'autres excroissances (Vajda, Grünfeld, Rosenthal et autres). Toutefois rien n'oblige à considérer ces manifestations d'un catarrhe chronique intense comme des formes autonomes de l'inflammation uréthrale.

Comme nous l'avons déjà dit, les ulcérations vraies sont rares. Les études spéciales d'Oberlænder, conduites d'une façon systématique depuis près de dix ans, sont d'une importance capitale sur ce point. Les faits mis en évidence ne constituent pas, à vrai dire, une pathologie nouvelle de la blennorrhagie chronique, d'autant plus que ses descriptions des images obtenues par l'endoscopie ne comportent pas de confirmation histologique. Néanmoins, il a pu mettre en évidence avec une ampleur rare la pathogénie des complications importantes de la blennorrhagie, celle des rétrécissements en particulier et indiquer, pour la prophylaxie et le traitement de cette dernière complication, des points d'une valeur incontestable.

Nous consacrons plus loin un chapitre aux *rétrécissements* déjà formés. Nous nous contenterons de mentionner ici que, d'après les théories classiques, la propagation de l'inflammation chronique à la sous-muqueuse et aux tissus profonds fait disparaître l'infiltration chronique, en donnant lieu à une cicatrice rétractile qui est l'origine du *rétrécissement* organique.

Dans ces formes, le rétrécissement présente une tendance à s'exagérer de plus en plus. Dans d'autres cas, où l'inflammation chronique aboutit seulement à diminuer la contractilité des parois de l'urèthre, qui, en devenant rigides, rétrécissent la lumière du canal, la forme de l'affection, désignée par Otis sous le nom de *rétrécissement large*, est moins intense, plus souple, plus flexible. Toutefois il faut savoir que les auteurs américains ont notablement exagéré la fréquence de ces formes dans les cas d'écoulements chroniques de l'urèthre. Nous nous contenterons de choisir, dans la masse de détails consignés dans le travail d'Oberlænder, les types principaux.

Au point de vue anatomo-pathologique, Oberlænder distingue deux groupes principaux : 1° le *catarrhe muqueux* qui, soit sous la forme « hypertrophique », exsudative, accompagnée de gonflement inflammatoire et d'aspect velouté de la muqueuse, soit sous la forme sèche, revêt des types se rapprochant des processus de rétrécissement de l'urèthre, et 2° l'*uréthrite glandulaire,* qui atteint de préférence les glandes de la muqueuse.

Ce dernier groupe comprend quatre formes : *a*) l'*uréthrite glandulaire circonscrite*, quand il existe de petits foyers inflammatoires circonscrits ; *b*) l'*uréthrite glandulaire proliférante*, quand le processus s'étend plus uniformément, d'une façon plus diffuse, en donnant lieu à une prolifération considérable d'épithélium et à la formation d'un tissu cicatriciel lisse ; *c*) l'*uréthrite glandulaire hypertrophique*, quand l'urèthre est transformé en un canal rigide ; *d*) l'*uréthrite glandulaire stricturante*, dans laquelle le processus inflammatoire aboutit à des îlots granuleux qui, en se cicatrisant, peuvent donner lieu à des rétrécissements excessivement prononcés.

Oberlænder ajoute encore à ces formes l'*uréthrite folliculaire*, qui s'accompagne d'obstruction des canaux excréteurs des glandes, et il classe enfin entre les deux groupes principaux l'*uréthrite granuleuse falciforme*, forme rare, qui dans l'espace d'un an provoque le rétrécissement de l'urèthre au niveau de sa demi-circonférence supérieure, la plus volumineuse. Nous renvoyons à ce que nous avons dit des travaux de Neelsen, pour ce qui concerne l'histologie pathologique de ces formes.

Oberlænder a encore étudié avec grand soin les *papillomes* de l'urèthre de l'homme, et trouvé qu'ils se rattachent au catarrhe hypertrophique muqueux. Les formes qu'on rencontre, correspondent en général à celles des condylomes effilés de la peau du pénis ; les papillomes sont disposés en crête de coq, en pinceau, en houppe, en choux-fleurs, etc. Ces productions se rencontrent de préférence au niveau de la portion pénienne de la muqueuse, où elles ne provoquent des troubles (stase de sécrétions) que lorsqu'elles sont conglomérées.

La participation du verumontanum donnerait lieu à des pollutions nocturnes tenaces et même — ce que nous ne croyons pas — à l'impuissance. Dans un cas l'oblitération des orifices a produit l'aspermatisme. Si la production se développe sur l'orifice interne de l'urèthre, les phénomènes d'irritation du côté de la vessie ne manquent jamais.

La question de savoir jusqu'à quel point l'endoscopie méthodique, telle que la pratique Oberlænder, peut être profitable à l'observation clinique de la gonorrhée en général, reste douteuse, bien que la thérapeutique basée sur le diagnostic endoscopique ait certainement donné des résultats fort appréciables (voyez *Traitement*). Personnellement nous avons examiné ces années dernières, avec l'appareil d'Auspitz, un nombre incalculable de gonorrhéiques, mais nous tenons à avouer en toute sincérité que dans la majorité des cas cette méthode d'exploration, que nous ne considérons nullement comme mauvaise même entre les mains d'un médecin insuffisamment expérimenté, ne nous a presque rien fourni de pratique au point de vue du diagnostic, des indications thérapeutiques et du traitement local. Nous avouons de plus que nous ne tiendrions guère à voir l'endoscopie, — méthode d'exploration compliquée et d'une technique difficile — entrer dans la pratique courante, car le nombre de malades qui, à notre connaissance personnelle, ont vu leur état s'aggraver après ces manipulations, est considérable. Encore faisons-nous abstraction ici des complications ou accidents vraiment sérieux, tels que déchirure et hémorrhagie de la muqueuse par suite de la fermeture brusque des deux valves du spéculum, aggravation du processus inflammatoire avec douleurs insupportables par le fait du traumatisme de la muqueuse malade, apparition d'épididymite et de cystite après l'exploration, etc., faits qui paraissent indiquer de la part du praticien une négligence coupable.

Depuis des années nous ne pratiquons l'endoscopie que dans les cas où le traitement ou l'observation clinique nous font supposer qu'il existe des phénomènes anormaux, qui ne rentrent pas dans le type classique et qui ne peuvent être appréciés que par l'inspection directe. C'est justement dans ces cas que nous avons trouvé des complications rares, telles que prolifération papillomateuse, ulcérations, chancre, etc. Notre avis est partagé par Tarnowsky et Finger, qui ne pratiquent l'endoscopie qu'après avoir habitué les malades au cathétérisme ordinaire.

Il est donc, pour nous, préférable que l'*endoscopie méthodique* reste entre les mains des spécialistes qui ont eu le temps et les moyens d'apprendre le maniement de l'instrument. Que le médecin consciencieux se décide difficilement à manier l'endoscope, quelle que soit sa construction, nous considérons ce fait comme un avantage pour le malade, qui trouve certainement peu de profit à exposer son urèthre inflammé ou sa vessie malade aux manipulations et exercices endoscopiques pratiqués par des mains non expérimentées. Ces considérations n'atteignent d'ailleurs en rien la valeur des faits mis en évidence par les recherches des spécialistes.

On n'est guère en mesure de faire aujourd'hui une classification des appareils en usage, d'après leur valeur spéciale et générale au point de vue de la simplicité de la technique opératoire et de la justesse des images ; car chaque inventeur n'a que des éloges pour son instrument. Il est toutefois certain qu'au point de vue de la netteté des images, l'appareil d'Oberlænder est supérieur aux autres.

L'inflammation blennorrhagique donne rarement lieu au

processus croupal. Ce dernier se manifeste en clinique par des états dysuriques très prononcés qui disparaissent après l'expulsion des exsudats se présentant sous forme de membranes cylindriques dont la nature fibrineuse a pu être mise en évidence par Zeissl, à l'aide de l'acide acétique. La cause de ce phénomène étaient les injections de solutions de sublimé. Dans l'un des deux cas que nous avons observés, il s'agissait de l'injection classique de Ricord, au plomb ; le malade, dont la muqueuse uréthrale inflammée était probablement particulièrement sensible, a expulsé, au milieu de ténesme vésical et de douleurs intolérables, une membrane blanche, rugueuse, de 10 centimètres de long et 2 à 3 millimètres d'épaisseur, contenant une quantité considérable de cristaux de sulfate de plomb. Dans un autre cas, sous l'influence de l'injection d'une solution forte de perchlorure de fer, le malade expulsa une membrane stratifiée composée de cellules épithéliales agglomérées par une substance fibrineuse. Le processus blennorrhéique n'a pas été modifié dans ce cas.

On a depuis longtemps démontré que la gonorrhée chronique peut très bien être *infectieuse*. Nous savons actuellement que la transmission est possible quand l'affection a duré des années, fait que les médecins de familles ne connaissent malheureusement que trop. Toutefois l'infection n'est pas la règle et elle dépend de la présence des gonocoques dans les sécrétions blennorrhagiques. En réalité, il n'est pas très rare de les rencontrer dans les formes chroniques, dans les sécrétions comme dans les filaments ; seulement dans ces cas les gonocoques ne sont pas nombreux et il faut les chercher, faire plusieurs préparations avant d'en trouver quelques-uns.

Dans les formes chroniques, longtemps traitées, la présence fréquente d'autres bactéries nombreuses rend difficile la découverte des gonocoques. D'après notre expérience personnelle, la transformation de la goutte militaire en gonorrhée n'est nullement due à la présence d'un grand nombre de gonocoques ; plusieurs fois cependant nous avons trouvé, dans ces cas, les bacilles spécifiques aussi nombreux que dans la gonorrhée aiguë. Nous admettons, avec Neisser, que dans plus de la moitié des cas de gonorrhée chronique ayant duré plusieurs années, on trouve encore des gonocoques (1).

Dans les cas où, malgré les recherches les plus consciencieuses, on ne trouve pas de gonocoques, l'inflammation, enracinée d'abord dans l'infection gonococcique, est devenue *indépendante*, et le processus catarrhal exsudatif est entretenu par les modifications anatomiques profondes, telles que le catarrhe granuleux, l'hyperplasie inflammatoire de toute la paroi de l'urèthre. Nous ne considérons plus ces formes comme infectieuses et ne nous croyons pas en droit de défendre le mariage à ces malades. Seulement, comme la présence des gonocoques est sujette à des variations innombrables, il est fort difficile de se prononcer sur leur absence définitive (v. *Diagnostic*).

Complications. — Parmi les complications importantes de la blennorrhagie il faut compter les *rétrécissements de l'urèthre*, la propagation de l'inflammation à la *vessie*, aux *reins*, aux *glandes* de *Cowper*, à la *prostate*, aux *canaux éjaculateurs* et aux *vésicules séminales* ; viennent ensuite la *spermatorrhée*, les *condylomes acuminés*, le *rhumatisme blennorrhagique*, la *blennorrhée conjonctivale* spécifique, l'*ophtalmie* et la *blennorrhagie du rectum*. Les trois dernières complications appartiennent aux affections de l'œil et de l'intestin ; la cys-

(1) Le fait est vrai. Mais en même temps que les gonocoques ou même en leur absence, on trouve constamment d'autres microbes, *staphylococcus albus* ou *aureus*, *microcoques* et *bâtonnets* mal déterminés.

(H. H.)

tite et la pyélite ont déjà été décrites ; les autres complications seront étudiées plus loin. Nous n'avons pas observé de généralisation de la blennorrhagie à la peau sous forme d'érythèmes et d'éruptions herpétiques, tels que Audret les a décrits.

Diagnostic. — Le diagnostic de la *blennorrhagie aiguë* est presque toujours facile. Nous n'aurions jamais pensé à la possibilité de la confusion avec la *blennorrhagie du gland*, la *balanite*, si journellement nous ne voyions des malades venir nous voir avec le diagnostic non fondé de blennorrhagie. S'il n'existe pas de phimosis, il suffit d'essuyer le gland avec un peu d'ouate et de tendre l'urèthre, au besoin on lave la face interne du prépuce et on fait uriner le malade ; dans la balanite, les premières portions d'urine ne sont pas troubles.

Les urines du matin se prêtent le mieux à la recherche des sécrétions uréthrales, ou des filaments quand il n'existe pas d'écoulement proprement dit. Plus il s'est passé de temps depuis la dernière miction, plus les recherches seront faciles.

Pour la différenciation avec le catarrhe aigu *non virulent* de l'urèthre, la marche de l'affection présente une valeur considérable ; si on fait disparaître la cause de l'affection, le catarrhe cesse au bout de 1 à 2 jours ; quant à la *pseudo-gonorrhée* de Bockhart, nous renvoyons le lecteur au chapitre : « *catarrhe non virulent de l'urèthre* ».

La recherche des gonocoques, et nous croyons encore à l'importance de cette recherche, décidera dans les cas difficiles. Un coup d'œil dans le microscope suffit quelquefois pour voir clair dans un tissu de mensonges ; dans un de nos cas, l'infidélité conjugale a été prouvée à l'évidence dans l'espace d'un quart d'heure, et avouée par le coupable devant la puissance de la démonstration scientifique.

Nous avons déjà parlé de la méthode de ces recherches qui aurait dû entrer dans le domaine de la pratique courante. Elle est des plus facile et nous la faisons en quelques minutes dans notre cabinet, pendant la consultation même, tout en parlant au malade. Quelquefois on réussit à trouver le micro-organisme même dans le linge taché par l'écoulement (Allen). Les tendances modernes à diminuer l'importance diagnostique de la constatation de gonocoques dans les sécrétions, ne nous paraissent pas justifiées. Il faut admettre sans conteste avec Neisser, Finger et Oberlænder que les gonocoques peuvent disparaître et réapparaître dans les sécrétions d'une façon excessivement fréquente et qu'après une inspection irritante et la dilatation de l'urèthre, ils peuvent disparaître dans les cas où auparavant on en trouvait des quantités considérables. Ainsi la constatation de l'absence des gonocoques, constatation faite à plusieurs reprises et à des intervalles éloignés, n'est pas encore une garantie de la cessation complète du processus infectieux. Nous devons considérer comme non justifiée, en tout cas comme non démontrée, l'assertion d'après laquelle l'infection gonorrhéique ne résiderait pas dans le gonocoque seul ; la transmission non constante de la gonorrhée confirmée ne peut être invoquée, en faveur de cette théorie, avec plus de droit que la transmission facultative d'autres maladies infectieuses dont les micro-organismes spécifiques sont démontrés comme étant les seuls agents de l'affection.

La question de savoir si les amas de diplocoques à l'intérieur des cellules sont bien des gonocoques — (le praticien n'a guère le temps de faire des cultures) — est de première importance. Abstraction faite de ce qu'on trouve, sous ce rapport, dans les sécrétions génitales de la femme, ce dont nous nous occuperons plus loin, nous avons à compter avec deux opinions bien tranchées. D'une part, Ogston, Councilman et v. Zeissl affirment que dans les sécrétions d'un urèthre irrité d'une façon mécanique ou chimique, on peut trouver des formes identiques aux gonocoques, d'autre part Lustgarten et Mannaberg soutiennent que, même dans l'urèthre sain, on trouve une quantité de bactéries diverses, de micro-organismes qui ne se distinguent en rien du gonocoque.

Bien que nous n'ayons jamais rencontré de ces micro-organismes, il ne nous vient pas à l'idée de nier les faits de ces auteurs. Admettons même que dans la blennorrhagie chronique de l'homme on ne trouve pas toujours des gonocoques, surtout quand les préparations ne sont pas nombreuses ou que l'on constate l'absence du micro-organisme avec des préparations nombreuses ; admettons encore que, dans quelques cas tout à fait isolés, on croie trouver des gonocoques dans une sécrétion non gonorrhéique ; ces faits ne pourront pourtant être considérés comme une preuve absolue de la non infectiosité et de la non virulence du gonocoque de Neisser-Bumm. On n'est pas plus autorisé à considérer ces faits comme détruisant la théorie de ces deux auteurs, à parler de la recherche des gonocoques comme de *temps perdu* (Oberlænder) ou à proclamer même comme démontré l'impossibilité du diagnostic morphologique (Schuurmans, Stekhoven) qu'à nier la signification diagnostique des bacilles tuberculeux parce qu'on ne les aurait rencontrés par hasard qu'une fois dans l'urine (p. 304). Nous ne nous donnerons même pas la peine de réfuter la théorie récente de Stekhoven (qui n'essaie pas de nier la valeur démonstrative des inoculations de Bumm) d'après laquelle dans la blennorrhagie le rôle actif appartient, non pas aux gonocoques, mais aux leucocytes.

Si dans les cas de gonorrhée chronique on ne trouve pas de gonocoques dans les sécrétions, ou si on ne trouve que des micro-organismes douteux, il est indiqué de suivre le conseil de Neisser, et de faire une injection de sublimé ; les quelques gonocoques se multiplient, tandis que les autres micro-organismes succombent.

Par contre, nous nous élevons contre la tendance de faire le diagnostic exclusivement par des recherches bactériologiques. Nous admettons très volontiers que les images *précises* d'Oberlænder obtenues par l'endoscope puissent jouer sous ce rapport un rôle important. Quant aux idées de Nœggerath sur le diagnostic de la blennorrhagie de la femme, voyez le chapitre qui traite de ce sujet.

Le diagnostic différentiel avec le *chancre uréthral* n'est pas toujours facile. Quelquefois on arrive à sentir à travers les tissus le chancre induré, seulement il faudra se garder de confondre ce dernier avec les infiltrations blennorrhagiques que nous avons déjà étudiées. La réinoculation ne donne pas toujours de résultats positifs. L'apparition de symptômes secondaires indiquera si on avait affaire à un chancre syphilitique. Dans la majorité des cas la solution immédiate de la question est fournie par l'endoscopie.

On évitera la confusion avec le *catarrhe de la vessie* en pratiquant l'examen de l'urine après l'avoir divisée en deux parties. Si la vessie est intacte on trouve la seconde portion d'urine, après l'émission de 20 à 30 centimètres cubes, *claire* ; dans le cas contraire elle est *trouble*. Nous n'admettons pas de séparation exacte entre l'uréthrite *antérieure* et *postérieure*, car dans la grande majorité des cas de blennorrhagie chronique, le processus ne respecte pas la barrière formée par le muscle compresseur de l'urèthre, c'est-à-dire qu'on se trouve en face des formes mixtes. Jadassohn a pu démontrer l'existence de l'uréthrite postérieure, par le simple lavage de l'urèthre antérieur, dans les cas où l'examen des deux portions d'urine ne donnait plus de résultat; cette démonstration plaide en faveur de notre façon de voir.

Pour ce qui est du diagnostic différentiel avec le rétrécissement de l'urèthre, l'uréthrorrhée *ex libidine*, la prostatorrhée et les pertes séminales, voyez les chapitres correspondants.

Pronostic. — Notre expérience déjà ancienne ne nous permet pas d'admettre que le pronostic de la gonorrhée soit favorable. Si dans la majorité des cas la blennorrhagie aiguë guérit comme telle — nous n'admettons pas cependant les chiffres de 85 à 90 0/0 donnés par Schwarz — le nombre de cas dans lesquels la blennorrhagie chronique succède à la forme aiguë est tellement considérable, que le pronostic doit rester *réservé.*

Le pronostic est notablement influencé par le genre de vie, la nature du traitement et, surtout, le tempérament du malade. Souvent il est impossible d'empêcher la blennorrhagie aiguë de devenir chronique; mais d'autre part on voit des blennorrhagies accompagnées de phénomènes inflammatoires violents guérir spontanément. Ces cas sont néanmoins des exceptions avec lesquelles il ne faut pas compter, tandis qu'on peut toujours espérer obtenir de bons résultats avec un traitement convenable.

Le médecin gardera au point de vue du pronostic la prudence qu'il recommande au malade. « Une chaude-pisse commence, le bon Dieu seul sait quand elle finira ». Rien n'a pu encore entamer ce mot de Ricord, passé en proverbe en France. L'opinion de la plupart des gens du monde et même des médecins, à savoir que la chaude-pisse est une affection anodine, n'est aucunement justifiée.

Les blennorrhagies ultérieures sont moins douloureuses,

mais bien plus tenaces que les premières. Le pronostic des formes hémorrhagique et croupale nous a paru longtemps moins favorable qu'il ne l'est en réalité. Nous avons déjà parlé de la marche de quelques-unes des complications ; nous parlons plus loin des autres.

Le pronostic de la gonorrhée chronique confirmée est pour nous douteux et même assez défavorable quant au retour à la santé ; nous ne considérons même pas comme absolument favorable le pronostic *quoad vitam*. Plusieurs fois nous avons vu des malades atteints de blennorrhagie succomber au bout de six mois à la pyélite et la pyémie, d'autres présenter de la tuberculose de l'urèthre, d'autres encore être emportés par une infection greffée sur des bubons compliqués. Le rhumatisme blennorrhagique peut quelquefois devenir mortel (Holst et autres). Enfin la mort peut être amenée très rapidement par une infiltration d'urine péri-uréthrale, à tendances gangréneuses (v. Vajda, Petersen). Les médecins qui appliquent leur « nouvelle » méthode de traitement constatent un nombre de guérisons d'autant plus considérable qu'ils ont moins d'expérience et de sens critique. Si le pronostic de la blennorrhagie devient moins favorable qu'il ne devrait l'être en réalité, la cause en est à ces médecins à la main lourde. La neurasthénie qui complique souvent la blennorrhagie, rend difficile le traitement local et aggrave encore de ce fait le pronostic. Toutefois il ne convient pas de considérer la blennorrhagie chronique comme une maladie incurable. Nous avons vu des formes chroniques avec complications variées guérir d'une façon complète.

Nœggerath a eu le grand mérite d'insister sur le rôle de la blennorrhagie chronique de l'homme dans les affections des organes génitaux de la femme ; seulement nous n'admettons pas avec lui qu'il s'agit d'une affection incurable et qu'il est de règle que l'homme qui a contracté la blennorrhagie doit forcément toujours la communiquer à la femme ; pour nous cela *peut être*, mais cela *n'est* pas forcément. S'il en était autrement, la grande majorité des femmes auraient la blennorrhagie peu de temps après leur mariage, or nous connaissons un grand nombre de femmes qui, malgré leur union avec des hommes atteints de blennorrhagie chronique, sont restées absolument bien portantes.

La guérison ne doit pas être admise tant que l'urine contiendra des filaments uréthraux ou tant qu'il ne sera pas démontré que les produits pathologiques sont le résultat de l'irritation mécanique de l'urèthre.

Traitement. — Encore aujourd'hui nous devons reconnaître avec quelle raison Auspitz s'étonnait, il y a déjà cinq ans, de voir les progrès accomplis dans la pathologie de la blennorrhagie donner si peu de résultats au point de vue thérapeutique, grâce à l'empirisme irrationnel et à l'esprit anti-scientifique qui dominent dans le traitement de cette affection. Néanmoins il est difficile de méconnaître que le progrès commence, d'une façon lente il est vrai, à se manifester dans les principes du traitement de cette affection et, malgré tous les procédés employés contre l'évolution favorable de l'affection et ne servant qu'à entretenir le processus, on peut s'attendre actuellement à voir s'accroître les résultats favorables qu'à coup sûr la thérapeutique ancienne était incapable de produire.

Quoi qu'il en soit, la thérapeutique de la blennorrhagie forme, comme le fait remarquer Finger, non pas malgré, mais à cause de l'abondance de moyens et de méthodes vantés, le chapitre le plus ingrat de toute la thérapeutique : « Coup sur coup on voit apparaître des méthodes infaillibles, des moyens sûrs, que l'on voit tomber successivement dans l'oubli le plus mérité » (Posner).

Prophylaxie. — L'émission d'urine immédiatement après un coït suspect n'a pas grande valeur prophylactique ; il en est de même des injections antiseptiques faites immédiatement après le coït, injections qui sont incapables d'arrêter l'infection une fois établie. La pénétration rapide des gonocoques entre et dans les cellules épithéliales explique le fait. Les injections d'une solution de nitrate d'argent au 50e faites au plus tard un quart d'heure après le coït, telles que le recommande Haussmann, mériteraient encore le plus de confiance. Mais qui se résignera dans la pratique à ces injections fort douloureuses ? Le condom ne présente qu'une garantie relative et nous nous dispensons d'insister sur sa valeur prophylactique.

Nous ne croyons pas non plus à la possibilité de *couper* la blennorrhagie par les caustiques énergiques recommandés par Ricord et repris dernièrement par Funk et Poel (nitrate d'argent, potasse caustique, sublimé). Les résultats négatifs obtenus par Zeissl qui, malgré l'exfoliation de la muqueuse escharifiée, a vu toujours la blennorrhagie suivre sa marche régulière, sont décisives pour la valeur de cette méthode, à laquelle on continue toujours à attribuer de l'importance tout en se servant des injections de moins en moins caustiques (1).

(1) Nous avons vu dans quelques cas un écoulement au début s'arrêter immédiatement à la suite d'un lavage rétrograde de l'urèthre antérieur avec une solution de nitrate d'argent à 1/50. Mais comme toujours il s'agissait de malades ayant eu antérieurement déjà une blennorrhagie, nous pouvons nous demander si nous ne nous sommes pas trouvé en présence de reprises d'une inflammation incomplètement guérie. Ce qui tendrait à le faire croire, c'est que nous avons toujours échoué dans nos tentatives de traitement abortif chez les individus vierges de toute blennorrhagie antérieure. Dans tous les cas, nous n'avons

D'un autre côté, la prostate, le col de la vessie, les testicules se trouvent exposés aux dangers résultant de l'irritation intense provoquée par la cautérisation régulière de la muqueuse (Bryson et Burnett).

Dans le traitement de la blennorrhagie *aiguë* il y a à considérer :

1° Le traitement *local* par des injections ;

2° La médication *interne* ;

3° Le traitement *hygiénique*.

Nous n'avons pas l'intention d'énumérer ni de discuter les substances nombreuses employées ou recommandées pour les injections. Leur emploi, limité aux formes pures d'uréthrite antérieure, d'après le procédé de Milton, nous paraît justifié si l'on fait attention à ce que le liquide ne pénètre pas dans l'urèthre postérieur. On prétend aujourd'hui que l'injection poussée en arrière est capable, en entraînant les sécrétions virulentes, de provoquer une uréthrite postérieure et de favoriser la formation de rétrécissements, mais le fait n'a pas encore été démontré d'une façon décisive.

Nous pouvons distinguer deux groupes de médicaments : les antiseptiques et les astringents. Les *antiseptiques* sont employés dans le but de détruire la cause de la maladie, les gonocoques, et correspondent par conséquent à l'indication causale ; mais suivant l'avis unanime des auteurs compétents, avis complètement conforme à notre expérience personnelle, l'attente générale et les espérances conçues *à priori* ont été trompées d'une façon complète.

Les *astringents*, qui forment l'autre groupe, sont employés dans le but de ralentir, de modérer les sécrétions conformément à l'indication symptomatique.

---

pas constaté le moindre accident à la suite du traitement abortif ainsi pratiqué. (H. H.)

Il n'est peut-être pas une seule substance, appartenant à l'un de ces deux groupes, à laquelle tel ou tel auteur n'ait attribué une vertu *indiscutable*. Presque tout médecin a sa préparation favorite. Le choix du médicament nous paraît relativement secondaire ; bien plus importante est la méthode d'application ; cependant le scepticisme de certains médecins à l'égard des anti-blennorrhéiques est aussi préjudiciable au malade que peu justifié.

Quant au *mode* d'action, Oberlænder se le représente de la façon suivante : la pénétration d'urine dans les érosions épithéliales et dans la muqueuse déchiquetée, et les sécrétions catarrhales s'opposent à la guérison qui a de la tendance à s'effectuer par momification de l'épithélium ; cette dernière est favorisée par les injections astringentes qui chassent les sécrétions et contribuent à la formation de nouvelles couches intactes de tissu.

Si, dans la pyélite et la cystite, l'action des astringents administrés à *l'intérieur* nous a paru problématique, cela s'explique par l'état de dilution extrême dans lequel ils se trouvent dans l'urine ; mais il en est tout autrement de la gonorrhée où le degré de concentration ne dépend que du médecin.

Si le sort des gonocoques en dehors de l'organisme est des plus fragile, leur résistance est considérable une fois que l'invasion de la muqueuse uréthrale est effectuée. Nous tenons à mettre en garde contre l'application en clinique des résultats obtenus par l'action de différents antiseptiques sur les cultures pures de gonocoques, ou par l'examen de l'écoulement, au point de vue de la présence du micro-organisme, fait immédiatement après telle ou telle injection. En pratique on s'aperçoit bien vite de l'inconstance des résultats théoriques !

Laissant de côté des expériences douteuses qui ont attribué un rôle toxique très puissant pour les gonocoques à des substances des moins parasiticides (résorcine, thalline, quinine, etc.), nous voulons dire quelques mots de l'action d'une substance, le *sublimé*, reconnue active même par les plus sceptiques et considérée par Oppenheimer comme le moyen le plus sûr, souverain même, pour la destruction de gonocoques. Comme nous avons pu nous en convaincre on arrive tout au plus, soit à l'aide d'injections fréquentes de solutions de sublimé, soit à l'aide des *injections de calomel* (v. plus loin), à obtenir la disparition momentanée des gonocoques dans l'écoulement. Pour toutes ces raisons, nous nous rangeons à l'opinion de Welander, à savoir que la *théorie des gonocoques n'a eu aucune influence sur la thérapeutique de la blennorrhagie*, aussi cet auteur a-t-il abandonné les antiseptiques pour les astringents. Nous ne pensons pas, non plus, que les moyens « rationnels », vantés récemment comme mortels pour les gonocoques, puissent donner des résultats appréciables ; nous n'en excepterons pas l'eau chaude, dont l'emploi, fortement vanté par Gordon, Curtis, Kreis, Schutt, Brewes et autres, n'a été d'aucune utilité et paraît même préjudiciable d'après les observations récentes et très probantes de Keyes et Blackwell.

Qu'on emploie les substances que nous venons de citer ou qu'on prenne les acides phénique, salicylique, borique ou benzoïque, le permanganate ou le chlorate de potasse, le chlorure de chaux, le vin aromatique, l'iodoforme, la naphtaline, la créosote, la créoline, le chloral, les alcalis, les acides minéraux, etc. ou qu'on choisisse l'acétate, le sulfate, le chlorure de zinc, de cuivre, de plomb, de fer, d'alumine, le nitrate d'argent, le tannin, l'acide tannique, l'hydrochinon, le vin rouge, seuls ou combinés, que l'on ait recours aux balsamiques, au sulfate acide de chaux, au sulfo-phénate de zinc, à l'ichtyol ou à d'autres substances, il faut toujours se conformer aux règles suivantes :

1) La substance injectée ne doit provoquer aucune inflammation, ne posséder aucune action caustique. B. Hill considère toute injection *douloureuse* comme d'une concentration trop forte pour la blennorrhagie aiguë, et il y a quelque chose de vrai dans cette opinion ; toutefois cette assertion n'est pas applicable à tous les cas, la sensibilité de chaque malade étant fort variable. D'une façon générale, on ne doit pas employer les substances dont l'action antiseptique, dépendant du degré de concentration, peut donner lieu à une irritation intense, comme l'acide phénique par exemple. Pour toutes ces raisons nous préférons l'*acide benzoïque* qui, en solution au 1000e, n'est plus irritant tout en conservant encore une action bactéricide. Les solutions de *sublimé* ne sauront jamais être trop faibles (0. 05 à 0. 5: 1000). La transformation du sublimé, dans le pus alcalin, en composés insolubles, signalée par Bockhart, ne présente aucun inconvénient en pratique.

Si l'urèthre était particulièrement sensible, et il y a des individus qui ne supportent même pas une injection d'eau froide, la solution serait chauffée à la température du corps. L'addition d'opiacés à l'injection est sans utilité.

Nous avons abandonné la résorcine (Münnich, Letzel, Hofmann) et le sulfate de thalline (Kreis, Goll) qui ne nous ont jamais donné de résultats favorables. Castellan a recommandé les injections *alcalines*, particulièrement celles de bicarbonate de soude en solution à 10 0/0 qu'il considère comme le poison le plus actif contre les gonocoques. Les idées de Castellan, partagées par beaucoup d'auteurs, reposent sur une erreur, à savoir que les milieux acides sont particulièrement favorables au développement des gonocoques, erreur qui a été démontrée par les recherches probantes de Barduzzi. Rand se prononce également contre les injections alcalines. Les applications locales de solutions à réaction *acide* très prononcée sont déjà plus rationnelles, mais leur contact passager avec la muqueuse et la neutralisation rapide de leur acidité ne permettent pas de s'attendre à des résultats appréciables.

2) L'injection ne doit être faite qu'après l'émission d'urine destinée à balayer les sécrétions, et avec une seringue solide, fermant hermétiquement, d'une capacité de 5 centimètres cubes au plus ; le mieux est d'avoir une seringue en verre épais avec une garniture métallique ou en caoutchouc, pourvue d'un bout épais, conique (non pas cylindrique) de 1 centimètre de long, pouvant être poussé dans l'urèthre et arrêté dans le gland.

L'injection sera poussée *lentement*, le malade étant couché sur le dos, le méat tourné en haut. On peut laisser s'écouler tout de suite la première injection, mais on gardera pendant quelques minutes la seconde et, s'il le faut, la troisième. Dans ces conditions, le liquide ne pénètre jamais dans la vessie.

Nous ne possédons pas d'expérience personnelle sur la valeur particulière des appareils d'injection et d'irrigation compliqués dont on a construit ces temps derniers un certain nombre de modèles (v. Vajda et autres). Nous doutons que les médecins et les malades se décident à abandonner la seringue classique, somme toute absolument suffisante, pour ces machines compliquées. Par contre Squire a fait construire une petite seringue pourvue d'une sorte de soufflet qui par pression fait partir le liquide, seringue très commode et facilement transportable.

La nouvelle méthode des auteurs français, consistant à faire les injections d'arrière en avant (Aubert, Bourgeois, Eraud, Diday, et Langlebert qui en 1854 a fait construire une seringue *à jet récurrent*) dans l'urèthre antérieur en poussant une sonde élastique mince jusqu'au bulbe, a sa raison d'être dans la crainte d'infecter l'urèthre postérieur; elle peut favoriser la sortie de mucosités visqueuses, adhérentes à la muqueuse. Ce dernier but peut être atteint par l'irrigateur de Groeningen et celui de Zülzer et Lobenstein. Le premier est pourvu à son extrémité uréthrale d'une olive perforée à sa base d'où le liquide s'écoule d'arrière en avant; dans le second, l'occlusion de l'urèthre est obtenue par une sorte de clochette qui se fixe sur l'urèthre, tandis que le liquide s'écoule par quatre fentes dont est pourvu le corps de la sonde. Pour parer aux dangers de distension de l'urèthre par le liquide d'injection capable de forcer la barrière du compresseur de l'urèthre, M'Vail maintient écartées les parois de l'urèthre à l'aide de sondes en forme d'épingle à cheveux, ce qui n'empêche pas la pression nécessaire de s'exercer sur la surface.

Enfin, Petersen et Finger ont fait construire des appareils qui permettent de régulariser, à volonté, la pression du liquide, en diminuant la longueur du tuyau ou en changeant la pression au niveau du piston de la seringue. On comprend facilement que, toutes conditions égales, ces appareils exerceront une action plus efficace que les seringues ordinaires, ne fût-ce qu'à cause de la quantité de liquide, considérable avec les premiers, limitée à 5 centimètres cubes avec les secondes. Quoi qu'il en soit, la vieille seringue, simple et peu coûteuse, conservera encore ses droits pendant des années.

Neudœrfer a dernièrement proposé une singulière méthode de traitement local. Partant de ce point de vue que toutes les substances qui exercent une action astringente et caustique sur la muqueuse sont d'une influence nuisible pour les cellules irritées, il *anesthésie* l'urèthre (par les injections de cocaïne, morphine, belladone, antipyrine, etc.) et fait des insufflations d'air (à l'aide d'une sonde métallique) dans le but de favoriser l'évolution du processus de suppuration.

Depuis de longues années nous nous contentons de prescrire l'*émulsion de* Ricord que nous considérons comme l'anti-blennorrhéique le plus rationnel et le plus actif. Suivant la sensibilité et l'âge du malade, la concentration varie de 1/2 à 4 0/0 (par conséquent : acétate de plomb, sulfate de zinc ââ 0, 25 à 2 ; eau de fontaine 200 ; agiter). La solution se compose principalement d'acétate de zinc et d'un précipité de sulfate acide de plomb impalpable. Quand ce dernier se dépose entre les plis de la muqueuse, il donne progressivement naissance à des composés de plomb solubles qui, à l'état naissant, agissent sur ce qui reste après l'injection. Il est impossible de nier les bons résultats qu'on obtient avec cette préparation dans la majorité des cas.

Le reproche fait par Ultzmann à cette préparation, à savoir que la fine poussière de sulfate de plomb, en obstruant les canaux excréteurs des petites glandes uréthrales, donne lieu à des abcès folliculaires, nous paraît injustifié, car nous n'avons jamais rencontré cette complication chez des milliers de malades que nous avons traités par cette méthode (1).

La crainte émise par Eraud, de voir le *bismuth* des mixtures en solution de 1 à 2 0/0 (substance recommandée depuis 30 ans par Caby) favoriser le développement de calculs, ne semble guère fondée. Toutefois le traitement de Ricord ne nous a pas réussi dans tous les cas. Nous lui substituons, alors, la solution de nitrate d'argent au 2000e (2) fortement

(1) Nous ne pouvons qu'approuver Fürbringer, ayant employé un très grand nombre de fois avec succès l'émulsion de Ricord sans jamais avoir observé le moindre abcès folliculaire consécutif. (H. H.)

(2) Nous aurions adopté les conclusions de Friedheim sur l'action bactéricide des solutions de nitrate d'argent, si l'inefficacité des solu-

recommandée par Neisser, ou une solution étendue d'acide salicylique avec quelques gouttes de perchlorure de fer (Solut. d'ac. salicyl. 0, 50 à 2 : 200 et perchlor. de fer liquide I à V gouttes) ou enfin la combinaison, quelquefois très efficace, de *calomel à la vapeur* et d'*iodoforme* à 0,5 à 2 pour 200 de liquide. Cette dernière émulsion ajoute à son action sur les sécrétions, l'action spéciale du sublimé qui sous cette forme n'est plus douloureuse. L'application sur l'urèthre des poudres *sèches* (ac. borique, calomel, bismuth, etc.) à l'aide des instruments dernièrement vantés par Zeisler, nous paraît d'une efficacité douteuse.

Si le malade n'est pas en possession des instruments spéciaux que nous avons décrits, on fera faire, suivant l'intensité des phénomènes blennorrhéiques, deux ou trois injections par jour. Dans la troisième semaine on se contentera d'une injection par jour, dans la quatrième d'une tous les deux jours ; dans la cinquième, on fera deux injections par semaine, même si l'écoulement a cessé. On comprend facilement que les susceptibilités individuelles feront souvent changer cette réglementation.

Le conseil donné par Finger, Lesser et Seidel, de ne commencer les injections que lorsque l'inflammation aura passé la période suraiguë, nous paraît juste, tout en n'admettant qu'en partie les explications de Finger au sujet du rôle bactéricide de ces injections. En tout cas nous considérons comme peu fondée et non démontrée l'assertion de certains auteurs (Bryson et Burnett) que le traitement local institué trop tôt favorise la transformation du processus aigu en chronique. Il y a des malades qui supportent très

---

tions au 50e sur les cultures de gonocoques, démontrée par Oppenheimer, n'était en contradiction avec les résultats que Friedheim prétend avoir obtenus avec des solutions à 1 ou 2 : 4000.

mal pendant toute la période aiguë l'introduction de tous ces instruments. Dans ces cas on pourra avoir recours aux injections préalables de cocaïne, mais avec prudence.

Si dans le cours de la troisième semaine nous ne constatons pas d'action notable de ces injections, qui ne doivent pas pénétrer au delà du bulbe, nous nous adressons au *traitement interne* de la gonorrhée, et en premier lieu au baume de copahu. En tout cas ce traitement reste sur le second plan. Que le baume de copahu soit efficace dans un certain nombre de cas, le fait a été démontré aussi bien empiriquement que par voie expérimentale. (Dans un cas d'hypospadias Ricord a vu, sous l'influence du copahu, le processus disparaître plus rapidement dans la portion postérieure de l'urèthre, irriguée par l'urine, que dans la portion antérieure. La substance active qui passe dans l'urine est l'*acide copahivique* (Weikart, Zeissl). Ce corps est précipité, dans l'urine, par l'acide nitrique ce qui donne fréquemment lieu à des confusions avec l'albuminurie.

Chez beaucoup de malades les doses élevées, actives (2 à 3 grammes plusieurs fois par jour) provoquent des symptômes d'intolérance tels que dyspepsie, vomissements, diarrhée, exanthèmes érythémateux et ortiés, ou donnent même lieu à des lésions des reins et de la vessie, quel que soit le mode d'administration, en émulsion, pilules, capsules, etc. (les pilules et les capsules prises au moment des repas sont le mode d'administration le plus recommandable). Le médicament peut dans certains cas être administré sous forme de lavements, ou privé de son huile essentielle (Paquet), et donné sous forme d'acide copahivique ou de copahivate de soude ; toutefois Rocco da Luca et Amato ont démontré que ni l'acide copahivique, ni l'essence de copahu qui passe dans les urines sous forme d'un sel qui se décompose facilement en acide (Quincke), ne possèdent la même action que la résine elle-même.

D'une façon générale on pourra remplacer, avec moins de chances de succès, le baume de copahu par le *cubèbe,* la térébenthine, les baumes de Pérou, de Tolu, de Gurgum, le *Matico* (piper augustifolium), le cannabis americana, l'extrait fluide (non alcoolique) d'hydrastis, l'*essence de santal.* Les expériences faites avec cette dernière substance ont donné des résultats très contradictoires : les uns l'ont trouvée très active dans la blennorrhée chronique et sans action dans les formes aiguës (G. Meyer), d'autres au contraire ont pu constater son action dans la blennorrhagie aiguë et l'ont trouvée inactive dans les formes chroniques (Posner, Linhart, Leubuscher, S. Rosenberg) ; ce dernier a attiré avec raison l'attention sur certaines complications pouvant être imputées à l'emploi de cette substance, complications telles que la dysurie, l'hématurie, les douleurs rénales, la dermatite. Des complications de cystite auraient même cédé à l'essence de santal à la dose de 15 à 20 gouttes par jour. Nous n'avons jamais employé beaucoup cette substance (1).

Pour être complet, nous devons encore mentionner le *kava-kava*, introduit il y a 30 ans par Gobley et repris dernièrement. C'est un extrait de la racine de piper methysticum dont l'action favorable (Gubler, Sanné, Rand et autres) a dernièrement été mise en doute par Cuzent.

Notre expérience personnelle nous fait adopter les idées d'Ultzmann et refuser une grande importance au traitement interne, médicamenteux de la blennorrhagie. Nous considérerions même cette méthode comme irrationnelle, puisque

(1) Nous avons eu bien souvent recours au santal et particulièrement au santal salolé, que l'estomac nous a paru mieux tolérer, et nous nous en sommes toujours bien trouvé. (H. H.)

au lieu de choisir le chemin le plus court et d'agir sur l'urèthre elle s'adresse à l'estomac, au sang et au rein, s'il n'existait pas des cas rebelles dans lesquels le traitement interne se montre bien plus efficace que le traitement local.

L'*écoulement sanguinolent* ne demande rien que le repos ; les *hémorrhagies profuses* ne s'observent qu'après l'introduction d'une sonde de Nélaton (Horovitz) ; toutefois nous avons observé des phénomènes d'irritation vésicale après l'introduction de sondes molles.

Le *traitement hygiénique* est d'une importance considérable dans la thérapeutique de la blennorrhagie. Avant tout on prescrira le *repos* ; d'après Zeissl, le repos, une diète douce et l'application locale du froid peuvent revendiquer une large part dans la guérison de la blennorrhagie. Malheureusement tant qu'il n'existe pas de complications, de lymphangite violente, d'abcès péri-uréthraux, les malades ne consentent guère à garder le lit, de sorte que le conseil de Zeissl, de faire des applications de glace autour des parties malades pendant plusieurs heures de la journée, n'est guère suivi. Nous avons renoncé à recommander aux malades le repos absolu et le séjour au lit ; mais en revanche nous leur défendons les exercices physiques tels que la course, l'équitation, la gymnastique, la chasse, la danse, etc. Nous exigeons en plus que les malades portent pendant la journée un bon suspensoir, bien que cette précaution ne garantisse pas d'une façon certaine contre les inflammations du testicule.

Quant à la *diète*, il a été démontré bien des fois que les repas trop copieux et les boissons excitantes aggravent le processus d'une façon certaine. Beaucoup de médecins préfèrent donc proscrire d'une façon absolue le café, le thé, la bière et le vin. Une expérience personnelle basée sur un grand nombre d'exemples nous a démontré que cette diète rigoureuse peut avoir des conséquences bien désagréables en ce sens qu'à la première tasse de thé et au premier verre de bière que les malades goûtent après une longue abstinence, l'écoulement réapparaît d'une façon alarmante. Aussi permettons-nous à nos malades une petite quantité de ces boissons (un litre de bière par jour au maximum), mais nous défendons d'une façon rigoureuse tout *excès* de boissons alcoolisées.

Les eaux gazeuses prises en petite quantité n'exercent pas d'action nuisible. Sous ce rapport nous nous séparons donc nettement des esprits timorés incapables de critique raisonnée.

La proscription de la viande, de mets salés ou acides n'est pas plus rationnelle. Il n'est pas démontré que les épices fortes comme la moutarde, le poivre, le radis, provoquent une poussée inflammatoire. Du reste, quelle contradiction flagrante avec l'emploi de toutes ces substances médicamenteuses provenant de la même famille de poivres ! Contrairement aux médecins qui conseillent de boire beaucoup d'eau afin d'obtenir la dilution de l'urine, nous engageons (de même que Zeissl) les malades à ingérer le moins de liquide possible : d'abord pour que le malade souffre moins, en urinant moins souvent, ensuite pour que les injections faites dans l'urèthre aient plus de temps pour agir. Les selles devront être surveillées d'une façon toute spéciale. L'abstinence du coït est de rigueur.

Contre les érections nocturnes, *fort douloureuses*, et la chaude-pisse cordée, comme du reste contre les autres douleurs uréthrales, les bains de siège tièdes, les bains tièdes et les narcotiques (notamment la morphine en injections sous-cutanées ou en lavement) agissent incomparablement mieux que les injections froides, le bromure de potassium, le camphre, la lupuline. Mais il va de soi que le médecin ne doit pas recourir à la morphine tant que les douleurs seront supportables.

Si des *abcès* se formaient au niveau des parties infiltrées, il faudra les ouvrir sans tarder afin d'éviter la formation de fistules qui serait fatale ; au besoin on défendra au malade d'uriner et on le sondera pendant les premiers temps (Horand).

Dans la gonorrhée *chronique*, nous essayons également en premier lieu le traitement méthodique par les injections que nous avons indiqué ; en second lieu, nous donnons les balsamiques à l'intérieur. Mais si, comme c'est souvent le cas, la méthode échoue, on peut être certain que dans la grande majorité des cas le processus n'est pas resté limité à l'urèthre antérieur et qu'il existe une *uréthrite postérieure* avec lésions profondes qui exigent un traitement local énergique par les astringents et même les caustiques ; c'est dans ces cas que les substances *gonococcicides* n'ont aucune raison d'être. On ne peut se faire une idée de l'abus stupide et banal que les médecins et les charlatans font de ces injections qui agissent sur l'urèthre antérieur sain et n'attaquent pas l'urèthre postérieur.

On est donc autorisé à dire que dans tous les cas où le processus inflammatoire chronique aura dépassé la région du sphincter de l'urèthre ou se sera localisé à l'urèthre postérieur, le liquide médicamenteux devra être porté au delà du sphincter, dans la portion postérieure. A cet effet on se sert de plusieurs instruments dont, abstraction faite des appareils déjà nommés, nous décrirons les suivants :

1) La *sonde-irrigateur* de Diday ; l'ancien modèle (1858) se compose d'une sonde élastique mince qui est introduite dans l'urèthre postérieur et sert à recevoir le liquide d'injection qui s'écoule par l'orifice placé à l'extrémité uréthrale de la sonde.

2) La *seringue uréthrale* de Guyon (1867) qui se compose d'une sonde boutonnée creuse qui est introduite au delà du sphincter et s'adapte à une seringue de Pravaz avec piston à vis ; le liquide s'écoule goutte à goutte par le canal creusé dans la sonde et l'olive. Nous avons déjà étudié cet « appareil d'instillation » à l'occasion du traitement des cystites.

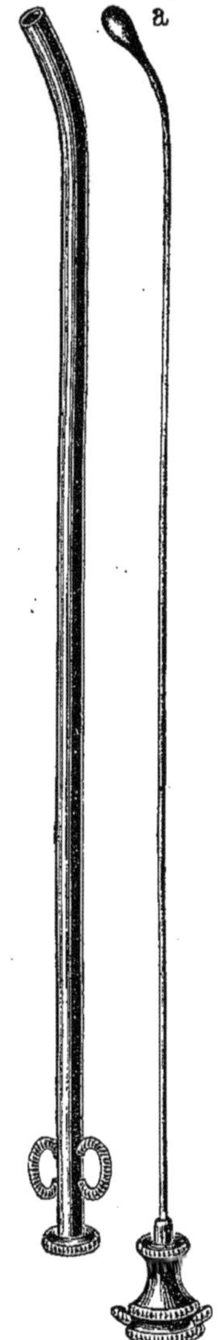

Fig. 52.
Porte remède.

3) La *sonde-irrigateur* d'Ultzmann (1883), construite d'après le principe de Diday, est percée de plusieurs trous à son extrémité uréthrale et reliée à l'aide d'un long tuyau à une seringue volumineuse.

4) L'*injecteur uréthral* d'Ultzmann, construit sur le type de l'appareil d'instillation de Guyon, présente seulement cette modification que la sonde capillaire possède une courbure simple.

5) Le pinceau de Gschirhakl et Ultzmann se compose d'un pinceau contenant la solution caustique et enfermé dans une sonde endoscopique au delà de laquelle il peut être poussé.

6) Le porte-remède de Dittel et toutes ses modifications ; la description détaillée en est donnée plus bas.

7) La *seringue à pommade* (Tommasoli) se compose d'une sonde creuse pouvant être remplie d'une pommade à la lanoline, dont le contenu est ensuite chassé à l'aide d'un piston.

8) Les sondes à pommade d'Unna et de Casper; la première, en étain, est enduite de la pommade qu'on laisse se figer ; la seconde, en argent

et cannelée, est destinée à recevoir les substances en fusion.

9) L'*antrophore* de Stephan se compose d'une sonde métallique centrale couverte d'une masse molle qui fond à la chaleur.

Tous ces appareils peuvent être employés ; tous présentent des avantages et des inconvénients qui s'atténuent entre les mains d'opérateurs habiles.

D'une façon générale — nous suivons ici les indications de Finger qui n'ayant pas été contrôlées par l'endoscope ne peuvent être considérées comme décisives — les appareils d'irrigation conviennent aux formes récentes diffuses, les autres instruments, les sondes mises à part, aux processus anciens, circonscrits, pas très étendus en profondeur ; les sondes et principalement les dilatateurs (v. plus bas) rendront des services où les infiltrations sous-muqueuses ont déjà donné lieu à un commencement de rétrécissement.

Pour le traitement local de l'urèthre postérieur, nous donnons la préférence aux *suppositoires médicamenteux au beurre de cacao*, suppositoires qui sont introduits dans l'urèthre. Ils peuvent être très commodément poussés, à l'aide du *porte-remède* de Michelson, dans l'urèthre où ils fondent graduellement et exercent l'action médicamenteuse qu'on en attend. Cet instrument (fig. 52), qui est une modification du porte-remède de Dittel, se compose d'une sonde creuse dont le bec ouvert présente une *légère courbure très courte* et d'un mandrin en fil de fer *épais* pourvu à son extrémité d'une olive métallique qui s'adapte exactement à l'orifice de la sonde (1).

(1) Sur l'ordonnance, qui devra porter le calibre de la sonde (le suppositoire sera un peu moins gros), on spécifiera du beurre de cacao *pur* (Rp. Suppos. uréthral. Beurre de cacao pur ; cylindre de 1 centimètre ; nitrate d'argent 0,01), car les pharmaciens ajoutent souvent de la cire qui ne fond pas à la température du corps. On comprend l'inconvénient que cela peut présenter pour la vessie.

Parmi les médicaments, le nitrate d'argent nous a donné les meilleurs résultats ; viennent ensuite l'iodoforme, les balsamiques et en dernier lieu les autres médicaments. Pour un suppositoire cylindrique de 1 à 2 centimètres nous employons de 0,005 à 0,05 de nitrate d'argent.

Les suppositoires au nitrate d'argent ne sont pas supportés de la même façon par tous les malades ; il y en a qui gardent les suppositoires forts de 4 à 8 heures, d'autres ne peuvent endurer les suppositoires même faibles, plus d'une heure. Ordinairement il survient une irritation plus ou moins intense qui rappelle la gonorrhée aiguë, une sécrétion plus ou moins abondante de pus et même des hémorrhagies, phénomènes qui durent un ou plusieurs jours. Suivant l'intensité de la réaction nous introduisons le suppositoire suivant au bout de 5 à 10 jours, quand l'irritation s'est calmée. Si le premier suppositoire provoque quelquefois une douleur localisée à certains points (érosions), elle disparaît avec les suppositoires suivants.

Cette méthode ne peut être employée ni chez les nerveux, ni chez les neurasthéniques qui, même à la suite de l'introduction de suppositoires faibles, tombent dans un état de désolation indescriptible. D'un autre côté, nous avons vu des malades supporter sans douleur des suppositoires contenant 30 0/0 de nitrate d'argent ; jamais nous n'avons vu ces suppositoires provoquer un rétrécissement cicatriciel. Cette réaction explique pourquoi l'introduction des suppositoires au nitrate d'argent avec l'ancienne sonde à piston pouvait quelquefois donner des résultats excellents. Toutefois ce dernier procédé ne doit plus être employé.

Quant aux résultats que nous avons obtenus par ces suppositoires, nous ne nierons pas que, dans 50 0/0 des cas, l'effet a été nul. L'autre moitié des malades a présenté une amélioration considérable allant jusqu'à la guérison complète ; mais cette guérison n'a pas été obtenue chez tous les malades. Néanmoins, au point de vue du pronostic de la gonorrhée, ce sont des résultats très acceptables qui, d'après notre expérience personnelle, ne peuvent être comparés qu'avec ceux qu'on obtient par les méthodes d'*irrigation*. Si Leubuscher a trouvé ces dernières (avec des solutions de nitrate d'argent à 0,5 0/00) plus actives, si à côté des faits confirmatifs nombreux on a pu en signaler d'autres où les suppositoires n'ont pas réussi, cela tient en partie à ce que les indications thérapeutiques n'ont pas été respectées et que les malades ne sont pas restés, après l'introduction du suppositoire, au moins pendant 5 minutes le pénis tenu verticalement en l'air. La maladresse opératoire peut gâter les résultats des meilleures méthodes.

L'impossibilité d'empêcher la masse fondue de pénétrer dans l'urèthre antérieur se rencontre également pour le porte-remède de Michelson et pour les « antrophores » modernes. Parmi ces derniers on peut recommander ceux qui ne sont imprégnés de la masse médicamenteuse qu'à leur extrémité antérieure (c'est-à-dire au niveau de la portion prostatique). Nous ne croyons pas que les antrophores à la thalline soient préférables aux antrophores au nitrate d'argent ou à l'iodoforme, au contraire.

En face des résultats plus ou moins favorables obtenus par Nachtigal, Kraus, Lohnstein (ce dernier prétend même avoir obtenu 22 guérisons (!) sur 28 cas de gonorrhée chronique), Leubuscher, Istamanoff et autres, on trouve des cas où les résultats furent nuls, d'autres où il y eut de l'aggravation (Hill), des complications bruyantes, alarmantes, des frissons, de l'hématurie, de la cystite accompagnée de fièvre très élevée (Altschul). Nous n'avons pas observé ces complications, mais nous avons noté dans quelques cas des phénomènes irritatifs très intenses; Leubuscher lui-même a eu peu de résultats favorables avec les antrophores à la thalline qui ont par contre provoqué chez un malade de la cystite et de l'épididymite.

Pour ce qui se rapporte aux instillations de Guyon, dont nous avons déjà parlé et qui jouissent d'une grande renommée en France, nous possédons une statistique de Weiss et Delefosse s'étendant à 312 cas, mais laissant l'impression d'avoir été établie avec une certaine négligence. L'application de solutions de nitrate d'argent de 1 à 4 0/0, continuée quelquefois pendant près de 6 mois, a donné de fort bons résultats ; toutefois cette méthode est loin de réussir dans tous les cas (1).

S'il s'agit de processus profonds avec participation de l'appareil glandulaire et tendance aux rétrécissements, il faut arriver à la dilatation. Otis a eu le premier le mérite de trai-

(1) M. Guyon insiste, dans le traitement de l'uréthrite chronique, sur la nécessité de modifier l'état général. Il faut quelquefois réagir contre les exagérations de certains malades timorés qui se soumettent à un régime débilitant. Certes l'abstention des épices, des salaisons, des viandes faisandées, des asperges, de la bière, du champagne est utile ; mais une bonne alimentation, des frictions stimulantes, l'emploi des bains sulfureux ou alcalins, le séjour dans des stations salines, au bord de la mer, guérissent bien des malades. Les balsamiques à petites doses soutenues, l'huile de foie de morue créosotée chez les catarrheux, etc., rendront des services.

Localement, on pourra recourir avec avantage aux injections astringentes et surtout aux instillations de nitrate d'argent ou de sulfate de cuivre faites dans le cul-de-sac du bulbe et, si l'urèthre postérieur est pris, faites en même temps dans cet urèthre postérieur. L'action de ces instillations est quelquefois favorisée par le passage de bougies ou mieux de béniqués de calibre graduellement croissant, alors même qu'il n'y a pas à proprement parler rétrécissement du canal.

(H. H.)

ter « les rétrécissements *larges* » par des instruments appropriés et d'amener l'urèthre rétréci à ses dimensions normales par le cathétérisme méthodique à l'aide des sondes d'un calibre de plus en plus gros. Personnellement nous avons obtenu avec ce traitement méthodique de l'urèthre des résultats excellents au point de vue des symptômes objectifs et subjectifs, en nous servant indifféremment des sondes métall ques ou des sondes dures en caoutchouc. Feibes insiste avec raison sur la valeur, sous ce rapport, des sondes métalliques de Béniqué. Suivant la susceptibilité du malade, la sonde est passée tous les jours et laissée en place pendant un temps variant de quelques minutes à quelques heures. Toujours il faudra s'adresser successivement à des numéros progressivement croissants (V. « rétrécissement »). Les sondes de calibre extraordinaire qui sont employées par les médecins américains et par Ultzmann, et qui ne peuvent être introduites qu'après avoir incisé le méat, nous paraissent présenter certains désavantages. Nous croyons que les numéros du 18 au 24 de la filière française (n°s 10 à 14 de la filière anglaise), correspondant à un diamètre de 6 à 8 millimètres produisent une distension suffisante de l'urèthre et une compression convenable des tissus proliférés, d'autant plus que l'action favorable réside dans la compression des tissus et non pas dans l'obstacle qu'elle oppose à l'arrivée du sang au niveau de la muqueuse. On peut réunir l'action de distension de la sonde avec une action astringente ou caustique, c'est-à-dire une action superficielle et une action profonde, en se servant de la *sonde à pommade* d'Unna, consistant en une sonde en étain enduite d'un mélange de beurre de cacao, de cire et de nitrate d'argent; dans le même but Casper se sert d'une sonde nickelée présentant six cannelures et enduite d'un mélange semblable.

Il est certain que tous ces instruments, qui réunissent le principe de la dilatation et de la cautérisation, peuvent donner de bons résultats. Il faut seulement savoir qu'abstraction faite de leur préparation compliquée (1), on observe quelquefois avec ces instruments des phénomènes irritatifs même du côté de la vessie (Appel, v. Planner), et que le contact répété de presque toute la muqueuse uréthrale avec ces pommades caustiques offre des inconvénients notables; Finger a eu raison de signaler le fait.

Nous ne pouvons personnellement rien dire sur la valeur de la seringue à pommade de Tommasoli que nous n'avons jamais employée. Posner ne se montre pas partisan convaincu de cet instrument.

Auspitz était déjà arrivé à exercer une action dilatatrice sur l'urèthre à l'aide de son endoscope à ressort; mais il revient à Oberlænder d'avoir imaginé (en même temps que v. Planner) un instrument avec lequel on pouvait obtenir une dilatation rapide et la *rupture* des infiltrations formant le rétrécissement. Une vis permet de régler, à l'aide de deux tiges transversales, la distance entre les branches à ressort du *dilatateur* d'Oberlænder pouvant servir pour les différentes régions de l'urèthre. L'avantage principal de cet instrument (fort coûteux) qui est enduit de caoutchouc, consiste d'abord en ce qu'il rend impossible le pincement de la muqueuse qui se produisait constamment avec l'ancien instrument d'Auspitz; ensuite tandis que dans l'uréthrotomie interne (v. « rétrécissement »), telle que l'exécutent Otis et autres, l'incision se fait un peu au hasard sans qu'on sache si on coupe les tissus sains ou malades, avec l'instrument d'Ober-

(1) Fleiner (*Munch. mediz. Wochenschr.* 1889, n° 40) a construit une sonde en acier nickelé qui simplifie beaucoup la préparation de la couche d'enduit médicamenteux.

lænder l'incision principale se fait au niveau des parties les plus infiltrées (1).

En nous basant sur notre expérience personnelle, nous pouvons confirmer ces faits et ne croyons pas devoir nous associer à Finger et autres qui ont condamné l'appareil d'Oberlænder. Toutefois nous pensons qu'il n'y a pas un seul auteur qui aurait pu confirmer les résultats extraordinairement brillants obtenus par Oberlænder et confirmés par l'examen endoscopique.

La façon dont les malades supportent cette méthode, même quand l'instrument est manié par des mains habiles, est très variable, et quand Oberlænder affirme que sur plus de 5000 dilatations de l'urèthre, faites avec son instrument, il ne lui est rien survenu d'imprévu, il se trompe, car son opinion n'est pas conforme, nous l'avouons sans détours, à celle de quelques-uns de ses malades, qui sont venus nous trouver après avoir été traités par Oberlænder ; cela ne veut pas dire que les malades en question n'aient pas retiré de bénéfices du traitement d'Oberlænder; quelques-uns se sont plaints cependant de certaines complications, d'irritation vésicale, de collapsus (par la cocaïne?), d'hémorrhagie, etc.

Quoi qu'il en soit, la méthode d'Oberlænder, très rationnelle en elle-même, présente, malgré le peu de danger qu'elle comporte et malgré les services certains qu'elle rend, des inconvénients qu'on retrouve dans tous les instruments destinés au traitement de la blennorrhagie chronique. La perfection est très rare et n'existe nulle part.

---

(1) L'instrument d'Otis, lorsqu'on a préalablement déterminé d'une manière exacte le point resserré, permet de faire la section sur ce point coarcté et rien que sur ce point. Nous n'avons eu qu'à nous en louer dans les quelques rétrécissements larges que nous avons sectionnés avec lui. (H. H.)

Il est à peine utile d'insister sur la nécessité de maintenir l'antisepsie rigoureuse des instruments, avant et après leur emploi.

Abstraction faite des irrigations avec des solutions étendues, non irritantes, la méthode en question provoque une irritation mécanique des parties malades, qui se manifeste par une sécrétion abondante et par l'expulsion avec les urines de filaments uréthraux pouvant durer plusieurs jours. Dans ces conditions « les filaments blennorrhagiques » ne possèdent plus leur valeur pronostique et diagnostique ordinaire. Toutefois nous conseillons d'espacer les séances quand ces filaments apparaissent dans les urines. Rien ne nous paraît plus irrationnel que de continuer coûte que coûte les irrigations, quand l'urèthre se révolte contre toute intervention chirurgicale et tout traitement local. Nous avons vu l'état des victimes de ces *fanatiques* du traitement local s'améliorer d'une façon notable en laissant seulement se reposer pendant quelque temps l'urèthre surmené, et nous ne pouvons mieux faire que d'appuyer Finger quand il conseille de laisser tranquilles pendant quelques semaines les malades qui sont longtemps restés au régime du traitement local quand même. Cela se rapporte particulièrement aux hystériques et neurasthéniques qui quelquefois supplient le médecin de continuer un traitement ne pouvant leur faire que du mal. Si dans ces cas on observe quelquefois de bons résultats — certainement explicables par l'état psychique du malade — cela ne change rien à la règle.

Le traitement *thérapeutique* basé sur l'*endoscopie*, qui permet à l'intervention de se localiser aux lésions nettement circonscrites de la muqueuse telles qu'elles s'observent souvent dans la gonorrhée chronique (Tarnowsky, Auspitz, Grünfeld, Gschirhakl et autres), ne fournit aucun résultat dans les cas d'infiltration profonde ; aussi ce traitement n'est-il pas bien répandu chez nous ; Finger se prononce résolument contre cette méthode.

Burckhardt applique, sur le segment postérieur de l'urèthre atteint de phlegmasie chronique, des solutions alcooliques de sublimé et ensuite des astringents ; il emploie, évidemment avec succès, la scarification galvanocaustique de l'urèthre.

Il est très remarquable que certaines blennorrhagies chroniques, après avoir résisté pendant des années à toute thérapeutique, guérissent spontanément ; ce fait, quelque peu à la honte de l'art médical, est d'ailleurs fort rare.

Il nous reste à dire un mot du traitement des *excroissances papillomateuses* dont nous avons parlé plus haut en détail, excroissances qui peuvent durer pendant une dizaine d'années et qui ne peuvent être découvertes que par l'examen endoscopique. Ici l'intervention locale est de toute nécessité. Au lieu des instruments tranchants (cuillère tranchante, pince à polypes, guillotine) employés par A. Rosenthal, Grünfeld et autres, Oberlænder recommande, comme procédé rapide, l'introduction de deux tampons d'ouate comprimés qui sont ensuite, le pénis étant tendu, tournés et retournés plusieurs fois sur leur axe, ce qui permet de détruire et de retirer les productions pathologiques.

Le traitement de la *folliculite para-uréthrale* consiste à nettoyer les parties infectées avec du nitrate d'argent, du sublimé, etc. ou même à les cautériser avec une aiguille portée au rouge ou avec un thermocautère fin.

Le *traitement hygiénique* doit être suivi de la façon que nous avons déjà exposée ; on évitera tous les excès qui produisent infailliblement des poussées inflammatoires aiguës. Mais si l'on prend en considération la longue durée de l'affection, il ne faut guère penser à prescrire le repos prolongé, une diète sévère, etc. Dans les cas d'anémie confirmée, de nutrition altérée, un traitement fortifiant rendra de très grands services même s'il s'agit de complications tuberculeuses.

Nous permettons le coït même dans les cas où l'absence des gonocoques n'est pas certaine, seulement nous insistons sur la nécessité de prendre certaines précautions, tout en étant persuadé que les malades ne s'y conforment généralement pas. Nous avons déjà indiqué les restrictions auxquelles sont soumis les gonorrhéiques chroniques qui désirent contracter un mariage. Le consentement doit être donné d'autant plus facilement que la présence de gonocoques dans les filaments uréthraux et les sécrétions devient de plus en plus rare. Il est certain que le moyen le plus certain est de suivre le conseil de Nœggerath et d'interdire le mariage d'une façon absolue. Seulement la grande majorité des malades passe outre.

§ 2. — BLENNORRHAGIE VIRULENTE DE LA FEMME.

Les processus inflammatoires provoqués par les gonocoques dans le système génito-urinaire de la femme ont été bien étudiés grâce aux recherches récentes ; néanmoins la gonorrhée de la femme est encore moins connue que celle de l'homme. Ce fait est dû avant tout à la moindre acuité des phénomènes et à la diversité des causes qui chez la femme provoquent un écoulement muqueux ou purulent. L'examen méthodique de la femme au point de vue de la présence des gonocoques a toutefois fourni des résultats précieux, comme nous l'avons du reste pressenti dans la première édition de ce livre. Mais il reste encore bien des points à élucider.

Les progrès les plus manifestes ont été faits dans ce qui concerne la *localisation* de l'affection. Tandis que dans le temps l'importance que joue l'urèthre chez l'homme a été attribuée au *vagin* chez la femme, et que les cas dans lesquels il existait une affection *isolée* d'une portion déterminée de l'appareil génito-urinaire (vulve, urèthre), étaient considérés comme tellement rares qu'on croyait pouvoir désigner la blennorrhagie de la femme sous le nom de *blennorrhée vaginale*, les recherches modernes sur la présence des gonocoques ont démontré que le vagin joue un rôle secondaire comme point de localisation de ces micro-organismes. Bumm est même allé plus loin en refusant aux gonocoques le pouvoir d'envahir l'épithélium stratifié plat du vagin et en considérant la vaginite et la vulvite des femmes blennorrhéiques comme le résultat de l'irritation et de la macération de ces parties par le pus blennorrhagique qui s'écoule de la cavité du corps et du col de l'utérus. Cette opinion s'appuie sur les résultats négatifs obtenus par Bumm dans la recherche de gonocoques dans les tissus de la muqueuse vaginale.

Mais, comme nous l'avons déjà vu, Touton a dernièrement démontré, par ses recherches sur l'uréthrite externe de l'homme, que l'opinion d'après laquelle les gonocoques n'envahissaient qu'un épithélium cylindrique (Bumm, Gerheim) souffraît des exceptions et qu'elle devait être limitée en ce sens que l'épithélium stratifié corné, semblable à l'épiderme, s'opposait seul d'une façon absolue à l'invasion des gonocoques.

D'un autre côté, on serait amené à mettre en doute l'existence de la vulvo-vaginite blennorrhéique des enfants, ce que Bumm n'a pas osé faire. Mais quoi qu'il en soit de l'affection gonorrhéique spécifique du vagin, que les uns admettent et les autres nient (il n'existe pas de statistique concluante sur les relations entre cette affection et la blennorrhagie du col), les recherches bactériologiques de Bumm, Welander, Bergh, Steinschneider, Lomer, Fabry et autres ont démontré que le gonocoque existe plus souvent dans le *canal cervical de l'utérus* et l'*urèthre* que dans le vagin, et que si l'écoulement utérin s'arrête, les sécrétions vaginales contiennent incomparablement moins de gonocoques, fait qui a été parfaitement bien démontré par Steinschneider.

L'opinion de Martineau, qui considère la blennorrhagie utérine comme très rare et qui dit ne l'avoir rencontrée que 10 fois sur 4000 malades, reste tout à fait isolée dans la science et est contredite par les faits positifs dus à Martin, Nœggerath, Sinclair et autres gynécologues distingués. Nous-même nous avons trouvé des gonocoques dans les mucosités du col de l'utérus de filles notoirement infectées et déclarées bien portantes par des médecins qui n'avaient pas trouvé les gonocoques dans les sécrétions vaginales. Depuis des années nous insistons sur l'importance au point de vue pratique et hygiénique de ces *blennorrhagies latentes*, principalement chez les filles publiques. Dans un travail remarquable sur « l'infection blennorrhagique chez la femme », Sænger se rapproche beaucoup, en ce qui concerne le diagnostic, des idées d'Oberlænder ; il place la valeur différentielle de l'examen bactériologique en seconde ligne et la subordonne aux autres phénomènes cliniques et constatations subjectives. Néanmoins nous n'ajouterons rien, pour le moment, à ce que nous avons dit sur la valeur pratique, chez la femme aussi, de l'examen bactériologique.

La propagation de l'infection à l'utérus et ses annexes et les conséquences de cette propagation doivent être étudiées dans les traités spéciaux de gynécologie. Les données sur la fréquence de ces complications sont encore très contradictoires. On a certainement exagéré en disant que le processus blennorrhéique porte sur tout l'appareil génital, depuis la vulve jusqu'aux trompes ; toutefois on a démontré d'une façon indéniable la localisation de la blennorrhagie aux *trom-*

pes. Sur 287 cas d'affections des ovaires, Martin a trouvé l'origine gonorrhéique chez 25 0/0 des malades; Nœggerath considère la pyosalpingite gonorrhéique comme la localisation la plus fréquente de la blennorrhagie sur les différentes parties de l'appareil génital de la femme, les ovarites, les complications de péri et de para-métrite (produites d'après Bumm et Gerheim par une « infection mixte »), de péritonite ne venant, comme fréquence, qu'après l'affection spécifique des trompes. Sænger considère avec Conrad que 11 0/0 des affections gynécologiques sont produites par l'infection gonorrhéique, et il a trouvé que dans la moitié de ces cas la gonorrhée était localisée aux annexes de l'utérus avec foyer principal dans les trompes. Kroner, qui a étudié l'influence de la blennorrhagie chez les femmes en couches, n'a pu arriver à des conclusions précises sur la durée des suites des couches.

Tandis que les auteurs anciens considéraient l'*uréthrite gonorrhéique* de la femme comme une rareté — et Zeissl est encore aujourd'hui de cet avis, — d'autres l'ont rencontrée dans la grande majorité des cas ou dans presque tous les cas (Guérin, F. Niemeyer). D'après notre expérience personnelle assez étendue, nous pouvons considérer avec Decourtieux, Blume, Martineau, Bumm, Steinschneider, la blennorrhagie uréthrale de la femme comme un phénomène fréquent, au point de vue absolu aussi bien que *relatif*; nous devons encore ajouter que la forme chronique est bien plus fréquente que la forme aiguë et Chéron a rencontré la première cinq fois plus souvent que la seconde. L'urèthre participe à la blennorrhagie chez la femme dans la *plus grande* moitié des cas.

Au point de vue pratique, il est intéressant de connaître la localisation du processus aux *follicules* de l'*orifice externe de l'urèthre*. Cette uréthrite externe a été bien décrite, il y a déjà vingt-cinq ans, par Guérin, et les formes cliniques bien établies par les travaux récents (Pouillet, Martineau, Boutin et autres). Nous avons déjà étudié la forme analogue qu'on observe chez l'homme. La perforation de petits abcès donne souvent lieu, dans la folliculite péri-uréthrale de la femme, à la formation de fistules.

Pour ce qui concerne la *Bartholinite*, voyez plus loin.

Quant à la localisation du processus blennorrhagique à la vulve, autrement dit quant à la *vulvite blennorrhagique*, nous possédons des données qui sont aussi discutées que celles qui se rapportent à la blennorrhagie vaginale. En tout cas, chez les enfants on ne peut guère incriminer l'irritation produite par les sécrétions provenant des portions supérieures du tractus génital.

Anatomie pathologique. — L'anatomie pathologique de la blennorrhagie de la femme, abstraction faite de ce que nous venons de dire et de la présence des gonocoques, se distingue à peine des lésions qui caractérisent les inflammations, chroniques ou aiguës, d'origine non virulente, de ces parties. Dernièrement Oberlænder a réussi à découvrir chez les filles publiques une affection analogue à l'hypertrophie inflammatoire diffuse des glandes de Littre chez l'homme, affection localisée, chez la femme, dans les caroncules, avec transformation en tumeurs irrégulières mais sans formation de cicatrice. Van Cott insiste sur la fréquence de la localisation de la blennorrhagie dans les glandes tubulaires de Skene, situées dans le voisinage de l'orifice externe de l'urèthre. On a même trouvé chez la femme, dans la région des petites lèvres, des processus pathologiques analogues à l'uréthrite folliculaire de l'homme.

Symptomatologie. — Quand il s'agit d'une blennorrhagie aiguë bien développée, on trouve tout d'abord des douleurs pendant la miction ; les médecins inexpérimentés les prennent pour un symptôme d'uréthro-cystite. Mais quand on examine la malade de plus près, on s'aperçoit qu'il s'agit de l'irritation de la vulve inflammée par l'urine qui s'écoule. La source principale de ces douleurs sont les *érosions* qui accompagnent presque toujours la blennorrhagie et, avec des dimensions très variables, siègent sur l'orifice de la vulve, les grandes et les petites lèvres, le périnée et la partie supérieure des cuisses. Quelquefois on trouve sur les petites lèvres de l'érythème diffus et du gonflement œdémateux et même une véritable lymphangite, tout comme après l'infection syphilitique.

A côté de ces modifications, il faut signaler l'existence d'un écoulement muqueux ou purulent. Dans les cas *récents*, très intenses, l'écoulement se présente sous forme d'une matière crêmeuse, vert-jaunâtre qui s'accumule entre les grandes lèvres, dans les plis et replis du vestibule de la vulve et qui quelquefois présente une odeur repoussante à la suite de la sécrétion d'une grande quantité d'acides gras par les glandes sébacées enflammées.

En examinant le vagin au spéculum — et l'examen doit être fait avec précaution à cause du gonflement inflammatoire de l'organe qui se complique quelquefois de vaginisme — on trouve les lésions classiques du catarrhe ou plutôt une inflammation érythémateuse, puisque à proprement parler le vagin ne possède pas de muqueuse.

Dans les formes *aiguës*, on trouve de la rougeur et de la tuméfaction de la muqueuse, souvent des érosions circonscrites, saignantes ou couvertes de pus, du pus accumulé dans la profondeur des plis.

Dans les cas à évolution *chronique*, abstraction faite des proliférations papillaires rappelant la gonorrhée de l'homme, de l'aspect granuleux, etc., on voit dans une série de cas le vagin perdre sa consistance molle, veloutée et devenir singulièrement sec, rugueux. Ce *xerosis du vagin* qui est dû, en grande partie, au traitement local prolongé par les astringents, s'observe très souvent, à un haut degré de développement, chez les filles publiques. Pour ce qui concerne la participation de la portion vaginale de l'utérus, de celle du canal cervical de l'utérus, etc. nous renvoyons aux traités de gynécologie.

L'examen microscopique de la sécrétion vaginale, dans les cas de blennorrhagie, fait voir les mêmes éléments qu'on trouve chez l'homme, seulement la *desquamation épithéliale* est ici moins abondante. L'existence des monades n'a pas de signification particulière. La recherche des gonocoques chez la femme est bien plus difficile que chez l'homme, par suite de l'existence d'un grand nombre de bactéries sphériques et de bacilles; dans les formes chroniques, ces micro-organismes sont assez nombreux pour masquer complètement les quelques gonocoques qui s'y trouvent encore. De plus on trouve, suivant Bumm, dans les sécrétions génitales de la femme un grand nombre de diplocoques en biscuit, particulièrement dans celles des femmes en couches. Seulement aucun de ces micro-organismes ne possède la faculté du gonocoque de pénétrer dans les tissus.

Dans les cas très difficiles, on pourra ne faire l'examen microscopique des sécrétions qu'après avoir débarrassé le vagin de tous ces micro-organismes à l'aide des irrigations convenables. Quoi qu'il en soit, il est très difficile de découvrir les gonocoques dans les sécrétions vaginales.

Les symptômes de l'*uréthrite blennorrhagique* sont bien

moins prononcés chez la femme que chez l'homme ; toutefois on rencontre des cas dans lesquels les malades se plaignent de douleurs violentes pendant la miction, de dysurie. L'écoulement spontané des sécrétions, au delà de l'orifice externe, ne se rencontre que dans les cas très intenses.

La propagation du processus à la vessie n'est pas fréquente, ce qui est un peu en contradiction avec la largeur et le peu de longueur de l'urèthre chez la femme.

La lymphadénite prononcée des aines est encore plus rare chez la femme que chez l'homme.

La propagation fréquente du processus blennorrhagique aux *glandes* de Bartholin, présente un intérêt pratique tout particulier. Zeissl distingue très nettement l'*inflammation* du *conduit excréteur*, à tendances *chroniques*, et l'inflammation aiguë de la glande elle-même avec suppuration du tissu périglandulaire et du parenchyme. Dans le premier cas, la rétention de la sécrétion muqueuse ou purulente donne lieu à la formation de tumeurs kystiques, tandis que l'écoulement intermittent, quand la blennorrhagie vaginale est déjà guérie, peut faire encore penser à une blennorrhagie vaginale. Dans le second cas, quand c'est la glande elle-même qui est prise, on voit, au milieu de fièvre et de douleur, la grande lèvre correspondante se tuméfier et un abcès, ayant les dimensions d'une noix ou d'un œuf de poule, apparaître au bout de quelques jours au niveau de l'angle formé par l'hymen et le vestibule ; après l'ouverture, spontanée ou artificielle, de l'abcès qui dans quelques cas rares peut être frappé de gangrène, il s'écoule un pus horriblement fétide, et tout rentre dans l'ordre.

Nous avons vu ces phlegmons aigus survenir tantôt quelques jours seulement après l'infection, tantôt au bout de plusieurs semaines au moins, tantôt finalement à titre de complication d'une blennorrhagie essentiellement chronique et tout à fait latente. Ordinairement on a pu incriminer des excès vénériens qui ont interrompu d'une façon bruyante la marche monotone de l'affection.

La *bartholinite chronique* se développe bien plus rarement dans le cours de la blennorrhagie aiguë qu'après une gonorrhée chronique, dont elle peut même constituer la seule localisation sans que la malade s'en doute le moins du monde. Les recherches d'Arning, Bonnet et autres, ont démontré que le pus de la bartholinite aiguë et les sécrétions muco-purulentes de la forme chronique, contiennent très souvent des gonocoques. Personnellement, après avoir scrupuleusement nettoyé la région des orifices des glandes, nous avons souvent pu constater la présence de gonocoques dans les sécrétions de ces glandes, de sorte que les résultats négatifs obtenus par Welander, Steinschneider, Bumm, Gerheim (les deux derniers n'ont pas trouvé de gonocoques même dans le tissu des glandes) nous causent un véritable étonnement. Nous n'avons aucun droit de supposer que dans ces cas l'invasion directe de la glande par les gonocoques est remplacée par une infection mixte, secondaire, qui par contre joue probablement un certain rôle dans les suppurations aiguës de la glande. Pourtant en prenant toutes les précautions voulues, nous avons pu plusieurs fois découvrir dans le pus de ces abcès, à côté des staphylocoques pyogènes et du bacille, le gonocoque typique de Neisser.

Des observateurs consciencieux ont pu démontrer d'une façon très concluante que les femmes, surtout les filles publiques, atteintes de bartholinite blennorrhagique et présentant les autres parties génitales dans un état très satisfaisant, pouvaient très bien transmettre leur blennorrhagie latente par les sécrétions de leurs glandes vulvo-vaginales, et Fritsch n'a pas eu tort de comparer ces bartholinites chroniques à la gonorrhée chronique de l'homme.

Diagnostic. — Le diagnostic de la blennorrhagie est d'une façon générale fort difficile chez la femme et quelquefois même, surtout dans les formes chroniques, presque impossible s'il n'existe pas certaines conditions qui permettent d'affirmer l'infection. Pour la forme aiguë il faut tout d'abord s'assurer, par l'inspection, qu'il ne s'agit pas de syphilis ni de chancre mou. Les troubles que nous avons signalés, en parlant de la symptomatologie, n'ont pas grande valeur diagnostique.

L'inflammation et le gonflement peuvent exister dans les vulvites non spécifiques, par exemple chez les femmes récemment déflorées. Une fois que les phénomènes inflammatoires aigus ont disparu, le diagnostic différentiel avec les flueurs blanches non infectieuses devient très difficile. Sous ce rapport la *blennorrhée uréthrale*, qui malheureusement n'existe pas toujours, joue un grand rôle. Pour éviter toute confusion avec le pus accumulé dans les cryptes qui avoisinent l'orifice de l'urèthre, on nettoiera d'abord soigneusement, avec de la ouate, la vulve et les parties inférieures du vagin ; on introduira ensuite le doigt dans le vagin et on pressera sur l'urèthre d'arrière en avant. Il sort ordinairement de l'urèthre un peu de pus, une simple goutte, quelquefois en forme de jet. Une sécrétion muco-purulente trop minime n'a aucune valeur décisive.

Si la blennorrhée uréthrale n'a pas de valeur pathognomonique, puisqu'elle peut se rencontrer dans la vulvo-vaginite non infectieuse et les affections locales de l'urèthre (polypes), elle n'en est pas moins importante en l'espèce. Chez les filles publiques qui arrivent par les injections à modifier très passagèrement la blennorrhée vaginale, l'existence d'une gouttelette de pus dans l'urèthre constitue un indice précieux, principalement pour le médecin-hygiéniste. Lorsqu'il y a eu émission d'urine peu de temps avant l'examen, il faut attendre quelques heures avant de procéder à un autre examen.

Sous le même rapport, l'existence d'une bartholinite telle que nous venons de la décrire présente une grande valeur. La pression exercée sur la glande plus ou moins tuméfiée fait sourdre une petite quantité, fort variable, de muco-pus à travers les orifices des conduits excréteurs.

La présence de *gonocoques* dans l'écoulement décide en dernière instance. Nous avons déjà parlé des difficultés qu'on éprouve à trouver les gonocoques dans les sécrétions vaginales ; nous voulons seulement ajouter que ces difficultés sont dues à la présence d'une quantité d'autres bactéries qui ne peuvent être différenciées ni par leur forme en diplocoque, ni par leur groupement autour des noyaux de cellules, ni par les résultats de l'application de la méthode de Gram. Ces difficultés peuvent pourtant être tournées en utilisant pour l'examen le contenu de l'urèthre et les sécrétions du col de l'utérus (Lomer) qu'on obtient avec un fil de platine introduit à travers le spéculum.

Les considérations que nous avons émises sur ce sujet en parlant de la gonorrhée de l'homme sont également valables pour la blennorrhagie de la femme. Nous devons encore ajouter que, abstraction faite de l'existence fréquente dans les lochies de micro-organismes rappelant ceux de la gonorrhée récente de l'homme (Bumm, Oppenheimer), il existe une catégorie de cas dans lesquels le diagnostic basé sur l'existence de « gonocoques » peut être mis en doute. Nous avons notamment en vue les cas se rapportant à la *vulvo-vaginite des* petites filles dans les sécrétions de laquelle on a trouvé des gonocoques. Nous sommes loin de partager l'opinion de ceux

(Pott, Widmark, Aubert, Cséri, Israel, Lenander) pour lesquels ces cas ne sont pas l'expression d'une infection blennorrhéique, car nous avons vu, en pratique, la blennorrhagie des adultes se transmettre aux enfants par des procédés très variés et très différents ; par l'habitude de coucher dans le même lit, par les linges et les pansements souillés, par les thermomètres, par les vases de nuit et les cuvettes. Seulement nous ne pouvons nous décider à admettre que la « colpite infectieuse » épidémique, telle qu'elle a été décrite par Bouchut, Atkinson, et dernièrement par E. Frænkel, v. Dusch, Ollivier, soit due exclusivement au gonocoque de Neisser, et cela d'autant moins que nous avons personnellement observé de ces épidémies dans la section d'enfants de l'hôpital Friedrichshain.

Notre scepticisme à l'égard des formes microscopiques typiques de ces micro-organismes s'explique par l'impossibilité d'arrêter cette affection particulière des filles malgré tous les soins imaginables de propreté. V. Dusch a de plus insisté sur ce fait que cette maladie, qui comporte un danger d'infection excessif pour les petites filles, n'atteint presque pas les femmes adultes.

Nous ne considérons pas comme un effet du hasard d'avoir, comme Frænkel et v. Dusch, rencontré cette affection surtout dans les salles de scarlatineux. Frænkel qui a essayé de cultiver les micro-organismes de la vulvo-vaginite infectieuse des enfants, micro-organismes qui ressemblent à s'y tromper aux gonocoques, a échoué dans ses tentatives ; nous ne regardons donc pas comme identiques ces deux micro-organismes (d'après Flügge, le micrococcus flavus jouerait ici un certain rôle) et nous tenons à dire — surtout pour les jeunes médecins — qu'il faut être très prudent dans ces cas avant de conclure de l'existence de formes gonococciques à la nature blennorrhagique de la sécrétion. Cela ne diminue en rien d'ailleurs la valeur que nous attribuons au diagnostic microscopique de la blennorrhagie. Certainement on peut, comme Nœggerath, se passer du microscope; mais c'est aller un peu trop loin que de ne considérer le diagnostic comme certain que lorsque la femme, peu de temps après son mariage avec un homme paraissant débarrassé de sa blennorrhagie chronique, est prise de sensations douloureuses dans la région génitale et, sans phénomènes objectifs notables, présente un état général mauvais, un écoulement muqueux ou purulent, des érosions, des condylomes agminés, etc.

Pronostic. — Tant que le processus reste localisé à l'urèthre, l'affection est plus facile à guérir chez la femme que chez l'homme. Les formes aiguës de la vulvo-vaginite et les abcès des glandes de Bartholin présentent également une marche favorable. Les formes chroniques ne cèdent qu'à un traitement énergique. La blennorrhagie de l'utérus et de ses annexes est particulièrement tenace. La stérilité et le dépérissement ne sont pas des conséquences rares; dans quelques cas isolés on a même observé la terminaison mortelle. Mais d'un autre côté, la gynécologie moderne a remporté de véritables triomphes par le traitement radical des pyo-salpingites, etc.

Pour ce qui concerne les rapports entre la blennorrhagie et les affections puerpérales, l'accord est loin d'être fait parmi les auteurs. Sænger et d'autres ont cru devoir admettre que chez les femmes en couches il existe des états morbides, graves, de nature infectieuse qu'on attribue ordinairement à la septicémie puerpérale, mais qui ne seraient en réalité dus qu'à la blennorrhée virulente; par contre, A. Kroner et autres ont démontré qu'un grand nombre de femmes blennorrhéiques ne présentent ni accidents puerpéraux, ni avortements fréquents. Notre expérience personnelle plaide plutôt en faveur de cette dernière opinion.

Un grand nombre des *complications* que nous avons étudiées dans la gonorrhée de l'homme, ne se rencontrent pas chez la femme.

Traitement. — Le traitement est analogue à celui de la gonorrhée. Avant tout il faut veiller à une propreté rigoureuse par des bains de siège et par des injections vaginales fréquentes avec de l'eau et des solutions antiseptiques ou astringentes. Pendant la période inflammatoire aiguë les injections seront aussi diluées que possible et prises tièdes. Dans les cas d'inflammation de la vulve, on appliquera des compresses froides, de l'extrait de Saturne ; les érosions seront soignées en isolant les lèvres à l'aide de tampons d'ouate couverts de poudres absorbantes. Autant que possible on évitera les pommades. Fritsch recommande tout particulièrement, comme traitement de la vulvo-vaginite, les lavages avec des solutions alcalines qui dissolvent les graisses.

Dès que l'irritation inflammatoire aura cédé, on entreprendra un *traitement local* énergique du vagin, sans s'occuper des théories modernes, d'après lesquelles la vaginite blennorrhéique serait simplement le résultat d'une blennorrhagie du col de l'utérus. Pour ce qui concerne le choix des désinfectants et des astringents, nous ne pouvons que répéter ce que nous avons déjà dit en parlant de la gonorrhée. Depuis des années nous avons adopté un traitement qui s'est toujours montré très efficace, l'introduction de tampons d'ouate roulés dans de la *poudre d'alun*. L'introduction est faite à travers le spéculum tous les jours ou tous les deux jours, et, suivant l'intensité de la réaction, le tampon est laissé en place de 1 à 12 heures. Aussitôt qu'on enlève le tampon (les traces de sang n'ont aucune importance) il faut faire une irrigation vaginale qui chasse des détritus, des pellicules, des membranes — produits dûs à l'action de l'alun sur les sécrétions. Les malades sont tout d'abord très effrayées de voir sortir tous ces produits.

Après avoir essayé toute une série de procédés modernes, nous sommes toujours revenu à l'alun qui satisfait aussi bien la malade que le médecin, et supprime toute mauvaise odeur, au plus grand bien de la malade. Quelquefois nous avons même vu des endométrites concomitantes s'améliorer notablement sous l'influence de ce traitement, fait qui ne plaide pas en faveur de la théorie d'après laquelle la blennorrhagie vaginale dépendrait toujours de la blennorrhée du col.

Ce n'est que chez les personnes particulièrement sensibles et surtout dans les cas de vulvo-vaginite des enfants que nous procédons d'après la méthode de Pott, Schwartz et autres, et donnons la préférence à l'*iodoforme*. Le traitement par le nitrate d'argent et le sublimé nous a donné fort peu de succès; de Sinéty et Henneguy prétendent même avoir obtenu avec les injections de nitrate d'argent des résultats particulièrement mauvais. Ricord recommande d'une façon toute spéciale les injections de solutions d'acétate de plomb faites avec le spéculum; Gouguenheim suit le procédé de Mme La Chapelle et introduit des sachets contenant de l'alun et du tannin; Fritsch aurait obtenu de bons résultats avec la teinture d'iode et l'application de chlorure de zinc.

Nous ne nous arrêtons pas sur les traitements innombrables prônés par les spécialistes (capsules en gélatine contenant des astringents, tampon à la glycérine et au tannin) qui peuvent rendre certains services. Le permanganate de potasse et l'acide pyrogallique récemment proposés, ne possèdent aucun avantage sur les autres antiseptiques. Ils ont l'inconvénient de tacher le linge et de répandre une odeur désagréable.

Chez les enfants, si l'affection s'aggrave, il ne faut pas hésiter à inciser l'hymen et à introduire dans le vagin la canule d'un irrigateur. V. Dusch réclame à juste titre l'isolement des petites malades dans les cas de *colpite infectieuse* endémique.

L'*uréthrite* qui accompagne parfois la blennorrhagie vaginale guérit quelquefois spontanément lorsque celle-ci est traitée d'une façon sérieuse. Si la guérison se fait attendre, on obtient des résultats excellents en faisant un curettage rapide du canal de l'urèthre avec un crayon de nitrate d'argent, suivant la méthode de Zeissl et Drysdale ; mais autant que nous sachions, les guérisons complètes sont rares une fois que le processus a profondément atteint les tissus. Dans ces cas nous avons obtenu de très bons résultats par la dilatation de l'urèthre suivie de cautérisation avec un tampon d'ouate.

Au point de vue théorique, il semble très facile de faire des injections dans l'urèthre ; mais en pratique on se heurte à telles difficultés qu'on est obligé de renoncer à cette méthode.

Les balsamiques, qui n'ont aucune raison d'être dans la blennorrhagie vaginale, ont été également administrés à l'intérieur. L'uréthrite externe est combattue de la même façon que chez l'homme.

Les abcès des glandes de Bartholin devront être incisés et traités antiseptiquement : on les maintiendra ouverts pendant plusieurs jours. L'incision est également indiquée dans la transformation kystique ; si la plaie n'avait aucune tendance à se refermer, on serait obligé de cautériser le fond ou même de faire l'ablation du kyste. Toutefois nous avons vu survenir des guérisons au bout de plusieurs mois sans avoir été obligé de recourir à l'excision.

La bartholinite chronique est quelquefois très tenace. Dans

certains cas on obtient la cessation du processus en fendant les conduits excréteurs, en faisant un grattage ou une cautérisation énergique; dans d'autres cas, on est obligé de recourir au procédé de Fritsch et d'extirper les glandes, ce qui doit être fait le plus tôt possible, dès qu'il existe une infiltration invétérée.

Les troubles concomitants de la nutrition générale, l'anémie, seront soignés d'après les préceptes généraux. Du reste nous avons déjà exposé le traitement hygiénique.

Nous ne pouvons guère exposer ici le traitement de la blennorrhagie de l'utérus et les formes blennorrhéiques de la salpingite, de la péri et paramétrite, de l'oophorite. Les malades atteintes de ces affections doivent être adressées à des gynécologistes expérimentés.

Nous croyons devoir faire ici la description des deux affections étroitement liées à la blennorrhagie: le *rhumatisme blennorrhagique* et les *condylomes agminés*.

§ 3. — RHUMATISME BLENNORRHAGIQUE

(Arthrite gonorrhéique. — Affection rhumatismale gonorrhéique).

Malgré tous les doutes qui persistent encore aujourd'hui, l'existence du rhumatisme articulaire (plus rarement de la péri-arthrite, de l'inflammation des aponévroses, des tendons et des bourses muqueuses, de la périostite et des douleurs musculaires et nerveuses) comme complication de la blennorrhagie doit être admise sans conteste et ne pas être considérée comme une simple coïncidence. Suivant Guyon et Nolen, la gonorrhée ne joue que le rôle d'une cause occasionnelle, en ce sens que la résistance de l'individu contre les causes externes se trouve affaiblie par le fait de la maladie. Mais on peut objecter qu'il n'y a pas la moitié des malades, présentant dans le cours de la blennorrhagie une arthrite, qui aient auparavant souffert de rhumatisme ou semblé même y être prédisposés. Les signes différentiels nombreux qui, dans leur ensemble, différencient cette affection de la polyarthrite ordinaire, seront rapportés plus loin.

Pathogénie. — La *pathogénie* de l'affection est restée obscure malgré le grand nombre de travaux publiés, et aucune des hypothèses n'est à l'abri de la critique. Nous ne pouvons guère donner ici la description détaillée de toutes ces théories, et nous nous contenterons de les exposer rapidement, en mentionnant d'abord l'ancienne théorie de la métastase, dans le sens général et très vague du mot, puis celle qui considère l'affection comme une localisation au cours de la pénétration de tout l'organisme par le virus (Guérin, Lorrain, Lasègue, Martineau).

Parmi les auteurs modernes, les uns ont fait dépendre le rhumatisme blennorrhagique d'un état irritatif de l'urèthre, comparable aux arthropathies consécutives au cathétérisme ; l'affection serait donc produite par une *action réflexe* et ne dépendrait que de l'*irritation de la muqueuse uréthrale*, et nullement de la spécificité de l'inflammation gonorrhéique ; la plupart des partisans de cette théorie admettent la propagation de l'irritation inflammatoire au plexus sacré et à la moelle et l'existence d'une affection des nerfs trophiques, par conséquent une angio-névrose ou une autre origine vasomotrice de l'affection (Lewin).

Une autre théorie fait dépendre la maladie d'une affection des organes génitaux, mais pas nécessairement d'origine *virulente* (Lancereaux, Davies-Colley, Fraser). D'autres causes telles que le traumatisme, l'état catarrhal, la puerpéralité, etc. pourraient jouer le même rôle ; et de cette façon, le rhumatisme blennorrhagique produit par l'absorption des substances toxiques rentrerait dans le même groupe général que les *arthrites génitales*.

Une troisième théorie fait dépendre l'affection d'une *infection spécifique par les gonocoques* ; les uns, qui croient avoir trouvé le micro-organisme spécifique dans l'exsudat articulaire, admettent une infection directe par voie sanguine (Petrone, Kammerer, Horteloup, Sonnenburg, Hartley), d'autres, qui ont constaté dans l'exsudat articulaire l'absence des gonocoques et la présence d'autres germes pyogènes (Kraske, Brieger, Ehrlich, Haslund, Bornemann), se prononcent pour une *infection secondaire* ou *mixte* (Gerhardt, A. Frænkel, Bumm, Audry). D'autres enfin, comme Bockhart, admettent les deux modes d'infection à la fois (1).

La théorie de l'origine réflexe du rhumatisme blennorrhagique se trouve contredite par le fait de l'existence de cette affection dans les cas où l'absence de la blennorrhagie uréthrale était certaine, comme dans les cas de blennorrhée conjonctivale primitive (Lucas) et dans les cas de Poncet et Galezowski qui ont obtenu la guérison du trachome de la conjonctive en injectant du pus gonorrhéique ; la théorie de l'origine réflexe de cette affection, de même que l'hypothèse que nous avons rapportée à la suite, tendraient à ôter au rhumatisme blennorrhagique tout caractère de spécificité.

(1) MM. Guyon et Janet (*Ann. gén. urin.*, 1889, p. 462), en présence de l'absence de micro-organismes, admettent que la cause de l'arthrite réside non dans la présence du gonocoque lui-même, mais de l'action sur l'articulation des produits solubles sécrétés par ce microbe au niveau de la muqueuse uréthrale. Dans les cas d'arthrite suppurée, il s'agit d'infection secondaire par les microcoques habituels de la suppuration, partis de l'urèthre où ils cohabitent avec le gonocoque.

(H. H.)

L'hypothèse d'une infection directe des articulations par le gonocoque de Neisser, autrement dit l'hypothèse d'une véritable métastase bien caractérisée, n'est guère soutenable devant les faits négatifs nombreux — absence de gonocoques dans l'exsudat articulaire — rapportés par des observateurs consciencieux et dignes de foi. Personnellement, nous avons cherché très soigneusement le gonocoque dans l'exsudat articulaire d'une douzaine de cas et, abstraction faite d'un cas douteux, nous n'avons pu constater que la pauvreté de cet exsudat en gonocoques et la présence de microcoques pyogènes ordinaires. Nous serions donc tenté d'adopter la théorie de l'infection mixte, si cette théorie, comme le fait aussi remarquer Finger, n'enlevait au rhumatisme blennorrhagique son caractère de spécificité, car on ne comprend pas dans ces cas pourquoi les processus traumatiques, catarrhaux, infectieux, qui n'ont rien de commun avec la gonorrhée, ne pourraient pas, à leur tour, servir de porte d'entrée pour des arthrites semblables. Nous mettons donc cette affection, malgré le caractère local de la maladie primitive, en parallèle avec l'*arthrite scarlatineuse*, et admettons avec Loeb et Bumm que la porte d'entrée de l'infection se trouve dans les lésions de la muqueuse génito-urinaire produites par le processus gonorrhéique, principalement dans les érosions et les ulcérations de l'urèthre postérieur. Mais nous considérons comme *spécifique* le poison qui, fabriqué par les gonocoques, pénètre à l'état de *dissolution* dans le sang et va provoquer l'inflammation des membranes articulaires, peut-être avec la participation des micro-organismes pyogènes. Cette conception se rapproche de l'hypothèse sur les modifications particulières du poison scarlatineux pouvant provoquer l'inflammation des reins et même des articulations. Quant au mode de transformation du contage en un poison ayant des affinités spéciales pour les tissus des membranes synoviales, nous ne connaissons rien sur ce point.

Le rhumatisme blennorrhagique est une affection relativement rare ; elle atteindrait, d'après Grisolle, Fournier, Besnier et Jullien, 2 à 3 0/0 des blennorrhéiques. D'après notre expérience personnelle, le nombre d'arthrites d'origine gonorrhéique serait au moins de 10 0/0 de tous les cas de rhumatisme articulaire général, mais nous sommes convaincu qu'un grand nombre de cas d'arthrites gonorrhéiques passent pour des arthrites ordinaires, soit à cause de la latence de l'affection primitive, soit par la dissimulation des malades qui préfèrent, surtout les femmes, ne pas avouer la blennorrhagie. Il est très probable que la prédominance de l'affection dans le sexe masculin (Bornemann a noté sur 271 cas, à l'hôpital communal de Copenhague, 229 hommes et 42 femmes) n'est que relative et s'explique par la fréquence plus grande de la blennorrhagie uréthrale chez l'homme.

Très souvent l'affection débute *brusquement* avec fièvre, douleurs et gonflement articulaire, ordinairement en rapport avec la propagation du processus blennorrhagique à l'urèthre postérieur, 3 semaines après l'infection. Nous n'avons pas remarqué que les douleurs se distinguent par leur faible intensité. Le plus souvent c'est l'articulation *du genou* qui se trouve prise, dans un tiers des cas suivant Jullien, dans trois quarts suivant les autres auteurs. Viennent ensuite, par ordre de fréquence, les articulations du pied et de la main, celles du coude et de l'épaule, ensuite les doigts et les orteils. L'exsudat lui-même est en quantité variable, d'ordinaire légèrement trouble ou franchement purulent, comme l'ont déjà remarqué Loeb et Haslund.

On n'est nullement en droit d'assimiler complètement, avec Nolen, l'évolution clinique de cette affection et celle du rhumatisme ordinaire ; mais il est puéril d'insister sur les minuties du diagnostic différentiel, considérablement exagérées par Loeb et autres. Dans la grande majorité des cas, mais non dans tous, on trouve pourtant certains signes caractéristiques du rhumatisme blennorrhagique. Le processus spécifique a une tendance à atteindre *une seule* articulation, ou tout au plus quelques-unes : il se localise et ne *saute* pas d'une articulation à l'autre ; cette fixité se retrouve même dans les récidives très fréquentes.

Les complications du côté des yeux ont une marche relativement bénigne ; elles sont plus fréquentes dans le rhumatisme blennorrhagique que dans le rhumatisme ordinaire ; par contre les complications du côté du cœur, sont excessivement rares, notamment l'*endocardite blennorrhagique* (Marty, Derignac, Wille, Desnos, Pfuhl, Morel, Weichselbaum et autres), que nous n'avons vue que dans quelques cas tout à fait isolés, par conséquent bien plus rarement que dans le rhumatisme scarlatineux ; ce fait a également attiré l'attention de Gerhardt. Pourtant l'affection cardiaque peut s'observer sans l'arthrite (v. d. Velden) ; la péricardite compte parmi les plus grandes raretés.

La fièvre est, en général, moins élevée et dure moins longtemps, bien que, comme Frænkel et autres, nous ayons vu des cas dans lesquels la température était très élevée et la période fébrile d'une durée exceptionnelle.

Nous n'admettons pas qu'une longue durée — de 2 mois en moyenne pour Nolen, de 68 jours pour Bornemann — soit plus spéciale au rhumatisme blennorrhagique qu'à la polyarthrite ordinaire ; nous ne croyons pas non plus à l'évolution subaiguë ou chronique de la forme blennorrhagique, à ses complications fréquentes avec les inflammations des gaînes tendineuses et des bourses séreuses (auxquelles

Terrillon attache une très grande importance), à la résistance absolue de l'affection au traitement par le salicylate. En un mot, les deux processus présentent des différences cliniques certaines, mais à coup sûr il ne peut être question de différences fondamentales.

Nous avons déjà dit que les localisations sur le périoste (Nivet a observé des ostéites très nettes) et sur les voies nerveuses (sciatique gonorrhéique) sont rares. Ajoutons seulement que Hayem et Parmentier ont dernièrement parlé des *manifestations spinales* de l'infection gonorrhéique (douleurs lancinantes et en ceinture, sensations douloureuses aux apophyses épineuses, paresthésies, hyperesthésies, anesthésies, faiblesse musculaire, exagération des réflexes tendineux, tremblement, contractures musculaires). Peut-être s'agissait-il dans ces cas de neurasthénie blennorrhagique (irritation spinale) ou de complications (myélo-méningite, syphilis).

Marche. — La marche du rhumatisme blennorrhagique est chronique ou aiguë. Dans les cas favorables les malades présentent de la fièvre pendant 8 ou 15 jours, quand l'évolution de la maladie est fébrile, et tout se termine en un mois. Moins l'arthrite débute d'une façon aiguë et précoce, plus sa marche est traînante. Comme nous l'avons déjà dit, l'inflammation a tendance à se localiser et ne saute pas d'une articulation à l'autre. Il ne faut pas oublier, comme le dit Lesser avec beaucoup de raison, qu'un gonorrhéique peut parfaitement prendre un véritable rhumatisme poly-articulaire aigu ; on recherchera également, suivant le conseil de Schuster, si l'affection articulaire n'est pas due à une syphilis concomitante.

Pendant toute la durée de l'affection, l'écoulement uréthral diminue ou disparaît même complètement (Struppi). Cet auteur n'admet le rhumatisme comme complication de la blennorrhagie que lorsque le processus a dépassé le compresseur de l'urèthre. Ce fait n'est pourtant pas la règle, et les exceptions ne sont pas rares. Dans les cas où le rhumatisme blennorrhagique a guéri, la récidive est certaine dans le cas d'une nouvelle infection (Struppi).

Pronostic. — Le pronostic est ordinairement favorable ; mais l'articulation conserve en général une aptitude fonctionnelle amoindrie et la rechute peut survenir sans qu'il y ait nouvelle infection. La terminaison par hydarthrose, par ankylose est rare ; il en est de même de la suppuration de l'article (Haslund, Kœnig) avec ouverture, pyohémie et même la mort. Les complications d'endocardite sont toujours sérieuses. Dans un cas publié par Schedler, la mort par endocardite ulcéreuse est survenue à peu près un an après l'infection.

Traitement. — Le traitement est le même que celui de l'arthrite ordinaire. Nous ne croyons guère à une prophylaxie efficace, aux badigeonnages aseptiques comme le recommande Bornemann.

Nous avons déjà dit que le salicylate ne doit nullement être laissé de côté dans tous les cas. Frænkel insiste également sur l'utilité de ce médicament ; toutefois nous n'admettons pas, comme Gerhardt, que le médicament agit dans ces cas très rapidement, et trouvons que son action est notablement moins fidèle que dans la polyarthrite rhumatismale. L'antipyrine et l'acétanilide sont moins efficaces que l'acide salicylique. Le traitement des manifestations inflammatoires est du ressort de la chirurgie. Si la ponction exploratrice fait constater l'existence du pus dans l'articulation, nous n'hésitons pas à envoyer le malade dans les salles de chirurgie.

§ 4. — CONDYLOMES AGMINÉS. — PAPILLOMES.

Parmi les *causes* très diverses qui peuvent donner lieu au développement de condylomes agminés, la *blennorrhagie uréthrale* vient en premier lieu. Faire dépendre le développement de ces productions de l'irritation locale par les sécrétions décomposées contenant des produits séborrhéiques n'est certes pas exact, car l'expérience a démontré que les végétations peuvent ne pas se développer sur des malades malpropres, et que des blennorrhéiques d'une saleté repoussante sont fréquemment épargnés, de sorte qu'en fin de compte on est amené à admettre une prédisposition individuelle particulière.

En dehors de la blennorrhagie, on rencontre encore les condylomes agminés dans la *balanite*, les *chancres mou* et *induré*, les *papules syphilitiques humides*. Dans quelques cas nous avons vu la base des condylomes agminés être entièrement formée de condylomes plats. Enfin il existe des cas dans lesquels les causes restent, malgré toutes les investigations, absolument obscures. La grossesse donne ordinairement *un coup de fouet* au développement des condylomes.

La *transmissibilité* des condylomes agminés, soutenue encore par Cowper, a été plus tard vivement défendue par Kranz qui a pu, par la transplantation de condylomes fraîchement découpés sur les érosions du prépuce et des grandes et petites lèvres, provoquer sur ces parties le développement de tumeurs semblables. Toutefois, pour Bumm, la prédisposition individuelle combinée avec l'irritation chronique ou mécanique suffit à expliquer la production de ces végétations, et il n'a jamais pu obtenir de résultats positifs par l'inoculation du pus blennorrhagique ou de cultures pures de gonocoques ni par le contact. Unkowski prétend avoir découvert un micro-organisme particulier dans les condylomes agminés, et il croit avoir démontré sa spécificité par des inoculations positives ; ces faits ne nous paraissent pas soutenables.

Chez l'homme, les végétations sont composées de *papilles* proliférées avec légère participation des couches épidermiques ; elles siègent sur la couronne du gland et le prépuce où, par la compression, elles prennent la forme classique de *crêtes de coq* ; chez la femme, on les rencontre sur toutes les parties de la vulve et du vestibule ; dans quelques cas, elles forment des tumeurs volumineuses qui souvent donnent lieu à des phénomènes de dysurie lorsqu'elles siègent au niveau de l'orifice de l'urèthre. Chez l'homme comme chez la femme les végétations peuvent se rencontrer encore sur le périnée, les cuisses, la région anale. Lorsqu'elles occupent un terrain aussi étendu, leur nombre se compte par centaines et leur existence est trahie par l'odeur fétide qu'exhale le malade.

Dans les régions où les végétations peuvent se développer librement, elles prennent des formes très variées rappelant celles des fraises, des framboises, des choux-fleurs, d'où la confusion fréquente avec les épithéliomas ; en se réunissant, ces végétations rappellent par leur aspect le thym au moment de la floraison (*akrothymion* des anciens). A la suite du contact perpétuel avec des sécrétions liquides, les excroissances deviennent molles et rouges, granuleuses ; autrement elles restent sèches, blanchâtres, cornées.

Les troubles qu'elles provoquent dépendent du siège de ces végétations, Outre les difficultés de la miction et de la défécation, l'impossibilité du coït, etc., il survient quelquefois une inflammation douloureuse à la suite de laquelle les excroissances peuvent même être frappées de gangrène. Dans ces conditions on observe souvent une fétidité horrible.

Pronostic. — Au point de vue du pronostic, il faut savoir que les condylomes agminés possèdent un pouvoir de repullulation qui ne se rencontre dans aucun autre néoplasme. En réalité, on semble avoir à lutter contre une véritable hydre. Quelquefois nous avons été obligé de cautériser, couper et brûler pendant des mois, avant d'arriver à faire disparaître ces productions.

Traitement. — Le traitement des condylomes agminés est purement local. S'ils sont nombreux, peu étendus, à base *large*, on essaiera tout d'abord la poudre classique d'Hebra (poudre de sabine, alun pulvérisé ââ). En mettant tous les jours une couche épaisse de cette poudre sur les végétations, on arrive, dans la grande majorité des cas, à énucléer les condylomes rétractés de leur base infiltrée de pus ; quant aux petites ulcérations qui persistent après l'opération, elles se cicatrisent assez rapidement.

Dans d'autres cas on arrive à les détruire avec le perchlorure de fer (Lesser), le sulfate de fer desséché (A. Müller), l'acide arsénieux (Zeissl), le plomb caustique, préparé avec de l'oxyde de plomb et de la potasse (Gerhardt, Bockhart), l'acide chromique, etc. (1). Nous renonçons à l'énumération d'autres substances employées plus ou moins empiriquement. Aucune de ces substances ne met à l'abri des récidives ; certaines d'entre elles, les caustiques notamment, provoquent des œdèmes inflammatoires étendus et même la gangrène.

Les condylomes pédiculés, ou dont on peut saisir la base, seront enlevés avec les ciseaux de Cooper ; on badigeonne la

---

(1) Tous ces moyens sont, dès que les condylomes sont un peu nombreux, très inférieurs au simple grattage avec la curette qui permet de détacher le condylome en laissant la muqueuse saine alentour. (H.H.)

surface de section au perchlorure de fer. Quelquefois nous avons eu raison des végétations rebelles avec le thermocautère. Les végétations *monstrueuses, à base très large*, sont excisées avec le couteau et la plaie traitée d'après les règles de la chirurgie.

Dans un cas de condylomes énormes des grandes et petites lèvres, du périnée et de la région anale, qui résistait aux lavages, aux poudres et aux caustiques, et prenait toujours de nouveaux développements, nous avons été obligé d'extirper avec le couteau la plus grande partie de la tumeur ; sous l'influence du pansement à la naphtaline, les parties qui restaient ont disparu dans l'espace de quelques semaines sans laisser de traces ; l'intervention ne donne pas toujours, dans ce cas, des résultats aussi heureux.

Dans quelques cas, les *compresses froides* longtemps prolongées auraient mieux réussi que la cautérisation et l'excision (Zeissl, Peters).

§ 5. — CATARRHE NON VIRULENT DE L'URÈTHRE.

Pathogénie. — Les *causes* de cette affection sont très variables. Avant tout il faut citer les différents traumatismes de l'urèthre (cathétérisme, sondes, endoscope) ; viennent en second lieu les injections irritantes, les traumatismes par les concrétions et les corps étrangers, la propagation à l'urèthre d'une affection de la vessie ou de la prostate, les irritations de la muqueuse par des urines ammoniacales. Bien plus rarement on peut incriminer le coït avec une femme atteinte de pertes blanches ou se trouvant au moment de ses règles (uréthrorrhée de Diday et Robinson).

D'après les récentes communications de Bockhart, il existerait une uréthrite bénigne *pseudo-gonorrhéique*, pouvant toutefois se compliquer d'épididymite et qui serait consécutive à l'infection du vagin par certaines bactéries qui ont été cultivées et inoculées avec quelques résultats positifs, entre autres le petit staphylocoque et le streptocoque ovoïde. Nous avons vainement recherché ces écoulements uréthraux non gonorrhéiques dont Bockhart dit avoir observé 15 cas.

Nous ne pouvons admettre avec Ultzmann que l'onanisme puisse occasionner l'uréthrite chez l'homme (1). Toutefois, une uréthrite légère peut quelquefois venir compliquer la vulvo-vaginite catarrhale simple des enfants, et dans ces cas la masturbation joue peut-être un certain rôle (Parvin et autres).

Symptomatologie. — Elle est très simple : troubles légers rappelant un peu ceux de la chaude-pisse aiguë, écoulement muqueux (qui dans ces cas existe dans les urines sous forme de filaments) ou quelquefois franchement purulent. Dans un cas que nous avons vu il s'est développé, à la suite d'une injection « prophylactique » faite avec une solution forte de permanganate de potasse, une blennorrhée *profuse* qui a disparu le lendemain. Les malades de Bockhart ont mis tout au plus 12 jours pour guérir.

Le *diagnostic* s'appuie principalement sur l'anamnèse (que les malades cachent souvent) et sur la marche de l'affection. A part les cas à marche traînante par suite de l'action permanente des causes étiologiques, l'affection guérit spontanément dans l'espace de un à deux jours. Si, sous l'influence du traitement expectant, l'affection ne s'améliore, nous prenons sur

(1) Legrain a vu l'orchite compliquer l'uréthrite sans gonocoque dans une uréthrite à *micrococcus pyogenes aureus* survenue chez un rhumatisant se livrant fréquemment à la masturbation ; dans une autre, où existait un *microcoque orangé* de l'urèthre (*Ann. des mal. des org. gén. urin.*, oct. 1891, p. 706). (H. H.)

nous de considérer l'affection comme une blennorrhagie infectieuse et presque toujours c'est avec raison. Au besoin il faudra chercher les gonocoques.

Le *traitement* découle de ce que nous venons de dire. Les injections doivent certainement être laissées de côté.

§ 6. — URÉTRORRHÉE EX LIBIDINE.

Nous ne pouvons nous dispenser de consacrer quelques mots à cet état souvent méconnu qui à vrai dire n'appartient pas à la pathologie, mais est important à connaître au point de vue pratique, pour le diagnostic différentiel des écoulements de l'urèthre. Sous cette désignation, nous comprenons la sortie de l'urèthre, sous l'influence des excès de coït, d'un produit incolore, clair, filant, ressemblant à du *blanc d'œuf*. Il se manifeste souvent chez des gens tout à fait bien portants et vigoureux pendant les érections prolongées, chez les individus excitables à chaque pensée lubrique ; le liquide n'apparaît jamais quand le pénis est flasque, ni par poussées avec cessation de l'érection. Il ne sort jamais plus de quelques gouttes. Sous le microscope on trouve quelques cellules épithéliales et quelques cellules rondes, mais pas de spermatozoïdes. Dans les urines, l'écoulement se présente sous forme d'un produit transparent.

Nous avons démontré qu'il ne s'agit dans ces cas nullement d'une prostatorrhée (qui est admise même par Pitha, Zeissl, Ultzmann) et que ce produit de la lubricité *n'a rien à faire avec la glande prostatique* (comp. *Prostatite*) ; il est bien plus probable que le liquide, comme l'ont bien vu Guerlain, Robin, Curschmann, Klein, provient d'une sécrétion des glandes de Cowper avec participation certaine des glandes de Littre. Les corps de ces glandes sont notamment comprimées pendant l'érection, dans les portions situées entre les vaisseaux des corps caverneux.

Les *malades* qui présentent cette affection se croient spermatorrhéiques, gonorrhéiques, et sont traités comme tels par des médecins inexpérimentés ou complaisants, surtout quand l'anamnèse permet de découvrir une infection gonorrhéique antérieure. Nous ne nions pas que les gonorrhéiques ne présentent une certaine disposition à cette affection, et tenons à ajouter que, au cours de différentes inflammations de l'urèthre, on observe quelquefois des écoulements qui cliniquement sont très difficiles à distinguer de la *goutte lubrique*. Dans ces cas l'écoulement n'a rien à faire avec les érections et est plutôt provoqué par des états irritatifs de nature catarrhale. Cette affection n'est d'aucune importance tant qu'elle ne renferme pas d'éléments cellulaires en grand nombre, car dans ces cas on peut craindre sa transformation en véritable urétrorrhée avec formation des filaments blennorrhagiques. Le *traitement* consiste à assurer le malade que l'*affection* est un état anodin, mais tenace, d'un processus presque physiologique ; le diagnostic ne doit jamais être fait sans le microscope.

CHAPITRE III

Rétrécissements de l'urèthre.

Cette affection occupe, à bon droit, une place importante dans les traités de chirurgie générale. Nous croyons pourtant devoir en donner une description résumée, d'abord parce que les malades de cette catégorie s'adressent souvent aux médecins, ensuite parce que cette affection se rattache directement à la blennorrhagie dont elle est la conséquence et qu'elle complète au point de vue de l'évolution clinique.

Étiologie et pathogénie. — Le rétrécissement de l'urèthre peut être provoqué :

1° Par la *contraction* des muscles de l'urèthre (voyez le chapitre suivant).

2° Par le gonflement *inflammatoire* de la muqueuse. Les formes cliniques de cette catégorie les plus fréquentes sont produites par la gonorrhée, les traumatismes qui comprennent en même temps les opérations faites dans le voisinage de l'urèthre et suivies d'inflammation, les lésions produites par le cathétérisme brutal ou trop répété..

3° Par l'établissement de *modifications anatomiques durables dans la structure des tissus*. On les observe dans les cas de néoplasmes, polypes et cancers, à la suite des *proliférations du tissu conjonctif idioplastiques* (Dittel), de *rétrécissement calleux*, de l'*atrophie*, de la *rétraction cicatricielle* (rétrécissement atrophique), très souvent consécutivement à l'inflammation gonorrhéique (dans 90 0/0 des cas suivant la statistique récente de Weisse). Cette catégorie comprend le groupe important de rétrécissements *organiques, permanents*.

Nous avons déjà indiqué les rapports qui existent entre ce processus et l'uréthrite gonorrhéique chronique. Certains gonorrhéiques doivent leur rétrécissement moins aux conséquences directes de l'inflammation spécifique qu'à l'intervention thérapeutique brutale et inintelligente ; cependant il faut avouer qu'on a notablement exagéré l'influence de cette dernière sur la production des rétrécissements. Dans un cas publié par Picard, le rétrécissement survint par la faute du chirurgien qui trempa la sonde dans l'acide phénique pur au lieu de la graisser avec de l'huile. Les formes traumatiques ne sont pas fréquentes.

Les *rétrécissements mous*, bien étudiés par Auspitz, sont dus à la prolifération spongieuse de la muqueuse, ils se transforment quelquefois, par la formation successive de cicatrices, en rétrécissements calleux intermédiaires entre les rétrécissements de la 2e catégorie et ceux de la 3e.

Anatomie pathologique. — Le *rétrécissement organique* (il est rare de rencontrer deux ou trois points rétrécis) siège le plus souvent sur la partie antérieure de la portion bulbo-membraneuse ; viennent ensuite par ordre de fréquence les rétrécissements de la portion spongieuse située en arrière de la fosse naviculaire. Thompson a trouvé le rétrécissement au niveau de la portion pénienne dans 33 0/0 des cas, dans 67 0/0 des cas le rétrécissement occupait la partie antérieure de la portion membraneuse et le bulbe ; Weisse a trouvé que dans 90 0/0 des cas le rétrécissement siégeait sur la portion de l'urèthre située au-devant du ligament triangulaire. Il est très rare de trouver le rétrécissement au niveau de la portion prostatique (1).

On rencontre tous les degrés entre les formations diffuses, annulaires, nodulaires, cicatricielles, entre les productions

(1) Le rétrécissement blennorrhagique est, comme l'enseigne M. Guyon, dans l'immense majorité des cas, multiple. On trouve un premier point rétréci dans la fosse naviculaire, à sa partie profonde, un second point dans la portion pénienne, très près des bourses, un troisième point dans la portion bulbaire. Souvent on trouve des points intermédiaires fournissant la sensation caractéristique du *ressaut.* Ces points intermédiaires sont surtout habituels dans la région scrotale et dans la région périnéale de l'urèthre. Les régions membraneuse et prostatique ne sont jamais en cause dans les rétrécissements blennorrhagiques.

La région la plus atteinte et la plus rétrécie est la région bulbaire. C'est là que se trouve le rétrécissement le plus prononcé. Le rétrécissement pénien est plus serré que le naviculaire, le périnéal plus que le scrotal et le bulbaire plus encore que le périnéal.

Les rétrécissements traumatiques sont, au contraire, uniques et ont un siège en rapport avec celui de la rupture. (H. H.)

valvulaires, polypeuses, caronculeuses, etc. Nous ne pouvons donner ici la description détaillée de ces productions qu'on trouvera dans tous les traités de chirurgie et nous renvoyons pour la description détaillée, histologique et macroscopique, à la monographie excellente de Dittel et aux études anatomiques et endoscopiques de Neelsen et Oberlænder (1).

Symptomatologie et diagnostic. — L'affection a presque toujours présenté une marche insidieuse, et souvent les malades ne s'en aperçoivent que lorsque le rétrécissement est déjà très marqué, c'est-à-dire quelquefois une dizaine d'années après la première infection gonorrhéique. Le plus souvent les malades se plaignent de *difficultés* de *miction* et d'*éjaculation*.

Le jet d'urine est ordinairement très mince, court, en pomme d'arrosoir. Toutefois Dittel a démontré que le jet peut conserver son volume normal et le rétrécissement exister néanmoins d'une façon très nette. Nous ne pouvons faire mieux que de reproduire ici les signes diagnostiques importants mis

(1) Les recherches récentes, poursuivies dans le laboratoire du professeur Guyon par MM. Wassermann et Hallé, ont montré que dans les cas anciens de rétrécissements, la sclérose péri-uréthrale est le plus souvent annulaire et totale ; qu'elle est plus accusée tantôt au niveau de la paroi inférieure, tantôt au niveau de la supérieure : qu'elle peut aussi présenter son maximum d'épaisseur et d'envahissement dans les parties latérales du corps spongieux. Les lésions sont profondes, totales, atteignent le canal dans toutes les couches de sa paroi depuis son épithélium jusqu'à l'enveloppe fibreuse de sa gaîne érectile. L'urèthre, atteint de cette *uréthrite scléreuse totale*, même en dehors des points rétrécis, n'a plus son fonctionnement physiologique. Il a perdu cette élasticité qui joue un rôle important dans la miction : il ne présente plus son occlusion physiologique, car ses parois rigides ne peuvent se plisser, ni s'adosser. C'est une véritable cavité pathologique où les sécrétions muqueuses et l'urine peuvent stagner et s'altérer, ce qui facilite beaucoup les infections spontanées ou provoquées (*Ann. des mal. des org. gén.-urin*, 1891, pp. 143, 242 et 295). (H. H.)

en évidence par cet auteur pour ce qui a trait aux modifications du jet d'urine dans les cas de rétrécissement de l'urèthre.

Si le jet d'urine est assez volumineux, mais n'est pas parabolique et tombe verticalement, le rétrécissement est large et siège en arrière ; si l'écoulement d'urine se fait goutte à goutte, la stricture est étroite et siège en arrière ; si pendant la miction le malade éprouve une sensation de pesanteur au périnée ou s'il se fait un écoulement spontané d'urine goutte par goutte, il existe derrière le rétrécissement une dilatation qui forme pour ainsi dire un réservoir dans lequel l'urine reste stagnante.

Si le jet est mince et si l'urine sort rapidement en formant un jet court, la stricture est étroite, assez étendue et siège en avant ; si le jet sort rapidement et en pomme d'arrosoir, le rétrécissement est court et siège en avant (1).

Si le jet est divisé de façon qu'une partie d'urine s'écoule sous forme d'un arc court, tandis que l'autre tombe en même temps goutte à goutte, l'orifice n'est pas situé au centre du rétrécissement.

Pour vider leur vessie, les malades prennent les positions les plus bizarres, tirent sur le pénis, font appel au concours de la presse abdominale ; quelquefois il survient en même temps une défécation involontaire. L'hypertrophie compensatrice du muscle de la vessie est impuissante à empêcher la stagnation de l'urine résiduale. Plus il reste d'urine dans la vessie, plus le besoin d'uriner est fréquent et douloureux, et très souvent les douleurs sont encore exagérées par la cystite, conséquence commune du cathétérisme.

Très fréquemment l'urine s'accumule dans l'urèthre der-

(1) Toutes ces modifications dans la forme du jet ne nous paraissent pas avoir la valeur que leur donne Fürbringer. (H. H.)

rière le rétrécissement — et la dilatation de cette portion du canal a souvent pour résultat la paralysie du sphincter — l'urine s'écoule alors *goutte par goutte après* chaque miction. Les incontinences d'urine de cette nature disparaissent en général après le premier cathétérisme fait pour dilater le rétrécissement.

Ordinairement l'urine, qui est tantôt claire, tantôt trouble, contient des *filaments uréthraux*, produit de l'inflammation de la muqueuse uréthrale, principalement de la portion située en arrière du rétrécissement. Les recrudescences de cette inflammation peuvent dans certains cas donner lieu aux phénomènes de la blennorrhée aiguë de l'urèthre.

Un phénomène très grave et souvent imprévu est la *rétention* brusque et complète d'urine. Cette dernière dépend parfois moins du degré de rétrécissement c'est-à-dire du degré de perméabilité de la stricture que d'un spasme réflexe du sphincter, fait prouvé, comme le dit très bien Delefosse, par l'absence d'urine dans les portions situées en arrière du rétrécissement. Otis a démontré que les obstacles mécaniques, même peu prononcés, à l'écoulement de l'urine, peuvent donner lieu à la rétention d'urine par atonie du fond de la vessie (1).

La stagnation d'urine dans la portion postérieure de l'urèthre produit, à côté de la dilatation de cette partie, celle des conduits excréteurs de la prostate, des canaux éjaculateurs et des divers sinus dans lesquels la sonde s'engage très facilement. La stagnation d'urine favorise encore la propagation de l'inflammation à la vessie, aux canaux excréteurs que nous venons d'énumérer, à la prostate et aux testicules, et

(1) Pour notre maître, M. Guyon, ces rétentions complètes et passagères des rétrécis sont dues à des poussées congestives au niveau de la partie coarctée. (H. H.)

provoque la décomposition ammoniacale des urines. Dans ces conditions il n'est pas rare de voir apparaître les phénomènes caractéristiques de la cystite, de la pyélo-cystite, de la prostatite, etc. Dans les cas très prononcés la dilatation de la portion de l'urèthre située derrière le rétrécissement peut se présenter sous forme de tumeur fluctuante au niveau du périnée, *abcès urineux* des anciens.

Dans certains cas il survient une *inflammation* du tissu calleux du rétrécissement avec tendance très manifeste à envahir les parties voisines. La fièvre s'allume et les douleurs, dans ces cas, deviennent intolérables. Si un abcès péri-uréthral se forme, sa perforation est ordinairement suivie de la formation de fistules uréthrales.

Pour les mêmes raisons l'*éjaculation* est incomplète et peut s'accompagner de douleurs telles que les malades préfèrent s'abstenir du coït. Ces douleurs, que les malades comparent à la sensation que donnerait un fil de fer rouge passé tout le long de l'urèthre, tiennent moins à l'accumulation de sperme, qui très souvent retombe dans la vessie, qu'à l'inflammation et à l'hyperesthésie de la muqueuse uréthrale et des portions atteintes de rétrécissement. Suivant Dittel la douleur qui accompagne le spasme voluptueux serait souvent le premier symptôme du rétrécissement en train de se former.

Les efforts que fait la vessie pour vaincre l'obstacle mécanique à l'expulsion d'urine, la propagation de la stase urinaire de l'urèthre à la vessie, expliquent suffisamment le mécanisme de l'*hypertrophie vésicale* excentrique et concentrique, et celui de la *formation de diverticules*, phénomènes qui se développent quand le rétrécissement a duré un certain temps.

La *dilatation simple de la vessie* avec atonie de la couche musculaire s'observe plus rarement ; elle est bien plus dangereuse que l'hypertrophie. S'il existe en même temps une faiblesse des sphincters, on observe souvent l'*ischurie paradoxale*. La *rupture* de la vessie avec péritonite mortelle ou infiltration d'urine ne s'observe guère que lorsqu'il existe d'autres complications graves (cystite interstitielle, formation d'eschares, tuberculose vésicale, etc.).

Nous avons déjà parlé des dangers de propagation de l'inflammation aux *bassinets* et aux *reins* (voyez *pyélite* et *pyélo-néphrite*). Dans des cas qui ne sont pas très rares, une blennorrhagie *anodine* peut aboutir en fin de compte à une néphrite suppurée avec complications mortelles de pyémie et d'urémie.

D'un autre côté la vie du malade se trouve quelquefois littéralement empoisonnée par l'hypochondrie et une mélancolie des plus profonde. Le rétrécissement de l'urèthre et ses conséquences n'est pas une des causes les plus rares du suicide.

Si aucun de ces symptômes en particulier n'a de valeur pathognomonique, leur réunion chez le même individu assure le *diagnostic* de rétrécissement organique de l'urèthre. Le cathétérisme explorateur doit toujours être pratiqué afin de ne pas laisser échapper les rétrécissements latents.

Dans quelques cas, les parties rétrécies peuvent être senties *à travers les téguments* soit sous forme de nodosités indurées (rétrécissement calleux), soit comme amincissement de l'urèthre (rétrécissement atrophique).

Le cathétérisme explorateur doit être pratiqué de préférence à l'aide de sondes dures, métalliques ou boutonnées. Nous conseillons aux débutants de se servir pour cet examen d'une sonde assez forte de Nélaton; si elle passe facilement, on peut laisser le malade tranquille. Il faut toujours commencer par une sonde ayant le diamètre de l'urèthre normal, le n° 9 (5, 5 mm.) de la filière anglaise ou le n° 17 (5, 7 mm.) de la filière française, et ne descendre que numéro par numéro (1). Les médecins inexpérimentés se laissent souvent tromper et ils diagnostiquent un rétrécissement lorsque la sonde s'engage simplement dans un pli de la muqueuse ou dans un canal glandulaire dilaté. La confusion avec le rétrécissement spasmodique est encore plus fréquente. Avec un peu d'expérience on arrive en retirant la sonde à se rendre compte du degré de rétrécissement, de sa longueur et de sa situation. Il faudra toujours penser à la possibilité de rétrécissements multiples. Pour avoir plus de détails on peut se servir des sondes en cire à modeler (Ducamp) que l'on retire avec l'empreinte du rétrécissement, ou on emploie l'endoscope. Les rétrécissements qui ne laissent pas passer les sondes filiformes et se compliquent de rétention d'urine, sont désignés sous le nom d'infranchissables.

Il ne faut pas perdre de vue que si l'on constate l'existence d'un rétrécissement, ce dernier peut être dû à un néoplasme. Plusieurs fois nous avons vu des malades qui passaient pour avoir un rétrécissement de l'urèthre et qui en réalité étaient atteints de cancer de la prostate. Paul a vu, dans un cas de rétrécissement blennorrhagique, un carcinome se développer dans les parois d'un abcès du périnée (2).

Pronostic. — Il doit toujours être *réservé*. Il est d'autant plus favorable que le diagnostic est fait de meilleure heure et suivi d'un traitement rationnel. Les guérisons spontanées sont

(1) Il faut se servir de l'explorateur à boule, il permet d'accrocher au retour les rétrécissements et d'affirmer le diagnostic. Un arrêt éprouvé à l'aller, au voisinage de la région membraneuse, ne permet pas de dire qu'il existe un rétrécissement, l'instrument pouvant être arrêté par un spasme passager. Aussi notre maître M. Guyon dit-il qu'il faut diagnostiquer les rétrécissements au retour. (H. H.)

(2) Le même fait a été observé par Guiard au niveau d'une fistule périnéale chez un malade du service du professeur Guyon. (H. H).

d'une rareté excessive ; on ne devra jamais y compter. Dans la grande majorité des cas le rétrécissement s'aggrave de plus en plus lorsqu'il est abandonné à lui-même.

Le rétrécissement une fois dilaté, le malade est obligé, pendant toute sa vie, de veiller sur son urèthre et de temps en temps il devra contrôler son état par la sonde. Les rétrécissements calleux très prononcés résistent opiniâtrement au traitement et doivent être considérés comme une affection très sérieuse et très grave. Nous avons déjà indiqué les dangers qui menacent à chaque instant le rétréci. Les fausses-routes constituent encore une complication des plus pénible.

D'un autre côté les rétrécissements récents, à la période de gonflement, peuvent être rapidement guéris et pour un temps assez long, et sans complications.

Traitement. — Les rétrécissements *inflammatoires* et mous nécessitent avant tout le repos, l'abstention des excès de toute nature, les applications locales de froid (bains de siège) ; pour obtenir la guérison des érosions qui peuvent se produire, on se contentera d'introduire de grosses sondes lisses enduites de pommade astringente ou même des suppositoires qu'on poussera avec le porte-remède ; pour le reste on fera suivre un traitement local qui sera dirigé contre l'uréthrite.

Le traitement des rétrécissements organiques est très variable. *Plus le rétrécissement est serré et ancien, plus l'intervention doit être énergique* (Güterbock).

La méthode la plus simple et la moins dangereuse consiste, quand il n'y a pas de contre-indications particulières, dans la *dilatation progressive* du rétrécissement avec des sondes métalliques ou en gomme, mais suffisamment dures, à bout légèrement conique, presque cylindrique, comme Guyon l'exige avec raison. Nous partageons également son avis de ne recourir aux sondes métalliques que lorsque les sondes en gomme ne fournissent plus rien ou qu'il s'agit de terminer la cure pour assurer définitivement les résultats acquis. L'opinion de Dittel, à savoir que les sondes en gomme se frayent plutôt un chemin d'elles-mêmes qu'elles ne sont conduites par la main, est juste pour certains cas. Avec Lesser nous tenons à mettre en garde contre le cathétérisme explorateur avec des sondes métalliques fixes, principalement des sondes en étain avec lesquelles on produit facilement des fausses-routes et, comme Casper, nous déconseillons les sondes françaises, à bout conique. Weisse recommande avec raison les sondes courtes, qui ne peuvent pénétrer dans la vessie.

L'antisepsie pendant le cathétérisme est de rigueur même quand les urines ne présentent pas de phénomènes de décomposition. On commence toujours avec des sondes qui correspondent exactement à la lumière de la portion rétrécie, et on n'arrive que très lentement et avec beaucoup de prudence aux numéros plus élevés. La patience et la douceur, comme le dit Dittel, triomphent des difficultés qui ont résisté à la violence et la hâte. Nous laissons les bougies tous les jours en place pendant 1/4 d'heure à 1 heure, et montons tous les 2 à 4 jours d'un numéro, de sorte qu'au bout de 3 à 6 semaines nous arrivons à rendre à la partie rétrécie son diamètre normal et à le porter au bout d'autres 8 à 15 jours, à 7 millimètres (n° 12 do la filière anglaise, n° 21 Charrière). A partir de ce moment on continue à introduire la dernière sonde, mais de moins en moins souvent.

Cette méthode nous a toujours donné des résultats très satisfaisants, mais nous avouons, néanmoins, que les mêmes résultats peuvent être obtenus aussi par d'autres méthodes. Les complications de stricture spasmodique sont fréquentes, surtout quand on change le numéro de la sonde et il faut beaucoup de temps et de patience pour en triompher, si on ne veut pas s'exposer à provoquer des complications autrement graves. L'apparition d'une uréthrorrhée n'a pas de signification particulière ; même la présence d'un léger mouvement fébrile chez des malades impressionnables ne doit pas nécessairement faire interrompre la cure. La cocaïnisation de l'urèthre rend souvent de très grands services. Mais il faut toujours employer ce médicament avec prudence.

Les résultats sont bien plus rapides avec la *dilatation continue* (Thompson) pendant laquelle la sonde reste toute la journée dans l'urèthre et le calibre de la sonde est augmenté de plusieurs numéros ; mais cette méthode donne quelquefois lieu à des complications graves telles que la fièvre uréthrale qui évolue comme une véritable fièvre intermittente.

Si à la suite de l'étroitesse excessive de la stricture et de sa situation excentrique, on ne parvient pas à la franchir, on peut avoir recours à la méthode indiquée par Béniqué et Zeissl aîné, qui consiste à introduire à la fois plusieurs sondes filiformes dont une au moins s'engage dans la lumière du rétrécissement et parvient à la franchir.

A ces sondes conductrices on peut en visser d'autres d'un calibre plus fort (sondes coniques, métalliques, etc.) ou bien dès le début on emploie des sondes dont l'extrémité filiforme se recourbe dans la vessie, tandis que la portion poussée à travers le rétrécissement devient de plus en plus volumineuse (Hunter, Maisonneuve, Le Fort, Posner et autres).

La proposition faite récemment par Güterbock de remplacer les sondes à demeure ordinaires, par des sondes creuses à travers la lumière desquelles l'urine s'écoulerait goutte à goutte, mérite d'être prise en considération dans les cas de rétrécissement intense chez les individus présentant une sensibilité particulière de l'urèthre.

Les insuccès ou l'impossibilité d'instituer la cure méthodique doivent faire recourir à une autre méthode qui est déjà du domaine de la médecine opératoire. Nous nous contenterons seulement de dire que la *divulsion*, il n'y a pas encore bien longtemps fort en honneur à l'étranger, de même que le *cathétérisme forcé* sont actuellement condamnés par les meilleurs chirurgiens et les plus consciencieux (Stokes, Watson, Antal, Posner et autres) comme une méthode grossière et dangereuse. La *dilatation immédiate progressive* de Lefort (introduction de sondes coniques métalliques de façon à rendre à l'urèthre son volume normal en *une seule* séance) rappelle trop, comme le dit Güterbock, le cathétérisme forcé, et a été combattue par Delefosse. Par contre l'uréthrotomie interne que Guyon et Thompson ont pratiquée plus de 1000 fois et qui relativement est peu dangereuse (mortalité de 1 à 2 0/0) donne quelquefois de très bons résultats (1). Elle est indiquée lorsque le rétrécissement présente une tendance manifeste aux récidives ou qu'il est de nature rétractile et siège au niveau du méat ; dans les cas de rétrécissement infranchissable le malade présente une sensibilité excessive pour le cathétérisme. Nous avons vu certains neurasthéniques pousser des hurlements aux premières tentatives de cathétérisme, être pris de frisson et tomber en syncope.

Thompson insiste avec raison sur ce fait qu'il ne faut pas trop attendre de l'opération, qui, dans les cas de complication avec une affection rénale, n'est plus capable de sauver la vie du malade.

(1) Il y a dans les chiffres indiqués par Fürbringer une erreur. Le professeur Guyon avait déjà personnellement pratiqué en 1886 plus de 1000 uréthrotomies avec 6 décès imputables à l'opération (*Bull. et mém. de la Soc. de chir.*, 1886, p. 542). (H. H.)

D'autres auteurs préfèrent l'*uréthrotomie externe* (Antal, Watson, Braun, Güterbock et Bangs) et l'emploient dans un grand nombre de cas. Le premier de ces auteurs emploie l'uréthrotomie interne dans les rétrécissements valvulaires, annulaires et atrophiques, et l'uréthrotomie externe dans les formes calleuses, compliquées d'infiltration et de fistules, ou quand les interventions intra-uréthrales ne sont pas supportées d'une façon générale.

Nous ne pensons pas que le *massage* ou l'*électrolyse* puissent fournir des résultats aussi nets que les méthodes précédentes; mais on peut admettre qu'ils peuvent augmenter l'efficacité de l'intervention classique. L'électrolyse, qui paraissait ces temps derniers rentrer en faveur près des médecins américains, a été condamnée par Allen, Brown, Keyes comme incertaine et même dangereuse (Aley a observé un cas de mort). Rien ne la distingue du reste de l'ancien traitement par les caustiques, sur lequel elle n'a aucun avantage (1).

---

(1) Le traitement des rétrécissements consiste essentiellement dans la *dilatation progressive faite avec des bougies*. Celle-ci suffit dans l'immense majorité des cas. Simple, n'arrêtant pas les occupations des malades, ne déterminant aucun accident, si elle est méthodique et antiseptique, elle suffit à guérir le plus grand nombre des malades. Elle doit toutefois être rejetée lors de complications (cystite, accès urineux, rétention incomplète d'urine, etc.) car elle est alors dangereuse. Il faut, comme le préconise le professeur Guyon, lui substituer alors une méthode opératoire permettant le rétablissement rapide, immédiat de la perméabilité du canal, ce que l'on obtient par l'*uréthrotomie interne*. L'*uréthrotomie externe*, seule ou combinée à l'interne, convient aux cas qui s'accompagnent d'abcès urineux, de fistules périnéales. Quant à la *résection de l'urèthre*, elle doit être réservée aux lésions limitées et rebelles aux autres traitements, deux conditions le plus souvent réunies, car elles s'observent surtout à la suite des ruptures traumatiques du canal. (H. H.)

Appendice sur quelques complications des rétrécissements.

Nous croyons devoir compléter l'étude qu'a faite Fürbringer des rétrécissements, en y ajoutant quelques mots sur les complications de ces rétrécissements les plus importantes pour le chirurgien (abcès urineux, infiltration d'urine, fistule urinaire).

§ 1. — ABCÈS URINEUX.

Les abcès urineux, qui compliquent les rétrécissements, peuvent se présenter sous deux formes, aiguë ou chronique.

Dans sa *forme aiguë*, l'abcès évolue en quelques jours, formant une tumeur périnéale arrondie, dure, dans laquelle la racine de la verge semble s'enchâsser. La peau ne présente ordinairement pas d'altération, la fièvre est peu intense, le malade n'accuse qu'une sorte de tension au périnée.

Abandonnés à eux-mêmes, ces abcès s'ouvrent quelquefois dans l'urèthre, laissant après eux un noyau induré ; plus souvent ils arrivent à la peau, qu'ils perforent en plusieurs points, créant ainsi des fistules urinaires multiples.

Les *abcès chroniques* forment des tumeurs dures adhérentes à l'urèthre, si indolentes que souvent le malade en ignore l'existence. Ils peuvent rester longtemps dans le même état, se résoudre ou s'ouvrir, aboutissant à la formation d'une fistule.

Dans les abcès chroniques, on peut temporiser quelque peu ; mais pour peu que les lésions marchent, il faut inciser l'abcès, attendant pour sectionner le point rétréci que la plaie périnéale soit en plein bourgeonnement. C'est, dit le professeur Guyon, le meilleur moyen d'éviter les accidents fébriles dus à l'absorption de micro-organismes, qui est fréquente, au contraire, si l'on incise l'urèthre en plein foyer infecté. Quelques chirurgiens veulent toutefois que l'on opère en un temps. Cette conduite n'est acceptable que si, par une intervention large, une résection partielle de l'abcès, suivie de la désinfection du reste de la cavité, on a assuré l'asepsie des parties.

§ 2. — INFILTRATIONS D'URINE.

L'infiltration d'urine est préparée par les lésions de l'urèthre en arrière du rétrécissement, lésions qui aboutissent à la friabilité de sa paroi, friabilité d'autant plus dangereuse que pendant le même temps la musculature vésicale s'est hypertrophiée d'une manière manifeste et que l'urine est chassée avec plus de violence.

L'étroitesse du rétrécissement est relativement ici peu importante et l'on peut voir les accidents d'infiltration les plus graves résulter de rétrécissements très peu marqués du canal. Quel que soit le siège du point rétréci, l'infiltration débute le plus souvent par la région périnéale. L'urine se creuse une loge sur les parties latérales de l'urèthre et, remontant sous le ligament suspenseur, apparaît superficiellement au niveau du pubis pour de là s'infiltrer, en général d'une manière symétrique, dans le tissu cellulaire sous-cutané. Ce qui fait la gravité de l'infiltration, c'est qu'il s'agit non pas seulement d'une urine modifiée dans sa composition chimique, comme l'avait indiqué Muron, mais d'une urine septique, infectée. Les accidents sont d'autant plus graves que, dans l'infiltration, il s'agit non de la filtration de quelques gouttes d'urine, mais de la projection violente dans le tissu cellulaire d'une grande quantité de liquide.

C'est assez souvent au milieu d'efforts que l'infiltration débute par une sensation de déchirement suivie de soulagement et de bien-être. Mais bientôt apparaît un frisson, suivi d'un autre et de l'établissement d'une fièvre vive. Bien que l'examen direct ne fasse constater au niveau du périnée qu'une tuméfaction aplatie, souvent peu appréciable, alors que les bourses énormes, que la paroi abdominale tuméfiée, rouge, recouverte de phlyctènes et d'eschares est le siège d'une infiltration manifeste, c'est au périnée qu'il faut d'abord aller, parce que c'est là qu'est le foyer primitif de l'infiltration. Il faut, comme l'enseigne le professeur Guyon, faire une incision médiane et couper tous les tissus qui séparent de la cavité de l'abcès, quelle que soit leur épaisseur. Cette incision est indispensable, c'est la seule *curatrice*. Pour permettre le dégorgement des parties, on lui adjoindra, dans toutes les parties infiltrées, des incisions *libératrices*, destinées à permettre le dégorgement des tissus. Afin d'éviter la production secondaire d'une fistule, il est bon de placer dans le foyer périnéal un drain qui remonte sur la partie latérale de l'urèthre et que l'on maintient, comme le dit M. Guyon, fixé au plafond de l'abcès par un fil ressortant au niveau du pubis jusqu'à ce que toute la cavité soit comblée.

Ce n'est que beaucoup plus tard, lorsque les accidents inflammatoires seront tombés, que, par l'uréthrotomie interne, on agira sur le rétrécissement du canal.

§ 3. — FISTULES URINAIRES.

Les fistules urinaires résultent le plus souvent de la présence d'un rétrécissement, mais peuvent exceptionnellement être la conséquence de l'engagement d'un calcul dans l'urèthre.

Les *orifices cutanés*, au fond d'une dépression ou en cul de poule, sont le plus souvent multiples, siégeant, par ordre de fréquence, à la région périnéale, à la racine des bourses, à la marge de l'anus, etc.

Les *trajets* traversent le périnée en tous sens, tout en franchissant rarement la ligne médiane pour aller d'un côté à l'autre. Ils s'ouvrent, d'une part à la peau, d'autre part dans le trajet primitif. Celui-ci arrive toujours, comme l'a montré M. Guyon, à un *foyer intermédiaire* situé sur une des faces latérales de l'urèthre.

Ce siège latéral de l'*orifice uréthral* s'explique par ce fait que les parois, inférieure et supérieure, plus soutenues (muscles bulbo-caverneux, corps caverneux), se laissent moins facilement rompre que la face latérale qui n'est doublée que par du tissu conjonctif (Voillemier, Terrillon).

Ces trajets fistuleux peuvent s'accompagner de la production dans le périnée de masses cicatricielles énormes qui, comprimant l'urèthre, en diminuent encore le calibre. A la longue, ils finissent par s'épidermiser et par se recouvrir, comme l'a montré E. Monod (1), d'une couche épithéliale.

Le *traitement* est évidemment des plus variables suivant les cas: certaines fistules uniques, dans un périnée presque normal, peuvent se fermer spontanément dès que le calibre du canal est rétabli, surtout si comme le conseille M. Guyon, on comprime le périnée au moment de la miction. Lorsqu'il existe une tuméfaction dure au niveau de la ou des fistules, le rétablissement de la perméabilité du canal devient insuffisant. Il faut, après uréthrotomie interne, placer le malade dans la position de la taille, faire une incision périnéale médiane et aller au clapier juxta-uréthral. Toute intervention qui n'aboutira pas à la désinfection et au drainage de ce clapier sera frappée de stérilité. Il faut gratter, cautériser sa cavité, débrider sur la sonde cannelée tous les trajets secondaires, poursuivant les moindres diverticules, excisant les masses indurées et même, dans certains cas, dégageant le canal de la gangue

(1) Monod (E.). *Etude clinique sur les indications de l'uréthrotomie externe*, th. de Paris, 1880.

cicatricielle qui l'enserre, faisant ce que M. Guyon appelle la libération externe de l'urèthre. Chez quelques malades même, on se trouvera amené à faire la résection partielle du canal suivie de la suture à étages du périnée.

CHAPITRE IV

Spasme de l'urèthre.

Les observations de Esmarch, H. Zeissl, Delefosse, Weil, Keyes et autres ont démontré que le spasme de l'urèthre était une affection bien plus fréquente qu'on ne le supposait et, peut-être, la cause la plus fréquente de la rétention d'urine. Nous croyons donc nécessaire d'étudier de plus près cet état qui très souvent n'est qu'un symptôme isolé, et notre étude est justifiée encore par ce fait que la confusion avec les rétrécissements organiques de l'urèthre et d'autres affections des voies urinaires ne sont pas rares et ont souvent provoqué des méprises déplorables (opération de la pierre).

Esmarch a attiré l'attention sur un fait, fort important pour cette affection, à savoir que le *muscle de Guthrie* situé dans la portion membraneuse (appelée encore portion musculeuse à cause de sa richesse en fibres musculaires striées), et le muscle *constricteur de l'isthme de l'urèthre* (Müller) ferment l'urèthre à la façon d'un robinet adapté à un tube de caoutchouc ; et que le muscle de Guthrie peut entrer en contraction aussi bien sous l'impulsion de la volonté que par voie réflexe.

Pathogénie. — Les causes du spasme de l'urèthre ne sont pas sans analogie avec celles qui régissent le spasme du sphincter *interne* de la vessie. Très souvent il survient à titre réflexe à la suite de l'irritation intense des nerfs des parties voisines (coït, opération dans le voisinage de l'urèthre, irritation de la muqueuse intestinale), plus souvent encore, consécutivement aux lésions locales de l'urèthre par les injections, le cathétérisme, les inflammations (notamment la chaude-pisse), les ulcérations. Les émotions psychiques, la peur, l'hystérie, la faiblesse irritative jouent également un grand rôle.

Nous pouvons confirmer l'opinion de Keyes qui considère le spasme de l'urèthre comme un symptôme de la neurasthénie sexuelle due à la masturbation ou aux excès vénériens (1). Bien plus rarement on rencontre une affection organique du système nerveux central et, dans ce cas, il s'agit ordinairement d'une myélite transverse au début.

Nous ne saurions trop insister sur la fréquence des combinaisons du spasme avec les rétrécissements inflammatoires et organiques de l'urèthre.

Symptomatologie. — Les symptômes consistent d'abord en une modification du jet d'urine, comme dans les rétrécissements organiques. Ordinairement il existe de la douleur au commencement et à la fin de la miction, douleur qui s'accompagne des irradiations que nous avons déjà eu l'occasion d'étudier. La rétention complète d'urine est rare et ordinairement provoquée par des causes particulières (refroidissement, fautes diététiques). Les urines sont normales ou présentent les caractères des urines spasmodiques ; s'il existe en même temps un catarrhe des voies urinaires, on peut trouver de la pyurie etc. On voit donc que la ressemblance avec le spasme de la vessie se fait également voir dans la symptomatologie.

(1) Il est toutefois certain que le spasme de l'urèthre est fréquent chez les neurasthéniques (Voir notre mémoire, *Des névralgies médicales*, G. Steinheil, Paris, 1889). (H. H.)

Dans les cas de rétrécissements spasmodiques, qui du restent peuvent ne pas rester limités à la portion membraneuse, on rencontre en introduisant la sonde une certaine résistance « comme si la sonde n'était pas bien huilée ou comme si on la poussait à travers un tube en caoutchouc trop étroit » (Esmarch).

Chez les individus atteints d'affection spinale nous avons vu les sondes de Nélaton les plus minces être arrêtées dans les premières portions de l'urèthre avec une telle force que l'urèthre se serait plutôt déchiré que de laisser passer la sonde. L'intensité du spasme varie beaucoup chez le même individu. *La résistance disparaît pendant la narcose chloroformique.*

Traitement. — Le traitement sera avant tout, comme dans le spasme de la vessie, dirigé contre les causes de l'affection. Dans les deux cas on peut essayer les anti-spasmodiques, les narcotiques et les applications locales de chaleur. Les mêmes moyens peuvent être employés lorsque le spasme arrête la sonde au milieu du cathétérisme. Très souvent il suffit dans ces cas d'attendre 5 à 10 minutes pour voir le spasme cesser. Quelquefois on obtient de bons résultats avec le froid.

Bardeleben, Esmarch, Zeissl recommandent dans les cas de spasme tenace, l'introduction de sondes en étain destinées à émousser en quelque sorte l'irritabilité de la muqueuse. Davenport prétend même avoir guéri de cette façon en une seule séance un homme tourmenté depuis 10 ans par son *uréthrisme*. Personnellement nous avons aussi obtenu par ce procédé quelques bons résultats dans quelques cas, mais dans d'autres, le résultat fut nul ou plutôt il se produit une complication d'uréthrite.

Une rétention aiguë d'urine qui ne cède pas aux moyens usités devra être combattue par le cathétérisme, et il ne faudra pas trop attendre, de crainte de voir survenir l'atonie de la vessie (Weil).

Dans les cas particulièrement graves, il pourra être question de la dilatation forcée de l'urèthre et de l'uréthrotomie.

CHAPITRE V

Inflammation des glandes de Cowper.

Les causes *étiologiques* de cette affection relativement rare et ordinairement *unilatérale*, sont l'irritation et l'inflammation de l'urèthre, plus particulièrement, la *blennorrhagie uréthrale*, mais non pas les excès de coït comme le suppose Gübler. Quelquefois on la rencontre comme une complication métastatique, consécutivement à la fièvre typhoïde, l'endocardite, la pneumonie (Englisch). Dans les cas de gonorrhée, elle apparaît ordinairement 3 ou 4 semaines (Englisch) après l'infection; mais d'un autre côté on peut l'observer aussi bien presque immédiatement après l'établissement de l'inflammation spécifique, qu'au bout d'un an.

L'inflammation *aiguë* (folliculaire et interstitielle) aboutit ordinairement à la formation d'un *abcès*. Cet abcès, qui est unilatéral, très douloureux et séparé de la prostate par un sillon, se présente sous forme d'une tumeur occupant le périnée ou l'aponévrose moyenne et rendant difficile la miction, la défécation et la station assise. L'inflammation se propage quelquefois au tissu conjonctif péri-glandulaire. Malgré les affirmations de Mauriac, l'ouverture de l'abcès dans le périnée, l'urèthre et le rectum avec formation de fistules difficiles à guérir et infiltration grave d'urine, ont été observées d'une façon très certaine (Englisch). On ne pourrait donc trop insister sur la nécessité d'ouvrir ces abcès de bonne heure. L'existence de fistules tenaces peut quelquefois nécessiter l'extirpation totale de la glande pour obtenir une guérison radicale (Englisch).

L'inflammation *chronique* se manifeste ordinairement par l'apparition de tumeurs dures, ayant les dimensions d'un haricot. Elles retentissent quelquefois sur l'état des parties avoisinantes de la muqueuse uréthrale, mais n'influent jamais sur les érections. Quelquefois nous les avons trouvées tout à fait par hasard, en examinant les malades pour une toute autre affection.

Englisch a attiré avec raison l'attention sur les rapports qui existent entre la cowpérite chronique et la péri-uréthrite tuberculeuse dans les cas de tuberculose acquise ou héréditaire.

CHAPITRE VI

Vices de conformation de l'urèthre.

Parmi les vices de conformation de l'urèthre il en est que l'on n'observe que d'une manière tout exceptionnelle ; tels les *abouchements anormaux du méat* sur la face dorsale ou sur les côtés du gland (Malgaigne, Guillon), les *abouchements anormaux des uretères dans l'urèthre*, qui s'accompagnent presque toujours d'une absence plus ou moins complète de la vessie. Les *canaux accessoires de l'urèthre* et les *urèthres doubles*, qui du reste ne sont presque toujours que des canaux accessoires (Lejars), s'expliquent facilement par un adossement incomplet des bourgeons caverneux ; ce sont des fistules congénitales (Verneuil).

Les *rétrécissements du méat* sont plus intéressants pour le chirurgien ; ils se présentent sous deux formes : *valvulaires*, constitués par l'hypertrophie d'un pli muqueux simple ou doublé d'un peu de tissu spongieux et *cylindriques*, occupant toute la partie du canal qui fait suite à la fosse naviculaire, coïncidant avec une forme conique du gland et un degré plus ou moins marqué de phimosis. Un degré de plus et l'on arrive à l'*occlusion de l'urèthre* qui a pour siège de prédilection le méat.

Les *poches urineuses*, rares, se développent aux dépens de la paroi inférieure du canal. On les traite par l'excision suivie de la suture séparée de la muqueuse et de la peau.

Laissant de côté toutes les lésions rares, il ne nous reste à décrire que deux gros vices de conformation réellement importants : l'*hypospadias* et l'*épispadias*.

§ 1. — HYPOSPADIAS.

L'hypospadias consiste dans la division ou l'absence de la paroi inférieure de l'urèthre ; le canal s'ouvre sur la face inférieure du pénis à une distance variable de l'extrémité du gland.

L'hypospadias résulte d'un arrêt de développement ; et, suivant l'époque de cet arrêt on se trouve en présence de l'hypospadias *périnéal* ou *périnéo-scrotal*, du *péno-scrotal*, du *pénien*, du *balanique*.

Au point de vue descriptif, on distingue dans les hypospadias deux grandes classes, suivant que la fente est limitée à une portion libre de la verge ou qu'elle atteint en même temps le scrotum ou le périnée.

1° Dans la première classe, l'hypospadias est distingué en balanique ou pénien, suivant son siège. L'*hypospadias balanique* s'ouvre à la face inférieure du gland qui est aplati, étalé ; l'orifice est arrondi ou transversal ; il n'y a pas de frein ; le prépuce épais, comme ramassé en arrière, peut manquer. L'*hypospadias pénien* s'ouvre en des points variables de la face inférieure de la verge, depuis la base du gland jusqu'à l'angle péno-scrotal ; l'orifice a la forme d'une fente antéro-postérieure.

Dans les deux cas, l'orifice, de dimensions variables, est limité par un rebord cutanéo-muqueux extrêmement mince. La portion de l'urèthre située en avant est le plus souvent réduite à une simple gouttière limitée par deux lèvres érectiles ; dans quelques cas, le canal est en partie conservé, le méat bien conformé se terminant en cul-de-sac ou, au contraire, se continuant avec un canal perméable, cas où la malformation se réduit à une simple fistule.

Il est fréquent d'observer une courbure de la verge à concavité inférieure ; cette courbure, surtout marquée pendant l'érection, tient à la présence d'une bride, à un développement incomplet des tissus fibreux de la partie inférieure des corps caverneux, etc. On a signalé aussi la torsion de la verge, l'absence d'un corps caverneux, l'existence d'une verge palmée, la cryptorchidie, etc.

2° Dans la deuxième classe (H. scrotal et périnéo-scrotal), il existe une fente antéro-postérieure du scrotum, si bien que l'aspect des parties rappelle assez bien celui d'un être du sexe féminin. Mais, dans les petites poches, situées sur les côtés de la fente, on retrouve le plus souvent les testicules ; il est vrai qu'ils peuvent être petits et mous, ou même manquer lorsqu'ils sont en ectopie. En relevant la verge, on voit la fente en infundibulum allongée verticalement, bordée par deux replis cutanéo-muqueux qui simulent les petites lèvres et se rapprochent en avant pour constituer soit une petite gouttière, soit une bride cutanéo-muqueuse. La verge est très raccourcie, surtout sur sa face inférieure ; de là une incurvation, une coudure inférieure, due en grande partie à la rétraction et au défaut de développement des corps caverneux.

Les troubles fonctionnels, déterminés par ces diverses malformations, se comprennent facilement. Nuls dans l'hypospadias balanique, peu marqués dans l'hypospadias pénien, ils atteignent un degré extrême dans l'hypospadias scrotal et dans le périnéo-scrotal. Dans ce dernier le jet d'urine se brise contre la face inférieure de la verge recourbée, le malade est obligé pour uriner de s'accroupir comme une femme. Dans l'érection, l'incurvation de la verge augmente, le gland s'enfonce dans la fente périnéale et toute copulation est impossible.

Le *traitement* repose sur les mêmes principes que celui de l'épispadias et sera étudié en même temps.

§ 2. — ÉPISPADIAS.

L'épispadias est, en quelque sorte, la déformation inverse de l'hypospadias. Il consiste en une fente plus ou moins étendue de la paroi supérieure du canal.

Plus rare que l'hypospadias, l'épispadias est assez difficile à expliquer. On a parlé d'un écartement des deux faisceaux vasculaires qui forment le gland (Dolbeau), du passage de l'urèthre entre des bourgeons génitaux externes non encore réunis (Trélat), etc. Toutes ces théories classiques ne satisfont nullement l'esprit. Si, au lieu de se limiter à la contemplation d'une variété d'épispadie, on envisage la série complète, continue, depuis l'épispadias balanique limité, jusqu'à la fente totale de l'urèthre avec exstrophie vésicale et écartement des pubis, on se dit qu'évidemment toutes ces malformations, si diverses dans leur aspect, doivent reconnaître une même cause pathogénique. Cela semble encore plus certain, lorsqu'on voit que dans l'épispadias vulgaire, il peut y avoir, comme l'a montré notre maître S. Duplay, écartement simultané de la symphyse. Il est probable que toutes ces malformations résultent d'un écartement des parties sous la dépendance de causes encore indéterminées. Passavant, disséquant des verges d'épispades, a constaté que les rapports des organes érectiles étaient changés, que la gouttière uréthrale supérieure, doublée de tissu spongieux, était en rapport *en bas* avec les deux corps caverneux séparés par une simple masse fibreuse, si bien que tout peut facilement s'expliquer de la manière suivante : Écartement des branches ischio-pubiennes et consécutivement des racines des corps caverneux ; ceux-ci exécutent une sorte de rotation en dehors et en bas, qui les porte au-dessous de l'urèthre et du corps spongieux. Que le mouvement continue, le corps spongieux se fissure à son tour et l'on se trouve en présence d'un épispadias.

Au point de vue descriptif, on distingue à l'épispadias plusieurs variétés (balanique, spongo-balanique et complet).

L'*épispadias balanique*, fort rare, est constitué par une gouttière médiane, large et profonde, se continuant en arrière, par une sorte d'infundibulum, avec la portion spongieuse du canal. Le pénis est court, volumineux, comme étalé.

L'*épispadias spongo-balanique* se présente sous la forme d'une gouttière rétrécie au niveau du méat, évasée vers la fosse naviculaire, laissant voir sur la muqueuse des orifices de lacunes uréthrales. La verge est courte et volumineuse.

Dans l'*épispadias complet*, la verge courte, relevée vers la paroi abdominale, est toujours plus ou moins tordue (S. Duplay). Lorsqu'on l'abaisse fortement, on voit que sa face supérieure est creusée d'une gouttière qui va du gland jusqu'au-dessous de l'arcade pubienne, où elle se termine dans un infundibulum que limite en haut un repli cutanéo-muqueux, en forme de croissant à concavité inférieure.

Les *troubles fonctionnels* varient évidemment suivant la variété d'épispadie en présence de laquelle on se trouve. Lorsque l'épispadias est complet, il est fréquent d'observer de l'incontinence d'urine ; toutefois chez quelques sujets, la rétention, dit le professeur S. Duplay, cesserait, dès qu'ils prennent la position horizontale, et fait curieux, elle tend à disparaître à la suite d'opérations autoplastiques, même pratiquées sur un point de la verge éloigné du col vésical.

Traitement. — Le traitement opératoire de l'hypospadias et de l'épispadias, tenté par Dieffenbach, par Bouisson, par Nélaton, etc., n'est réellement devenu utile qu'à la suite des travaux de Thiersch et surtout de S. Duplay qui montrèrent bien qu'il fallait procéder par temps successifs :

1° Redresser la verge ; 2° créer un nouveau canal depuis l'extrémité du gland jusqu'au voisinage de l'ouverture anormale, qui doit rester libre tant que le nouveau canal n'est pas entièrement constitué ; 3° aboucher les deux portions du canal.

Le *redressement de la verge* s'obtient à l'aide de sections simples ou multiples pénétrant plus ou moins profondément dans les corps caverneux au voisinage de la racine de la verge. Dans le même temps, le professeur Duplay procède à la restauration du méat, de manière à amorcer, dès le début, le futur canal. Il avive les deux lèvres de l'échancrure qui représente le méat, place entre ces deux lèvres un petit morceau de sonde et réunit par dessus les parties avivées.

Pour *créer un nouveau canal*, M. S. Duplay opère un peu différemment suivant qu'il s'agit d'un hypospadias ou d'un épispadias.

Dans l'hypospadias, il fait, de chaque côté de la gouttière uréthrale, une incision longitudinale étendue de la base du gland à 1 centimètre au plus de l'ouverture hypospadienne. Disséquant à peine la lèvre interne de l'incision, de manière à l'incliner en dedans sur une sonde, il dissèque largement la lèvre externe, et peut alors amener la peau des parties latérales de la verge jusqu'à la ligne médiane ; il fait ensuite la suture enchevillée, avec des fils d'argent fins assujettis avec des tubes de Galli.

Dans l'épispadias, il fait de chaque côté de la gouttière médiane un avivement quadrilatère large d'un demi centimètre et suture de la même façon les surfaces avivées. Comme chez les épispades, le prépuce est généralement exubérant et que, d'autre part, la face supérieure de la verge reformée est couverte d'une peau trop mince, M. Duplay avive cette face supérieure, perfore la base du prépuce d'une boutonnière, fait passer le gland à travers et, après avoir dédoublé ce prépuce, le fixe sur la face supérieure de la verge avivée.

Pour *aboucher les deux portions du canal*, il avive largement, dans une étendue de 1 centimètre, le pourtour de l'ouverture anormale, puis, plaçant une sonde à demeure ouverte dans la vessie, il fait la suture enchevillée de cet orifice avivé.

Par ces méthodes de traitement on arrive, avec de la patience, à des résultats excellents, quelquefois si parfaits qu'il ne persiste même plus de traces de la difformité.

CHAPITRE VII.

Des opérations pratiquées sur l'urèthre.

§ 1. — DILATATION.

D'une façon générale, la dilatation est pratiquée de la manière suivante : Lorsque l'urèthre admet un explorateur n° 6 ou 7, on commence immédiatement à passer des bougies qu'on ne laisse pas séjourner dans le canal ; lorsqu'au contraire, il n'admet pas un explorateur de dimensions supérieures au n° 5, on y place une bougie filiforme à demeure. L'introduction de cette bougie est quelquefois des plus difficile ; il faut s'y reprendre à plusieurs fois, y allant toujours *avec la plus grande* douceur. Dans ce cas, nous avons vu plusieurs fois les bougies, dont l'extrémité est tortillée ou en baïonnette (1), rendre des services en permettant de trouver l'orifice excentrique du canal ; le cathétérisme en faisceau (2), avec des bougies ou des baleines, nous a permis dans un cas de franchir un rétrécissement ; la pression hydraulique (3), dans les cas où nous l'avons tentée, ne nous a donné aucun résultat; de même, le cathétérisme appuyé (4). Enfin, il ne faut pas oublier l'heureuse influence que peut avoir une bougie simplement engagée dans l'entrée du rétrécissement et laissée là quelque temps.

---

(1) Ces bougies se trouvent toutes fabriquées dans le commerce. Dans le cas où l'on n'en a pas à sa disposition, il est très facile d'en fabriquer avec une bougie filiforme que l'on coude comme l'on veut et dont on fixe la courbure en y faisant sécher une couche de collodion.

(2) On cherche successivement à engager une série de bougies ou mieux de baleines côte à côte dans le rétrécissement et l'on essaie de pousser successivement les unes ou les autres.

(3) Dans cette méthode, on essaie de dilater le rétrécissement en appliquant contre lui une sonde à bout coupé, dans laquelle arrive l'eau d'un récipient pendu à un mètre environ au-dessus du lit du malade. Théoriquement, la colonne d'eau, en pénétrant dans le rétrécissement, doit le dilater ; pratiquement, elle passe dans la vessie qu'elle distend douloureusement beaucoup plus qu'elle ne dilate le rétrécissement.

(4) Cela se fait avec une bougie de cire que le malade maintient appuyée contre le rétrécissement. La cire, en pénétrant dans celui-ci, en élargit l'entrée qu'on trouve ensuite plus facilement, dit-on.

La bougie filiforme, introduite jusque dans la vessie et fixée à demeure par n'importe quel procédé, est laissée en place pendant trois jours. Au bout de ce temps, on l'enlève et on commence la dilatation temporaire avec des bougies. Généralement on monte, dès cette première séance, au n° 7 ou 8, quelquefois même au n° 9 de la filière Charrière. A partir de ce moment, on continue la dilatation temporaire (1). Tous les deux jours, on passe deux bougies qu'on ne fait qu'entrer et sortir, commençant par la bougie passée à la fin de la séance précédente et la faisant suivre du numéro immédiatement supérieur (2). Lorsqu'on est arrivé au n° 12 bougie, on prend les béniqués dont la graduation est plus rapprochée. M. Guyon a coutume de les passer à la suite d'une bougie armée. On commence donc par entrer une filiforme armée dans la vessie, et, après s'être assuré par de petits mouvements de va-et-vient qu'elle n'est pas repliée dans le canal, après avoir constaté que l'armature est en bon état, on visse à son extrémité une de ces bougies métalliques courbes, dites béniqués. Le béniqué est bien vissé sur la bougie, il tient bien, on l'amène avec facilité jusqu'au rétrécissement, il suffit alors de tendre fortement la verge pour lui faire franchir l'ogive pubienne et le faire pénétrer dans la vessie (3). Comme la

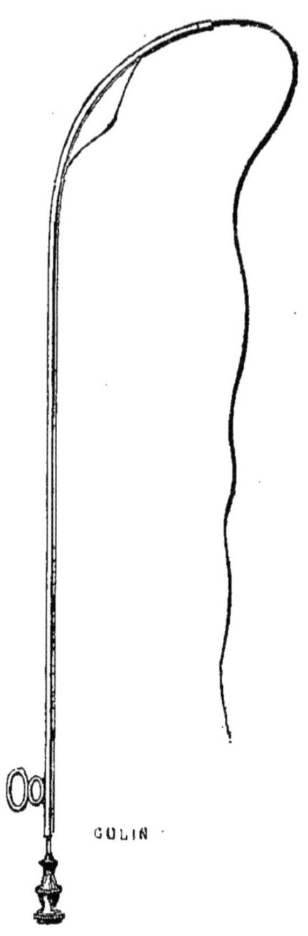

Fig. 53. — Uréthrotome de Maisonneuve.

(1) Qu'on a, nous l'avons vu, commencée dès le début du traitement, lorsque le rétrécissement admet l'explorateur 7.

(2) Comme la filière Charrière est graduée par 1/3 de millimètre, c'est 1/3 de millimètre qu'on gagne à chaque séance.

(3) Il faut bien se garder, dans cette manœuvre, d'abaisser trop tôt le pavillon du béniqué, c'est plus par une traction de la verge sur la bougie que par une propulsion de cette dernière qu'on favorise la pénétration. On voit à un moment le béniqué, guidé par la bougie armée qui le précède, filer de lui-même dans la vessie.

filière de béniqué est divisée par 1/6 de millimètre, on devra dans chaque séance faire suivre le passage du dernier béniqué, introduit dans la séance précédente, des deux numéros qui lui sont immédiatement supérieurs. Toutes ces introductions de bougies, en gomme ou en métal, doivent être faites avec la plus grande douceur et l'on doit toujours se rappeler que *si l'on agit par contact, on ne doit pas agir par pression.*

Jusqu'à quelle limite faut-il pousser la dilatation ? nous ne pouvons rien donner d'absolu à cet égard ; chez tel individu, on monte facilement jusqu'au n° 46, 48 et même 50 béniqué, tandis que chez un autre, l'introduction du n° 45 est déjà pénible. Nous n'avons jamais poussé la dilatation au delà du n° 50. M. Guyon nous a dit que, dans les cas où il avait été au-dessus de ce numéro, il avait observé des incontinences passagères d'urine. M. E. Monod (1) écrit dans sa thèse qu'en passant des béniqués 52, 53, 55, il a provoqué souvent de la douleur et de petites hémorrhagies. On s'arrête donc, suivant la résistance que présente le canal, à un numéro intermédiaire entre 40 et 50. On conseille alors au malade de continuer à se passer, tous les huit ou quinze jours, une bougie en gomme n° 17 (2).

§ 2. — URÉTHROTOMIE INTERNE.

1° *Instruments.* — L'uréthrotomie, la plus simple, celle qui réalise toutes les conditions désirables pour la section complète de tous les points rétrécis, est celle qu'on pratique d'avant en arrière avec l'uréthrotome de Maisonneuve.

Cet uréthrotome se compose d'un conducteur métallique courbe, pourvu dans toute sa longueur d'une cannelure sur sa concavité. Ce conducteur porte à son extrémité un pas de vis qui lui permet de se visser sur une bougie conductrice, armée d'un embout métallique. Un anneau, placé sur la tige de ce conducteur, indique la situation de la convexité de sa courbe et permet, en même temps, de le tenir solidement lorsqu'il est engagé dans l'urèthre. Dans la rainure du conducteur, glisse une lame coupante de forme triangulaire, à sommet mousse, écartant la paroi uréthrale, à base portée sur un mince mandrin métal-

(1) *Loc. cit.*, page 137.

(2) Dans quelques cas de canaux plus tortueux que rétrécis, nous avons introduit le béniqué directement ; celui-ci redressant les courbures passe, alors que la bougie qui sert ordinairement à le conduire butte et ne peut être introduite.

lique. L'uréthrotome possède encore une mince tige métallique (1), qui peut aussi se visser sur l'extrémité de la bougie armée et guider la sonde à bout coupé qu'on introduit dans l'urèthre après l'opération. Dans quelques cas, on peut se servir d'un conducteur portant sur sa convexité une cannelure, dans laquelle glisse la lame de l'uréthrotome; on sectionne ainsi la paroi inférieure du canal.

Les reproches, adressés à cet instrument, ont été nombreux, et, fait intéressant à noter, ils se contredisent les uns les autres. Voillemier lui reproche de *trop couper*, de sectionner des parties saines et d'être le point de départ de rétrécissements cicatriciels consécutifs dans la partie antérieure du canal. D'autres, au contraire, lui ont reproché de *ne pas couper*. Voillemier avait cru à tort à des rétrécissements cicatriciels dans un cas, où il avait vu des strictures multiples, superposées depuis le méat jusqu'aux parties profondes du canal. Il ignorait que c'était là une disposition habituelle chez les blennorrhagiques qui présentent le plus souvent des rétrécissements en chapelet, du méat à la région membraneuse, de plus en plus serrés à mesure qu'on s'avance vers la profondeur (Guyon). L'erreur inverse de ceux qui reprochaient à l'uréthrotome de ne pas couper, résultait de ce simple fait que ces opérateurs se servaient de l'uréthrotome coupant sur la convexité et que, de cette façon, il leur arrivait quelquefois de léser des plis de la muqueuse, alors, qu'au contraire, le rétrécissement fuyait sous la pression de la lame coupante. Nous verrons plus loin que l'uréthrotomie de la paroi inférieure du canal présente des indications spéciales et que l'uréthrotomie supérieure, suivant la paroi, dite, par M. Guyon, chirurgicale de l'urèthre, est celle que l'on doit pratiquer dans la presque totalité des cas.

L'uréthrotome de Civiale, dont les indications sont beaucoup plus restreintes que celles de l'instrument de Maisonneuve, est destiné à sectionner les rétrécissements d'arrière en avant. L'instrument est introduit fermé dans le canal; il faut avoir soin de dépasser de 1 centimètre au moins le rétrécissement avant de faire saillir la lame, celle-ci se développant en avant de l'olive, si l'on n'a pas pris soin de porter suffisamment l'instrument en arrière. L'avantage de cet instrument est de permettre des sections dans toutes les directions, mesurées à volonté et ne présentant dans leur exécution aucune difficulté.

---

(1) On aura soin de prendre une tige longue, notablement plus longue que la sonde qu'elle doit guider, sous peine de ne pouvoir s'en servir avec avantage, et, malheureusement, aujourd'hui les fabricants font souvent des tiges trop courtes.

2° *Soins préliminaires.* — Autrefois Civiale recommandait de préparer l'urèthre à l'opération par la *dilatation préalable.* Il voyait là un double avantage. Faire la voie à l'olive de son uréthrotome et émousser la paroi du canal. Aujourd'hui, le premier de ces avantages n'a plus sa raison d'être ; le cathéter de Maisonneuve franchissant des rétrécissements très serrés. Quant à émousser les parois du canal, nous verrons plus loin qu'il n'y a pas lieu d'y songer, l'indication capitale de l'uréthrotomie étant pour nous la nécessité qu'il y a à rétablir rapidement le cours des urines et l'impossibilité où l'on est, de passer des instruments dans le canal, sous peine de déterminer des complications.

L'introduction préliminaire d'une bougie, que l'on aura prise armée (1) et son séjour à demeure pendant une nuit, sera toutefois possible et utile, lors de rétrécissement fibreux très dur et très serré où le contact prolongé d'un instrument n'est pas cause d'accident. Le passage du cathéter sera notablement facilité par cette manœuvre (2). A part ce cas, en somme exceptionnel, la dilatation préalable est à rejeter.

Aussi le traitement préliminaire est-il, aujourd'hui, réduit à peu de chose. L'ingestion de *tisanes diurétiques* (graine de lin, uva ursi, etc.), conseillée par Gosselin dans le but de rendre les urines moins toxiques, peut être conseillée ; c'est une pratique qui, en tous cas, ne présente pas d'inconvénients.

Avant de pratiquer l'uréthrotomie, on pourra avantageusement prescrire le biborate de soude suivant le conseil de M. Terrier, ou encore le santal salolé. De plus, à titre de fébrifuge ou d'antiseptique, comme l'on voudra, on peut donner du *sulfate de quinine* à prendre au malade comme l'a conseillé Ricord, comme le fait encore aujourd'hui le professeur Guyon. On donnera donc, la veille et le matin de l'opération, 60 centigrammes de sulfate de quinine ; ce sel pourra être continué à doses faibles (20 centigr.) pendant les trois ou quatre jours qui suivront.

Enfin, il est utile, comme on le fait du reste lorsqu'on pratique une opération quelle qu'elle soit, de purger le malade l'avant-veille, ou tout au moins de lui donner, la veille au soir, un *lavement* additionné de quelques cuillerées de glycérine ou de gros miel.

3° *Opération.* — Les instruments, qui doivent servir pendant ou

---

(1) Nous disons armée, afin que l'on puisse visser directement sur elle le cathéter cannelé et qu'on n'ait pas à la changer le jour de l'opération, l'introduction de la bougie étant quelquefois pénible dans cette sorte de rétrécissements.

(2) Le simple séjour d'une bougie filiforme à demeure pendant une nuit suffit en effet pour amollir, d'une façon notable, un rétrécissement.

après l'opération (uréthrotome, bougie conductrice, sonde à bout coupé), sont plongés dans une solution phéniquée (1), forte à 1/20e. Avant de les introduire dans le canal, on les graisse en les trempant dans de l'huile phéniquée au 1/40e. Un litre de solution de nitrate d'argent à 1 p. 500 est mis à tiédir au bain-marie ; on s'en servira après l'opération pour laver la vessie.

Avant de commencer l'opération, il faut s'assurer que tous les instruments sont en bon état et fonctionnent bien. La lame doit courir facilement dans la cannelure du cathéter, sans arrêt, ni ressaut ; le pas de vis du cathéter doit se visser bien et facilement dans l'armature de la bougie. Enfin, on examinera, avec une scrupuleuse attention, la partie de celle-ci qui confine à l'armature ; c'est elle qui se détériore le plus rapidement, parce que c'est à son niveau que la flexion se fait surtout. Nous avons été témoin d'un cas où l'on n'avait pas pris cette précaution, et où, lorsqu'on a retiré l'instrument, on n'a ramené que l'ajutage métallique, la bougie s'étant cassée à sa jonction avec l'armature, lorsqu'elle avait été fléchie dans la vessie.

Le malade est placé dans le décubitus horizontal, dans le lit où il restera après l'opération ; celle-ci ne devant donner lieu qu'à un écoulement sanguin très minime, une simple serviette placée entre les jambes suffira pour protéger les draps.

On lavera avec soin le gland et le prépuce avec une solution antiseptique quelconque. On aura aussi soin d'assurer, dans la mesure du possible, l'antisepsie du canal. Pour y parvenir, M. Guyon a coutume de charger une seringue d'eau boriquée, d'introduire le bec de la canule dans le méat, qu'on serre sur elle avec les doigts de la main gauche, puis de pousser avec la main droite le contenu de la seringue dans le canal. On l'injecte par une série de coups de piston, ayant toujours soin de retirer la canule du méat et de laisser le liquide s'écouler, dès que le canal est rempli, ce que sent très bien un doigt de la main gauche, qui, maintenant le canal serré sur la seringue, en apprécie parfaitement la tension.

L'anesthésie générale, employée par quelques-uns, nous semble le plus souvent inutile. Cependant, M. Guyon n'hésite pas, chez quelques malades pusillanimes, à recourir à une anesthésie relative, au chloroforme dit « à la reine » (2).

---

(1) On aura soin de prendre une solution d'acide phénique dans la glycérine ; l'alcool, qui entre quelquefois dans les solutions phéniquées, altérant les sondes et les bougies.

(2) On l'appelle encore « chloroforme obstétrical ». Il consiste à ob-

Il suffira donc, après avoir passé la bougie, de placer, devant la figure du malade, une compresse imbibée de quelques gouttes de chloroforme ; pendant la période d'obnubilation, alors que le malade cause encore, mais alors aussi que la sensibilité à la douleur est notablement atténuée, on exécutera et l'on terminera l'opération. Le malade se réveille immédiatement, ayant conscience, dans une certaine mesure, de ce qu'on lui a fait, mais n'ayant éprouvé aucune sensation douloureuse. Dans quelques cas, l'anesthésie locale par la cocaïne pourra être utilisée. Mais, le plus souvent, des rétrécissements multiples et assez serrés de la portion pénienne empêchent de porter l'agent anesthésique jusqu'au niveau du rétrécissement périnéal, qui est le plus serré. Le moyen le plus simple, pour obtenir cette anesthésie, est de se servir de l'instillateur de M. Guyon et de porter, avec une boule de très petit calibre, au niveau du rétrécissement le plus profond, une vingtaine de gouttes d'une solution de cocaïne au 1/20e. En ramenant à soi la boule de l'explorateur, on déposera quelques gouttes de cocaïne sur tout le trajet de l'urèthre antérieur. Nous avons ainsi pu faire une uréthrotomie, sans que le malade accusât la plus petite douleur. Le plus souvent toutefois, comme notre maître M. Guyon, nous avons opéré sans anesthésie aucune. L'opération est si simple et si rapide, qu'il est à peu près inutile de s'attarder à rechercher une anesthésie quelconque.

L'*introduction de la bougie armée conductrice* ne présente, en général, rien de spécial, mais elle est quelquefois difficile (1).

Chez quelques malades cependant, malgré ces artifices, malgré la patience et l'habileté de l'opérateur, l'introduction est impossible. Que faire ? La conduite à tenir varie suivant les cas : si rien ne presse, si le malade vide facilement la vessie, on remettra les tentatives au lendemain. Le repos, les bains, les cataplasmes, les boissons diurétiques et lénitives, comme la graine de lin, suffiront le plus souvent pour diminuer la congestion dont le rétrécissement est le siège, et rendre son passage plus facile.

Si, au contraire, il y a des accidents rénaux graves, si le malade ne vide pas la vessie et est exposé à tous les accidents que détermine la distension vésicale, il n'y a pas à hésiter, il faut que le chirurgien ne

---

tenir une anesthésie relative, sans même aller jusqu'à la période d'agitation. C'est le chloroforme tel que le donnent aux femmes les accoucheurs, tel que Simpson l'a autrefois donné à la reine Victoria.

(1) Voir plus haut, *Dilatation de l'urèthre.*

quitte son malade qu'après avoir assuré la libre évacuation de l'urine. Nous avons vu mourir, en quarante-huit heures, d'infection urineuse suraiguë, un rétréci porteur d'une distension vésicale et chez lequel les vaines tentatives, faites pour introduire la bougie, avaient été l'occasion de l'éclosion d'accidents mortels.

En pareille circonstance, il faut donner le chloroforme. Sur le malade endormi, on peut, de nouveau, essayer le passage d'une bougie ; celui-ci deviendrait alors quelquefois possible, si l'on en croit MM. Sédillot, Gaujot et Reliquet. S'il reste impossible, ce qui est surtout à redouter lorsque l'urèthre a été fourragé par un chirurgien inexpérimenté qui y a creusé des fausses routes, on fera immédiatement l'uréthrotomie externe, complétant cette opération par une uréthrotomie interne de la partie antérieure du canal, pour peu que celle-ci présente des points resserrés, comme c'est la règle dans les rétrécissements les plus fréquents, ceux qui résultent de la blennorrhagie.

Dans un seul cas, on devra avoir recours à la taille hypogastrique et au cathétérisme rétrograde, lorsqu'il s'agit d'un rétrécissement traumatique consécutif à une fracture du bassin. La lésion est alors profondément située dans la région membraneuse ou dans l'étage supérieur du périnée et l'on ne peut songer à l'atteindre par l'incision périnéale. Dans toute autre circonstance, l'uréthrotomie externe peut être pratiquée et doit naturellement avoir la préférence sur la taille, vu son peu de gravité.

Lorsque la bougie a pénétré dans l'urèthre, il faut visser sur son armature le cathéter cannelé qu'elle doit conduire. Mais auparavant, il faut s'assurer qu'elle est bien introduite jusque dans la vessie ; avec un peu d'habitude, on reconnaît parfaitement, à l'aide de quelques petits mouvements de va et vient, qu'elle a franchi le rétrécissement. Pour peu qu'il y ait le moindre doute (1), on vissera, sur l'armature de la bougie, la tige métallique et l'on poussera celle-ci de 6 à 8 centimètres dans le canal ; si la bougie n'est pas engagée dans le rétrécissement, si elle est repliée dans le canal, on voit son extrémité revenir au méat.

Lorsqu'on est sûr que la bougie est bien placée, *on visse sur son armature le cathéter courbe*, cannelé sur la concavité. On s'assure que le pas de vis tient bien et qu'il n'y a pas à craindre de perdre la bougie dans la vessie au retour.

---

(1) Et il est important de n'en pas avoir, car il faut que la bougie ne soit pas repliée. M. Félix Brou (de Lyon) a, en pareille circonstance, sectionné, avec la lame de l'uréthrotome, la bougie conductrice repliée en avant du rétrécissement. (In *Lyon médical*, octobre 1872.)

Le cathéter est introduit dans l'urèthre, comme dans le cathétérisme ordinaire. L'opérateur, debout à droite du malade, le place tout d'abord parallèlement au pli de l'aine et le pousse doucement dans l'urèthre jusqu'à l'amener dans la région périnéale. Il ramène alors l'extrémité de l'instrument sur la ligne médiane, puis l'abaisse graduellement et doucement entre les jambes du malade. Pendant que la main droite fait exécuter ce mouvement au conducteur, veillant à ce qu'il n'oscille, ni d'un côté, ni de l'autre, la gauche refoule en bas les tissus de la région hypogastrique, de manière à relâcher le ligament suspenseur de la verge, en abaissant ses insertions supérieures. On sent peu à peu le cathéter pénétrer et, au bout d'un instant, une sensation de liberté plus grande et un relâchement du ligament suspenseur avertissent que l'instrument a pénétré jusque dans la vessie. Assez souvent, à ce moment, on voit filtrer le long du cathéter quelques gouttes d'urine. On fera la section dans cette urine ; la chose n'a pas d'importance et jamais on n'a vu d'accidents à la suite.

Les choses ne se passent pas toujours aussi facilement et, comme le dit M. Reverdin dans sa thèse, « ce temps est, en réalité, le plus difficile de l'opération ». C'est pendant cette introduction du conducteur que l'on est exposé à faire des déchirures de l'urèthre, pour peu qu'on n'ait pas toute la patience nécessaire et qu'on déploie de la force.

Si cette introduction présente de réelles difficultés, et si rien ne presse, le mieux est de remettre au lendemain l'opération, en laissant la bougie à demeure. Le contact de celle-ci suffira pour dilater le rétrécissement, de façon telle que l'introduction du cathéter sera des plus faciles. Si, au contraire, le temps presse, s'il y a nécessité de terminer le jour même l'opération et de rétablir le cours de l'urine, on cherchera par quelques manœuvres appropriées à faciliter le passage de ce conducteur. Notre maître, M. Guyon, a coutume, en pareille circonstance, de pousser l'instrument d'une main, pendant qu'il guide son extrémité profonde avec un doigt de l'autre introduit dans le rectum ; un aide facilite la manœuvre en abaissant fortement en bas la racine de la verge. Jamais il ne faut employer la violence, car on pourrait faire une fausse route, malgré la bougie conductrice qui peut se replier au niveau de son ajutage métallique (J.-L. Reverdin).

Lorsque le cathéter est en place, il faut faire la *section du ou des rétrécissements*. Pour cela, il est inutile de prendre une lame très volumineuse. Une lame, mesurant 21 ou 23 à la filière Charrière, est excellente. On emploiera le plus souvent la lame n° 23 ; toutefois, dans les cas de rétrécissement très serré, dur, M. Guyon recommande de ne prendre que la lame n° 21, parce qu'on est exposé à dépasser les limites des parties à sectionner. On la glisse dans la rainure du conducteur, mais, avant de la pousser, on s'assure que ce cathéter conducteur est bien placé. Il doit avoir une direction correspondant à peu près à celle du canal, c'est dire qu'il doit être oblique en haut et en avant. Il y a une importance capitale à ne pas abaisser le pavillon de l'instrument entre les jambes ; cette manœuvre détermine, par un mouvement de bascule, une élévation trop considérable de sa portion profonde et expose à couper les plexus de Santorini. Il est probable que bien des hémorrhagies, consécutives à l'uréthrotomie, ont été dues à l'oubli de cette précaution élémentaire. On spécifiera donc bien à l'aide, chargé de maintenir le cathéter immobile pendant la section, qu'il est de toute nécessité qu'il ne modifie pas l'inclinaison donnée à l'instrument et surtout qu'il n'en abaisse pas le pavillon. Le chirurgien, tenant la verge entre le pouce et l'index gauches, tendant et écartant la paroi uréthrale de la cannelure du conducteur, de façon à effacer les plis de la muqueuse, pourra alors pousser de la main droite la lame en toute confiance ; la résistance, qu'il éprouvera en différents points, lui indiquera qu'il sectionne une série de rétrécissements. Au retour, la lame ne dénote, en général, de résistance qu'au niveau d'un ou de deux rétrécissements, tous les autres, qu'on avait sentis à l'aller, ne sont en général plus perçus au retour.

Il est inutile, croyons-nous, de rappeler qu'il ne faut pas, comme le recommandait Richard, « jouer du violon dans l'urèthre ». Le double passage de la lame, à l'aller et au retour, suffit à assurer une section suffisante.

La section faite, on retire le cathéter, on le dévisse et on le remplace sur l'armature de la bougie par la tige droite qui va servir à conduire la *sonde* qu'on laissera à *demeure* ; celle-ci sera de *calibre moyen* ; M. Guyon insiste sur ce point. Pour peu que l'on éprouve la moindre résistance dans l'introduction de la sonde, il faut en prendre une plus petite. Une grosse sonde, telle que l'emploient certains de ceux qui dénigrent l'uréthrotomie et qui, en réalité, ne devraient s'en prendre qu'à leur propre façon d'opérer, irrite les parois du canal et expose à une foule d'accidents.

Les chirurgiens qui en ont préconisé l'usage sont partis de vues théoriques. Ils ont cru, en recourant à des instruments de fort calibre, pouvoir obtenir un écartement plus grand de la plaie uréthrale et partant une dilatation plus considérable ; ils ont aussi pensé pouvoir prévenir de cette manière les hémorrhagies, de même que l'infiltration de l'urine au niveau de la plaie.

Dans la réalité, cette pratique de la grosse sonde donne des résultats déplorables. Il est absolument inutile de chercher à écarter les bords de l'incision faite à la paroi uréthrale ; ceux-ci s'écartent naturellement et la plaie prend d'elle-même une forme elliptique, ainsi que le montrent les autopsies. De plus, bien loin de donner une cicatrice plus large, la grosse sonde, en irritant le canal, donne une cicatrice rétractile, détestable par conséquent. Il se passe, au niveau de la plaie uréthrale, ce qui a lieu dans les lambeaux d'amputation qui s'enflamment. Ceux-ci, quelque longs qu'ils soient, se rétractent et finalement se trouvent trop courts, beaucoup plus courts que des lambeaux primitivement de dimensions minimes, mais qu'on est arrivé à réunir par première intention.

Le passage d'une grosse sonde, après l'uréthrotomie, détermine aussi très souvent des hémorrhagies ; écartant violemment les deux lèvres de l'incision qu'on vient de faire, il déchire la paroi uréthrale dans une étendue variable, si bien que l'on substitue, à une incision bien déterminée, une déchirure qu'on ne peut limiter ; de là des hémorrhagies, des accidents multiples.

Quant à *prévenir le passage de l'urine à travers la plaie* en plaçant à demeure une sonde de gros calibre, c'est là une simple vue de l'esprit. Une grosse sonde, bien loin de prévenir l'infiltration, ne pourra que la favoriser. Quelque grosse qu'elle soit, cette sonde n'aboutira jamais à combler les parties profondes du canal, elle obstruera complètement la portion préalablement rétrécie et ce sera tout. Quant au résultat, il est facile à prévoir : que la sonde se bouche ou qu'elle soit bouchée (on voit encore nombre de chirurgiens la fermer avec un fausset) et qu'il survienne une contraction vésicale, celle-ci va chasser l'urine entre la sonde et la prostate, la pousser jusqu'au niveau du rétrécissement et, comme ce liquide est incompressible, s'il est en quantité suffisante, il forcera la plaie et s'infiltrera. Le meilleur moyen de prévenir l'infiltration, c'est, comme l'a dit, enseigné et répété notre maître M. Guyon, de mettre une sonde de moyennes dimensions. Si accident pareil à celui que nous venons de rappeler arrive, l'urine filtre entre les parois du canal et la sonde ; elle passe bien au contact de la plaie, mais ne la pénètre pas. *Il y a simple contact et non pénétration*, comme le fait si justement observer M. Guyon. Partant, il n'y a pas d'accident, pas d'infiltration.

On prendra donc une sonde n° 16 à 18, à bout coupé, pourvue de deux yeux latéraux ; on aura soin qu'elle soit assez souple, de manière à ne pas léser les parois du canal lors de son passage. Cette sonde est trempée dans l'huile phéniquée ; on a soin de la tenir un instant renversée avant de l'introduire, de manière à faire couler une goutte d'huile dans son intérieur, ce qui facilitera le glissement de cette sonde sur la tige droite qui va la guider. On enfile la sonde sur cette tige qui a remplacé le cathéter, puis sur la bougie, et on la conduit ainsi à l'intérieur de la vessie, sans léser en quoi que ce soit les parois uréthrales. Pour éviter que la sonde ne butte et ne se ploie contre une portion uréthrale indurée ou contre un calcul placé en arrière d'un rétrécissement, il est bon, comme le fait actuellement M. Guyon, de ne pas se contenter de faire glisser la sonde sur la tige et la bougie, mais, ayant enfilé la sonde jusqu'à la jonction de la tige et de la bougie, de pousser simultanément tige et sonde, la tige empêche la production de coudure au niveau de l'extrémité de la sonde et conduit facilement celle-ci en arrière du rétrécissement. Bougie et tige sont alors retirées.

Il est assez fréquent, à ce moment, de ne pas voir couler une seule goutte d'urine par la sonde. Cela tient à ce que celle-ci a entraîné au passage le petit caillot uréthral qu'a formé le sang écoulé au niveau de la petite plaie qu'on a faite. Il suffit d'injecter un peu de solution boriquée pour voir sortir ce petit caillot et couler l'urine claire contenue dans la vessie. Au reste, dans tous les cas, un lavage de la vessie avec une solution de nitrate d'argent au millième est utile. Ce lavage fait, on place la sonde de manière à ce qu'elle donne lieu à un écoulement continu d'urine, et, lorsque le *goutte à goutte* s'est établi, on la fixe, on lui ajoute un bout de tube de caoutchouc et l'on place l'extrémité de celui-ci dans un urinoir, le plongeant dans un peu de solution boriquée, afin d'éviter, autant que possible, le développement de fermentations à l'intérieur de la sonde.

4° *Soins consécutifs.* — M. Guyon a coutume de laisser la *sonde à demeure pendant quarante-huit heures.* Pendant ce temps il faut assurer, à l'aide d'injections boriquées douces, la perméabilité de la sonde, la débarrassant des flocons muqueux qui peuvent l'obturer, si le malade a un certain degré de cystite. L'urine coule ainsi d'une façon continue et l'on n'a pas à craindre de voir une contraction vésicale chasser brutalement la sonde.

Au bout de quarante-huit heures, on enlève la sonde après avoir fait un lavage de la vessie avec une solution de nitrate d'argent au millième. Il est bon, pendant qu'on retire la sonde, de continuer l'injection qui reflue alors entre elle et les parois du canal. Cette petite manœuvre a le double avantage de laver l'urèthre et de ramollir, de dissocier les croûtelles muco-sanguinolentes qui, souvent, font adhérer la sonde aux parois du canal. On n'a dès lors pas à craindre de déterminer, au moment de l'ablation de la sonde, de petites excoriations de la muqueuse par arrachement.

Le lendemain ou le surlendemain de l'ablation de la sonde, le malade peut se lever. On veillera toutefois à ce qu'il ne prenne pas froid, tout au moins pendant les premiers jours. Quinze jours environ après l'opération, il est utile de passer quelques bougies, lors de rétrécissements très durs, en particulier de rétrécissements traumatiques. Dans les autres cas on peut attendre, si l'on veut, pendant quelques semaines, sans le moindre inconvénient (Guyon). Plus tôt on fait souvent saigner le canal et l'on détermine des douleurs ; on déchire, on contusionne, on enflamme la cicatrice, et, au lieu d'un tissu mince et peu rétractile, on provoque la formation d'une cicatrice épaisse, dure et rétractile (J.-L. Reverdin). On ne cherchera pas à passer d'emblée un instrument très volumineux ; ce serait, il est vrai, possible le plus souvent, mais cela pourrait, dans quelques cas, déterminer une déchirure. On commencera donc par des bougies 17 et 18; puis on montera graduellement, d'un numéro tous les deux jours, ne faisant chaque fois qu'entrer et sortir la bougie. Les béniqués rendront aussi des services dès que l'on aura passé quelques numéros de bougie. On recommandera au malade, s'il veut éviter les récidives, de continuer ce passage de bougies, d'abord toutes les semaines, puis tous les mois pendant une période de temps qu'il est actuellement encore impossible de déterminer.

L'emploi de l'*uréthrotome de Civiale* est des plus faciles ; il suffit d'amener l'olive à une petite distance en arrière du rétrécissement le plus profond, de faire saillir la lame coupante et de ramener l'instrument à soi, en faisant porter la section successivement sur différents points de la paroi. Les soins préliminaires et consécutifs sont les mêmes que dans l'uréthrotomie faite avec l'instrument de Maisonneuve.

§ 3. — URÉTHROTOMIE EXTERNE (1).

L'uréthrotomie externe comprend 3 temps :

1° Inciser le canal sain, en avant du point rétréci.

2° Découvrir et inciser le point rétréci.

3° Cathétériser le bout postérieur et rétablir avec une sonde la continuité des deux bouts du canal.

---

(1) Consulter Guyon, De l'uréthrotomie externe, *Gaz. des hôp.*, 29 mars 1888, p. 347 et 3 avril 1888, p. 365.

1° Le premier temps est des plus simples. Le chirurgien introduit dans l'urèthre le cathéter de Syme, courbe et creusé sur sa face convexe d'une cannelure sans cul-de-sac à son extrémité. Sur ce cathéter poussé au contact du point rétréci, on incise le périnée et l'urèthre.

2° Le second temps est, au contraire, le temps difficile. Le premier point, pour rechercher le bout postérieur, est de se donner du jour, de se créer, comme l'enseigne le professeur Guyon, un champ opératoire aussi large et aussi bien limité que possible. Pour cela, on passe, suivant le conseil anciennement donné par Sédillot, deux anses de fil dans les lèvres de la boutonnière uréthrale et on les fait tendre à droite et à gauche. Puis introduisant par le méat dans l'urèthre une bougie fine, dont l'extrémité sort dans l'incision périnéale, on en noue les 2 bouts et l'on fait tirer en avant l'anse ainsi constituée. On peut maintenant chercher le bout postérieur.

On le fera d'abord en tâtonnant à l'aide d'une bougie ou d'un stylet fin. Si l'on y arrive, on a l'avantage d'inciser les parties rétrécies sur conducteur ; si l'on n'y arrive pas on pratique directement la section du rétrécissement au bistouri.

Les parties étant bien tendues, le chirurgien incise sur la ligne médiane, d'avant en arrière, les tissus malades. L'incision, dit M. Guyon, doit s'étendre aussi loin que les tissus indurés de la cicatrice uréthrale ; elle doit diviser le rétrécissement dans toute son étendue et dans toute sa longueur. On sent que l'on a atteint l'extrémité postérieure du point rétréci, à ce qu'on a sous le doigt le ligament sous-pubien, vive arête, à bord net, facile à sentir, étendu d'un pubis à l'autre (F. Guyon). En ce point commence la région membraneuse et cesse le rétrécissement. Pendant tout ce temps d'incision directe du rétrécissement, il faut écarter les tissus fibreux, durs et épais avec des érignes en veillant à ne jamais abandonner la ligne médiane. C'est là, pour notre maître M. Guyon, le moyen le plus sûr et le plus rapide d'inciser le rétrécissement et d'atteindre le bout postérieur de l'urèthre auquel on arrive par la voie la plus directe. Cela vaut mieux que de chercher à atteindre d'emblée la région membraneuse ou le bec de la prostate, comme le conseillait Demarquay. Quant à la taille hypogastrique et au cathétérisme rétrograde, ce sont des moyens auxquels on ne doit avoir recours que très exceptionnellement, la section méthodique effectuée à travers le périnée suffisant dans la presque totalité des cas (1).

(1) La taille avec cathétérisme rétrograde est indiquée toutefois dans certains rétrécissements infranchissables de l'étage supérieur liés à des fractures du bassin.

3° Le 3e temps consiste dans le cathétérisme du bout postérieur. Pour le faire, M. Guyon se sert d'une petite sonde cannelée, de volume ordinaire, prolongée par un stylet boutonné en argent de quelques centimètres de longueur ; ce stylet se visse sur le bout de la sonde cannelée. Sur la sonde cannelée introduite dans la région membraneuse, on pratique avec un bistouri étroit sur le bout postérieur deux petites incisions latérales et au besoin une incision inférieure, respectant toujours la paroi supérieure à cause du voisinage des plexus de Santorini (F. Guyon). Ces petits débridements sont nécessités par l'existence fréquente, en avant et à l'entrée de la région membraneuse, de brides ou d'indurations.

Une fois le bout postérieur ainsi largement ouvert, rien n'est plus facile que de glisser le long de la sonde cannelée une bougie armée sur laquelle on visse la tige conductrice droite de l'uréthrotome. La sonde cannelée est retirée et sur la tige on glisse dans la vessie une sonde à bout coupé n° 20. Pour ramener dans le bout antérieur la sonde qui sort par le périnée, on passe une bougie moyenne du méat au périnée, on l'introduit dans la sonde, à laquelle on la fixe avec un fort fil passé avec une aiguille, qui embroche sonde et bougie, puis, on ramène la bougie et derrière elle la sonde à travers le bout antérieur de l'urèthre.

Au bout de 8 à 10 jours on peut retirer la sonde et recourir au cathétérisme du canal devenu facile.

§ 4. — RÉSECTION ET RESTAURATION DE L'URÈTHRE.

La résection de l'urèthre, faite depuis assez longtemps, a été surtout préconisée dans ces dernières années par D. Mollière et A. Poncet de Lyon. Elle est, depuis quelque temps, largement employée par le professeur Guyon, qui vient d'inspirer sur ce sujet à un de ses internes, M. Noguès, un mémoire excellent auquel nous empruntons la plus grande partie de ce qui suit.

La *résection*, nous dit Noguès, peut être *totale*, intéressant un véritable cylindre, un segment entier du canal, ou être *partielle*, consistant alors dans l'ablation d'un noyau cicatriciel et respectant une partie plus ou moins étendue de la circonférence du canal. La résection partielle est le plus souvent suffisante, parce que, dans nombre de cas, elle permet l'ablation totale de la masse cicatricielle, et que, dans les autres, la persistance d'une bande cicatricielle et même rétractile sur la paroi supérieure est sans importance si l'on refait au-dessous d'elle un canal suffisamment large et souple, qui regagne par sa paroi inférieure ce qu'il perd par la supérieure.

Cette résection partielle est indiquée (Noguès) dans les rétrécissements traumatiques après échec de la dilatation et de l'uréthrotomie interne, dans les rétrécissements blennorrhagiques avec lésion du périnée.

Après la résection, on a, *pour restaurer les parties*, 3 procédés : 1° laisser bourgeonner ; 2° mobiliser les deux bouts de l'urèthre et les suturer l'un à l'autre ; 3° faire la suture à étages du périnée.

1° La *réunion par seconde intention*, seule employée autrefois, nécessite la dilatation consécutive et doit être abandonnée.

2° *L'abouchement suivi de suture des deux bouts*, très rationnel *a priori*, n'est possible que dans les cas où l'écartement n'atteint pas 30 millimètres, surtout s'il s'agit d'une résection très postérieure, en arrière du scrotum, le bout postérieur n'étant alors pas mobilisable par suite de son adhérence à l'aponévrose moyenne (Noguès). Pratiquement ce procédé n'a donné que des résultats imparfaits.

3° La *suture à étages du périnée* est, au contraire, le procédé de choix. Deux plans de sutures suffisent : le premier, comprenant les parties molles juxta-uréthrales et les muscles bulbo-caverneux quand ils ont été divisés, est fait avec du catgut n° 0 ou n° 1. Il faut que les deux points extrêmes, l'antérieur et le postérieur, de ce plan profond, accrochent, aux deux extrémités de la brèche uréthrale, la tunique d'enveloppe des corps spongieux. On fait la suture de la peau au crin, en ayant soin de faire pénétrer les crins dans l'épaisseur même du plan profond, de manière à éviter la production entre les deux plans de suture d'un foyer virtuel, dans lequel des liquides pourraient s'accumuler.

M. Guyon ne draine pas, mais il place une sonde molle à demeure qu'il change tous les 3 jours.

Dans certains cas, où la brèche périnéale, résultant de phlegmons gangréneux ou d'extirpations de trajets fistuleux, est excessive, on a eu recours à de véritables *autoplasties* ou même à des *hétéroplasties*.

QUATRIÈME PARTIE

AFFECTIONS DES ORGANES GÉNITAUX

CHAPITRE I

Maladies de la prostate.

§ 1. — HYPERTROPHIE PROSTATIQUE (1).

Les lésions anatomiques, observées chez les malades regardés comme atteints d'hypertrophie prostatique, chez les *prostatiques*, comme dit notre maître le professeur Guyon, s'étendent à tout l'appareil urinaire, bien plus à tout l'appareil vasculaire. C'est que l'hypertrophie de la prostate n'est qu'un point particulier de l'ensemble des lésions présentées par ces malades ; ce point spécial peut même manquer, sans que le complexus symptomatique général soit modifié ; la lésion fondamentale, prédominante chez ces malades, est l'athérome, la sclérose. Ces malades sont non seulement des prostatiques mais des scléreux vasculaires, des scléreux de la vessie, des scléreux du rein. Cette diffusion des lésions nous explique immédiatement l'insuccès habituel des interventions opératoires uniquement dirigées contre l'obstacle prostatique et la nécessité de tenir le plus grand compte de l'état des différents appareils chez les malades que l'on aura à traiter. L'influence de l'âge seule est nécessaire pour produire ces accidents ; il faut en moyenne avoir 55 ans. Elle ne suffit toutefois pas pour causer des accidents et tous les vieillards ne sont pas nécessairement des prostatiques. Bien plus, on ne devient que rarement prostatique au delà d'un certain âge, de 70 ans par exemple, dut-on atteindre une longévité exceptionnelle (F. Guyon).

---

(1) Consulter GUYON, *Leç. clin. sur les aff. chir. de la vessie et de la prostate*, Paris, 1888. — LAUNOIS, *De l'appareil urinaire des vieillards*, Th. de Paris, 1885. (H. H.)

Anatomie pathologique. — La *prostate* est augmentée de volume ; de 19 grammes, poids normal, elle peut aller jusqu'à atteindre 288 grammes (Gross). Son hypertrophie peut être générale ou partielle. Générale, elle détermine un allongement du canal avec aplatissement et changement de direction. Partielle, elle entraîne des déformations variables suivant son siège ; si elle porte sur les lobes latéraux, ceux-ci forment, de chaque côté du col, une tumeur conique bosselée ; si elle porte sur le lobe moyen, elle aboutit, suivant les cas, soit à la formation d'une tumeur pédiculée, soit à celle d'une barre appelée autrefois par Mercier *valvule du col.*

Par suite de l'existence même de l'hypertrophie prostatique, la *vessie* présente des déformations toutes spéciales, soulèvement du trigone, création d'un bas-fond, déformation en croissant de l'orifice du col, etc. De plus ses parois mêmes sont altérées, sa surface est irrégulière, creusée de cellules et parcourue de travées saillantes, *colonnes de la vessie.*

Au *microscope*, ce qui domine, dans la prostate, c'est la substitution lente et progressive du tissu fibreux au tissu glandulaire ; les petites masses, plus ou moins facilement énucléables, qu'on y trouve sont formées par de petits fibro-myomes, dans lesquels les culs-de-sac glandulaires finissent par disparaître. — A la coupe des tuniques vésicales, on constate des néoformations de tissu scléreux inter-musculaire et sous-muqueux. — Dans les reins, des lésions scléreuses multiples (Launois).

De plus, à l'autopsie, on constate le plus souvent des lésions inflammatoires et souvent suppuratives de tout l'appareil urinaire.

Symptômes. — Le professeur Guyon divise l'évolution clinique des prostatiques en trois périodes :

Dans une *première période*, la maladie est essentiellement caractérisée par de la fréquence dans le besoin d'uriner. Cette fréquence est surtout nocturne et principalement marquée dans la deuxième moitié de la nuit. Elle s'accompagne assez souvent d'érections persistantes et intenses. En même temps elle est retardée, difficile, surtout lorsque le malade est resté longtemps sans uriner ; le jet est sans force, aminci, déformé. Ces divers troubles sont exagérés par les refroidissements, la constipation, les excitations vénériennes, les boissons alcooliques, etc. ; ils s'atténuent par un exercice régulier et disparaissent, au début, pendant la veille. Ces diverses modifications s'expliquent facilement si l'on se rappelle que ces phénomènes sont, comme l'a montré M. Guyon, d'ordre congestif et par conséquent modifiables par toutes les causes qui agissent sur les congestions.

La *deuxième période* commence avec la rétention de l'urine. Complète et aiguë, celle-ci attire immédiatement l'attention ; incomplète, elle passe au contraire facilement inaperçue et ne se traduit que par les symptômes de la première période, avec cette particularité que les symptômes sont marqués le jour comme la nuit.

Plus tard, dans une *troisième période*, la vessie faiblit et se laisse distendre ; on trouve à l'hypogastre un globe vésical volumineux ; simultanément et d'une manière insensible se fait la distension de tout l'appareil urinaire (uretères, bassinets, reins). C'est alors que survient l'incontinence vraie, d'abord exclusivement nocturne, puis continue, symptôme grave car il indique l'existence d'une distension vésicale. Il faut toujours rechercher celle-ci chez les prostatiques, ainsi que la polyurie (2 litres 1/2 à 3 litres) qui l'accompagne.

A cette période surviennent constamment des troubles digestifs, sur la valeur desquels notre maître M. Guyon a justement insisté. C'est d'abord un simple embarras gastrique avec de la constipation ; un peu plus tard de la sécheresse de la bouche, de la soif, une langue sèche et rouge, un dégoût pour les aliments solides.

Le cathétérisme, qui devient absolument nécessaire, est souvent, par l'infection qu'il apporte, le point de départ *de complications* (cystites, néphrites, etc.). Les hématuries sont fréquentes, surtout au début de l'évacuation ; la prostate et la vessie saignent avec une grande facilité ; cependant il est rare d'observer des pertes de sang durables et abondantes.

Pronostic. — Le pronostic est toujours sérieux en ce sens qu'il s'agit d'une maladie incurable ; il est toutefois, en l'absence de complications, bénin dans les deux premières périodes ; il est, au contraire, beaucoup plus grave dès que la vessie commence à se distendre, la néphrite interstitielle chronique et la distension de l'appareil urinaire, qui existe alors, fournissant un terrain des plus favorables au développement d'inflammations secondaires d'ordre infectieux.

Diagnostic. — Le diagnostic est le plus souvent très facile ; pour être complet, il doit déterminer l'existence ou l'absence d'une rétention incomplète, l'état de la prostate, de la vessie et des reins.

Traitement. — Le traitement doit avant tout être *hygiénique* et *médical* (F. Guyon). Il faut éviter toutes les causes de refroidissement, les écarts de régime, les excès de boissons alcooliques, l'emploi abusif des eaux minérales dans les cures thermales, la retenue volontaire et prolongée de l'urine, les excès vénériens, l'immobilité prolongée dans le décubitus horizontal, la constipation. Il faut prescrire des minoratifs, des lavements frais le soir et exciter les fonctions de la peau par des frictions sèches ou aromatiques. L'iodure de sodium peut être prescrit à petites doses d'une matière continue.

A la première période, on s'abstiendra de tout cathétérisme, se contentant de recourir à des calmants inoffensifs (belladone, jusquiame, valériane) ou à des décongestionnants (ergotine, noix vomique, préparations à bases de strychnine).

A la seconde période, le cathétérisme, quoi qu'on en ait dit, est formellement indiqué (F. Guyon). Il faut évacuer la vessie par la sonde dès qu'elle ne se vide pas complètement, ne délaissant le cathétérisme que dans certaines rétentions incomplètes aiguës sans distension, qui cessent par les bains, les cataplasmes, les boissons délayantes, l'application de sangsues au périnée.

A la troisième période, le danger des accidents infectieux, qui succèdent au cathétérisme dans le plus grand nombre des cas; est tel que le professeur Guyon veut que l'on se tienne dans une expectation prudente toutes les fois qu'une alimentation réparatrice et appropriée, telle que le régime lacté partiel, ne peut être supportée, et que l'emploi des toniques et des eupeptiques, des frictions sèches ou stimulantes, des massages, d'un exercice, pris dans de bonnes conditions, n'amène pas promptement une amélioration relative.

Ce n'est que, lorsque le malade a repris de l'appétit et des forces qu'il faut commencer l'évacuation qui doit être lente, graduellement successive et rigoureusement aseptique (F. Guyon).

Le traitement des complications ne présente rien de particulier.

Quant aux indications du *traitement opératoire* dit à tort *radical*, elles sont des plus rares pour le professeur Guyon, ce qui s'explique facilement par la complexité des lésions dont sont atteints les prostatiques et par les résultats considérables que l'on peut obtenir d'un emploi judicieux de la sonde (1).

§ 2. — CANCER DE LA PROSTATE (2).

Le cancer de la prostate est relativement rare ; il se développe sur-

(1) Consulter sur ce point : VIGNARD, *De la prostatomie et de la prostatectomie*, Paris, G. Steinheil, 1890, et Des opérations palliatives chez les prostatiques, *Ann. des mal. des org. gén. urin.*, nov. 1890.

(2) GUYON, *Leç. clin. sur les aff. chir. de la vessie et de la prostate*, Paris, 1888. — ENGELBACH, *Tumeurs malignes de la prostate*, Paris, G. Steinheil, 1889.

tout dans le jeune âge et à une époque avancée de la vie, entre 60 et 70 ans.

Il est, comme l'a montré M. Guyon, essentiellement caractérisé par ce fait qu'il a peu de tendance à envahir la vessie, mais qu'il se propage au contraire avec la plus grande rapidité aux lymphatiques, s'étendant ainsi vers les parties latérales du bassin ; d'où le nom de *cancer prostato-pelvien* qu'on lui a donné (F. Guyon).

Cliniquement, il a une marche insidieuse, se caractérise par de la dysurie (envies fréquentes d'uriner, rétention, incontinence) et par des phénomènes douloureux le long d'un ou des deux nerfs sciatiques.

Au toucher rectal, la prostate volumineuse, souvent fixée à une des branches ischio-pubiennes, est ordinairement bosselée ; l'ensemble est d'une dureté ligneuse caractéristique. Le plus souvent, il est impossible de reconnaître les vésicules séminales ou même de faire la part de ce qui revient à la dégénérescence ganglionnaire dans la masse que perçoit le doigt introduit dans le rectum.

L'affection se complique presque toujours, à un moment de son évolution, de symptômes de compression du rectum (constipation opiniâtre), des vaisseaux iliaques (œdème), etc.

La mort est le terme fatal ; elle survient rapidement ou, au contraire, n'arrive qu'au bout de plusieurs années.

Le traitement doit être purement palliatif (F. Guyon).

§ 3. — PROSTATITE AIGUE.

Cette affection présente des symptômes cliniques tellement caractéristiques que nous la séparons dans cette étude des formes chroniques.

Étiologie. — Abstraction faite des formes *idiopathiques*, excessivement rares, et de celles qu'on observe, à titre de localisation, dans les processus pyohémiques et qui souvent sont produites par la thrombose septique, la prostatite aiguë se rencontre à la suite des *traumatismes* (fausses-routes) et de la propagation de l'inflammation des *organes voisins* par contiguité, ou bien consécutivement au *catarrhe de la vessie et de l'urèthre* lorsque le processus atteint les conduits excréteurs de la glande.

Parmi toutes ces causes, les plus importantes sont la *blennorrhagie* et le *rétrécissement de l'urèthre*, avec ou sans concours d'autres causes occasionnelles (infractions diététiques, excès in baccho et venere, surmenage physique, refroidissement, irritation par des manœuvres chirurgicales). Certains auteurs admettent que dans la gonorrhée de l'urèthre postérieur, la participation de la prostate est très fréquente et, suivant la statistique de Montagnon et Eraud, elle existerait même dans 70 0/0 des cas. Il est à regretter que cette proposition ne soit pas démontrée d'une façon plus nette, plus décisive, car les symptômes invoqués en faveur de cette théorie, peuvent très bien être attribués à l'inflammation seule de la portion prostatique de l'urèthre. Il n'est pas démontré que l'emploi de certaines substances comme les cantharides et le cubèbe, provoquent cette affection.

L'âge adulte fournit le plus grand contingent de ces malades ; la fréquence diminue vers la vieillesse extrême et l'affection est presque inconnue chez les enfants.

On ne sait rien de précis sur l'origine *parasitaire* de l'affection. Les formes gonorrhéiques seraient produites par une infection mixte (Gerheim). Dans les sécrétions de la glande enflammée les seuls microorganismes que nous avons rencontrés étaient des bactéries volumineuses, disposées en chaînettes assez longues et rappelant les bacilles du charbon ; mais nous nous empressons d'ajouter que nous ne considérons nullement ces microorganismes comme spécifiques de l'affection en question.

Nous attribuons peu d'importance au phénomène très vague de *congestion* de la prostate, et, avec Segond, nous distinguons dans l'affection trois périodes.

Pendant la première, il s'agit principalement d'un *catarrhe* des conduits excréteurs de la glande qui, à la pression, laisse sourdre une sécrétion plus ou moins puriforme ; pendant la seconde, le parenchyme glandulaire est farci de petits *abcès* isolés qui prennent naissance dans les follicules et le tissu interstitiel de la glande. L'inflammation peut rester à cet état et ne pas aller plus loin, et dans ces cas il existe un état analogue à celui qui constitue la *prostatite folliculaire aiguë* d'Harrison (1).

Dans d'autres cas, la fusion de ces abcès donne lieu à la fonte du parenchyme glandulaire et à la formation de *cavernes purulentes* ; dans ces conditions toute la glande peut se transformer finalement en une cavité remplie de pus à parois formées par l'enveloppe fibreuse de la glande, ce qui forme la *prostatite parenchymateuse générale* d'Harrison.

Très souvent les petits abcès s'ouvrent dans l'urèthre, le rectum, le périnée, le creux ischio-rectal. Dans d'autres cas les abcès perforent la capsule de la glande et forment des *abcès péri-prostatiques* dans le tissu cellulaire lâche du rectum. Ces phlegmons péri-prostatiques qui se développent quelquefois primitivement et sans participation notable de la glande (Parmentier, Dubreuil) peuvent perforer l'urèthre, le rectum, le périnée, etc. Plus l'abcès est volumineux, plus la cicatrice ou l'induration seront étendues.

Symptômes. — Les symptômes principaux sont une douleur violente au niveau du périnée, les besoins fréquents d'uriner et le ténesme rectal ; quelquefois la rétention complète d'urine et de matières fécales (2).

---

(1) La prostatite, comme la parotidite, la sous-maxillite, la mammite etc., rentre dans le cadre des inflammations primitivement canaliculaires et dues à la propagation d'un processus inflammatoire, de l'orifice des canaux excréteurs de la glande aux acini, suivant une marche rétrograde. (H. H.)

(2) Les symptômes caractéristiques de la prostatite aiguë sont la ré-

Les malades sont couchés les jambes écartées, présentent une fièvre élevée (la maladie peut même débuter par un frisson) et évitent anxieusement les moindres mouvements qui exagèrent la douleur avec ses irradiations dans l'urèthre, le rectum, le sacrum et même les extrémités inférieures. La contraction des muscles de l'abdomen consécutive à la dysurie comprime la glande enflammée qui à son tour presse sur l'urèthre et augmente de cette façon les douleurs occasionnées par la rétention d'urine. Ce cercle vicieux met les malades, dont les souffrances rappellent celles des calculeux et des rétrécis, dans un état voisin du désespoir.

S'il existait auparavant un écoulement gonorrhéique de l'urèthre, il disparaît au moment où l'inflammation se manifeste ; quelquefois il est remplacé par une sécrétion muqueuse, transparente et filante (Guerlain, Zeissl, Harrison). Toutefois on ne doit pas considérer comme d'origine prostatique, cette sécrétion qui probablement provient des glandes muqueuses de l'urèthre, voisines de la prostate et irritées par l'inflammation de cette dernière.

Le périnée est excessivement sensible à la pression. Le toucher rectal, fort douloureux dans ces cas, permet de localiser le siège de ces douleurs dans la prostate qui est chaude, sensible, mais nullement tuméfiée d'une façon notable dans tous les cas. La résorption et le passage à l'état chronique nous paraissent plus rares que la suppuration. Dans ce dernier cas on voit, d'après les dimensions des foyers purulents, survenir une fièvre violente et des frissons.

L'ouverture de la collection, qui se fait rarement avant 8 jours, peut se produire dans l'urèthre et c'est l'éventualité

---

tention plus ou moins complète d'urine et la douleur de la miction, jointes à une tuméfaction de la glande appréciable au toucher rectal.

(H. H.)

la plus favorable ; quelquefois on produit l'ouverture involontairement pendant le cathétérisme ; elle est suivie immédiatement de la disparition des douleurs et même de la guérison. Le pus se retrouve dans les urines et se dépose au fond du vase.

Les symptômes qui varient un peu quand l'ouverture de la collection se fait dans une autre partie que l'urèthre, sont faciles à comprendre. Dans quelques cas on a vu l'ouverture se faire dans la cavité abdominale et être suivie de péritonite mortelle. Si le processus phlegmoneux se propage au tissu cellulaire situé le long de l'urèthre, on peut voir survenir des phénomènes de pyohémie.

Quelquefois, après l'ouverture de la collection il se produit des fistules (dans l'urèthre, le rectum ou le périnée). L'infiltration d'urine s'observe rarement. Zeissl a observé un cas de perforation double de la vessie et du rectum avec formation d'une fistule recto-uréthrale qui laissait passer les urines et les gaz.

Comme Pittmann et Finger nous avons observé dans quelques cas, chez des individus âgés, insoucieux, ou chez des phtisiques, une sécrétion glandulaire considérable évoluant presque à l'état latent. Chez les phtisiques, il pourrait bien s'agir d'une véritable prostatite tuberculeuse.

Les formes abortives caractérisées par l'existence de sécrétions peu abondantes, minimes, sont fréquentes ; mais leur diagnostic est très difficile, car le même complexus symptomatique existe également dans l'uréthrite postérieure non compliquée. La sensibilité de la glande à la pression exercée à travers le rectum, sensibilité accompagnée de besoin d'uriner, n'a aucune valeur diagnostique, car, contrairement à ce que dit Montagnon, le même fait s'observe souvent dans ces conditions chez les gens absolument bien portants et indemnes de toute affection des voies urinaires, et chez les nerveux. Nos expériences de contrôle sont très formelles à cet égard, et nous ont montré que la compression de la prostate à travers le rectum laisse persister pendant assez longtemps des sensations très pénibles.

Pronostic. — Il découle de ce que nous venons de dire. La prostatite phlegmoneuse généralisée est toujours grave. Sur 144 cas d'abcès de la prostate, Segond a noté 34 cas de mort, 10 cas de fistules et 70 guérisons.

Diagnostic. — Il est généralement facile quand la formation d'abcès est évidente ; mais il devient difficile et presque impossible dans le cas contraire. Zeissl a attiré l'attention sur la possibilité de la confusion avec les phlegmons du creux ischio-rectal qui présentent une symptomatologie identique. La position unilatérale de la tumeur, son siège plus latéral et la moindre intensité des troubles urinaires, permettent de décider dans les cas difficiles.

Traitement. — Dès l'apparition de l'inflammation, il faut prescrire le repos absolu auquel du reste le malade se trouve spontanément condamné par l'affection elle-même. Il faut faire cesser toutes les injections uréthrales, si on les faisait auparavant. L'application de sangsues sur le périnée et l'anus (Dittel, Socin, Thompson), procurent quelquefois un soulagement, mais il est facile de s'en passer dans la grande majorité des cas. Fischer les condamne d'une façon absolue.

Les fomentations ou les bains de siège tièdes sont bien mieux supportés, quand apparaissent les signes de suppuration, que l'application locale du froid. Certains malades supportent très mal l'introduction des instruments destinés à l'application du froid, et dans ces cas nous revenons à l'ancienne méthode de compresses froides. D'autres auteurs préconisent les irrigations tièdes ou chaudes.

La *constipation* doit être évitée à tout prix et malgré les craintes d'Harrison nous ordonnons des purgatifs doux. Dans les cas de douleurs insupportables, on peut avoir recours aux narcotiques, administrés sous forme de suppositoires ou d'injections sous-cutanées. Le bicarbonate de soude nous paraît bien inutile, l'administration des eaux alcalines et des acides en trop grande quantité peut devenir très nuisible, quand il y a menace de rétention d'urine. Dans les cas où cette dernière se produit il faudra à tout prix sonder le malade, et même laisser une sonde à demeure (Dittel).

Si la tumeur augmente et se porte vers le rectum en provoquant un ténesme de plus en plus intense, Kœnig conseille d'inciser le sphincter anal afin de modérer la douleur et d'éviter la formation consécutive de fistules. Aussitôt que l'abcès est formé, il faut fendre le *périnée* et ouvrir la collection purulente (Segond). Cette méthode, de même que l'ouverture de l'abcès après décollement de la paroi antérieure du rectum (Dittel) est préférable à l'incision du *rectum* et à l'ouverture de la collection par la sonde introduite dans l'urèthre (1).

L'ouverture spontanée de la collection dans le rectum ou au dehors, doit être suivie d'injections antiseptiques faites très soigneusement. Les fistules seront traitées suivant les règles générales de la chirurgie.

---

(1) L'incision de la taille pré-rectale est la pratique à laquelle nous avons eu recours avec un plein succès dans un cas où l'abcès menaçait de s'ouvrir dans le rectum (voir Guilain, Th. de Paris, 1889) ; c'est elle qu'adopte aussi J.-L. Reverdin, (*Rev. de la Suisse romande*, janv. 1891). (H. H.).

§ 4. — PROSTATITE CHRONIQUE.

Qu'elle provienne d'une inflammation aiguë ou qu'elle se développe insidieusement, la prostatite chronique est une des affections le moins connues malgré le nombre considérable de travaux qui ont été publiés à son sujet. Ce phénomène s'explique par ce fait que la prostatite chronique ne met pas directement en danger la vie du malade, de sorte que l'étude anatomique de cette affection s'est trouvée un peu subordonnée aux effets du hasard.

A côté des formes décrites par Guerlain et se manifestant par la *prostatorrhée* (formes que des expériences récentes nous font mettre en parallèle avec la *néphrite diffuse*) et de celles qui se caractérisent par une suppuration chronique de la glande, il en existe d'autres et de très variables. On trouve notamment, et souvent seulement à l'autopsie, des sortes de prostatitides partielles ou limitées seulement aux conduits excréteurs de la glande, qui ne donnent pas lieu à une exagération de la sécrétion de la glande, ne provoquent pas de troubles particuliers et échappent pour toutes ces raisons à un diagnostic clinique précis.

D'autre côté, l'affection se rencontre souvent dans la blennorrhagie chronique et l'uréthrorrhée *ex libidine*. Dans ce chapitre nous n'aurons en vue que l'inflammation chronique de la prostate se manifestant par une prostatorrhée et ne saccompagnant pas de formation d'abcès proprement dits.

Cette affection n'est pas *fréquente*, elle est même au contraire *très rare*, fait sur lequel Guyon insiste d'une façon toute particulière, en disant qu'il y a beaucoup plus de malades qui se *plaignent* d'inflammation chronique de la prostate qu'il n'y en a de réellement atteints (1). Nous ajouterons seulement que l'affection est très souvent diagnostiquée à tort par le médecin dans les cas où l'inflammation n'a certainement pas dépassé la muqueuse de l'urèthre postérieur.

Posner a récemment émis une opinion tout opposée. Il considère comme *assez fréquentes* les prostatites chroniques et sub-chroniques développées principalement à la suite d'un catarrhe des conduits excréteurs de la glande, dans l'uréthrite postérieure, et il les considère comme une cause essentielle de neurasthénie grave. Nous enregistrons ces faits venant d'un auteur aussi compétent que Posner. Quant à expliquer ces différentes opinions au point de vue de la fréquence de la prostatite chronique, nous l'attribuons à ce que Posner fait rentrer dans cette catégorie les cas dans lesquels il existait une inflammation catarrhale des *conduits excréteurs* de la prostate et où également les sécrétions obtenues par la compression de la prostate renfermaient un grand nombre de cellules épithéliales et de leucocytes.

Notre étude s'appuie principalement sur les travaux de Thompson, Guerlain, Socin et Guyon, et sur la contribution de Gross de même que sur nos observations personnelles.

Etiologie. — Dans ses parties essentielles, elle est la même que celle de la prostatite aiguë ; ici également la gonorrhée et les rétrécissements jouent le rôle principal. Toutes les affections des voies urinaires, et celles qui s'accompagnent de décomposition ammoniacale d'urine, peuvent à l'occasion don-

---

(1) Ce n'est pas là exactement ce que dit notre maître M. Guyon. Pendant que nous étions son interne, nous avons eu l'occasion de constater la fréquence de la prostatite chronique, mais la rareté de sa manifestation symptomatique. (H. H.).

ner lieu au développement d'une prostatite chronique. La question de savoir s'il s'agira d'une inflammation glandulaire diffuse, non suppurée, « folliculaire » et « interfolliculaire », ou d'une forme *apostémateuse* avec fonte considérable du parenchyme, dépend entièrement de la nature des agents pyogènes contenus dans les sécrétions uréthrales.

Les traumatismes, le traitement maladroitement conduit jouent également un certain rôle. Chez les veillards à la suite du cathétérisme trop fréquent, mal fait, l'inflammation s'associe souvent avec l'hypertrophie de la glande, et au contraire, l'hypertrophie de la prostate donne rarement lieu à la prostatite, bien que certains auteurs aient considéré cette transformation comme fréquente. Nous ne nous occuperons pas des formes « métastatiques ». Nous admettons encore, par analogie avec les néphritides infectieuses, l'existence des inflammations *hématogènes* de la prostate, c'est-à-dire des prostatites produites par la pénétration des micro-organismes et de leurs produits septiques par le sang. L'affection se présente quelquefois comme symptôme dans l'ictère, sous forme de catarrhe des conduits excréteurs (*blennorrhagie ictérique* de Ebstein).

Anatomie pathologique. — Elle n'est pas encore bien établie. On parle tantôt du volume normal de la glande (quand l'hypertrophie n'a pas déjà existé auparavant), tantôt d'un gonflement partiel ou diffus de l'organe, tantôt d'une surface de section molle, riche en sucs ou bien indurée. On a dit que la lésion la plus fréquente consistait en infiltration des parois des canaux excréteurs avec dilatation de ces derniers et des cavités préexistantes dans le parenchyme glandulaire; on a encore signalé l'existence de cavités kystiques remplies de sécrétions glandulaires épaissies, de pus et de concrétions.

On voit donc qu'il est très difficile de se faire une idée exacte sur le rôle des facteurs qui provoquent les deux processus principaux : l'inflammation diffuse et l'inflammation suppurative. Il ne s'agit pas ici des caractères anatomiques bien connus des formes classiques des abcès de la prostate, formes que tout médecin qui fait des autopsies connaît et qui provoquent des phénomènes rappelant d'une façon frappante le tableau de la néphrite chronique suppurée et même celui de la pyélo-néphrite ; ce qui nous intéresse c'est de savoir jusqu'à quel point la partie de parenchyme non détruit participe au processus et quels sont les rapports entre la suppuration et l'état de la partie glandulaire intacte.

Il y a déjà cinq ans nous avons émis l'opinion que les processus qui se passent dans la prostate ressemblent à ceux de la néphrite, et nos observations récentes n'ont fait que confirmer cette opinion. Nous avons notamment trouvé 2 fois une prostatite diffuse (non suppurée) caractérisée essentiellement par un gonflement trouble de l'épithélium glandulaire, par l'infiltration par des leucocytes du stroma avoisinant, allant jusqu'à l'atrophie et la disparition des éléments glandulaires et la formation de travées cicatricielles larges, tandis que dans 2 cas de prostatite apostémateuse, des modifications parenchymateuses et interstitielles aussi avancées de la substance glandulaire manquaient.

Nous ne pouvons pas nous prononcer sur la question de l'existence des formes mixtes, mais nous croyons devoir rapporter l'autopsie d'un malade (prostatorrhée dans un cas de rétrécissement blennorrhagique) que nous avons bien observé pendant sa vie. Dans ce cas, nous avons trouvé la glande parcourue par de larges bandes solides de tissu conjonctif cicatriciel ; les parois des conduits excréteurs, dilatés, étaient hypertrophiées, infiltrées de petites cellules ; les canaux eux-mêmes remplis d'un liquide muqueux, trouble, présentant au microscope les éléments qu'on trouve dans les sécrétions de la spermatorrhée; dans le parenchyme glandulaire, on trouvait par place des gonflements et des troubles de l'épithélium, et des foyers d'inflammation interstitielle; pas d'abcès. Peut-être les larges bandes cicatricielles étaient-elles en rapport avec des abcès anciens. Le catarrhe des canaux excréteurs ne manque presque jamais.

La *prostate laiteuse* de Rokitansky est due à la dégénérescence graisseuse très prononcée des éléments glandulaires. Seulement, comme nous le verrons plus tard, une prostate normale peut également fournir une sécrétion trouble, laiteuse.

Symptômes. — Suivant Guyon les prostatites chroniques évoluent souvent silencieusement (1). En dehors des cas où il y a formation d'abcès volumineux, les troubles provoqués par cette affection se distinguent peu de ceux de la gonorrhée chronique. Ordinairement il existe une sensation de pesanteur, de compression, de déchirement, de tiraillement dans la profondeur du périnée, des sensations douloureuses le

(1) Pendant que nous remplissions les fonctions d'interne dans le service du professeur Guyon, nous avons procédé systématiquement à l'examen de la prostate chez 27 malades atteints d'uréthrite postérieure. Sur ces 27 malades, 10 avaient des lésions de la prostate, sensibles au toucher rectal (induration et augmentation partielles de volume, augmentation et induration totales). De ces 10 malades, reconnus anatomiquement atteints de prostatite chronique, 6 n'avaient aucun symptôme fonctionnel. Les prostatites tuberculeuses ne donnent de même lieu le plus souvent à aucun trouble fonctionnel. D'autre part, il est fréquent d'observer chez des névropathes une série de troubles variés, rapportés à tort à des lésions prostatiques. C'est dire que la symptomatologie de la prostatite chronique est encore mal connue. (H. H.)

long du canal de l'urèthre, un léger degré de dysurie, des troubles d'éjaculation rendant le coït un peu douloureux. Mais tous ces symptômes n'ont rien de spécifique ni de pathognomonique.

De plus l'existence fréquente de quelques affections concomitantes, comme la gonorrhée chronique ou le rétrécissement de l'urèthre, rend très difficile la classification des symptômes, et il n'est pas facile de savoir ce qui est provoqué par la prostatite et ce qui revient aux complications. L'abattement profond et la mélancolie qu'on rencontre chez les malades atteints de prostatite chronique, s'observent également dans la gonorrhée chronique non compliquée.

Les symptômes principaux de l'hypertrophie de la prostate quand elle obtuse le canal, et notamment la rétention chronique grave de l'urine avec ses conséquences, n'appartiennent pas en propre à la prostatite chronique. En cas de complication de cystite, on observe, cela va de soi, des phénomènes particuliers. Pour les formes suppurées, Socin admet l'existence d'une rétention partielle d'urine en supposant que les abcès en communication avec l'urèthre se remplissent à chaque miction d'urine qui sort ensuite incomplètement, à l'état de décomposition. Par contre il se manifeste quelquefois brusquement de l'ischurie qui, dans deux cas personnels, a rapidement atteint un haut degré de gravité.

Dans les cas où de grandes portions de parenchyme subissent la fonte purulente avec décomposition du pus, on peut observer des phénomènes septicémiques analogues à ceux qu'on rencontre à la suite de la suppuration du rein. Dans d'autres cas, surtout quand il existe une prédisposition tuberculeuse, il se développe de la tuberculose de la prostate et des organes génitaux, et les malades succombent ordinairement à la consomption hectique avec ou sans généralisation aux autres organes.

En dehors de ces complications graves, le symptôme principal des formes de prostatite chronique que nous étudions, est constitué par la *prostatorrhée.* On connaît si mal les propriétés des sécrétions normales de la prostate que les données des auteurs qui ont étudié le liquide de la prostatorrhée morbide ont été des plus contradictoires avant la publication de nos recherches sur les propriétés de ce liquide ; ces contradictions ont pénétré même dans les traités et se retrouvent encore dans les travaux de certains auteurs.

Il y a déjà un certain temps qu'à plusieurs reprises, nous avons expliqué, dans nos publications, *pourquoi* la plupart des descriptions de la prostatorrhée étaient absolument fausses et contraires à ce qu'on observe. Ici nous nous contenterons de signaler que toutes les fois qu'on parle d'un écoulement uréthral « clair et transparent », le liquide en question ne provient *ni de la prostate normale*, *ni de la prostate enflammée* et qu'il s'agit dans ces cas d'une confusion avec les états que nous avons désignés sous le nom d'urétrorrhée *ex libidine.*

La sécrétion de la prostate normale, qu'on obtient sur le cadavre par l'expression de la glande décortiquée et sur le vivant en pressant sur la glande avec le doigt introduit dans le rectum, n'est jamais « *transparente* et *muqueuse* », mais *fluide* et *laiteuse*, et comme nous l'avons démontré, l'aspect trouble, laiteux, tient à la présence de petites granulations nombreuses contenant de la lécithine. (Pour ce qui concerne les fonctions du liquide prostatique, v. le chapitre « *stérilité* »).

En réalité il n'existe qu'une seule forme de prostatorrhée, celle qui consiste principalement dans l'écoulement du liquide prostatique *normal.* Ici nous faisons abstraction de cette forme de prostatorrhée mise en doute, à tort, par Robin, et nous ne nous occuperons que de la prostatorrhée produite par la prostatite.

Dans ce cas l'écoulement est *trouble* (et ne devient clair qu'après le dépôt des sédiments), *épais*, muqueux ou muco-purulent et ressemble au point de vue macroscopique à la sécrétion de la gonorrhée chronique. Seulement dans la prostatorrhée la quantité de liquide est plus considérable que dans la gonorrhée (environ 10 grammes par jour suivant Gross et Socin) et l'écoulement est notablement exagéré par la défécation, tout comme dans la prostatorrhée (v. cette dernière). L'écoulement augmente également pendant la miction.

La prostatorrhée est tantôt *continue*, tantôt *intermittente* et dans ce cas, comme l'a démontré Zeissl (dont le « catarrhe muqueux » de la prostate correspond à la forme que nous décrivons), il s'agit d'une contraction temporaire de l'appareil musculaire de la glande.

Au *toucher rectal*, la glande est très sensible, cependant la douleur provoquée par la pression est loin d'être aussi vive que dans la prostatite aiguë. La glande est normale ou légèrement hypertrophiée. La défécation est difficile; de même que la pression exercée sur la glande, elle provoque un écoulement de liquide prostatique par l'urèthre. Le liquide est identique à celui qui s'écoule quelquefois spontanément.

A l'*examen microscopique*, on trouve, à côté des éléments figurés du pus, des *granulations* que nous avons déjà indiquées, des molécules de *graisse* et du *pigment* jaune ; souvent on rencontre des hématies et dans une série de cas, comme éléments très importants, des *corpuscules amyloïdes stratifiés* et des débris d'épithélium *cylindrique*. Dans les cas où il existe une gonorrhée chronique, on trouve encore les éléments propres de cette affection.

Dans l'*urine* le liquide apparaît sous forme de filaments uréthraux. Souvent, après que la première portion d'urine a balayé les parties principales, on trouve dans la seconde portion des filaments qui probablement viennent de la prostate elle-même. Quand il n'y avait pas de rétrécissement concomitant, nous n'avons pas observé le reflux de la sécrétion dans la vessie.

Pronostic. — Abstraction faite de la suppuration de la glande et de ses conséquences, il est favorable au point de vue de la conservation de la vie, très mauvais au point de vue du retour complet à la santé. La prostatite chronique diffuse est une affection des plus tenace. L'écoulement continu, intarissable met les malades dans un état de dépression et de mélancolie, même s'ils n'étaient pas neurasthéniques auparavant.

Nous avons déjà indiqué les dangers que comportent les *complications* éventuelles. Abstraction faite de ces complications, le pronostic est favorable lorsque l'affection primitive (rétrécissements, calculs vésicaux), est accessible à un traitement efficace. Mais nous ne croyons pas que la disparition de la cause « la plus habituelle » de l'affection, la masturbation, puisse être suivie de guérison, comme le prétend Socin. Une tuberculose concomitante aggrave considérablement le pronostic.

Diagnostic. — Le diagnostic de l'inflammation chronique de la prostate est difficile. Il s'appuie moins sur les sensations subjectives du malade que sur l'état de la prostate qu'on peut apprécier par le toucher rectal, la quantité et la composition de l'écoulement et ses rapports avec la défécation. Seulement il faut toujours être très prudent dans l'interprétation positive de l'hypertrophie et de la sensibilité de la glande. Il ne faut jamais se contenter de l'examen microscopique du liquide obtenu par une forte pression exercée à travers le rectum sur la prostate, car même dans les cas de prostate saine, le liquide peut se mélanger avec les sécrétions uréthrales, dans la gonorrhée chronique simple par exemple, et être pris pour celui de la prostatorrhée.

On examinera donc le liquide qui s'écoule *spontanément* ou celui qu'on obtiendra par la pression sur la prostate, après avoir fait préalablement uriner le malade, ce qui chassera plus ou moins complètement de l'urèthre les liquides autres que ceux provenant de la prostate. Nous ne saurions trop insister sur l'importance de cette précaution, surtout quand il existe un rétrécissement derrière lequel s'accumulent de grandes quantités de sécrétions qu'on prend pour du liquide prostatique et qui en réalité proviennent de la portion dilatée de l'urèthre située derrière le rétrécissement.

Si en comprimant la prostate à travers le rectum, on voit apparaître au niveau du méat urinaire une sécrétion *liquide, laiteuse*, c'est-à-dire un liquide prostatique normal, ne contenant pas de leucocytes, on peut être certain qu'il *ne s'agit sûrement pas de prostatite*. Nous considérons ce procédé comme très important et très commode pour le diagnostic négatif.

A l'examen microscopique, il faut attribuer une grande importance à la présence de corpuscules *amyloïdes nombreux* (v. fig. 54) qui malheureusement manquent aussi souvent qu'ils existent. On les trouve encore en petit nombre dans la gonorrhée simple, car ils se rencontrent aussi sur la muqueuse uréthrale.

En second lieu, nos observations nous ont démontré que la présence de *nombreuses cellules cylindriques typiques* parle également en faveur de la prostatorrhée ; la disposition en deux couches de l'épithélium glandulaire (cellules cylindriques dont les prolongements s'insinuent dans une mosaïque de petites cellules épithéliales rondes), disposition caractéristique pour la prostate et se présentant quelquefois sous forme de membranes tubulaires, est très importante, mais n'existe pas souvent.

La présence de *corpuscules de pus* en grand nombre indique l'existence d'un catarrhe des canaux excréteurs de la glande,

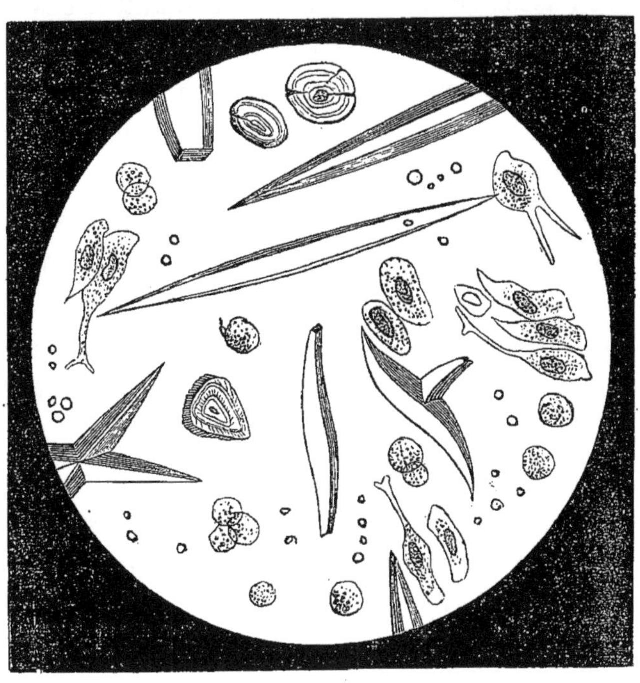

Fig. 54. — Liquide de la prostatorrhée après addition de phosphate d'ammoniaque (Cellules rondes, épithéliales, amyloïdes, cristaux spermatiques de Bœttcher).

mais ne doit pas être considérée comme la preuve de l'inflammation du parenchyme. Ce qui est décisif en l'espèce c'est la présence des « *cristaux spermatiques* » volumineux de Bœttcher. Ces cristaux (fig. 54) sont des phosphates acides dont la base a été découverte par Schreiner il y a quelques années, base qui d'après nos recherches, serait contenue non pas dans le sperme proprement dit ou dans le contenu des vésicules séminales, mais dans le *suc prostatique*, et donnerait l'odeur caractéristique au sperme éjaculé.

Pour déceler ces cristaux il faut mêler, sur une lamelle de verre, une goutte du liquide en question avec une goutte d'une solution de phosphate acide d'ammoniaque au 100e. Déjà au bout d'une heure on trouve un dépôt de gros cristaux forts beaux et en assez grand nombre ; dans d'autres cas, il est nécessaire de laisser sécher la préparation et de chercher les cristaux surtout au niveau des bords du résidu. Malheureusement ces cristaux peuvent manquer dans la véritable prostatorrhée, soit à la suite des altérations chimiques profondes du produit de sécrétion de la glande enflammée, soit dans les cas de destruction purulente et gangréneuse du parenchyme, soit consécutivement à la pénétration de l'urine dans les produits de sécrétion (v. plus bas). Le fait qu'ils manquent dans quelques cas n'ôte rien à la valeur diagnostique de ces cristaux.

Souvent, mais non pas d'une façon constante, on rencontre, dans le liquide de la prostatorrhée, des *spermatozoïdes isolés*. Dans ces cas il peut s'agir soit de la présence accidentelle des restes d'une éjaculation normale (coït, fausse-couche, masturbation), soit d'un écoulement provenant des canaux éjaculateurs à la suite d'une poussée intense, et des états atoniques (comp. spermatorrhée). La présence d'un grand nombre de spermatozoïdes dans le liquide prostatique, telle que Black l'a dernièrement signalée dans un groupe de ses cas de « *prostatorrhée* » ne peut être interprétée que comme le signe des véritables *pertes séminales*.

Le diagnostic différentiel est très difficile avec l'« *azoospermatorrhée* » c'est-à-dire avec les pertes séminales compliquées d'azoospermie (v. cette dernière), quand il existe en même temps un état inflammatoire de la partie prostatique de l'urèthre. Nous avouons que dans plusieurs cas, malgré l'examen le plus attentif de tous les symptômes, nous n'avons pu arriver qu'à un diagnostic probable.

Il est nécessaire d'examiner très attentivement les *urines*. La première et la dernière portion seront mises dans deux verres, le reste, dans un grand bocal. La présence de « filaments uréthraux » dans les premières portions d'urine indique aussi bien une gonorrhée qu'une prostatorrhée ; celle de nombreuses cellules cylindriques ou de corpuscules amyloïdes stratifiés témoigne de l'existence d'une prostatorrhée.

Quelquefois à la fin de la miction, quand le malade fait des efforts considérables, il s'écoule une grande quantité de liquide prostatique ; ensuite, on obtient également une certaine quantité de ce liquide, en exerçant une pression sur la prostate, ou bien encore quand le malade fait des efforts de défécation. Ces cas sont très nets et ne doivent jamais être mis sur le compte d'une uréthrite gonorrhéique simple localisée à l'urèthre postérieur. Il ne faut pas espérer découvrir dans ces cas les cristaux de Bœttcher qui ne peuvent se former s'il y a contact *avec les urines*. Pour les mêmes raisons on ne trouve pas de cristaux dans les cas d'insuffisance du sphincter vésical permettant un mélange continuel du liquide prostatique avec l'urine.

Paget et Clark ont dernièrement décrit une sécrétion particulière des follicules prostatiques se présentant sous forme de cylindres hyalins avec terminaison en massue. Personnellement nous avons aussi rencontré ces productions qui ont donné lieu à la formation d'un groupe de prostatites « desquamatives » ; toutefois nous devons ajouter qu'elles existent également dans la spermatorrhée comme nous en avons observé quelques exemples isolés.

Quelquefois on peut arriver à un diagnostic négatif par l'examen du produit des pollutions. Si ce dernier ne contient pas de leucocytes qui indiquent l'existence d'un catarrhe, on peut être sûr qu'il n'y a pas de prostatite, puisque le liquide prostatique se trouve nécessairement dans le liquide éjaculé.

L'examen (endoscopique quand c'est possible) de l'*urèthre* dans les cas où il n'existe pas de gonorrhée chronique où de rétrécissement, ne révèle rien de caractéristique, si ce n'est l'écoulement d'un liquide trouble par les canaux prostatiques.

Si l'affection se complique de rétrécissement prononcé de l'urèthre, de catarrhe vésical ou de décomposition ammoniacale de l'urine, les difficultés diagnostiques peuvent souvent être insurmontables.

S'il se forme de véritables *abcès de la prostate*, il est tout à fait inutile de chercher la prostatorrhée. Ce qui s'écoule de l'urèthre dans ces cas, est du pus ou du pus mélangé avec de l'urine.

Traitement. — Le traitement basé sur l'étiologie de l'affection est celui qui mérite encore le plus de confiance.

D'une façon générale, le traitement ressemble beaucoup à celui de la gonorrhée chronique, auquel nous renvoyons le lecteur. Il faut seulement savoir que les injections ordinaires de substances antiseptiques, astringentes et caustiques n'ont aucune efficacité et qu'il est presque impossible de faire pénétrer toutes ces solutions médicamenteuses, entre autres les préparations d'iode (solution de Lugol) et de nitrate d'argent, dans la portion prostatique de l'urèthre.

Il est très probable qu'on atteint tout au plus les canaux de premier ordre de la glande, canaux fortement dilatés. Dans les cas de prostatorrhée profuse nous conseillons de favoriser d'abord l'écoulement par une compression de la prostate à travers le rectum et de faire ensuite un lavage abondant de l'urèthre postérieur avec une solution alcaline afin de chasser les sécrétions visqueuses.

Socin recommande l'introduction, à l'aide de la sonde à piston de Garreau, de suppositoires courts au nitrate d'argent mitigé ; Terrillon se prononce pour les instillations avec une solution forte de nitrate d'argent.

Les caustiques sont contre-indiqués chaque fois qu'il existe des symptômes prononcés d'irritation spinale. Dans ces cas il ne reste qu'à se limiter à un traitement général convenablement dirigé (voy. *spermatorrhée*). L'amélioration des symptômes de neurasthénie sous l'influence des applications locales irritantes ne s'observe que dans quelques cas isolés, bien que le plus souvent les malades réclament un traitement local énergique.

Quelquefois on retire de bons résultats de la *dilatation progressive de l'urèthre*, même quand il n'existe pas de rétrécissement cicatriciel. Par contre la dilatation brusque de l'urèthre doit être absolument condamnée.

Nous ne possédons pas d'expérience personnelle sur la valeur des injections parenchymateuses de teinture d'iode, faites à travers le rectum, suivant la méthode d'Heine. Les suppositoires à l'iodure de potassium, introduits dans le rectum, sont peut-être moins dangereux et tout aussi efficaces.

Malgré toute l'autorité de Thompson, nous devons dire que les dérivatifs nous ont paru avoir une action éphémère et une utilité médiocre. Il en est de même de l'application locale du froid (bain de siège, sonde à réfrigération). Les appareils à eau tiède et les douches ascendantes (Fischer) rendent de bons services dans le cas de recrudescence de l'affection. Seulement l'action favorable ne dure guère.

Pour ce qui concerne le traitement des véritables abcès de la prostate, nous renvoyons le lecteur à ce que nous avons déjà dit sur ce sujet à l'occasion de la prostatite aiguë. Les douleurs violentes, la fièvre, la sensibilité vive de la glande au toucher et l'existence dans le parenchyme de points ramollis indique la suppuration. Les abcès qui se forment souvent à la suite du cathétérisme brutal, du maniement maladroit des sondes, consécutivement à l'électrolyse, aux injections etc. et qui n'appartiennent pas en propre à la prostatite diffuse, contribuent encore à augmenter les souffrances du malade.

Les troubles de la nutrition générale, la dépression morale profonde, seront combattus suivant les règles générales de la thérapeutique. Les états dyspeptiques graves exigent une réglementation de la diète et des bains tièdes. Les purgatifs sont quelquefois indiqués.

Dans une série de cas on obtient de très bons résultats avec les *cures thermales* ; chez d'autres malades, elles ne donnent rien, de sorte qu'il ne peut être question d'indications précises sur la nature de ces bains. On ordonne, un peu au hasard, l'hydrothérapie, les bains salés, les bains sulfureux, les bains de mer.

Gross insiste avec raison sur l'utilité des *voyages* ; seulement il faut savoir que les voyages sont tout naturellement contre-indiqués chez les malades qui souffrent dans leur nutrition générale, présentent des complications fébriles graves et ont besoin de soins assidus.

Le *mariage* ne nous paraît pas très indiqué, toutefois nous ne défendons pas à ces malades, quand ils n'ont pas de gonorrhée chronique, d'avoir de temps à autre des rapports avec une femme. Il faut éviter avant tout les excès de toutes sortes. Quant aux boissons alcooliques, nous ne pouvons que répéter ce que nous avons déjà dit à l'occasion de la gonorrhée chronique.

CHAPITRE II

Maladies des vésicules séminales.

INFLAMMATION DES VÉSICULES SÉMINALES. SPERMATOCYSTITE.

Malgré certains travaux assez importants (Humphry, Pitha, Guelliot, Finger et autres), cette affection, qui est encore moins connue que la prostatite, ne peut guère être diagnostiquée, surtout dans ses formes chroniques, que si l'on arrive à sentir à travers le rectum les vésicules indurées, comme cela a été le cas chez un malade de Finger.

L'affection est presque toujours d'origine gonorrhéique et doit probablement compter parmi les complications de la chaude-pisse, surtout quand il existe déjà une épididymite. Suivant Horovitz, l'affection serait le plus souvent provoquée par la suppuration de l'urèthre postérieur et le processus se propagerait aux vésicules par la voie lymphatique et sanguine.

Les diverses complications de cette affection (atrophie, oblitération, ectasie, etc.) ne sont souvent découvertes qu'à l'autopsie.

L'inflammation *aiguë* des vésicules séminales ne peut être diagnostiquée d'une façon précise que lorsqu'il existe une hypertrophie considérable de la glande (dans un cas de Kocher la vésicule contenait 50 cent. cubes de pus), qu'on peut apprécier par le toucher rectal. Dans ces cas on trouve les vésicules derrière la prostate, empâtées, volumineuses. Les autres *symptômes* tels que la fièvre, la sensation de pesanteur, la douleur, le ténesme vésical, les érections douloureuses, l'écoulement d'un liquide contenant des spermatozoïdes, les pollutions douloureuses, l'existence du pus dans le sperme, etc., ont une signification trop variable pour pouvoir être attribués à la spermatocystite seule. Les éjaculations sanglantes que Rapin considère comme *symptôme principal* et qu'il compare à la gelée de groseille, l'*hématospermatorrhée*, n'est pas constante et ne se rencontre pas exclusivement dans la spermatocystite. Néanmoins dans les cas où il n'existe pas d'érosions uréthrales, ce dont on peut se rendre compte en constatant que les premières portions d'urine ne contiennent pas de sang, le symptôme indiqué par Rapin peut être utilisé pour le diagnostic. L'hématospermie peut s'observer encore dans l'épididymite, mais jamais à la suite des excès vénériens, contrairement à ce que soutient Lansac.

Le *pronostic* de la forme que nous venons de décrire doit être considéré comme incertain, en ce sens que la rupture possible de l'abcès dans la cavité abdominale (Velpeau) peut provoquer une péritonite mortelle.

Le *traitement*, abstraction faite des préceptes généraux, consiste à ouvrir par le rectum, comme le conseille Kocher, la collection purulente, afin d'empêcher l'ouverture de l'abcès dans la cavité abdominale. Pour les formes chroniques on pourra toujours essayer les suppositoires à l'iodure de potassium ioduré (Finger).

CHAPITRE III

Maladies du testicule et de l'épididyme.

§ 1. — ÉPIDIDYMITE GONORRHÉIQUE.

Nous adoptons cette dénomination, ayant en vue d'étudier cette affection à titre de complication fréquente et importante de la blennorrhagie. Les autres formes d'épididymite uréthrale qui se manifestent à la suite des inflammations de toute nature de la portion prostatique de l'urèthre, de même que les formes traumatiques et quelquefois consécutives à la traction et la compression par la presse abdominale (Duplay, Englisch, Velpeau, Wagner) ou encore les formes « *métastatiques* » sont extrêmement rares en comparaison des formes gonorrhéiques.

Pathogénie. — L'épididymite gonorrhéique forme la complication la plus fréquente de la blennorrhagie. D'après la statistique de différents auteurs (Rollet, Hassing, Engelstedt, Bergh, Finger, Krecker et autres) portant sur la clientèle hospitalière, l'épididymite se rencontrerait dans 20 à 30 0/0 des cas de blennorrhée ; dans la clientèle privée, elle est *relativement* moins fréquente (4 fois environ).

Quant à la propagation du processus de la portion prostatique de l'urèthre, on note l'inflammation des canaux déférents (*déférentite, funiculite, spermatite*) qui tantôt précède, tantôt accompagne le processus. Si dans certains cas, qui ne sont pas rares, cette funiculite ne peut être constatée, on peut penser, par analogie avec d'autres inflammations, à la propagation de l'inflammation par les vaisseaux lymphatiques sans production de lymphangite.

Le mode de développement spécial de cette affection n'est pas encore connu. Souvent nous l'avons vu survenir chez des blennorrhagiques tenus couchés au lit et gardant le repos presque absolu. Toutefois, l'affection se développe ordinairement chez les malades qui négligent leur blennorrhagie, ou consécutivement à certaines causes occasionnelles (fatigue corporelle, excès, cathétérisme mal fait, etc.). Par contre, nous considérons le baume de copahu et les injections comme ne jouant aucun rôle dans la production de cette affection. Comme Le Fort l'a démontré, les malades qui se soignent sont moins exposés à l'épididymite que les autres.

Dans la majorité des cas, l'affection est unilatérale et siège indifféremment à droite ou à gauche (Bergh) ; il est très rare de voir les deux épididymes se prendre *à la fois*. Ordinairement cette complication survient deux à quatre semaines après l'infection, par conséquent à un moment où l'inflammation a déjà atteint la portion postérieure de l'urèthre. Les épididymites qu'on observe à la fin de la première semaine ou après six semaines sont *très rares*. Néanmoins les épididymes, comme l'urèthre, peuvent être pris d'inflammation aiguë dans le cours d'une gonorrhée tout à fait chronique.

Anatomie pathologique. — L'organe est notablement tuméfié, son volume est plus que doublé, sa consistance est plus ferme. La tuméfaction doit être attribuée en grande partie aux processus interstitiels tels que l'infiltration de corpuscules lymphoïdes (Kocher). Dans quelques cas qui ne sont peut être pas très rares, le processus aboutit à la formation d'abcès. Les canaux de l'épididyme sont atteints de catarrhe purulent.

L'inflammation de l'épididyme a été encore étudiée au point de vue expérimental. En injectant dans les conduits déférents des solutions de nitrate d'argent, d'ammoniaque, Terrillon et Malassez provoquaient de l'infiltration cellulaire du tissu interstitiel et de la tunique fibreuse, du ramollissement des canaux, de l'aplatissement de l'épithélium, de l'accumulation du pus dans la lumière des canaux. Au bout de quelques mois, l'organe s'atrophiait par voie de dégénérescence graisseuse et de rétraction. Bien qu'on ait trouvé dans l'exsudat inflammatoire des *gonocoques*, leur rôle dans la production de l'épididymite n'est pas encore bien établi.

Symptômes. — La *douleur au niveau des aines*, dans les cas où l'inflammation parait avoir épargné le cordon spermatique, et les douleurs dans l'épididyme, forment les symptômes principaux du début. Cette douleur au niveau des aines, qui ne se trouve pas mentionnée dans les travaux récents, même les plus complets, et quen ous avons constatée chez presque tous les malades soit à la période d'état, soit dans l'anamnèse, est trop intense, trop vive pour pouvoir être expliquée par la traction que le testicule tuméfié exerce sur le cordon. Pour expliquer cette douleur, de même que les élancements vers le sacrum, les reins, le bas-ventre, la partie supérieure des cuisses, il serait plus juste d'admettre l'existence d'une névralgie réflexe, ou d'une propagation de l'inflammation, d'après les idées de Leyden, aux plexus nerveux correspondants.

Au milieu d'une fièvre quelquefois très élevée, mais disparaissant ordinairement au bout de huit jours, l'épididyme se tuméfie et dans l'espace de quelques jours atteint un volume plusieurs fois supérieur à celui de l'état normal. Au toucher, on trouve une tumeur dure, douloureuse, coiffant à la façon d'un casque la face postérieure et les deux extrémités du testicule, qui a conservé sa consistance et ses dimensions normales. La tuméfaction qui est tantôt diffuse, tantôt plus prononcée au niveau de la tête et de la queue de l'organe, se propage, quand il existe de la funiculite, au cordon qui devient à son tour tuméfié et très douloureux au toucher. A la suite des relations qui existent entre la tumeur et la surface interne des cuisses, les malades présentent une démarche caractéristique (Lesser).

Les complications de péri-orchite aiguë (hydrocèle) ne sont pas rares, mais l'exsudat disparaît ordinairement quand l'épididymite guérit. Le testicule lui-même ne participe que très rarement au processus.

La peau de la moitié correspondante du scrotum est œdématiée, chaude, rouge, lisse et luisante.

Il est très rare que l'épididymite précède l'écoulement (Bergh), le plus souvent il se tarit aussitôt que l'affection s'établit ; dans d'autres cas l'écoulement n'est pas influencé par l'inflammation de l'épididyme ; et très rarement il s'en trouve exagéré.

L'éjaculation produit un sperme jaune-verdâtre, contenant du pus ou, rarement, du sang, fait qui indique l'existence d'un catarrhe des canaux éjaculateurs ; dans le cas d'épididymite double, les spermatozoïdes disparaissent complètement du sperme, quelquefois déjà au bout de quelques jours (Terrillon).

Les phénomènes inflammatoires et les troubles aigus qui dans quelques cas rappellent ceux de la péritonite aiguë, persistent, en s'accompagnant de constipation opiniâtre, pendant une huitaine de jours. Une amélioration manifeste survient déjà vers la fin du second septénaire et au commencement de la troisième semaine (plus tard quand il existe des complications de déférentite et d'hydrocèle) on peut déjà parler de la guérison, en ce sens que le malade ne se plaint plus de douleurs. Toutefois pendant des semaines et des mois, l'organe reste tuméfié, douloureux, ou bien présente des foyers indurés sous forme de nodules fibreux.

Dans quelques cas l'induration et la sensibilité à la pression persistent indéfiniment, il ne faut donc pas promettre trop facilement un retour complet à l'état normal.

Les *suppurations* de quelque importance, d'origine non tuberculeuse, à marche lente, aboutissant à la destruction de l'organe et à la perforation du scrotum (fongus bénins) sont rares. La caséification et la *tuberculose* sont un peu plus fréquentes (bien que Montaz ait pu réunir dernièrement cinq cas personnels de ce genre) sans qu'il existe une tuberculose des organes voisins ou des poumons. L'atrophie du testicule après l'épididymite gonorrhéique, est exceptionnelle.

Dans un grand nombre de cas l'affection laisse après elle une névralgie testiculaire des plus pénible.

Pronostic. — Comme nous venons de le dire, le processus inflammatoire s'amende, dans la grande majorité des cas, au bout de peu de temps ; dans quelques cas seulement le processus aboutit à la suppuration de l'organe ou à la nécrose caséeuse. Aussi le pronostic peut-il être considéré comme favorable. Seulement il faut savoir que si l'affection est négligée, il persiste une tendance très manifeste aux récidives, ou bien l'affection se transforme en épididymite chronique qui à son tour se complique d'hydrocèle.

Si ces faits seuls sont déjà de nature à contredire l'opinion des médecins qui considèrent cette affection comme anodine, d'autres considérations doivent encore faire considérer le pronostic de l'affection comme assez sombre. Nous avons en vue notamment le développement de l'azoospermie ou de la stérilité de l'homme dans le cas d'épididymite double. Nous ne comprenons guère qu'un auteur comme Zeissl ait pu dire que les fonctions des testicules ne sont jamais influencées par l'épididymite et qu'il n'a jamais vu une épididymite double donner lieu à la stérilité. A cette affirmation on peut opposer un nombre considérable de cas de stérilité due à l'obstruction des canaux épididymiques par le fait d'une épididymite double d'origine gonorrhéique. Aux observations positives de Gosselin, Godard, Liégeois, Kehrer, Giacomini, Jullien, Krecker et autres, nous pouvons ajouter les nôtres basées sur une recherche très consciencieuse des spermatozoïdes dans le liquide séminal d'individus atteints d'épididymite double.

Diagnostic. — Le diagnostic est facile. Pourtant la confusion avec l'orchite n'est pas rare, et néanmoins elle serait très facile à éviter si l'on songeait que cette affection se manifeste sous forme d'une tumeur lisse, ovoïde, sur la face postérieure de laquelle il est facile de reconnaître l'épididyme qui a conservé sa forme et sa consistance normales. En plus, l'orchite ne se complique jamais d'œdème inflammatoire du scrotum.

Dans les cas de cryptorchidie on fera attention de ne pas confondre l'épididymite avec les bubons inguinaux.

Traitement. — La *prophylaxie* découle de l'étiologie de l'affection. Nous avons dit déjà que le port d'un suspensoir, et l'abstinence de toutes sortes d'excès, peuvent constituer une garantie relative, mais non absolue contre cette affection.

Nous avons du reste la conviction que, dans la majorité des cas, on peut avec le repos et l'expectation obtenir la guérison de l'épididymite aussi vite qu'avec les traitements locaux les plus compliqués.

Aussitôt que l'épididymite apparaît, il faut cesser tout traitement local de l'urèthre, toute injection. Le malade doit garder le lit et rester dans un état de repos absolu. Pour diminuer la tension du cordon, les testicules seront placés dans une position élevée. Sous ce rapport, un suspensoir des plus commodes et des plus simples peut être fait avec une serviette. La serviette est pliée suivant sa longueur et passée en dessous du scrotum ; les bouts sont passés en dessous des cuisses. Si le malade se trouve dans l'impossibilité absolue de garder le lit, on lui fera porter le bandage recommandé par Horand-Langlebert et Zeissl, bandage qui se compose d'ouate et d'un petit sac en toile caoutchoutée. Malgré sa complication, ce suspensoir rend de très grands services.

Si malgré le repos les douleurs deviennent intolérables, on pourra avoir recours aux compresses froides ou, chez certains malades, aux fomentations chaudes, aux émissions sanguines et aux narcotiques. Les sangsues soulagent d'une façon indubitable, mais depuis quelque temps nous ne les employons guère et leur préférons les injections sous-cutanées et les suppositoires de morphine.

La pommade belladonée ne produit aucun effet utile, et il en est de même du salicylate de soude considéré par Henderson comme spécifique et qui diminue seulement la douleur (Kopp). La révulsion par les vésicatoires et les caustiques, de même que l'électricité ne sont jamais indispensables. Les bons résultats attribués à l'électricité par Tomaschewsky, nous paraissent dépendre exclusivement de l'évolution normale de l'affection.

Le traitement *abortif* par la cautérisation du scrotum — et Lowndes recommande de nouveau les badigeonnages avec la solution forte de nitrate d'argent suivant la méthode de Jordan — avec ou sans administration d'émétique à l'intérieur, ne nous semble pas devoir donner de résultats appréciables. Tant qu'il n'existe pas d'abcès, l'incision, la ponction du testicule nous paraissent inutiles. On surveillera les digestions du malade et on combattra toute tendance à la constipation.

Les phénomènes inflammatoires intenses passés, beaucoup de médecins n'hésitent pas appliquer le bandage compressif de Fricke fait avec de l'emplâtre agglutinatif. Nous avons suivi cette méthode pendant plusieurs années, mais depuis quelques temps nous ne l'employons plus. Du reste l'inflammation violente et même la destruction gangréneuse du scrotum et les phénomènes nerveux graves rappelant le shock (Fischer) qu'on observe à la suite de ces enveloppements ne sont nullement exempts de tout danger. Lœbl et Miliano ont remplacé ce pansement par un sac en toile ou en tricot pourvu de deux bandelettes de traction.

Quant à la valeur de tous ces bandages compressifs, elle nous fait seulement admirer davantage la force médicatrice de la nature, qui triomphe en fin de compte de tous ces procédés. On ne peut rien dire contre les onctions du scrotum avec de l'onguent mercuriel, proposée dernièrement par Stacquart, ce procédé n'a cependant pas pour nous d'action thrérapeutique appréciable (1).

Si les malades sont obligés de quitter le lit, on leur fera porter un suspensoir bien appliqué. On pourra encore recommander les badigeonnages locaux de teinture d'iode. Seulement nous ne nous contentons pas d'application d'une solution faible, mais recommandons de faire plusieurs fois par jour des badigeonnages avec la teinture pure, tant que les douleurs occasionnées par la dermatite consécutive le per-

---

(1) Voir Forgue et Reclus, *Thérapeutique chirurgicale*, Paris, 1892, pour les effets de l'application du suspensoir de Horand. Le salicylate de soude à l'intérieur calme quelquefois instantanément les douleurs. (H. H.)

mettent. Le scrotum est ensuite enveloppé dans de l'ouate ; on ne recommence la même opération (en tout trois ou quatre fois) que lorsque la peau du scrotum reprend son aspect normal. Il nous a paru que cette méthode favorisait la résorption des produits inflammatoires. L'administration de l'iodure de potassium à l'intérieur ne nous a paru d'aucune utilité.

§ 2. — BALANITE (BALANO-POSTHITE, BLENNORRHAGIE DU GLAND)

Etiologie. — L'étiologie de l'inflammation du gland et de la membrane interne du prépuce ressemble beaucoup à celle des condylomes agminés, du reste les deux affections se rencontrent souvent à la fois chez le même individu. La simple accumulation et la décomposition des sécrétions caséeuses des glandes de Tyson, du smegma, peut même, dans les cas de conformation phimotique du prépuce (les circoncis sont peu sujets à cette maladie), provoquer cette affection chez des individus prédisposés dont la santé générale ne laisse rien à désirer. Plus le smegma est de consistance liquide, plus son action est nuisible (Finger). L'état de malpropreté du prépuce joue un rôle considérable. Nous connaissons des cas dans lesquels l'affection s'est produite en un jour à la suite d'une promenade forcée pendant les chaleurs d'été.

L'affection peut encore être provoquée par la présence de corps étrangers, les irritations mécaniques, les excès vénériens ; la balanite des masturbateurs nous paraît fort incertaine, car chez les onanistes le prépuce et le gland se distinguent par leur propreté et leur sécheresse.

L'affection peut encore se présenter soit à titre de complication de la gonorrhée par le fait du contact avec les sécrétions, sans qu'il revienne un rôle important aux gonocoques, soit comme le résultat du coït infectant et se développer alors en même temps que la gonorrhée, soit enfin comme phénomène partiel dans les chancres dur et mou du gland et du prépuce ou dans l'herpès préputial.

Très souvent nous avons vu, comme Finger, les poches et les sillons, développés à la suite d'une circoncision maladroite dépassant la rainure de la couronne du gland devenir le siège d'une banalite souvent très tenace.

On rencontre enfin chez les diabétiques une blennorrhée du gland d'origine mycosique. L'urine retenue dans le sac préputial et riche en sucre forme un milieu nutritif excellent pour les micro-organismes (Friedreich, Simon).

Symptomatologie. — Les symptômes *subjectifs* consistent tout d'abord en une sensation de brûlure et de picotement dans la région atteinte ; plus tard la sensation, d'abord peu pénible, se transforme en une véritable douleur. Par l'orifice du prépuce coule une sécrétion crêmeuse, jaune-verdâtre, excessivement fétide, contenant du smegma. Si on retrouve le prépuce souvent atteint d'œdème inflammatoire, on trouve sur la surface du gland, après avoir enlevé le pus, des îlots rouges, privés d'épithélium, très douloureux au toucher et facilement saignants. Grâce à la lymphangite, il peut se développer un gonflement considérable, mais dans les formes légères on ne trouve guère l'œdème inflammatoire intense qu'on rencontre dans le chancre induré du prépuce. De plus, dans la balanite, il ne persiste jamais de l'œdème chronique ou des états éléphantiasiques.

Nous n'avons observé la gangrène et la perforation que dans les cas où il existait en même temps un chancre. (Pour ce qui concerne la coexistence des condylomes agminés, voyez cette affection).

La sécrétion purulente ne possède pas de cachet particulier et renferme des bactéries de toute espèce. La présence de gonocoques (Alvarez) doit être considérée comme accidentelle ; il en est de même des *bacilles du smegma* qui n'ont aucune signification pour l'affection en question.

Diagnostic. — Nous n'aurions même pas abordé ce paragraphe si la confusion de la balanite avec la gonorrhée n'était chose courante pour les médecins peu expérimentés et les observateurs superficiels. Ces erreurs de diagnostic sont impardonnables surtout dans les cas où le prépuce peut être facilement repoussé en arrière. Par contre dans les cas de phimosis inflammatoire aigu, le diagnostic différentiel avec le chancre induré est très difficile et même presque impossible tant qu'il n'existe pas d'induration nettement perceptible et d'adénite appréciable.

Pour ce qui concerne le diagnostic différentiel avec la blennorrhagie uréthrale, il manque, dans la balanite, la douleur le long de l'urèthre ; de plus les premières portions d'urine, après lavage préalable du prépuce, ne contiennent pas de pus. L'évolution ultérieure de la maladie est très importante pour le diagnostic et décide également de l'existence d'une uréthrite gonorrhéique externe.

Pronostic. — Le pronostic de la balanite simple est favorable. Avec un traitement convenable, l'affection guérit dans l'espace de 4 à 8 jours. Dans des cas très rares, il persiste des adhérences entre le gland et le prépuce.

Traitement. — Le traitement est très simple dans les formes ordinaires non compliquées de chancre. Il consiste à prescrire le repos et des injections de solutions astringentes ou antiseptiques *faibles* ; dans quelques cas il suffit d'isoler les surfaces avec des tampons d'ouate saupoudrés d'une poudre inerte. S'il existe en même temps du phimosis inflammatoire, on tâchera de ne pas le transformer en para-phimosis. Dans quelques cas on est obligé de faire l'opération du phimosis et de fendre le prépuce. S'il y avait de l'œdème inflammatoire du prépuce, il ne faudrait pas recourir trop tôt aux scarifications qui souvent ne font dans ces cas, qu'aggraver la situation.

Pour éviter les récidives, la seule chose à faire est de veiller à la propreté du gland et du prépuce. Le conseil de Pitha qui consiste à pincer l'orifice du prépuce pendant la miction afin de faire passer l'urine entre le gland et le prépuce dans le but d'obtenir le gonflement de l'organe, ne nous paraît pas valoir le lavage du gland au savon ; nous craignons de voir survenir la décomposition de l'urine.

§ 3. — PERTES SÉMINALES MORBIDES. SPERMATORRHÉE.

Définition. — Nous préférons cette dénomination à celle de *pertes séminales involontaires*, qui distingue, il est vrai, l'affection qui nous occupe des éjaculations volontaires (masturbation, coït), mais permet la confusion avec les *pollutions physiologiques*, c'est-à-dire avec l'*éjaculation* de sperme qui se produit *pendant le sommeil* et s'accompagne d'*érections* et, presque toujours, de sensations voluptueuses et de rêves érotiques. Ces pollutions surviennent ordinairement pendant la nuit (*pollutions nocturnes*), plus rarement pendant le sommeil du jour ou de l'après-midi, de sorte qu'à vrai dire les pollutions nocturnes devraient s'appeler pollutions *du sommeil*, en opposition avec les pollutions éminemment morbides qui se produisent à l'*état de veille* (pollutions diurnes).

Les pollutions deviennent morbides par leur fréquence et le retentissement qu'elles ont sur la santé générale. L'influence sous ce rapport de la constitution, du tempérament, du mode de vie etc., ne permettent guère de donner des chiffres absolus, de sorte qu'entre l'état physiologique et l'état pathologique existent une foule de degrés ; en tout cas l'intervalle de 10 à 30 jours peut être considéré comme normal.

Bien plus importante sous ce rapport est la fréquence relative (Curschmann) qui prend en considération d'une part les particularités et la force de résistance de chaque individu, et de l'autre, l'apparition de troubles, d'abattement moral et physique au lieu de la sensation de soulagement qui caractérise les pollutions normales. Les pollutions deviennent pathologiques dès qu'elles sont séparées par un espace de moins de huit jours ou surviennent plusieurs fois dans la nuit, ou se manifestent même quand l'individu s'adonne en même temps aux excès vénériens (Hammond).

Les pollutions morbides atteignent leur plus haut degré, lorsqu'elles se produisent à l'état de veille, sans masturbation ni coït, à la suite d'*irritations mécaniques* insignifiantes (frottements, ébranlements, compression, etc.), ou d'*excitations psychiques* (livres ou dessins obscènes, pensées érotiques). Ces pollutions diurnes, qui se rattachent étroitement à l'impuissance, ne sont pas fréquentes, elles sont plus rares en tout cas que ne le disent les auteurs. Dans ces cas l'érection et l'orgasme *peuvent* manquer ou même être remplacés par une sensation de malaise et de douleur, mais d'après ce que nous savons, l'éjaculation ne manque jamais d'une façon complète.

Le terme « *spermatorrhée* » a été mal choisi, car ce mot éveille, comme ceux de gonorrhée, de leucorrhée, l'idée d'un écoulement continu de sperme ; or, en consultant la littérature médicale, on constate que cet état est excessivement rare. Nous avons étudié ce phénomène d'une façon détaillée dans les lésions traumatiques de la moelle épinière, et plusieurs fois nous l'avons rencontré à titre de symptôme passager dans diverses myélites, une fois chez un hystérique neurasthénique et enfin dans quelques cas d'irritation spinale pendant la marche forcée.

On trouve bien plus souvent une *forme latente* de spermatorrhée, dans laquelle il s'agit *d'apparition de sperme dans l'urine* pendant la défécation et indépendamment des pollutions, état que Grünfeld a désigné sous le nom de « *spermaturie* ».

Il n'est pas exact de désigner, comme le fait même Curschmann, les pertes séminales morbides sous le nom de spermatorrhée prise dans le sens large du mot et d'identifier les pollutions nocturnes avec la spermatorrhée. Aussi croyons-nous plus juste, plus exact, de réserver le nom de « spermatorrhée » aux *pollutions indépendantes* des pertes séminales, telles qu'elles se produisent pendant la *défécation* et la *miction*, sans érection ni orgasme ni sensation voluptueuse.

Les cas de ce genre ont été considérés par presque tous les auteurs comme la plus haute expression, la plus grave conséquence des pollutions pathologiques, ce qui s'explique par l'influence qu'ont exercé les travaux de Lallemand. Notre expérience personnelle nous a montré depuis longtemps la fausseté absolue de ces idées, car ces formes s'observent très souvent, comme l'ont déjà fait remarquer Trousseau et Ultzmann, sans qu'il ait jamais existé de pollutions morbides et elles ne se rapprochent même pas, comme gravité, des pertes séminales avec éjaculation qui sont déjà sur la limite des pollutions diurnes. Il est certain par conséquent que la spermatorrhée de la défécation et de la miction n'est pas le stade terminal des pollutions pathologiques. De plus, dans la grande majorité des cas, la force virile est conservée, quelquefois même elle reste intacte.

Dans ces conditions il paraît indiqué, au point de vue scientifique et pratique, de séparer les pollutions morbides et leurs conséquences de la spermatorrhée prise dans le sens strict du mot, et cette distinction est surtout indiquée, nécessaire, au point de vue du pronostic.

La conception de Trousseau et de Ultzmann qui considéraient les pollutions morbides comme une *névrose motrice* avec contraction des vésicules séminales, et la spermatorrhée comme une *parésie* des conduits éjaculateurs, est plus conforme à la réalité que ne le pense Curschmann. On comprend facilement qu'entre ces deux catégories il existe des formes mixtes et de transition. Nous verrons encore que dans les pertes séminales, les vésicules séminales ne sont pas toujours seules atteintes.

Il est encore faux de dire que la spermatorrhée de la défécation est rare relativement à la prostatorrhée, opinion qui est pourtant soutenue par la plupart des auteurs. C'est le contraire qui est vrai, et la prostatorrhée est *bien plus rare* que la spermatorrhée. Aussi est-il surprenant de voir Hammond suivre les traces de Paget et affirmer n'avoir observé qu'un seul cas de spermatorrhée de la défécation et plus de 100 cas de prostatorrhée et d'uréthrorrhée de la défécation. Tout nous porte à croire que dans ces cas le microscope n'a pas été employé. Confondre, comme le fait Black, la spermatorrhée aiguë se manifestant par l'écoulement d'un liquide contenant de nombreux spermatozoïdes, avec la prostatorrhée est une erreur grossière.

Etiologie et pathogénie. — Les médecins clairvoyants des temps derniers et Curschmann dans sa monographie excellente sur les pertes séminales pathologiques, considèrent avec raison la spermatorrhée morbide non pas comme une affection autonome, mais comme un symptôme, comme l'expression d'un état morbide général ou local. Le complexus symptomatique qu'on observe dans ces cas n'est donc pas produit par les pertes séminales, mais ces dernières, de même que le complexus symptomatique, seraient provoquées par une cause indépendante à laquelle ils sont subordonnés.

Dans la grande majorité des cas « il se produit d'abord des troubles locaux ou généraux qui tantôt donnent directement lieu aux pertes séminales à titre de phénomène nouveau, très important dans l'enchaînement des symptômes, tantôt créent seulement une disposition aux pertes séminales ».

Nous divisons les causes de cette affection en cinq catégories, mais nous devons ajouter que les combinaisons de ces catégories sont très fréquentes dans la pratique. On peut mettre en cause :

1° L'*excitabilité nerveuse générale*, compliquée ordinairement d'anémie et de faiblesse générale (*faiblesse irritative* des anciens), et en rapport avec la « disposition névropathique », ou pour employer une expression moderne, la *neurasthénie congénitale*. Sous ce rapport, Trousseau insiste sur les relations intimes qui existent entre l'incontinence nocturne d'urine pendant l'enfance, et l'affection qui nous occupe chez l'adulte (1).

2° La *neurasthénie acquise*, particulièrement celle qui est produite par les *excès vénériens*. Avant tout, il faut citer la *masturbation*. L'importance de ce vice pour les troubles fonc-

(1) La part ainsi faite à la neurasthénie dans l'étiologie de la spermatorrhée nous paraît un peu restreinte. Pour M. Guyon, en effet, on est spermatorrhéique de naissance, c'est-à-dire que l'on naît avec un système nerveux tel que souvent on a de l'incontinence nocturne dans l'enfance et de la spermatorrhée à l'adolescence, celle-ci survenant sans cause ou à l'occasion d'une blennorrhagie. La plupart de ces malades sont des névropathes héréditaires. (H. H.)

tionnels du système génital nous engage à traiter ce sujet d'une façon détaillée.

ONANISME. MASTURBATION. — On désigne sous ces noms, l'excitation des organes génitaux externes, particulièrement du gland ou du vestibule du vagin, *excitation poussée jusqu'au summum* par des manipulations de l'individu, sans participation de l'autre sexe et allant jusqu'à *l'éjaculation* chez les hommes. C'est une *satisfaction contre-nature des instincts génitaux*. Le vice est excessivement répandu. Les auteurs les plus compétents (Fleischmann, Henoch et autres) disent l'avoir observé chez de jeunes enfants et même des nourrissons. Toutefois les mouvements de balancement qu'ils signalent ne nous paraissent avoir rien de commun avec les manipulations contre-nature exécutées sciemment. Pour nous ces mouvements se rapprochent davantage des actions réflexes et inconscientes en vue d'une sensation de bien-être général, que de l'onanisme.

Moins innocentes sont déjà les manipulations que pratiquent sur leurs parties génitales de petits enfants, et qui s'accompagnent d'excitation croissante aboutissant quelquefois aux érections et aux états convulsifs. Comme Curschmann, nous avons observé cette masturbation chez des enfants de cinq ans et au-dessous. Mais ces cas, d'ailleurs fort rares, n'ont eux-mêmes rien de commun avec le vice pratiqué systématiquement, tel qu'on l'observe chez les enfants qui approchent de la puberté. Les lectures excitantes (et Gyurkovechky compte avec raison dans ce nombre certains classiques romains et grecs), les dessins obscènes contribuent largement au développement de ce vice. Le contingent principal est formé par les écoles et les pensionnats, principalement par ceux de garçons. Le mauvais exemple, l'imitation, la surveillance insuffisante font que le mal se propage d'une façon déplorable parmi la plupart des garçons ; dans les pensionnats de jeunes filles, le vice existe plutôt d'une façon isolée. Les mœurs et la raison font que plus tard le vice est abandonné, bien que le mariage et la vieillesse ne mettent pas toujours un terme à ces habitudes vicieuses. On connaît des cas où des hommes mariés, pères de famille n'ont pu se défaire totalement de la masturbation bien que le coït naturel fut toujours à leur disposition. La rechute, quand pour certains motifs le mari est condamné à l'abstinence, est chose commune.

Nous ne croyons pas que les *affections locales* de l'appareil génito-urinaire puissent donner lieu à la masturbation. Toutefois nous admettons que certaines anomalies comme le phimosis, les calculs vésicaux, peuvent jouer le rôle de cause occasionnelle pendant les premières années de la vie. A part quelques exceptions, les organes génitaux des masturbateurs que nous avons eu l'occasion d'examiner, étaient normalement conformés et ne présentaient pas trace d'inflammation.

L'influence de l'onanisme sur la santé physique — nous n'avons pas à nous occuper du côté moral — est jugée par les médecins et par le public d'une façon aussi contradictoire qu'il y a cinquante ans, quand le travail de l'ingénieux et fantaisiste Lallemand sur les pertes séminales involontaires a provoqué toute une littérature dans les pays civilisés. Même en laissant de côté toute une série d'élucubrations dues à la plume de prétendus médecins, et d'écrivassiers de la presse quotidienne, les travaux des médecins consciencieux et observateurs frappent par leur divergence. D'un côté on trouve les descriptions les plus sombres, les plus chargées de l'avenir qui attend le masturbateur, de l'autre l'assurance que les troubles provoqués par ce vice, si troubles il y a, cessent comme par enchantement dès que l'individu renonce à ses mauvaises habitudes.

La vérité, comme toujours, se trouve entre les deux opinions extrêmes. La masturbation fréquente, prolongée, précoce, provoque dans la grande majorité des cas (Beard, Rockwell) des troubles physiques et psychiques durables, variables suivant la susceptibilité individuelle ; mais d'un autre côté il est démontré que dans des cas exceptionnels, la masturbation répétée n'a eu aucun retentissement sur la santé. Nous citerons ici l'exemple d'un masturbateur observé par Curschmann qui, malgré la masturbation énergique à laquelle il s'abandonna dès l'âge de 11 ans, a conservé intactes ses forces physiques et intellectuelles et est devenu un écrivain connu, très distingué. Un docent de l'université qui nous a avoué se livrer à la masturbation malgré un mariage très heureux, a conservé une constitution robuste et se distingue par son esprit net, clair aussi bien dans l'enseignement que dans ses recherches scientifiques très remarquables.

On peut considérer comme absolument démontré qu'une pratique modérée de la masturbation ne provoque ordinairement que des troubles passagers, qui ne deviennent graves qu'avec le concours d'autres causes morbides. Dans ces conditions elle n'a pas d'autre influence qu'un coït modéré, lequel ne provoque de troubles que chez une catégorie d'individus, chez les *neurasthéniques* en premier lieu.

Nous arrivons ainsi à la question tant débattue de savoir s'il faut attribuer à l'onanisme *une influence autre qu'à la satisfaction naturelle des instincts génitaux.* Erb, Curschmann, Hammond et autres répondent affirmativement. L'onanisme et le coït sont des actes identiques tant qu'il ne s'agit que de l'effet final de l'excitation extrême et de son retentissement sur le système nerveux, car la perte de sperme, liquide riche en albumine, ne joue aucun rôle par elle-même, puisqu'il s'agit de l'évacuation d'une sécrétion accumulée qui ne se reproduit qu'en fort petite quantité, si les éjaculations se répètent (Hammond). Si l'onanisme est, d'une façon plus générale, plus dangereux que le coït même exagéré (l'exagération est d'ailleurs subordonnée aux capacités fonctionnelles de l'individu), ce fait bien démontré ne peut être imputé aux *particularités de l'acte en lui-même*, car autrement on serait obligé de prendre au sérieux la sentence d'après laquelle la nature « *tire vengeance de celui qui méconnaît ses lois* ». Il est bien plus exact d'incriminer sous ce rapport *l'onanisme exagéré et précoce*. Le masturbateur à des occasions trop fréquentes de satisfaire sa passion ; l'érection complète est pour lui secondaire, contrairement à ce qui est indispensable quand il s'agit des rapports sexuels. Les masturbateurs endurcis peuvent se procurer plusieurs fois par jour l'ébranlement nerveux qu'ils recherchent, ce qu'on n'atteint ordinairement pas dans les relations avec les femmes. Mais dans les cas où la satisfaction naturelle des instincts et appétits génitaux dépasse la mesure, les conséquences sont les mêmes que dans la masturbation.

Nous ne pensons pas, comme le soutient Erb, que la gravité de la masturbation résulte encore de ce que les onanistes se rendent compte de *l'ignominie de leur conduite*, en tout cas le fait n'existe que dans la minorité des cas. Toutefois nous ne voulons pas nier que « la lutte continuelle entre ce vice et les devoirs moraux n'agisse d'une façon malsaine et n'irrite le système nerveux ». D'après Gyurkovechky, tandis que l'homme qui puise sans ménagements, et même avec excès aux trésors de l'amour est *joyeux* et *satisfait*, l'onaniste est *morne* et *triste*. Cette assertion ne nous paraît avoir d'autre valeur que celle d'un simple trait d'esprit.

Le *complexus symptomatique* provoqué dans ces conditions par la masturbation, est, en principe, le même que celui qui survient à la suite des pertes séminales morbides. Un praticien expérimenté arrive souvent à soupçonner l'origine du mal par le seul ensemble des phénomènes qu'il constate. Malgré les affirmations de Renzi, l'absence de réflexes tendineux n'indique nullement la masturbation. Quelquefois il suffit de regarder les victimes pâles et misérables de ce vice pour constater qu'ils ont la conscience inquiète. Nous devons cependant mettre en garde contre le diagnostic *à distance* fait d'une façon précipitée. Nous avouons franchement avoir pris une méningite de la base et une tumeur de l'encéphale pour des troubles causés par la masturbation, chez deux jeunes gens qui nous avaient avoué leur vice.

Dans d'autres cas, il s'agissait de neurasthéniques devenus *secondairement* onanistes, à la suite de lectures sur les dangers des rapports sexuels et les moyens de les éviter ; l'erreur dans ces cas était due à l'exagération des malades, aux craintes sans nombre que leur inspirait l'inconduite.

Les formes graves de névrose par masturbation s'observent ordinairement chez des individus en puissance de la diathèse névropathique et on ne voit qu'exceptionnellement une dépression profonde atteindre des individus de constitution robuste et présentant une résistance normale du système nerveux. Nous n'oublierons jamais le cas d'un jeune homme robuste et très intelligent, qui, au bout de quelques années d'une masturbation effrénée, n'était plus que l'ombre de lui-même.

Les *organes génitaux* des masturbateurs ne présentent rien de particulier ou d'anormal. Certains auteurs soutiennent que chez les masturbateurs le gland et le prépuce présentent des lésions consécutives à l'irritation fréquente et qu'il existe chez eux une sécrétion abondante qui s'accumule sous forme de smegma dans la cavité préputiale. Cette description, fabriquée de toutes pièces, est tout à fait fantaisiste, et c'est ordinairement le contraire qu'on observe : plus la masturbation est fréquente, plus le gland et le prépuce sont propres, secs, à moins qu'il n'y ait eu éjaculation toute récente. L'épaississement du gland avec déformation en fuseau n'est certainement pas fréquent. S'il existe des irritations inflammatoires, il ne s'agit que de rougeurs éphémères survenant immédiatement après les masturbations.

Ce que nous venons de dire des organes génitaux externes, est également vrai pour la muqueuse de l'urèthre. Nous sommes prêts à admettre avec Ultzmann et Grünfeld que les états congestifs d'intensité moyenne sont plus fréquents chez les masturbateurs que chez les autres personnes, mais nous sommes obligé de dire que, malgré nos recherches nombreuses sur un grand nombre d'individus, nous n'avons jamais pu trouver une véritable inflammation catarrhale de l'urèthre, telle que ces deux auteurs disent l'avoir souvent observée chez les masturbateurs, si, bien entendu, il n'existait pas une chaude-pisse concomitante.

C'est du reste aussi l'opinion de Curschmann : « La question de savoir, dit cet auteur, si la masturbation peut réellement donner naissance à des processus inflammatoires de l'urèthre, etc. nous paraît fort douteuse ; on ne voit rien de semblable chez les onanistes ». Dans les cas où, abstraction faite de la gonorrhée, il existait un écoulement, il s'agissait presque toujours de l'*urétrorrhée ex libidine*, par conséquent d'une sécrétion normale des glandes de Cowper et de Littre.

Pour la généralité des auteurs, au point de vue de l'étiologie des pertes séminales morbides, les *excès de coït* jouent un rôle bien moins important que l'*onanisme*. Il est impossible d'admettre, avec Hyde, que les excès de coït donnent lieu à des formes plus graves que la masturbation. Mais d'un autre côté nous avons pu constater que les excès de coït, sans masturbation, peuvent très bien donner lieu aux pollutions et à la spermatorrhée, contrairement à l'assertion de Gyurkovechky.

Le mode suivant lequel les abus de coït provoquent les pertes séminales morbides, n'a rien à voir, comme nous l'avons déjà dit, avec la perte de sperme en elle-même, même quand l'éjaculation se produirait plusieurs fois par jour. Il s'agit plutôt d'un *retentissement sur le système nerveux*, de l'exagération et de la répétition fréquente de la réaction et de l'excitation intenses qui se manifestent immédiatement avant l'éjaculation. Les centres de l'érection et de l'éjaculation situés dans le cerveau et la moelle épinière (Eckhard, Goltz, Budge) deviennent le siège d'une *irritation prolongée*, de sorte que la moindre excitation partie de la périphérie (organes génitaux) ou du centre (émotions psychiques), devient capable de provoquer l'éjaculation. Certains *états locaux*, tels que l'exagération anormale de la production de sperme (*pléthore séminale*), produisant des actions réflexes par suite de la distension des vésicules séminales, et l'excitabilité particulière de l'appareil éjaculateur, favorisent encore davantage l'éjaculation. Mais pour nous, les excès sexuels ne peuvent produire des états *inflammatoires* dans les voies séminales, comme le soutiennent Lallemand et les auteurs qui l'ont suivi.

Si Ultzmann considère les filaments uréthraux qu'il a trouvés dans les urines de plusieurs malades, comme l'expression de l'inflammation des vésicules séminales, il est peut-être plus juste de les attribuer aux restes d'une gonorrhée, aux suites d'un cathétérisme, etc. Mais nous n'avons jamais pu vérifier l'existence de phénomènes inflammatoires au niveau de cette région chez « presque tous » les *spermatorrhéiques*, existence que Grünfeld dit avoir constatée par l'examen endoscopique.

3° Le *troisième* groupe étiologique de la spermatorrhée est formé par les affections *anatomiques locales* des portions inférieures de l'appareil génito-urinaire et des organes voisins. Ce sont elles qui jouent le rôle de causes occasionnelles, quand les états énumérés sous les deux premières rubriques existent. En premier lieu il faut citer l'inflammation chronique de la portion prostatique de l'urèthre et des *conduits éjaculateurs*, avec dilatation et atonie de ces derniers (les pollutions morbides qui tiennent à une exagération réflexe de l'excitabilité du centre éjaculateur ont peu d'importance pratique). Cette forme est celle qui est plus particulièrement liée à la *spermatorrhée de la miction et de la défécation*.

Il n'est guère besoin d'affirmer que pour cette dernière *la gonorrhée* joue un rôle étiologique bien plus important que la masturbation. Nous connaissons toute une série de cas dans lesquels la spermatorrhée était due à la blennorrhagie *seule* sans concours d'excès ni de « *faiblesse irritative* », fait qui est nettement contraire à l'opinion des auteurs qui n'admettent pas que la gonorrhée puisse jouer un rôle dans le développement de la spermatorrhée. Cela ne contredit pas du reste l'existence d'une véritable « neurasthénie blennorrhagique » dans laquelle la spermatorrhée joue le rôle d'un symptôme local (voyez *impuissance*).

Comme nous l'avons déjà dit il y a trois ans, sur 140 gonorrhéiques chroniques (hommes) que nous avons examinés, nous avons trouvé dans les urines de 25 des filaments uréthraux et des spermatozoïdes nombreux, sans qu'il existât pour cela le moindre symptôme de neurasthénie. Nous ajoutons encore que chez tous ces malades nous avons écarté les causes d'erreur (coït avant l'examen des urines, fausse-couche, onanisme). *Plus de* 20 0/0 *des malades étaient par conséquent atteints de spermatorrhée latente*, voire même de spermaturie, sans s'en douter le moins du monde. Il est certain que ces cas latents se transforment rarement en véritable spermatorrhée nettement reconnaissable.

A côté de la blennorrhagie chronique, on peut encore incriminer les rétrécissements de l'urèthre, le cathétérisme fréquent, les injections irritantes (Benedickt), les inflammations des vésicules séminales et de la prostate, la balanite, le phimosis qui, soit dit en passant, contribuent souvent à la masturbation, les affections de la vessie et du rectum (hémorrhoïdes, fissures, oxyures, eczéma), les lavements irritants. Si dans les cas d'hypertrophie de la prostate sans inflammation concomitante, il existe de la spermaturie, ce qui est encore assez fréquent, on est obligé d'admettre que le développement de la glande a provoqué une insuffisance des conduits éjaculateurs.

Certains auteurs (Pickford, Davy, Levin) considèrent que *les efforts exagérés de la défécation* suffisent pour amener l'apparition du sperme dans l'urèthre. Mais nous croyons avec Curschmann que si, dans les conditions physiologiques, quelques spermatozoïdes isolés peuvent, pendant les efforts de la défécation passer dans l'urèthre, le passage d'une quantité notable de sperme n'est possible que lorsqu'il existe une insuffisance des conduits éjaculateurs.

Nous ne croyons pas qu'on puisse expliquer l'éjaculation dans la spermatorrhée de la défécation par la simple compression des vésicules séminales par le bol fécal au moment où il traverse le rectum. Curschmann insiste avec raison sur la topographie des vésicules séminales qui est telle que pendant la défécation les débouchés se trouvent plutôt obturés. Mais il est très possible qu'il s'agisse d'une action *sympathique*, comme l'a indiqué Lallemand, et que les vésicules séminales participent à la contraction du rectum.

Un troisième facteur qui n'a encore été mentionné par aucun auteur, l'action générale de la *presse abdominale* nous paraît mériter toute attention pour la spermatorrhée de la miction et de la défécation, notamment pour les formes qui ne sont pas compliquées de phénomènes nerveux. Ces formes, d'origine purement mécanique, ne sont pas absolument liées à l'acte de la défécation et de la miction, mais peuvent également être produites par les efforts, la toux, l'éternuement etc., dans lesquels intervient l'action générale de la presse abdominale, de sorte que nous arrivons à attribuer un certain rôle étiologique à l'augmentation de la pression intra-abdominale.

Nous devons rappeler ici que Bernhardt, se basant sur certaines observations cliniques qui seront reproduites dans notre chapitre sur la stérilité, arrive à la conclusion que les nerfs qui président à l'éjaculation et à l'expulsion du sperme ont un *trajet différent* de ceux qui régissent les fonctions du rectum et de la vessie. Ces observations ne sont pas en faveur de l'hypothèse de la contraction sympathique des vésicules séminales pendant l'acte de la défécation.

Il faut enfin savoir que tandis que l'idée de pollution implique l'évacuation non seulement des vésicules séminales, mais aussi celle du liquide prostatique et des sécrétions des glandes de Cowper, les formes purement mécaniques de la spermatorrhée comprennent exclusivement l'évacuation du réservoir spécial, des vésicules séminales seules. Il est très possible qu'il existe des écoulements *isolés* des vésicules séminales sous l'influence de l'irritabilité nerveuse seule ; du moins chez les neurasthéniques n'ayant jamais eu de gonorrhée, on rencontre indépendamment de la presse abdominale, une spermatorrhée pure, le liquide ne contenant pas de suc prostatique.

4° Les *affections constitutionnelles.* Dans cette catégorie viennent se ranger la phtisie au début, certaines formes anomales du diabète et la convalescence des affections fébriles aiguës comme la fièvre typhoïde.

5° Les pertes séminales morbides peuvent se manifester soit à la suite des *affections organiques du système nerveux central* comme le *tabès dorsal* aussi bien sous forme de pollutions très fréquentes que sous celle de véritable spermatorrhée (Leyden, Charcot, Erb et autres), soit à la suite de *traumatismes* graves de la moelle épinière. Nous avons observé chez un vieillard une *spermatorrhée continue* avec *reproduction* très active du sperme à la suite d'une lésion de la portion moyenne de la moelle dorsale, consécutive à une chute, ayant amené une interruption complète des voies conductrices. Ce cas reproduisit les expériences de Budge sur les animaux, expériences qui démontrent que le centre *génito-spinal* situé dans la moelle lombaire commande les muscles des vésicules séminales, des canaux déférents et de la prostate, tandis que le réflexe provoqué par la tension des parois des vésicules séminales due à l'accumulation de sperme et l'absence de tout centre modérateur cérébral, réalise les conditions de la production des pollutions nocturnes par *pléthore séminale*.

Nous examinons plus loin ce qui concerne les rapports entre les *affections fonctionnelles de la moelle épinière* et les pertes séminales pathologiques. Il ne faudra jamais considérer les pertes séminales comme une conséquence des troubles fonctionnels du système nerveux central. Les formes qu'on observe dans l'*épilepsie* et les véritables *psychoses*, se rapprochent déjà beaucoup du premier groupe étiologique.

Quelquefois on observe des pertes séminales pathologiques à la suite des émotions vives, telle que la peur. L'opinion de Lallemand qui admet que les formes graves de l'affection peuvent se développer à la suite du surmenage intellectuel et de l'abstinence sexuelle, nous paraît très douteuse. Dans les cas où cela paraît être le cas, il s'agit de masturbateurs qui ne veulent pas avouer leur vice.

On trouve enfin des formes qui ne peuvent être attribuées à aucune cause apparente. Deux fois nous avons vu la spermatorrhée de la défécation survenir, inopinément et sans cause connue, et persister pendant des semaines chez des jeunes gens robustes et bien élevés.

Les pertes séminales pathologiques s'observent depuis l'âge adulte jusqu'à la vieillesse avancée. Nous ne pouvons absolument prendre au sérieux l'opinion de Hyde qui soutient que les pertes séminales *nocturnes* des jeunes gens sont constituées par l'écoulement du liquide prostatique.

Anatomie pathologique. — Les recherches systématiques manquent d'une façon absolue. Les lésions locales que nous avons déjà mentionnées, notamment le catarrhe chronique de la portion prostatique de l'urèthre et celui des conduits éjaculateurs, ont été plusieurs fois constatées sur le cadavre (Lallemand, Caula, Curling). Les nouvelles recherches endoscopiques ont fourni quelques données fort intéressantes, bien qu'il reste toujours à interpréter les phénomènes observés de façon à ne pas confondre les conséquences de l'affection avec ses causes.

Tableau clinique. — Nous avons déjà dit pourquoi il ne peut être question d'une véritable *symptomatologie* des pertes séminales. Il s'agit plutôt d'étudier les phénomènes qui accompagnent les cas d'émission involontaire de sperme.

Presque tous les malades atteints de véritable spermatorrhée disent que les pertes séminales se produisent pendant la défécation, surtout quand il existe de la constipation. L'écoulement se produit alors à la fin de la miction au moment où la presse abdominale est en pleine activité (1).

Plus tard la spermatorrhée se manifeste également avec des selles normales et même diarrhéiques, ainsi qu'à la fin des mictions qui n'accompagnent pas la défécation. Dans ce cas le jet de sperme fait suite en quelque sorte au jet d'urine.

Nous avons observé un neurasthénique qui, comme nous nous en sommes rendu compte, urinait littéralement du sperme. L'examen du liquide fait immédiatement après, a montré l'existence dans le liquide de substances gélatineuses et de spermatozoïdes nombreux, mais pas d'éléments d'origine prostatique. Il s'agissait nettement du produit d'une éjaculation séminale.

Les pertes séminales pendant la marche, dont nous avons observé un exemple, se rencontrent rarement, tandis que la spermatorrhée pendant les efforts, les sauts, etc., n'est pas rare.

Au début de la spermatorrhée et des pollutions morbides, le *sperme* ressemble à celui des individus bien portants et se compose de sécrétion du testicule, de produit des vésicules séminales, du liquide prostatique et de celui des glandes de Cowper. Au microscope on trouve des spermatozoïdes vivants en grand nombre, une quantité assez notable de cellules rondes plus ou moins volumineuses, mono ou poly-nucléaires et finement granuleuses venant du testicule ; les autres telles que cellules épithéliales de revêtement, de transition ou

(1) Il ne faut cependant pas confondre les pertes séminales avec certains écoulements de prostatite chronique qui ne sont pas du sperme, mais qui lui ressemblent par leur couleur et leur odeur. (H. H.)

cylindrique, provenant des vésicules séminales, de la prostate et de l'urèthre, globules hyalins, corpuscules amyloïdes stratifiés, granulations pigmentaires jaunes, etc., sont peu représentés ou manquent même totalement.

Le produit gélatineux des vésicules séminales que nous avons décrit comme de la globuline se rencontre seulement dans les sécrétions fraîches sous forme de corps transparents, gonflés, légèrement colorés en jaune, qui se dissolvent assez rapidement et fondent dans le sperme. C'est ce phénomène qui explique pourquoi les faits positifs avancés par Lallemand et Trousseau ont été mis en doute.

Bence-Jones et Nepveu décrivent en plus des cylindres hyalins particuliers, assez volumineux, provenant des canaux séminifères, cylindres que nous avons souvent trouvés aussi bien dans le liquide spermatique que dans les urines.

Si on laisse dessécher le sperme sur une lamelle de verre, on trouve les *cristaux spermatiques* de Bœttcher qui se forment déjà du reste au bout de quelques heures dans le sperme liquide et que nous avons déjà étudiés d'une façon détaillée sous le nom de *cristaux prostatiques*.

Nous avons également dit à cette occasion que l'odeur spéciale du sperme n'est pas due aux sécrétions des vésicules séminales ou des testicules, mais bien aux cristaux en question.

Dans certains cas, quand l'affection se prolonge, la quantité de la sécrétion testiculaire, notamment dans les pollutions morbides, diminue en même temps que la proportion des spermatozoïdes, ce qui fait que la consistance et l'aspect du sperme sont modifiés ; il devient plus fluide et s'éclaircit rapidement par dépôt de sédiments. De plus les spermatozoïdes sont également atteints dans leur mobilité et leur vitalité, ce qui n'est certainement pas sans exercer une certaine influence sur le pouvoir fécondant du malade (v. *stérilité*).

Les restes de membranes, les collerettes qu'on trouvent adhérentes à la tête des spermatozoïdes indiquent que ces derniers ne sont pas encore adultes, tandis que l'existence des spermatozoïdes frêles et dépourvus du prolongement caudal ne paraît pas pouvoir être attribuée avec certitude à l'affection elle-même.

Souvent on a observé l'écoulement de sperme bleu (*cyanospermie*) et Guelliot qui a dernièrement trouvé dans ce sperme de petits corpuscules ronds colorés en bleu, ne sait pas s'il doit les considérer comme des micrococques chromogènes ou comme des corpuscules à indigo. Plus souvent la substance colorante se présente sous forme de cristaux fusiformes et de paillettes libres (Ultzmann et autres).

Dans les cas où on ne trouve pas de spermatozoïdes il ne s'agit pas de prostatorrhée mais d'un état que nous avons désigné sous le nom d'*azoospermatorrhée* (voy. le chapitre *azoospermie*).

Dans les cas compliqués de catarrhe des voies séminales et de l'urèthre, on trouve dans le sperme, à côté des parties que nous avons étudiées, du *pus* et même du *sang* ; le premier colore le sperme en jaune-trouble, le second lui donne une coloration rougeâtre, rouge-brun, couleur gelée de groseille. Nous avons déjà parlé de la signification de l'*hématospermie* à l'occasion de la *spermatocystite*. La spermatorrhée sanguinolente qui terrifie ordinairement le malade peut survenir à l'occasion d'une simple *érosion* siégeant sur le trajet des voies séminales.

L'aspect des organes génitaux externes ne présente rien de particulier ou d'anormal ; tout au plus trouve-t-on une atonie du scrotum avec diminution de sensibilité de la peau, tandis que le gland et la muqueuse uréthrale sont un peu hyperesthésiés. Quelquefois le malade est pris d'une véritable hyperalgésie. Les testicules petits, mous, sont plutôt rares, et jamais nous n'avons observé de véritable atrophie. Quelquefois on est même frappé du volume de la glande sans qu'il existe de processus inflammatoire quelconque. Dans des cas exceptionnels on trouve entre le gland et le prépuce une accumulation de liquide spermatique. La *balanite* est rare si elle n'existait pas déjà avant l'affection.

L'*examen endoscopique* de l'urèthre montre tantôt l'existense de produits inflammatoires que nous avons étudiés à l'occasion de la blennorrhagie, tantôt l'absence de toute lésion anatomique, dans les cas où il s'agit des formes purement nerveuses de la spermatorrhée.

On devra éviter avec soin de confondre l'hyperémie et l'hyperesthésie avec le catarrhe.

C'est pour n'avoir pas fait cette dictinction capitale que certains auteurs affirment l'existence dans l'urèthre des produits inflammatoires à la suite de la masturbation et même de simples excès vénériens. Tout au plus admettrons-nous l'existence d'irritations très passagères, dépourvues de toute signification sérieuse. La sensibilité excessive de l'urèthre postérieur est bien plus souvent dans ces cas d'origine neurasthénique. Après ce que nous venons de dire il est parfaitement inutile d'insister sur la fausseté des nouvelles opinions basées sur la théorie de Lallemand, d'après lesquelles *toutes* les formes de pertes séminales pathologiques seraient dues à une affection locale. En dehors de la présence des spermatozoïdes, les *urines* ne sont modifiées que dans les cas où il existe en même temps un catarrhe. Nous n'avons jamais perçu l'odeur spermatique d'urine signalée par certains auteurs. Souvent les urines renferment les productions gélatineuses provenant des vésicules séminales, dont l'existence admise par Lallemand et Trousseau a été niée à tort par d'autres auteurs. Comme nous l'avons démontré ces granulations de globuline opposent une certaine résistance à l'action de l'urine.

L'oxalurie signalée par Donné, Curschmann, Beard et autres, existe dans beaucoup de cas ; toutefois il nous paraît impossible de la faire dépendre de la spermatorrhée. Nous croyons qu'il suffirait de rechercher l'oxalurie dans les urines des nerveux et des dyspeptiques pour voir que les cristaux d'oxalate de chaux ne sont pas plus fréquents chez les spermatorrhéiques que chez les nerveux et les dyspeptiques.

Quelquefois l'urine prend l'aspect chyliforme à la suite de la présence du sperme (Frerichs, Eichhorst). L'opinion de Posner, à savoir que l'urine contenant même de petites quantités du sperme renferme de la *propeptone* pouvant être précipitée à froid par l'acide nitrique, mérite d'attirer l'attention des observateurs au point de vue de l'existence d'une propeptonurie dont la source (testicules ? vésicules séminales ? prostate ?) reste inconnue. Si l'urine présente les caractères des urines spasmodiques, cela dépend des phénomènes généraux que nous allons étudier.

Notons d'abord en passant que le nombre de spermatorrhéiques chez lesquels les *phénomènes généraux* manquent ou sont à peine marqués, est assez considérable. Nous avons remarqué que dans la grande majorité des cas, la spermatorrhée de la défécation et principalement celle qui survient à la suite d'une gonorrhée, ne provoque pas de troubles bien marqués de la santé.

Une autre série de ces malades, se plaint d'un malaise général, de la tristesse entretenue par la répétition des éjaculations involontaires, des érections et des éjaculations incomplètes, mais jamais des phénomènes morbides dont nous aurons à nous occuper dans un instant. Mais même chez les individus qui ont des pollutions, le complexus symptomatique n'est jamais au complet; c'est tantôt une sphère qui est atteinte, tantôt l'autre, et la diversité des combinaisons de phénomènes morbides et leur variabilité sont telles qu'il est impossible de tracer un tableau uniforme de ces troubles. Toute la gamme des symptômes neurasthéniques peut être observée.

Les nombreux travaux récents sur la *faiblesse nerveuse*, principalement ceux de Beard, donnent une idée du nombre de ces formes dans lesquelles se réflètent, comme dans un miroir, les particularités individuelles de chaque malade. Les descriptions sombres de Lallemand et Tissot, d'après lesquelles tous ces malades seraient menacés d'impuissance, d'affections spinales, d'idiotie, sont extraordinairement exagérées. Mais d'un autre côté on ne saurait trop s'élever contre l'opinion qui n'attache qu'une minime importance aux dangers résultant de pollutions fréquentes, en quelque sorte chroniques.

Avec Curschmann, nous distinguons d'une façon générale les *symptômes nerveux* et les *troubles secondaires de nutrition*. Les premiers qu'on ne doit pas confondre avec les symptômes consécutifs aux affections organiques du système nerveux, sont très variables. C'est précisément chez les pollutionnistes qu'à côté de l'ensemble de troubles sensitifs, sensoriels, moteurs et vasomoteurs, on rencontre des phénomènes psychopathiques indiquant entre la « neurasthénie » et les troubles psychiques la distinction signalée récemment par Binswanger. Nous avons déjà dit du reste que la prédisposition névropathique joue ici un rôle important.

Les plaintes les plus fréquentes portent sur l'abattement (le malade croit sentir du plomb dans tous les membres), la fatigue, la perte de l'énergie et de la mémoire, le vide intellectuel, l'inaptitude et la répugnance pour tout travail. Un interrogatoire rapide du malade suffit parfois pour se rendre compte de son état moral. Timides, indécis, atteints de véritable misanthropie, ils arrivent à ne plus s'intéresser à rien. Beaucoup s'adonnent à la lecture d'opuscules obscènes sur la « *stérilité*, *l'impuissance* » etc., ce qui ne fait qu'augmenter leur état d'anxiété. L'insomnie et l'agoraphobie sont fréquentes.

Quelquefois la dépression morale se complique d'irritabilité excessive marchant de pair avec une passion démesurée pour les rapports sexuels.

A côté de ces phénomènes, on note le vertige, les pesanteurs de tête, les troubles de la parole (bégaiement, articulation défectueuse des mots), toute la série des symptômes d'*irritation spinale* tels que faiblesses, raideur, tremblement, fourmillements, surdité, sensations de froid, douleurs musculaires avec exagération de réflexes, démarche molle, paresthésie dans la région dorsale, tiraillements, déchirements, brûlures, frissons et même douleurs lancinantes avec névralgies pénibles des organes génitaux, cystalgie, prurit anal, etc.

Du côté des organes des sens on trouve enfin des bourdonnements d'oreilles, des douleurs oculaires, de la photophobie et de la photopsie, du blépharospasme, de la diminution de l'acuité visuelle ; par contre, l'amblyopie et même l'amaurose ne se rencontrent jamais à la suite des pertes séminales.

En même temps, on constate le plus souvent que la faculté d'érection et la *puissance virile sont diminuées*. Chez la plupart de ces malades on constate après le coït de l'abattement considérable compliqué d'excitation prolongée, fort pénible.

Du côté d'autres organes il faut signaler les *troubles de l'activité cardiaque* sous forme d'arythmie et de palpitations nerveuses, telles qu'elles se rencontrent chez les individus bien portants à la suite des excès vénériens, les *états asthmatiques* tels que Peyer les a dernièrement décrits sous le nom d'*asthme sexuel*, toute la série de *dyspepsies nerveuses* avec diarrhées et constipation. Ces troubles peuvent amener une altération grave de la nutrition générale ; les malades deviennent pâles, maigres, d'aspect misérable et semblent atteints d'une affection organique de l'estomac.

Un certain nombre de ces malades deviennent au bout de quelque temps *hypochondriaques*, ils ne se préoccupent plus absolument que de l'état de leurs organes génitaux. Ils assiègent constamment leur médecin, dont ils font le désespoir.

Krafft-Ebing distingue trois stades dans la neurasthénie sexuelle : 1° celui de la *névrose génitale locale*, 2° celui de la *névrose lombaire* (les centres de la moelle lombaire sont à l'état de faiblesse irritative) ; enfin 3° celui de la *neurasthénie généralisée* ; nous admettons cette division qui se réalise le plus souvent; néanmoins les exceptions sont fréquentes. Nous avons vu un certain nombre de spermatorrhéiques qui, après l'apparition des premières pertes séminales morbides et sans présenter d'antécédents névropathiques, étaient pris de troubles cérébraux et même généraux, succédant à quelques troubles insignifiants d'ordre génital et spinal.

Diagnostic. — Le diagnostic des *pollutions morbides* ne présente aucune difficulté lorsque le malade répond franchement à l'interrogatoire. Seulement il ne faut pas oublier qu'un grand nombre de malades qui accusent des pertes séminales involontaires ne sont pas des pollutionnistes, mais bien des onanistes honteux. Ils pensent avoir appris au médecin tout ce qu'il est nécessaire pour établir le traitement, lorsqu'ils lui ont dit qu'ils avaient des pertes séminales, et ils cachent très volontiers que ces pertes ne sont dues qu'à leurs habitudes vicieuses (Curschmann). Si on connaît tant soit peu les particularités que présentent les pertes séminales nocturnes, il n'est pas difficile de découvrir la vérité.

Le diagnostic de *l'écoulement séminal*, c'est-à-dire de la spermatorrhée de la miction et de la défécation ne doit *jamais être fait sans le microscope*, car il peut toujours être question de gonorrhée, d'uréthrorrhée *ex libidine*, de prostatorrhée. Malécot a même pu consacrer dans son livre tout un chapitre à la *spermatorrhée imaginaire*. Mais même dans les cas où on trouve des spermatozoïdes dans l'écoulement, le diagnostic n'est pas encore établi. Comme nous l'avons déjà dit, il peut s'agir d'une pseudo-spermatorrhée, c'est-à-dire de l'apparition accidentelle dans l'écoulement uréthral des spermatozoïdes restés dans l'urèthre après une éjaculation volontaire ou une pollution nocturne.

D'autre part, pendant la blennorrhagie on peut trouver des spermatozoïdes dans l'écoulement sans qu'il y ait eu auparavant coït, onanisme, pollution. Ce sont les formes du début qui, comme nous l'avons vu, ne sont nullement rares. Elles peuvent rester frustes puis disparaître ou bien se développer progressivement de façon à se transformer en véritable spermatorrhée. Nous avons également dit que l'apparition de spermatozoïdes nombreux dans l'urèthre ne peut être considérée comme un phénomène physiologique.

Dans les cas où on trouve des spermatozoïdes *nombreux* dans l'écoulement sans qu'il existe les conditions que nous avons indiquées, il s'agit toujours de spermatorrhée.

Pronostic. — Le pronostic est moins bénin qu'on ne l'admet généralement. Mais on peut dire d'une façon générale que les sombres tableaux tracés par Lallemand et Tissot sont tout au moins exceptionnels et que la mort n'est jamais la conséquence directe des pertes séminales morbides. Plus les pollutions nocturnes sont prolongées, plus les troubles généraux sont intenses ; si dans ce cas il existe en même temps une disposition névropathique, il se développe un certain degré d'impuissance qui jette les malades dans une hypochondrie fort difficile à guérir.

Le pronostic est d'autant plus favorable que l'organisme est plus résistant, la constitution plus robuste et l'âge déjà éloigné de la puberté. Chez les masturbateurs, les pertes séminales disparaissent quelquefois, quand les malades ne s'adonnent plus à leurs funestes habitudes ; cette disparition spontanée s'observe encore chez des individus non masturbateurs, principalement à la suite de voyages.

Beard et Rockwell regardent le pronostic de la neurasthénie sexuelle et des « pertes séminales » comme « *favorable dans presque tous les cas* » ; ces auteurs nous paraissent par trop optimistes tant qu'on n'arrive pas à faire disparaître les symptômes morbides. La formule de Krafft-Ebing nous paraît plus conforme à la vérité. Il considère le pronostic comme favorable dans le *stade de névrose locale* et de moins en moins bon quand la névrose s'étend davantage (symptômes spinaux et généraux).

Nous ne croyons pas que le pronostic devienne meilleur quand on trouve une cause locale de l'affection, comme le soutient Lallemand dont l'opinion s'explique parfaitement par la thérapeutique spéciale de cet auteur. Notre expérience nous a montré que dans ces cas, surtout dans les formes provoquées par la gonorrhée, la spermatorrhée est bien plus tenace que dans les formes purement nerveuses. Aussi croyons-nous qu'il ne faut pas attendre beaucoup du traitement local.

La spermatorrhée *de la défécation*, comporte d'après nous, malgré sa ténacité, un pronostic plus favorable que les pollutions diurnes, et cette opinion nous paraît bien plus juste que celle qui est due à Lallemand, et aux auteurs qui l'ont copié, d'après lesquels cette forme serait la plus grave. Notre expérience nous a encore démontré que les cas dans lesquels les malades conservent la puissance virile, et peuvent avoir de nombreux enfants sont loin d'être rares.

Les cas dans lesquels la spermatorrhée se manifeste à l'occasion des *mictions*, nous paraissent bien plus graves ; mais même dans ces cas le pronostic n'est pas celui du stade terminal des pollutions morbides ; dans ce cas la diminution de la puissance virile n'est pas rare. L'impuissance absolue se rattache plutôt aux pollutions diurnes.

Dans un grand nombre de cas le pronostic, assez favorable par lui-même, se trouve aggravé grâce aux *œuvres* inspirées par les travaux de Lallemand, grâce aux écrits absurdes de la presse quotidienne. Si l'on parvient à tirer ces malades (on en rencontre un grand nombre parmi les maîtres d'école) de leurs idées et à leur présenter l'affection dans son vrai jour, on peut s'attendre à de meilleurs résultats thérapeutiques. Les pertes séminales pathologiques ne donnent jamais directement lieu à de l'épilepsie, de la mélancolie, de la paralysie générale.

Par contre nous sommes loin de partager les idées de Hyde qui considère les pollutions fréquentes chez les jeunes gens pubères comme un phénomène physiologique.

Traitement. — La *prophylaxie* découle de l'étiologie de l'affection. Il appartient aux pédagogues de trouver des moyens contre la masturbation et « l'onanisme mental » et cette tâche joue un rôle important dans l'éducation de la jeunesse. Quand il s'agit d'enfants, il faudra au moindre soupçon, surveiller le coupable jour et nuit, et même lorsqu'il va aux cabinets ;

on devra le punir et ne pas reculer même devant les punitions corporelles; s'il s'agit de jeunes gens, il faut les éclairer sur les suites déplorables de leurs mauvaises habitudes. Ordinairement la parole du médecin a bien plus d'influence que celle des parents, du précepteur et des amis.

Dans les cas où la mauvaise habitude est plus forte que la volonté, on peut obtenir de bons résultats avec le changement du milieu physique et intellectuel dans lequel vit le malade. L'éloignement de la mauvaise société et des mauvais livres, les voyages, le séjour à la campagne combiné avec un travail physique pénible sont parvenus à guérir des masturbateurs endurcis, qui luttaient auparavant sans succès contre leurs mauvaises habitudes quand ils se trouvaient dans les conditions de leur vie ordinaire.

Il ne faudrait pas se payer de mots et dire qu'il s'agit de péchés de jeunesse. Dans la moitié des cas, en interrogeant adroitement le malade, on découvre que la mauvaise habitude a été conservée encore jusqu'à l'âge adulte, et cela chez des personnes qu'on n'aurait jamais soupçonnées de s'adonner à ce vice. Même à la campagne on trouve le vice répandu parmi les enfants des paysans qui s'adonnent à des travaux physiques pénibles. D'autre part il ne faut pas pousser le scepticisme trop loin.

Nous sommes convaincu aussi que « *le mariage est un excellent régulateur* », mais il n'est pas toujours d'un grand secours. Nous croyons que la question peut être résolue en conseillant aux onanistes le coït naturel en dehors du mariage, solution qui mériterait plus de considération qu'il ne lui en a été attribué par la plupart des auteurs.

Les *moyens médicaux* ne donnent pas de grands résultats. Nous rappellerons les succès qu'on obtient en faisant disparaître l'irritation perpétuelle des organes génitaux tenant à la présence des calculs vésicaux, du phimosis et de la balanite, des affections du rectum et d'autres affections locales. Quelquefois on parvient à obtenir quelques résultats favorables en provoquant une lésion douloureuse durable du prépuce. Nous avons guéri un jeune garçon en coupant simplement avec des ciseaux la partie antérieure de son prépuce ; une dame qui s'adonnait à sa passion, même lorsqu'elle se trouvait en société, a été notablement améliorée par des cautérisations répétées de la vulve. Mais tous ces procédés ne donnent pas longtemps de bons résultats. Il en est de même de l'introduction de sondes dans l'urèthre, procédé qui nous a paru bien inefficace. Encore dans ce cas faut-il faire attention à ne pas exagérer l'irritation pour ne pas s'exposer à des complications pénibles ! Pour les jeunes enfants qui ont l'habitude de jouer avec leurs parties génitales pendant la nuit, Ultzmann conseille de leur lier les mains ou de les leur attacher aux barres du lit.

Le traitement *spécial* de l'affection peut à peine être séparé de la prophylaxie et des moyens que nous venons d'exposer, tant qu'il s'agit de remplir l'indication causale. Disons en passant que nous n'avons jamais rencontré de spermatorrhée par abstinence ; aussi ne conseillons-nous jamais le coït aux jeunes gens, contrairement à ce que font dans ces cas la plupart des médecins. Mais nous ne voulons pas nier que les pertes séminales, les pollutions ne soient quelquefois *exagérées* par une abstinence qui n'est pas en rapport avec l'âge, les forces et le genre de vie de l'individu. Dans ces cas, la régularisation de l'activité génitale dans le mariage donne des résultats durables.

Nous ne parlerons pas ici des affections organiques graves qui peuvent causer la spermatorrhée (tabes dorsalis, etc).

Il est tout à fait indiqué d'instituer un traitement rationnel de la faiblesse irritable, de la *neurasthénie*. Le traitement doit être établi en suivant les règles générales : proscription du surmenage physique et intellectuel, régularisation du genre de vie, régime *fortifiant*, non-irritant, sans proscrire d'une façon absolue le vin et la bière, tels sont les moyens qui, réunis à un traitement psychique bien compris, aux occupations intellectuelles, à la défense de lectures excitantes, peuvent donner des résultats vraiment brillants dans les cas peu avancés. Le coït modéré ne doit pas être défendu aux gens mariés tant que les rapports sexuels ne sont pas suivis de troubles particuliers et d'abattement très prononcé. Le séjour à la campagne ou dans les montagnes, loin des occupations, est très efficace. Nous avons vu guérir par les voyages des cas de spermatorrhée de la défécation qui avaient résisté à tout traitement et à l'électricité. L'hydrothérapie méthodique jouit d'une grande renommée. Par contre nous considérons avec M. Rosenthal et Ultzmann les applications *locales* du froid (bains de siège, douches) comme d'une utilité suspecte, du moins en principe. Les cas exceptionnels dans lesquels ce traitement est non seulement bien supporté mais même suivi d'effets durables, ne font, pour nous, que confirmer la *règle*.

Dans les cas où l'on emploiera l'hydrothérapie méthodique on débutera par les moyens doux, il ne faudra jamais abaisser la température de l'eau au point de rendre son application très pénible pour le malade. Lors même que le malade présente la réaction normale et salutaire après l'action de l'eau froide, il n'en résulte pas nécessairement que les douches froides n'auront pas d'action nuisible. Si le médecin n'est pas sûr de son collègue qui est à la tête de l'établissement hydrothérapique, s'il craint qu'il n'ordonne quand même des douches froides d'une façon banale, il vaut mieux renoncer à l'hydrothérapie. L'ancienne opinion qui consiste à n'envoyer aux bains de mer que les individus robustes, ne nous paraît pas très fondée. La recommandation de prescrire les bains de mer aux individus à échanges nutritifs lents et le séjour dans les montagnes aux individus éréthiques est en réalité fondée (Arndt, v. Ziemssen); néanmoins nous avons vu des cas où le bruit de la mer a mieux calmé les individus irritables que la tranquillité et le repos des montagnes des Alpes. Du reste Strumpell conseille également aux neurasthéniques anémiés et maigres, le séjour aux bords de la mer en vue d'exciter leur appétit et de calmer leur agitation.

Dans les cas de pollutions fréquentes chez des individus très excitables nous avons toujours obtenu d'excellents résultats avec les bains tièdes et les bains de boue. Il est possible que dans ces cas il se soit agi de formes pures de contractions des vésicules séminales.

Dans les cas de *neurasthénie très avancée*, on obtient quelquefois des résultats surprenants de l'hypernutrition suivant la méthode de Mitchell-Playfair. Binswanger en Allemagne a eu le grand mérite d'attirer l'attention sur les résultats excellents qu'on obtient dans le traitement « de la *névrose consomptive* » avec la nutrition forcée combinée avec le repos, le massage, l'électricité et l'hydrothérapie. Le nombre des médecins qui vantent cette méthode est considérable, mais peu d'entre eux possèdent des observations méthodiques (Charcot, Buckart et autres). Notre expérience personnelle nous démontre que ce traitement doit être étudié pour chaque malade en particulier avec le même éclectisme que l'hydrothérapie ; Schreiber insiste également sur ce fait. Parmi les spermatorrhéiques traités par le massage, nous avons vu les uns sortir amaigris, les autres engraissés d'une façon étonnante, mais les uns et les autres n'étaient nullement améliorés au point de vue de leur spermatorrhée.

Sous l'influence du repos, les uns prennent tout travail en horreur ; d'autres, dès le début du traitement, voient leur état empirer. Nous avons obtenu des résultats meilleurs lorsque, loin d'ordonner le repos physique et moral absolu, nous avons insisté sur les promenades en plein air, le travail intellectuel modéré. La mode et les habitudes ont fait remplacer l'électricité avec des électrodes, et l'eau froide, par les bains électriques qui sont pris volontiers et bien supportés sans toutefois fournir des résultats meilleurs que l'ancien traitement.

En entreprenant le traitement « modifié » de Playfair, il ne faut pas négliger la *combinaison* de ses différents facteurs dans laquelle réside en quelque sorte toute la valeur de la méthode. En prenant même en considération toutes les particularités individuelles de chaque malade, les guérisons complètes par cette méthode restent néanmoins rares. La moitié des malades soumis à ce traitement obtiennent une amélioration notable, voire même une guérison relative. On doit également éviter de pousser ce traitement à l'extrême ou de ne l'établir qu'incomplètement. D'un autre côté, il ne faut pas oublier, comme dit Leyden, que ce traitement coûteux, long, exige de véritables sacrifices qui ne sont pas toujours justifiés par les résultats.

Il va de soi que toute une série de *médicaments* ont été considérés comme de véritables spécifiques. Nous croyons les avoir employés tous, suivant certaines indications (atonie, contracture) et pouvons dire que pas un seul ne possède d'action certaine. Lupuline, camphre, strychnine, ont échoué entre nos mains. Les fortes doses de bromure de potassium pris le soir avant de se coucher paraissent agir encore le mieux contre les pollutions nocturnes. La morphine combinée quelquefois avec la cocaïne paraît avoir une efficacité encore plus grande ; malheureusement la longue durée de l'affection ne permet guère de continuer l'emploi de ces substances. L'antipyrine et le sulfonal ont peu d'action.

Pour ce qui concerne le *traitement local*, les caustiques et les astringents ne sont indiqués que dans les cas où il existe des *états inflammatoires* ; sous ce rapport la gonorrhée chronique tient la première place, et son traitement dans ces cas est le même que celui que nous avons déjà exposé. Nous avons pu nous convaincre qu'on peut obtenir de véritables triomphes par l'application locale des caustiques sur les points nettement déterminés par l'endoscope, application qui se fait à l'aide de divers porte-caustiques, porte-remèdes, injecteurs, instillateurs, irrigateurs etc. ; les mêmes succès sont quelquefois obtenus par la dilatation suivant la méthode d'Oberlænder. Néanmoins il n'est pas sans danger de se borner à un traitement uniforme et systématique de l'urèthre, dans les cas où les modifications inflammatoires se compliquent de symptômes nerveux, plus encore dans les cas neurasthéniques purs n'ayant rien à faire avec la gonorrhée antérieure. Après avoir été partisan d'un traitement local rationnel à tout prix, nous pensons actuellement que les avantages et les inconvénients d'un traitement local quelquefois irritant doivent être pesés très soigneusement par le médecin, s'il ne veut pas s'exposer à voir l'affection s'aggraver sous l'influence de son traitement. Le système nerveux peut avoir été influencé à tel point par une affection ancienne des organes génitaux, qu'il reste atteint après la guérison de cette dernière ; combien de fois n'avons-nous pas vu l'affection nerveuse s'améliorer et même guérir en cessant tout traitement local de l'urèthre et en envoyant les malades à la campagne.

Malgré l'affirmation de Grünfeld, de Lallemand, tous les

instruments et porte-caustiques deviennent dangereux entre des mains malhabiles et peuvent provoquer la cysto-pyélo-néphrite et la pyohémie avec terminaison mortelle (Rose). Malécot a tracé un tableau saisissant des méfaits de cette méthode, et il est regrettable que la plupart des jeunes praticiens cèdent au désir des neurasthéniques et leur fassent suivre un traitement local. Les guérisons obtenues par le traitement local « doivent être en général considérées comme des améliorations dues à l'action psychique des manipulations locales chez des neurasthéniques », par contre, très nombreux sont ceux qui ont vu leur état empirer sous l'influence du traitement.

Dans les cas où il existe une irritation notable de la portion prostatique, mais où l'examen des urines et l'examen endoscopique ne démontrent pas la présence des états inflammatoires, on obtient quelquefois de bons résultats par l'introduction méthodique, faite avec prudence, des sondes et par l'emploi de la sonde à réfrigération de Winternitz (psychrophore). On évitera l'eau glacée et on ne prolongera pas les séances outre mesure. Dans ces cas également il faut se guider sur l'individualité du malade ; et ces deux procédés peuvent même amener la guérison dans les formes nerveuses pures.

Les affections que nous avons énumérées à l'occasion de *l'étiologie*, les calculs de la vessie, le varicocèle, les affections du rectum, la balanite, etc. exigent un traitement particulier. Dans les cas de balanite compliquée de phimosis, l'intervention chirurgicale donne quelquefois des résultats excellents. La régularisation des selles joue un rôle important dans le traitement de la spermatorrhée de la défécation. On combattra la moindre tendance à la constipation. Nous préférons, dans ces cas, les purgatifs salins ou l'aloès aux lavements froids. Contre les pollutions, il faut également éviter la réplétion du rectum ; le malade se présentera à la garde-robe le soir et il évitera de manger et de boire pendant le dernier tiers de la journée.

Trousseau, Pitha, Stadler recommandent l'introduction dans le rectum ou l'application au périnée des *compresseurs de la prostate*. Nous manquons d'expérience personnelle à ce sujet, mais un grand nombre de nos malades ont essayé sans succès d'autres instruments également destinés à empêcher les pollutions de se reproduire (Wecker), et ils se sont bien trouvés de la suppression de leurs appareils. Avec Malécot nous rejetons donc absolument tous ces appareils, et particulièrement la *ceinture d'alarme* de Tenderini. La castration est ici contraire au bon sens, et doit être rejetée.

Nous avons grande confiance dans le traitement *électrique* Le courant galvanique est en général préférable (Schulz, Benedict, Erb, Richter et autres), bien qu'on obtienne de forts beaux résultats avec le courant faradique. Suivant Erb, le traitement galvanique convient plus particulièrement dans les formes compliquées de *faiblesse irritative*. Les divers moyens d'appliquer la méthode, nous paraissent sans importance. Ainsi, d'après Wagner, le courant *faradique* est à recommander pour les formes nerveuses, tandis que dans les cas compliqués de processus inflammatoires de l'urèthre, une fois la gonorrhée disparue, l'application locale des courants *galvaniques* donnerait seule de bons résultats ; mais le plus souvent dans ce dernier cas (nous en connaissons quelques exemples), on a institué en même temps un traitement général et un traitement psychique, de sorte que la valeur exclusive du courant galvanique se trouve quelque peu diminuée. En général, nous appliquons le procédé indiqué par Erb, le pôle positif sur la région de la moelle lombaire et le pôle négatif le long du cordon spermatique, sur le pénis ou le périnée. La faradisation générale, telle que Beard et Rockwell la pratiquent, est quelquefois très utile. Les courants forts doivent être évités.

L'application directe du courant sur les conduits éjaculateurs par les sondes spéciales doit être rejetée, car on peut ainsi produire des eschares. Mœbius et Ultzmann recommandent l'emploi des électrodes rectales avec lesquelles on obtient des succès très brillants au bout de quinze jours. D'autres formes sont plus tenaces, et certains cas résistent absolument à l'électricité, ceux notamment dans lesquels la spermatorrhée est consécutive à la gonorrhée.

Enfin dans quelques cas les pertes séminales morbides et les pollutions guérissent spontanément après qu'on a essayé sans succès tous les traitements possibles et imaginables.

CHAPITRE IV

Impuissance chez l'homme.

Définition. — Sous le nom d'impuissance nous comprenons l'impossibilité d'accomplir le coït d'une façon normale ou autrement, et nous la distinguons de la stérilité, conséquence *possible*, mais nullement nécessaire, de l'impuissance. La condition essentielle de la puissance virile est l'*érection* du pénis, sans laquelle l'intromission devient impossible. Viennent ensuite, l'appétit sexuel, le pouvoir d'éjaculation et l'orgasme, c'est-à-dire la sensation voluptueuse qui doit être distinguée des appétits sexuels. La puissance virile complète est détruite quand l'un des quatre facteurs que nous venons d'énumérer se trouve annulé.

Étiologie. — Les causes de l'impuissance ou de la diminution de la puissance sont très diverses. Nous mentionnerons d'abord très brièvement les formes, peu intéressantes au point de vue clinique, dans lesquelles le coït est impossible pour des causes d'ordre *mécanique* : absence ou anomalies du pénis, traumatismes étendus, malformations congénitales et en particulier l'hypospadias très prononcé, tumeurs, déviations pendant l'érection résultant de la destruction des corps caverneux par traumatismes ou inflammation antérieure, positions anomales dues au développement de tumeurs volumineuses dans les parties voisines (hernies inguinales, hydrocèle, éléphantiasis du scrotum, etc.). Le pronostic et le traitement de toutes ces formes sont exposés dans les traités de chirurgie ; disons seulement en passant que le traitement des déviations dues à la destruction d'une partie des corps caverneux échoue toujours. Nous ne parlerons pas non plus des formes dans lesquelles l'absence, l'atrophie ou la destruction des *testicules* empêchent l'érection du membre, bien que la puissance puisse rester conservée encore pendant quelque temps, comme on le constate chez les eunuques, et arriverons aux cas dans lesquels on constate de l'impuissance avec *des parties génitales externes intactes* et normales.

Cette impuissance se rencontre à titre de *phénomène localisé* d'une *affection générale* ; ainsi on l'observe dans la néphrite chronique, le diabète (Seegen), la morphinomanie chronique (Levinstein, Erlenmeyer), les cachexies graves, affections cérébrales et médullaires graves, principalement dans le tabes dorsal où l'impuissance est quelquefois précédée d'exagération de la puissance génitale et même de satyriasis. On a considérablement exagéré à ce point de vue l'influence de l'iode, de l'arsenic, du plomb, de l'acide salicylique et même de l'alcool.

La pathogénie de la frigidité s'est éclaircie depuis que Goltz et Eckhard ont démontré que les centres de l'érection étaient localisés dans la moelle lombaire. Les paralysies et les irritations de ces centres, les interruptions et l'excitation des voies conductrices vers le cerveau ont sous ce rapport un rôle important. Deux régions jouent un rôle prépondérant dans la production de l'érection : le cerveau et la moelle épinière d'un côté (excitations psychiques, voluptueuses, excitation spinale de causes variées) et les nerfs honteux de l'autre (friction du gland, excitations par états inflammatoires des vésicules séminales, de la prostate, de l'urèthre, de la vessie, compression par la réplétion vésicale, qui joue probablement un rôle important dans les érections du matin).

Tandis que dans tous les cas où elle est consécutive à une affection incurable, l'impuissance est *absolue* et persistante, elle n'est qu'affaiblie et passagère lorsqu'elle est d'ordre *psychique* ou due à la *faiblesse irritative*, ce sont les formes que le médecin est appelé à observer le plus souvent. Dans la première édition de ce livre nous avons dit qu'il était impossible d'établir une distinction nette et tranchée entre ces deux groupes ; depuis lors, notre expérience, accrue de près de 200 cas nouveaux, nous a montré que dans la grande majorité des cas, la diminution de la puissance était un symptôme de la *neurasthénie*. Gyurkovechky est arrivé à la même conclusion ; pour lui l'impuissance psychique pure est très rare, les malades de cette catégorie sont presque toujours en même temps des neurasthéniques. L'ancienne dénomination générale d'*impuissance nerveuse* qui correspond en partie aux idées de Beard, Rockwell et Hammond, doit donc être maintenue. L'affection nerveuse peut produire des troubles *strictement localisés* au système génital, au même titre que la *dyspepsie nerveuse* ou la *cardiopathie nerveuse*, manifestations de la neurasthénie, peuvent ne pas s'accompagner de troubles du côté d'autres organes. Lorsque l'impuissance est comme d'usage doublée de spermatorrhée, celle-ci est encore une conséquence de la neurasthénie.

Cela ne veut pas dire que l'*impuissance psychique* pure n'existe pas, car cette forme est particulièrement fréquente chez les nouveaux mariés pendant les premiers temps du mariage. Ils s'aperçoivent avec terreur que, sans avoir jamais fait d'excès vénériens et sans être atteints de faiblesse nerveuse, l'absence ou l'insuffisance de l'érection ne permettra pas l'introduction du membre ; ce qui les amène chez le médecin. Quelques-uns ne peuvent comprendre la raison de leurs mésaventures, car les rapports antérieurs leur avaient démontré l'énergie de leurs érections et leur capacité pour le coït. Ils sont même assez malheureux pour avoir des érections à tout autre moment que celui où ils se trouvent en face de leur jeune femme. Dans ces conditions, lorsqu'il s'agit d'hommes d'un passé irréprochable au point de vue du coït et de l'onanisme, cet état doit être attribué à la timidité et au manque de confiance. Le désir ardent d'accomplir le coït, d'avoir des érections, la crainte d'échouer peut absolument arrêter le cours normal du processus réflexe. Au cours des premières tentatives de coït, les insuccès sont du domaine de la physiologie et s'expliquent par la surexcitation violente du sujet. L'action modératrice du cerveau sur les centres spinaux de l'érection, démontrée expérimentalement, joue également un certain rôle, et nous mentionnerons l'expérience de Goltz qui démontre que l'érection ne se produit pas ou disparaît chez le chien, sous l'influence d'une excitation intense d'un autre ordre.

L'impuissance d'ordre psychique peut être due à la conviction que se forment par exemple les hypochondriaques ;

ils se persuadent que leurs organes génitaux sont atrophiés, ou ont des idées encore plus bizarres ; ces cas ne sont pas rares, et on observe quelquefois alors une impuissance d'assez longue durée, mais ces faits ne permettent pas de considérer l'impuissance psychique comme due purement à l'hypochondrie. Dans quelques cas l'impuissance psychique est due à l'aversion qu'inspire telle ou telle femme ; quelquefois malheureusement il s'agit de l'épouse légitime, et pour cela il n'est même pas nécessaire qu'il existe des motifs de répulsion insurmontable ou la laideur. Nous avons rencontré des cas dans lesquels l'épouse, belle et bien faite, était incapable d'exciter son mari qui préférait des femmes absolument laides bien qu'il ne s'agît nullement de débauchés.

Ces cas d'impuissance psychique relative touchent au domaine de la perversion du sens génésique et sont quelquefois fort embarrassants au point de vue médico-légal. Dans un cas publié par Rosenthal, l'homme, pour avoir des érections, était obligé de penser à d'autres femmes ; dans un autre cas de Schulz, il était indispensable qu'on provoquât de la colère chez le sujet.

Dans la grande majorité des cas, les *neurasthéniques impuissants* présentent en même temps des pertes séminales morbides ; ce sont des pollutionnistes et des spermatorrhéiques atteints dans leur puissance virile. Tantôt ces individus se sont livrés à la *masturbation* exagérée, tantôt ils ont fait des excès de *coït naturel*, tantôt ce sont simplement des névropathes.

Dans un assez grand nombre de cas on trouve une *gonorrhée chronique* ; la faiblesse irritative n'était pas d'origine héréditaire. On peut ici à bon droit parler de *neurasthénie blennorrhagique* analogue à l'hystérie des femmes atteintes d'affections des organes génitaux. La spermatorrhée qui provient de la gonorrhée chronique exerce peu d'influence sur la puissance virile, pour la simple raison qu'elle ne retentit pas sur le système nerveux. Dans notre statistique personnelle nous avons pu incriminer dans 38 0/0 des cas la gonorrhée, dans 28 0/0 la névrose par masturbation, dans 10 0/0 les excès vénériens, et seulement dans 11 0/0 la neurasthénie pure.

Quant à l'*âge*, les malades approchent en général de la quarantaine; l'âge de mes malades était compris entre les chiffres extrêmes de 18 et 52. Comme *profession*, on trouve surtout des officiers, des médecins, des commerçants; des théologiens; les maîtres d'école, qui fournissent le plus grand nombre de spermatorrhéiques, occupent la dernière place dans l'impuissance. Le chiffre presque nul des individus appartenant aux classes laborieuses et ouvrières, s'explique par l'indifférence de ces gens pour ces troubles de la vie conjugale.

Chez la plupart des malades de cette catégorie l'affection subit des variations en bien et en mal. Rockwell, Hammond, et surtout Curschmann, ont insisté sur ce fait d'une façon toute particulière; il est rare que leur état reste absolument stationnaire. Les symptômes neurasthéniques concomitants qu'on rencontre chez le plus grand nombre de ces malades, à côté d'autres troubles nerveux, sont les mêmes que dans la spermatorrhée.

Quant aux caractères spéciaux des troubles des quatre facteurs principaux de la puissance virile (désir vénérien, érection, éjaculation, orgasme), nous en avons dernièrement donné une description détaillée au 8° congrès de médecine interne; nous ne ferons ici que la résumer. A côté de troubles divers de l'érection qui, dans certains cas, surviennent avant ou immédiatement après l'introduction du pénis, on rencontre souvent l'éjaculation *précipitée* (plus rarement l'éjaculation retardée ou l'absence d'éjaculation (1) qui survient avec une érection suffisante, avant ou immédiatement après l'intromission du pénis, et constitue le premier degré des *pollutions diurnes*. Chez certains individus l'éjaculation se produit parfois avant la pénétration dans le vagin, presque toujours il s'agit alors d'une excitation sexuelle très intense, ces cas ne doivent pas encore être classés dans la catégorie de l'impuissance et de la spermatorrhée. Dans les cas d'affaiblissement de désirs vénériens comme c'est la règle chez les vieillards, la situation reste supportable, quand la femme renonce aux rapports sexuels.

Ces troubles amènent parfois chez des individus mal doués au point de vue génital, chez les onanistes et les gens blasés (chez lesquels les antécédents psychopathiques ne sont pas rares), l'absence de toute excitation génitale normale, de toute érection. C'est l'*impuissance paralytique*, nom sous lequel certains auteurs désignent l'impuissance qu'on observe dans les affections organiques graves du cerveau et de la moelle épinière, dans le diabète, etc. quant à l'impuissance qui se développe chez les individus adonnés aux pratiques vénériennes raffinées avec des femmes vicieuses, nous la

(1) Nous avons été dernièrement consulté à peu d'intervalle par trois jeunes commerçants qui se plaignaient de n'avoir pas d'éjaculation. Chez deux d'entr'eux, c'était le seul symptôme morbide et il n'y avait pas d'azoospermie, pas de déviation ou de rétrécissement de canaux éjaculateurs ; ils étaient sujets à des pollutions. Le troisième, qui avait un passé irréprochable et une voluptuosité normale, avait des érections insuffisantes par atrophie des testicules; il n'a jamais eu de pollutions. Ces formes, probablement d'origine congénitale, n'ont rien à voir avec l'impuissance acquise avec absence des voies séminales. Rossbach a dernièrement décrit (*Corresp. Bl. f. Schw. Aertze.*, V. 1889) un exemple de paralysie isolée du plexus honteux (sciatique, etc.).

considérons comme relevant bien plutôt de la forme psychique que de la forme paralytique. Chez ces individus il s'agit, en quelque sorte, de désaccoutumance ; placés en face de leurs épouses, leurs artifices habituels leur font défaut (Curschmann). Parfois l'érection reste fruste et le désir sexuel éteint ne se ranime que sous l'influence des attouchements obscènes; ces cas constituent la transition vers les formes qui se compliquent d'anesthésie, de faiblesse et atonie des organes génitaux externes et des testicules (Schulz) et d'affaiblissement de tout l'organisme (Gyurkovechky). L'impuissance peut être d'origine congénitale ; on note alors l'absence d'excitabilité des centres d'érection et de désir sexuel, la conformation des organes génitaux et la santé génitale pouvant ne rien laisser à désirer. On peut considérer ces formes comme la plus haute expression de la frigidité naturelle qui peut parfois persister fort longtemps dans certaines conditions physiologiques. La pathogénie de ces états curieux est complètement inconnue.

L'impuissance étudiée d'une façon très complète par Krafft-Ebing comme une psychopathie sexuelle congénitale peut se manifester par des *sensations sexuelles perverties*, voire même *contre nature*. La plupart des cas intéressants publiés par des cliniciens, se rapportent, suivant Hammond, à des individus chez qui l'excitation est causée non par les organes génitaux de la femme, mais par des vêtements de femme (souliers, bonnets de nuit, tablier, etc.), par l'attouchement des organes génitaux de l'homme, de l'anus, consécutivement à la fustigation, etc. Nos cas personnels se rapportent exclusivement à des pédérastes que nous avons pu étudier grâce à notre position officielle. Un auteur, homme du plus grand mérite, distingué et souvent applaudi, était pris de temps en temps de désirs forcenés qu'il ne pouvait calmer que par l'attouchement des organes génitaux d'un homme ou par des rapports avec des petites filles. Gyurkovechky rapporte le cas d'un onaniste qui n'était pris d'orgasme que lorsqu'il était maltraité par un de ses amis. On comprend que ces états pathologiques conduisent à la sodomie, à l'assassinat voluptueux et à d'autres agissements contre nature.

La forme d'impuissance qu'on observe le plus souvent par suite d'excès de travail cérébral, calculs mathématiques, travaux littéraires et artistiques, peut être partielle ou temporaire; les désirs vénériens sont abolis, mais la puissance reparaît dès qu'on cesse les travaux exagérés, ou lorsque le malade se trouve en face d'une Circé expérimentée, ou de l'amour ardent d'une épouse. L'énergie morale est dans ces cas tellement absorbée qu'il n'en reste plus pour les affaires de la vie ordinaire, la société, la table ou les distractions (Hammond). Ces cas forment une catégorie bien nette d'impuissance professionnelle à laquelle peut encore s'ajouter l'impuissance par surmenage physique, occupations sédentaires, obésité, etc.

Il nous est impossible de ne pas mentionner deux causes de l'impuissance, incriminées depuis les temps les plus reculés et qui ont été dernièrement encore le sujet de discussions passionnées; l'*équitation* et l'abus de *boissons alcooliques*.

Depuis Hippocrate, on a admis très longtemps que l'équitation rend l'homme impuissant et le transforme en femme. Cet auteur ne doute pas que chez les Scythes ce soit l'équitation qui a rendu les Ἄνανδροι impuissants, et il appelle même cette impuissance « *maladie des Scythes* » (Nysten). Hammond qui a dernièrement étudié ce sujet, a trouvé une forme parallèle qu'il a observée chez les Indiens; les malades de cette catégorie dits « Mujerados » deviendraient impuissants à la suite des abus d'équitation; en plus, les testicules et les organes génitaux seraient chez eux atrophiés par le fait de la pression continue, et l'impuissance rendrait en même temps l'homme efféminé. Malgré tous ces faits, notre expérience personnelle ne nous permet pas d'admettre un rapport entre le sport équestre et l'impuissance. La moindre connaissance de la cavalerie militaire prouve que cette opinion n'est pas soutenable (v. Gyurkovechky).

L'influence notable et même spécifique de l'alcool ne nous paraît pas non plus démontrée tant qu'il ne s'agit pas de l'ivresse complète. Aussi ne comprenons-nous pas Hammond qui soutient qu'un seul excès suffit pour empêcher la terminaison habituelle du coït, pour rendre l'époux incapable de remplir ses devoirs conjugaux pendant plusieurs jours et que les alcooliques chroniques sont ordinairement impuissants. Gyurkovechky admet que pour certains individus une petite quantité d'alcool suffit pour paralyser les organes sexuels et que la bière, même la plus légère, et les vins diurétiques rendent l'homme impuissant par le fait de l'exagération de la diurèse, par la pollakiurie. En face de cette affirmation nous pouvons dire que dans un grand nombre des cas de pollakiurie provoqués par le café, l'eau, les médicaments, la puissance virile reste intacte, et que dans les cas où il existe réellement une diminution de la puissance virile, nous avons nettement observé l'action favorable des boissons fermentées, proportionnée en quelque sorte à leur richesse en alcool.

Malgré toute l'autorité de Curschmann, nous ne faisons aucune distinction entre la bière, le vin et les autres boissons alcoolisées ; nous admettons seulement que toutes ces boissons peuvent retarder l'éjaculation. Du reste c'est un fait notoire que l'alcool en petite quantité augmente la puissance virile.

Nous devons enfin dire un mot de l'impuissance *par abstinence*. Gyurkowechky considère l'abstinence comme excessivement rare ; pour lui les individus de cette catégorie sont à quelques exceptions près des onanistes. Nous n'allons pas aussi loin et pensons seulement que ces individus ont une puissance génitale très peu prononcée et ce qu'ils font valoir comme vertu n'est autre chose que de la faiblesse. Tout en admettant la réalité des exemples de diminution de la puissance chez des officiers condamnés à l'abstinence (Gyurkovechky), nous restons néanmoins très sceptiques relativement à l'impuissance par abstinence comme à la « spermatorrhée par abstinence ». L'abstinence absolue ou relative peut diminuer temporairement la puissance virile chez des individus bien portants, mais elle est absolument incapable d'éteindre complètement cette faculté. Nous connaissons des vieillards de 60 et 65 ans qui ont pu pratiquer le coït après 10 ans d'abstinence.

Diagnostic. — Le diagnostic de l'impuissance se déduit de la description même de la maladie. On se gardera de diagnostiquer une « impuissance *nerveuse* » avant d'avoir examiné les urines au point de vue de la présence du sucre ou de l'albumine. Très souvent nous avons observé des symptômes neurasthéniques chez des diabétiques avérés. Il va de soi que dans tous les cas on devra penser au tabes ou aux autres affections organiques de la moelle, de même qu'à celles du cerveau, principalement à la syphilis cérébrale.

Pronostic. — Le pronostic de l'impuissance, abstraction faite des cas dans lesquels il existe un obstacle mécanique à l'introduction du pénis (voyez plus haut) est douteux, avec des tendances favorables lorsqu'il n'existe pas d'affection organique grave, ou qu'il ne s'agit pas des formes congénitales, séniles et paralytiques. Personnellement nous avons vu la forme nerveuse guérir dans un tiers des cas ; le second tiers était notablement amélioré ; dans le reste des cas, le traitement n'avait aucune influence.

L'impuissance d'ordre psychique, aussi bien que l'impuissance nerveuse quand il n'existe pas de troubles neurasthéniques ou quand ces derniers se limitent à la sphère génitale, guérit facilement sous la direction d'un médecin expérimenté. Nous n'avons rencontré que bien peu de cas rebelles dans cette forme, aussi ne comprenons-nous pas que Gyurkovechky prétende que cette affection est « *très difficile à guérir* ». Avec Beard nous ne considérons pas comme absolument mauvaises les formes d'impuissance marquée consécutive à la neurasthénie générale, quelquefois congénitale, avec ou sans spermatorrhée, si le système nerveux n'a pas perdu tout ressort par suite d'excès vénériens.

Le pronostic de l'impuissance paralytique est franchement mauvais.

Traitement. — Le traitement de l'impuissance qui dépend d'un obstacle mécanique par malformation des organes génitaux est purement chirurgical et nous renvoyons le lecteur aux traités de chirurgie.

Les formes psychiques et neurasthéniques dans lesquelles l'élément psychique joue le rôle principal, demandent un traitement psychique. Quelquefois il suffit de quelques paroles encourageantes, mais fermes, pour rétablir la confiance du malade en ses forces. On conseillera d'éviter les tentatives répétées du coït, et le désir d'avoir une érection quand même. Une excellente pratique de Curschmann consiste à interdire le coït, car parfois le malade n'a rien de plus pressé que de passer outre et d'accomplir un coït naturel. Mais d'autre part il est certain, comme le soutiennent un grand nombre d'auteurs modernes (Hammond, v. Gyurkovechky) que l'abstinence prolongée pendant des mois et même des années joue un rôle thérapeutique de premier ordre dans l'impuissance nerveuse.

Pour le reste, le traitement des neurasthéniques impuissants est celui de la neurasthénie et de ses complications, telle que la spermatorrhée qu'on rencontre chez eux. En premier lieu, vient la méthode de Mitchell-Playfair, même dans les cas de surmenage physique et de troubles de la nutrition générale. Chez les obèses on devra combattre l'hypernutrition et tâcher de la supprimer. Mais il ne s'agit pas ici d'une panacée, pas plus que contre la spermatorrhée, et le traitement est quelquefois contre-indiqué dans certains cas; on s'en aperçoit dès le début du traitement.

Le traitement local de l'urèthre par des caustiques ou des instruments irritants, à l'exception de la sonde à réfrigération de Winternitz, très recommandable dans ces cas d'après Ultzmann, Zeissl et autres, nous paraît aussi peu fondé que dans la spermatorrhée. Il n'a aucune raison d'être quand il n'existe pas d'uréthrite. Avec Curschmann et Hammond, nous avons vu l'état du malade empirer d'une façon notable et l'impuissance s'accentuer ; dès que l'on cessait le traitement les forces renaissaient et la puissance revenait peu à peu. Dans les cas de processus inflammatoires chroniques (*neurasthénie blennorrhagique*) il est certain que le traitement local peut, il est vrai, donner de très bons résultats, quand il est conduit d'une façon convenable. Mais les fanatiques du traitement local à tout prix éprouveront bien des mécomptes.

Nous avons déjà dit ce que nous pensons de la valeur ou plutôt de l'insuffisance du traitement *médicamenteux*. Notre opinion à ce sujet est faite, malgré les affirmations contraires de Rockwell et Hammond; avec Gyurkovechky nous n'avons guère de confiance dans le grand nombre de médicaments employés, et ne pouvons admettre l'efficacité de l'opium et du cannabis indica. D'après notre expérience, la strychnine et la cocaïne mériteraient pourtant quelque confiance. Nous donnons ces deux médicaments dans les cas où les autres traitements ont échoué et quand les malades veulent à tout prix prendre des médicaments ; il est donc fort possible que l'action de ces médicaments soit purement psychique. Quant aux inhalations d'oxygène fortement recommandées par Gyurkovechky dans diverses formes d'impuissance, nous ne possédons pas d'expérience personnelle à ce sujet.

Nous conseillons à nos neurasthéniques impuissants les *voyages*, non pas les petites parties de plaisir qui ne font toujours que réveiller les idées noires des malades, mais des voyages instructifs si cela est possible, capables de détourner le malade de son état sexuel.

Une question très délicate et d'une grande importance est celle du *mariage*. La décision à prendre dépendra de l'individualité du malade, mais surtout de celle de la femme. Le médecin qui jette un impuissant entre les bras d'une femme ardente, fait la même faute que lorsqu'il laisse accorder une jeune fille timide à un libertin. Un mariage assorti est le meilleur remède contre l'impuissance (v. Gyurkovechky) quand il ne s'agit pas des formes paralytiques. Sous ce rapport l'enquête à laquelle nous nous sommes livré sur la vie ultérieure de nos malades, nous permet de confirmer les idées de Beard et Rockwell, et contredit celles d'Hammond.

Dans l'impuissance franchement *paralytique*, tout traitement échoue d'une façon complète. Le traitement est d'abord le même que celui de l'impuissance psychique, de l'impuissance par faiblesse irritative quand il existe de la spermatorrhée. Quelquefois l'application locale de l'électricité peut encore maintenir relativement la puissance virile. Pour le reste, il faut éviter toute excitation artificielle, toute irritation des organes génitaux. Dans les formes congénitales on peut essayer les aphrodisiaques. Toutefois nous doutons fort que la cantharide, le phosphore, l'ergotine, le musc, le hachich, la cocaïne, le camphre, etc. produisent quelque effet chez les malades de cette catégorie. Le médecin devra apprécier s'il permettra ou non l'emploi du tuteur de la verge. Souvent il est vrai, il ne sera pas consulté sur ce point.

L'impuissance due à la perversion du sens génésique, est du domaine de la psychiatrie. D'après Krafft-Ebing, la suggestion est indiquée dans certaines formes.

Nous ne voulons pas terminer ce chapitre sans mentionner le traitement de Brown-Séquard, qui consiste en *injections sous-cutanées du suc testiculaire des animaux* (chiens, lapins, cobayes, etc.) renfermant du sang, du sperme et les sucs parenchymateux de l'organe. Ces injections, *très douloureuses*, et donnant souvent lieu à des phénomènes inflammatoires intenses, auraient rajeuni de 30 ans le père de la méthode, vieillard de 72 ans ; elles provoqueraient, suivant Variot, une activité vitale intense chez les débilités et les invalides génésiques, cette activité se manifestant en premier lieu par une puissance virile exagérée. Nous ne reconnaissons au traitement de Brown-Séquard aucune valeur scientifique et, malgré l'autorité de Brown-Séquard, Féré et Dumontpallier, nous sommes d'avis qu'il s'agit ici d'une excitation périphérique intense (qui quelquefois produit une exagération de la puissance virile même chez les idiots), combinée à des phénomènes d'auto-suggestion. Un de nos malades qui a fait le voyage pour subir le traitement à Paris, nous a affirmé n'avoir ressenti aucun des effets promis. Bien que nous ayons pu avoir à notre disposition du liquide testiculaire, nous n'avons jamais pu nous décider à contrôler ces expériences qui ont eu un grand retentissement dans le monde savant.

CHAPITRE V

Stérilité chez l'homme.

Le temps n'est plus où, sauf les cas d'impuissance avérée du mari, la stérilité était d'emblée imputée à la femme. Les recherches récentes ont démontré dans un très grand nombre de cas de stérilité (dans 50 0/0 de cas, suivant de Sinéty) que la faute est à l'homme qui, souvent, en conservant toute sa puissance virile au point de vue du coït, ne se doute pas qu'il est frappé de stérilité. L'impuissance pour le coït doit donc être nettement séparée de l'impuissance de reproduction. L'impuissance *peut* provoquer la stérilité, mais pas d'une façon *constante*, et nous n'admettons nullement l'opinion de Gyurkovechky qui soutient qu'il y a impossibilité de la reproduction dans les cas de diminution de la puissance virile, ou celle de P. Müller qui considère, dans les mêmes conditions, la reproduction comme un fait absolument exceptionnel. La stérilité n'a rien à faire avec l'impuissance virile, mais elle est très importante au point de vue pratique.

Nous distinguons deux facteurs dans la stérilité de l'homme : ou bien il n'y a pas d'éjaculation de sperme, ce qui constitue l'*aspermatisme*, ou bien le sperme éjaculé n'est pas capable de féconder à cause de l'absence des spermatozoïdes, ce qui forme l'*azoospermie*. L'un et l'autre peuvent n'influencer en quoi que ce soit l'acte même du coït.

Le liquide *éjaculé*, le sperme, se compose au moins de 3 sécrétions, celles des testicules, des vésicules séminales et de la prostate. Pour ce qui concerne les *fonctions* du liquide prostatique, nous avons démontré qu'il sert à *réveiller* la vie obscure des spermatozoïdes qui remplissent les voies séminales, mais qu'il est incapable de les *ranimer* lorsqu'ils commencent à présenter les caractères de la mort. Cela explique le fait que dans le liquide provenant exclusivement des vésicules séminales émis sous l'influence de la défécation, les spermatozoïdes sont presque immobiles, tandis que dans le liquide des pollutions, les spermatozoïdes des mêmes malades peuvent être animés de mouvements très vifs.

§ 1. — ASPERMATISME.

Étiologie. — L'aspermatisme pris dans le sens strict du mot, c'est-à-dire l'état dans lequel les glandes (testicules, vésicules séminales, prostate) qui concourent à la formation du liquide d'éjaculation, ne fonctionnent plus d'une façon absolue, n'existe probablement pas. Il s'agit plutôt dans ces cas d'une éjaculation défectueuse du sperme.

L'aspermatisme n'est pas fréquent, en tout cas comme cause de stérilité, il est bien plus rare que l'azoospermie.

Nous distinguons avec Schulz un aspermatisme *permanent*, absolu, et un aspermatisme *temporaire*, relatif.

Dans le premier cas, le liquide n'est pas éjaculé au dehors soit par suite de l'*obstruction totale des conduits éjaculateurs* ou seulement de leurs *extrémités périphériques* (du côté de l'urèthre et dans ces cas le sperme pénètre dans la vessie et est expulsé avec les urines), ou bien à la suite de l'existence d'*obstacles mécaniques à l'écoulement situés dans l'urèthre*, obstacles qui permettent encore l'écoulement de l'urine, mais s'opposent à celui du sperme au moment et pendant toute la durée de l'érection. Dans ces cas, comme l'ont démontré Lapeyronie, Curschmann et autres, le sperme s'écoule par l'urèthre après l'éjaculation « interne » que les malades perçoivent très bien, quand l'érection commence à diminuer. Dans les cas où l'exagération du rétrécissement par le fait de l'érection parait inadmissible pour expliquer l'aspermatisme, on peut supposer que la vis *a tergo* qui chasse le sperme est bien moins intense que celle qui chasse l'urine. En tout cas ce fait est plus important en l'espèce que les différences qui existent dans la consistance du sperme et de l'urine.

Parmi les causes de l'aspermatisme « organique » du premier groupe on peut citer : l'*oblitération cicatricielle* et *les déviations* des conduits éjaculateurs consécutives aux traumatismes, aux opérations (principalement la taille latérale, suivant Tœvan), aux inflammations ; viennent ensuite les *affections de la prostate*, telles que l'atrophie, les tumeurs, la rétraction consécutive à la prostatite suppurée (Ultzmann et autres). Les causes du second groupe sont constituées en premier lieu par le rétrécissement blennorrhagique et le phimosis très prononcé (Amussat). Dans un cas que nous avons observé, la sonde exploratrice passait sans rencontrer d'obstacles, et pourtant à l'examen endoscopique (Nitze) on a trouvé le veru montanum dilaté en champignon par le fait de la dilatation en entonnoir de l'orifice de l'utricule prostatique. Peut-être ce dernier était-il distendu par une cicatrice consécutive à un processus ulcéreux, à une uréthrite postérieure développée pendant la jeunesse, comme le faisait supposer l'existence d'un testicule rétracté. Cet aspermatique, d'une santé florissante, a été atteint plus tard d'épididymite gonorrhéique de l'*autre* testicule et est devenu en même temps azoospermique.

Comme dans l'impuissance, toutes ces formes peuvent quelquefois être d'origine congénitale. Dans ces cas il n'y a jamais d'éjaculation pendant l'état de veille, tandis que pendant la nuit, pendant le sommeil, il survient des pollutions nocturnes très abondantes, accompagnées de sensations voluptueuses spécifiques (Schulz, Hiquet). Ces cas qui se rencontrent chez des individus bien portants, avec organes génitaux normaux, sont d'une origine absolument inconnue (1). On les explique en admettant l'existence de troubles dans le domaine des nerfs centripètes (Curschmann).

La forme *temporaire* ou *relative* d'aspermatisme, qui présente quelques points de contact avec l'impuissance psychique, est considérée par Güterbock comme un aspermatisme *psychique* en opposition avec l'aspermatisme *organique* ou *atonique*. Dans ces cas, quand il n'existe pas d'obstacles mécaniques à l'écoulement, l'éjaculation dépend de l'individualité du malade, de sa passion plus ou moins forte pour telle ou telle femme. Très probablement il faut encore compter dans ces cas avec l'action modératrice du cerveau (l'absence d'impulsions parties du centre), ou bien avec un état particulier des voies nerveuses qui régissent l'éjaculation. Les individus de cette catégorie sont tantôt tout à fait bien portants, tantôt il s'agit d'onanistes ou de libertins. Un certain nombre de ces

(1) Peyer a dernièrement communiqué (*Internat. Centralbl. f. d. Phys. und. Path. d. Harn. u. Sexual-Org.*, I, 3) un cas fort curieux « d'aspermatisme congénital en apparence absolu, devenu aspermatisme relatif sous l'influence du traitement local ». Un neurasthénique maigre, anémié, qui n'avait jamais eu ni pollutions, ni éjaculations et avait parfaitement conservé la puissance virile, présentait souvent du sperme dans les urines. Sous l'influence du traitement de l'urèthre postérieur par les astringents, les pollutions et les éjaculations ont commencé à se faire pendant le sommeil. L'auteur ne dit malheureusement rien sur l'état de l'urèthre.

neurasthéniques présentent en plus des antécédents psychopathiques. Il est encore impossible d'établir actuellement une division tranchée entre ces états et l'impuissance nerveuse.

Peut-être le sphincter de la portion prostatique joue-t-il aussi un certain rôle dans l'aspermatisme. Anderson a observé un cas de prostatite dans lequel le sperme pénétrait après le coït dans la vessie bien qu'il n'existât pas de rétrécissement de l'urèthre. L'excitation une fois terminée, le sperme était de nouveau éjaculé, probablement parce que le sphincter avait recouvré sa tonicité, tandis que sa paralysie, développée sous l'influence de la prostatite, permettait au sperme de s'écouler du côté de la vessie où il rencontrait moins de résistance.

Nous devons encore rapporter une observation très curieuse de Bernhardt. Dans ce cas, sous l'influence d'une lésion traumatique du centre ano-vésical (commotion cérébrale), l'éjaculation de sperme ne se faisait plus pendant le coït. Ce n'est que quelque temps après la terminaison de l'acte lui-même que le sperme s'écoulait lentement de l'urèthre. Probablement il existait dans ce cas une paralysie du muscle bulbo-caverneux qui joue un rôle important dans l'éjaculation, et en même temps une paralysie des vésicules séminales. Comme nous l'avons déjà dit, ce cas fournit quelques renseignements sur le trajet des nerfs qui régissent l'érection et l'éjaculation.

Pronostic. — Traitement. — Le pronostic et le traitement de l'*aspermatisme* dépendent de la nature de l'affection principale. Les succès sont éclatants dans les formes qui dépendent du phimosis, du rétrécissement de l'urèthre, quand on arrive à faire disparaître ces affections. Le conseil donné par Müller de laisser le pénis longtemps dans le vagin, afin d'obtenir un passage même incomplet de sperme, mérite d'être suivi. Mais d'une façon générale on est encore mal outillé pour pouvoir combattre avec succès l'aspermatisme organique. Pendant la vie l'endoscope permet dans des cas exceptionnels d'apprécier le genre de déviation des canaux éjaculateurs, mais le diagnostic une fois fait, nous ne pouvons guère intervenir localement d'une façon rationnelle. Ultzmann pense que la faradisation des testicules augmente les sécrétions et la *vis à tergo*, capable de rompre les adhérences et l'accolement des orifices des canaux éjaculateurs » ; cette hypothèse nous paraît bien problématique.

Le traitement local de l'urèthre postérieur, dirigé contre l'aspermatisme temporaire, réussit dans des cas exceptionnels et fort obscurs, mais il n'a pas la moindre influence sur l'affection dans la grande majorité des cas. Nous préférons dans ces cas le traitement que nous avons exposé à l'occasion de l'impuissance d'origine psychique. Les états paralytiques de la portion prostatique de l'urèthre devront être combattus par l'emploi des courants électriques. Les formes congénitales sont rebelles à tout traitement.

§ 2. — AZOOSPERMIE.

Dans la majorité des cas d'azoospermie, le coït et l'éjaculation restent normaux, mais le liquide éjaculé ne contient pas d'éléments fécondants, de spermatozoïdes.

L'azoospermie n'est nullement une affection *rare* ; Busch en soumettant à un examen méthodique 100 cadavres pris au hasard, a constaté l'absence de spermatozoïdes dans 27 cas, et l'oligozoospermie dans 39. Ce résultat qui concorde avec ce que nous avons pu observer à ce sujet, est d'autant plus remarquable que l'âge des individus était compris entre 16 et 74 ans et que suivant les faits mis en évidence par Schlemmer, Casper, Dieu et Duplay, les limites de production physiologique du sperme sont compris entre 16 et 84 ans. Mais ces recherches ne sont pas absolument concluantes, car les autopsies portaient parfois sur des individus ayant succombé à la cachexie.

Étiologie. — Les causes de l'azoospermie sont nombreuses. Tantôt il s'agit de l'*inactivité fonctionnelle des testicules*, tantôt d'une *occlusion des voies conductrices*, laquelle aboutit également dans un temps relativement court à l'abolition de l'activité fonctionnelle des testicules. Dans le premier cas on peut incriminer les *affections générales* cachectisantes (l'alcoolisme), puis les lésions des *centres* qui président à l'élaboration du sperme, l'*absence* ou les *affections des testicules et des organes voisins*, les destructions par traumatisme ou néoplasme (cancer, tuberculose, syphilis), malformation et arrêts de développement, atrophie par inflammation et par compression exercée par des tumeurs des organes voisins.

Bien plus intéressante est l'azoospermie consécutive à l'*oblitération des voies séminales*, oblitération qui se fait ordinairement en arrière des points d'embouchure des vésicules séminales. Cette forme, qui peut être considérée comme une azoospermie dans le sens strict du mot, a été étudiée pour la première fois par Gosselin. Dans la grande majorité des cas il s'agit de la rétraction et de l'oblitération des canaux de l'épididyme, de l'atrésie et de la sténose des conduits déférents consécutives à l'*épididymite blennorrhagique* ou à la *funiculite double*. Liégeois a constaté 75 fois l'azoospermie sur 83 cas d'épididymite gonorrhéique double, et les observations méthodiques de Kehrer mettent hors de doute la fréquence de ces formes. Cet auteur publie l'histoire de 40 ménages stériles *pris au hasard* dans lesquels il a fait l'examen microscopique du sperme ; dans 14 cas il y avait azoospermie complète; sur ces 14 individus, 8 avaient eu la gonorrhée, compliquée chez plusieurs d'épididymite double. Quelques-uns avaient affirmé que l'épididymite n'a été qu'unilatérale. Ainsi dans 35 0/0 des cas, la stérilité était imputable à l'homme! Il résulte encore des observations de Kehrer que l'azoospermie existe dans des cas où ni l'*anamnèse*, ni l'aspect des *organes génitaux*, ni l'examen *macroscopique* du sperme ne l'auraient jamais fait supposer, et où le coït s'effectuait *sans difficultés* et avec *éjaculation d'une forte quantité de sperme*. Notre expérience personnelle qui porte sur plus de 200 cas, confirme en partie les idées de Kehrer ; mais sur certains points nous ne pouvons admettre ses conclusions. L'importance pratique de ce sujet, depuis si peu de temps à l'étude, nous oblige à entrer ici dans quelques détails.

A l'exception d'un seul cas, l'azoospermie que nous avons observée était toujours *absolue* et *permanente* ; l'azoospermie *temporaire* dont parle Casper a été démontrée expérimentalement sur les animaux par Plœnnies, et est due aux excès génitaux. Nous avons eu plusieurs fois l'occasion d'examiner le sperme après des excès vénériens prononcés, nous avons toujours trouvé des spermatozoïdes et avec Gyurkovechky, qui a fait des recherches nombreuses, à ce sujet, nous considérons comme non fondée l'opinion des anciens auteurs sur la fréquence de l'azoospermie temporaire physiologique, consécutive aux excès. Il existe cependant des cas dans lesquels, sans qu'il ait existé une affection des organes génitaux, le liquide éjaculé ne contient pas de spermatozoïdes (*stérilité idiopathique* de Hirtz). Pour P. Müller cette azoospermie congénitale absolue contredit l'opinion généralement admise d'après laquelle la formation du sperme dans le testicule éveillerait les désirs sexuels, et le centre de l'érection serait le même que celui de la formation du sperme.

Au point de vue étiologique on a trouvé dans presque tous les cas une oblitération des voies séminales consécutive à une épididymite ou une funiculite double. Pour nous l'épididymite ou la funiculite double a grandes chances de rendre le malade azoospermatique 9 fois sur 10. Zeissl considère cette complication de la blennorrhagie comme insignifiante, ce que nous ne pouvons comprendre, aussi bien que Nœggerath. Contrairement à ce que dit Lallemand, nous n'avons jamais observé d'azoospermie à la suite de la spermatorrhée.

De tous les malades que nous avons eu à examiner, aucun ne se doutait de son état, sauf quand l'examen du sperme avait déjà été fait par un autre médecin ; presque tous incriminaient leur femme. En dehors des reliquats éventuels d'une épididymite antérieure, les organes génitaux étaient normalement conformés, les testicules quelquefois même assez volumineux; dans certains cas, ces reliquats d'épididymite étaient appréciables sur un testicule, tandis que, suivant l'anamnèse, la funiculite aurait siégé de l'autre côté ; dans d'autres cas encore on ne pouvait trouver rien d'anormal et l'anamnèse ne permettait pas d'affirmer un processus inflammatoire double. Le coït s'effectuait sans la moindre difficulté, les éjaculations étaient abondantes ; la puissance virile n'était légèrement atteinte que dans quelques cas exceptionnels.

Ces malades n'acceptent en général le diagnostic qu'avec beaucoup de difficultés. Un de nos clients qui se croyait un mâle hors ligne, fut tellement révolté de notre supposition, qu'il se laissa aller jusqu'à nous menacer. Et en effet, à l'œil nu, le sperme azoospermique ne se distingue en rien du sperme normal.

Il arrive parfois que la femme a été incriminée et promenée

d'un médecin à l'autre, de clinique en clinique ; l'orifice du col utérin a été taillé, gratté, incisé, la femme soumise au massage suivant la méthode de Thure-Brandt ; tandis que le simple examen microscopique du sperme du mari aurait montré que la femme restait stérile parce que l'homme n'avait pas de spermatozoïdes. Ces cas deviennent heureusement de plus en plus rares. Actuellement, le gynécologiste avisé commence par examiner le sperme du mari. Du reste l'idée d'attribuer la stérilité à l'azoospermie pénètre de plus en plus dans le public, particulièrement dans les villes. Dans quelques cas nous avons pu constater que les deux époux étaient stériles.

Certains cas constituent de véritables énigmes pour des personnes qui ne sont pas au courant de ces faits. Une femme est mariée à un homme d'une santé florissante, d'un aspect herculéen, et le ménage n'en reste pas moins stérile ; la femme divorce et se remarie avec un phtisique délabré : tous les ans elle a un enfant. L'azoospermie explique maintenant ces faits, mais il n'en est pas de même des cas assez nombreux, dans lesquels le mari n'est nullement azoospermique, la femme bien portante, et où le ménage reste néanmoins stérile.

L'azoospermie prend une importance particulière au point de vue juridique quand il s'agit de divorce. Abstraction faite du côté moral de la question, si on admet au point de vue pratique, humain et juridique, que le but du mariage est la reproduction de l'espèce, la constatation répétée de l'absence des spermatozoïdes chez le mari justifierait une sanction juridique (Kehrer).

Quant aux caractères macroscopiques du sperme dans l'azoospermie, la plupart des auteurs admettent qu'il présente la même consistance que le sperme normal, qu'il est moins trouble mais possède l'odeur caractéristique. Lallemand signale cette particularité chez un malade ayant eu une orchite double. Il n'a rien d'ailleurs de surprenant, de même que la présence des cristaux de Bœttcher, car on sait que l'odeur caractérisque et les cristaux sont dus au liquide prostatique. Il est à peine nécessaire d'ajouter que l'aspect plus transparent du liquide tient au défaut de la sécrétion testiculaire ; d'ailleurs, dans quelques cas, les sécrétions catarrhales donnent à l'azoosperme un aspect trouble très prononcé. Quelquefois le sperme fraîchement éjaculé qu'on nous présentait, était consistant, d'un aspect laiteux et semblable à de la colle, mais au bout d'un quart d'heure il devenait liquescent.

Dans certains cas on rencontre dans le liquide les produits gélatineux des vésicules séminales, rarement du sang. Dans deux cas le liquide éjaculé se composait uniquement de liquide prostatique en petite quantité, les voies conductrices en deçà de l'embouchure des orifices des vésicules séminales devaient être impraticables. L'absence des spermatozoïdes ne pouvant être constatée ni par l'aspect ni par l'odeur, on devra toujours soumettre le liquide à l'examen microscopique. On trouve dans ces cas les cristaux de Bœttcher, les granulations prostatiques et quelques cellules, quand il n'existe pas d'état catarrhal concomitant.

Au point de vue de la pratique médicale nous devons attirer l'attention de nos confrères sur le point suivant. Il nous est arrivé d'être sollicité par un consultant, de lui délivrer un certificat constatant qu'il était apte à la reproduction, et de soupçonner que le sperme qu'il nous présentait ne provenait pas du consultant lui-même. Aussi conseillons-nous de libeller le certificat de façon qu'il se rapporte au sperme *présenté* et non au consultant.

Pathogénie. — On a essayé de se rendre compte de la pathogénie de l'azoospermie par voie expérimentale ; à la suite de la *ligature du canal déférent* Kehrer a vu survenir une dilatation et un épaississement considérables des parois de la portion périphérique du conduit déférent et de la queue de l'épididyme, qu'on trouvait remplie d'une grande quantité de sperme épais, contenant des spermatozoïdes rétractés, incomplètement développés ; les testicules continuaient à fonctionner encore pendant 5 à 9 mois. Tandis que Curling considère l'atrophie du testicule comme le résultat de l'inflammation provoquée par l'accumulation du sperme, Kehrer la considère comme causée par le fonctionnement, cette atrophie serait analogue à celle qu'on observe du côté des muscles. Brissaud a remarqué que la réaction consécutive à la ligature était différente suivant que les animaux étaient séparés des femelles ou pouvaient avoir des rapports avec elles. Dans le premier cas, les spermatozoïdes conservaient leur conformation normale dans les testicules et l'épididyme, et la sécrétion ultérieure cessait ; dans le second cas, il survenait une dilatation des canaux de l'épididyme, une métamorphose cellulaire variée, des processus interstitiels, la production du sperme était exagérée et finalement le testicule prenait l'aspect de celui des animaux en rut.

Obolenski a pu provoquer une atrophie des testicules, par la section du nerf splanchnique, fait qui mérite d'être signalé, car il prouve que les lésions traumatiques ou opératoires de ces voies peuvent avoir une importance considérable.

L'examen *anatomo-pathologique* a été fait bien des fois chez l'homme, il confirme les faits mis en évidence par Kehrer. Ainsi Gosselin et Curschmann décrivent, dans l'azoospermie consécutive à la blennorrhagie, de la dilatation des canaux déférents (*vas deferens*) avec épaississement des parois, et stase de sperme riche en détritus et contenant, à coté de cellules dégénérées, des spermatozoïdes, en partie normaux, en partie altérés ; les testicules dans ces cas étaient pâles, mous, atrophiés. Suivant Busch, l'azoospermie consécutive à l'abolition de l'activité fonctionnelle des testicules, se produirait le plus souvent par dégénérescence graisseuse des tubes séminifères (notamment chez les alcooliques) et par induration du tissu conjonctif (cirrhose).

La plupart des auteurs admettent que les azoospermistes possèdent des testicules mous, petits. Nos observations personnelles nous ont démontré que dans la majorité des cas les testicules sont normaux, quelquefois même assez volumineux. Parfois quand l'affection durait depuis un temps assez long et quand le malade était déjà assez âgé, nous avons rencontré une véritable atrophie.

Diagnostic. — Le diagnostic résulte de la description de l'affection que nous venons de présenter. Jamais il ne doit être fait sans examen microscopique (1).

---

(1) Quelques-uns de nos collègues nous ont demandé comment il faut s'y prendre pour demander le sperme au consultant. Si délicat qu'il nous paraisse de traiter une pareille question, nous devons dire que lorsqu'on déclare au malade que pour tirer l'affaire au clair, il faut du sperme, autant que possible frais, le malade ne demande pas d'autres explications et apporte le liquide en question quelquefois au bout de quelques heures. Aussi dans ces cas nous ne nous occupons pas de la façon dont il s'est procuré le liquide. Si le consultant demande des explications ; nous conseillons d'effectuer le coït le gland coiffé d'un condom. Nous n'approuvons pas le procédé de certains gynécologistes qui prennent le sperme dans le vagin de la femme, immédiatement après le coït ; c'est un procédé compliqué qui n'est pas du goût de tout le monde. La situation peut d'ailleurs devenir pénible si le mari n'est pas en mesure d'accomplir ses devoirs conjugaux. Dans ces cas, le malade n'hésite pas à recourir « au péché de jeunesse » quand le médecin le lui indique ; on nous excusera de ne pas le désigner de son véritable nom. En tout cas il faut mettre de côté toute pruderie. Le produit des pollutions ne

Pronostic. — Le pronostic de toutes ces formes dépend de l'affection primitive, On ne peut espérer voir les spermatozoïdes réapparaître que dans les cas où l'abolition de la fonction des testicules est consécutive à des états morbides susceptibles de guérison. Le pronostic est particulièrement mauvais dans l'épididymite et la funiculite gonorrhéique double. Sur 83 cas, Liégeois n'a vu les spermatozoïdes reparaître que 8 fois. Nos observations personnelles nous porteraient à considérer dans ces cas le pronostic comme presque fatal. Il nous paraît tel lorsque l'azoospermie a duré trois mois ou lorsqu'elle a pu être constatée 3 mois déjà après l'épididymite. On n'a pas, il est vrai, souvent à examiner le cas d'inflammations récentes, car le malade pris d'épididymite a d'autres préoccupations que celles de sa faculté de reproduction ; et ce n'est pas cela qui le mène chez le médecin.

Traitement. — Le traitement, abstraction faite du traitement psychique, qui a certes sa valeur, n'existe pour ainsi dire pas. Seul le traitement spécifique dans les affections syphilitiques du testicule réussit quelquefois d'une façon admirable. Le traitement rationnel de l'épididymite ne devrait être que prophylactique. On a préconisé les pommades fondantes, absorbantes, l'électricité, une nourriture riche en albumine, comme capables de faire apparaître les spermatozoïdes. Les cas qui guérissent avec ce traitement auraient certainement guéri spontanément. Combien de fois avons-nous constaté l'exploitation des malades par certains spécialistes ! Tout en réconfortant le malade, ils prolongeaient le traitement pendant des mois en lui assurant que les spermatozoïdes commen-

---

se prête pas beaucoup à cet examen. L'examen microscopique de taches sèches de sperme n'a aucune valeur pour apprécier la vitalité ou le nombre des spermatozoïdes.

çaient à reparaître ; alors que l'examen microscopique nous démontrait toute la fausseté de ces assertions. La grossesse de la femme n'est pas toujours une preuve de la réapparition des spermatozoïdes chez le mari ! Et bien des fois nous avons vu la femme devenir enceinte et l'azoospermie du mari se maintenir encore pendant des mois et des années. Les spermatozoïdes provenaient très certainement d'un *ami de la maison*.

Toute la valeur du traitement réside dans la certitude du diagnostic. C'est toujours une tâche ingrate que de renseigner un tel malade sur son état, mais on doit l'accomplir dans tous les cas, et ne pas dissimuler l'incurabilité de l'affection. Les malades accueillent cette nouvelle de façon très variable. Les uns n'ajoutent aucune créance à votre affirmation et vont consulter un autre médecin qui, quelquefois, leur donne pendant quelque temps un peu d'espoir. D'autres conservent un sang-froid parfait et ne montrent pas trace de mécontentement. Il s'agit en général dans ce cas d'individus ayant eu la blennorrhagie, qui ont déjà conduit leurs femmes chez le gynécologiste, lequel n'a rien trouvé ; ainsi sont-ils quelque peu préparés à la nouvelle. Souvent même nous avons pu surprendre chez les consultants une véritable joie, sans doute à l'idée qu'ils n'auraient pas à porter le lourd fardeau de père de famille. Un jeune homme est venu nous trouver en nous priant de constater son azoospermie, afin de pouvoir sortir indemne d'un procès qui lui était intenté.

Deux points tourmentent ordinairement les individus dont l'esprit conserve quelque élévation ; l'idée que leur souche va s'éteindre et la conscience d'avoir trompé une femme innocente. La situation se complique quand la femme tient absolument à avoir des enfants et se fait examiner par tous les gynécologistes. Le divorce n'est pas rare dans ces cas. Il nous est arrivé quelquefois de conseiller l'adoption d'un enfant, et le conseil a eu parfois de bons effets.

L'impuissance de la thérapeutique ordinaire nous a conduit à nous demander, si, dans les cas récents, on ne pourrait pas intervenir d'une façon efficace par une opération, par exemple l'excision d'une partie du cordon spermatique oblitéré. On pourrait craindre que la section n'amène forcément une oblitération d'un canal aussi étroit, mais les expériences récentes faites sur des animaux ont démontré que cette oblitération ne s'effectue pas lorsqu'on introduit un crin de cheval dans le canal déférent.

On doit encore, d'après nous, faire rentrer dans les cas de stérilité de l'homme, ceux dans lesquels le sperme renferme bien des spermatozoïdes mais en nombre très restreint (oligozoospermie), ou montrant une capacité vitale très faible. Toutes ces formes ont été étudiées par de Sinéty. On comprend que ces cas sont fort difficiles à juger, même si l'on a l'occasion d'examiner le sperme immédiatement après l'éjaculation. Nous sommes encore loin de connaître le nombre des spermatozoïdes, la vitalité qui leur est nécessaire pour la fécondation, bien que les mouvements bien vifs soient chez eux le signe de la capacité de fécondation. On peut considérer ces formes comme des états précurseurs de l'azoospermie temporaire ou permanente ; peut-être aussi comme des reliquats de l'azoospermie en voie de guérison.

Nous avons eu l'occasion d'observer depuis un an un grand nombre d'oligozoospermistes. Nous déconseillons dans ces cas de formuler un pronostic ferme dans l'un ou l'autre sens, et de tirer des conclusions des *modifications de forme* des spermatozoïdes pris dans le vagin de la femme. Même quand il existe des déformations manifestes des filaments séminaux dans le sperme fraîchement éjaculé, il est très difficile de se prononcer sur la signification de ces altérations au point de vue de la stérilité. Chez des individus n'ayant eu ni gonorrhée, ni épididymite, nous avons rencontré parfois des masses agglomérées, fortement réfringentes, présentant beaucoup d'analogie avec les têtes arrondies des spermatozoïdes. Nos examens ultérieurs ne nous ont jamais permis de distinguer dans ces masses des organes rappelant la queue des spermatozoïdes. En admettant même qu'il s'agissait dans ces cas de spermatozoïdes déformés ou avortés, l'azoospermie reste, au point de vue pratique, permanente et absolue.

En résumé, depuis Lallemand les travaux publiés sur ce sujet sont vraiment fantastiques, et la question doit être reprise de nouveau ; jusqu'ici on n'a pu faire que de *simples suppositions*. D'autre part il ne faut pas oublier ce que nous avons dit du rôle du suc prostatique ni conclure de l'immobilité des spermatozoïdes dans le liquide de la *spermatorrhée* à la stérilité du sperme éjaculé.

Les azoospermistes peuvent se trouver atteints dans certains cas de pertes séminales ; elles se composent alors principalement de liquide prostatique et de sécrétions des vésicules séminales, il s'agit donc d'une « *azoospermatorrhée* ». Nous avons eu dernièrement l'occasion d'en observer plusieurs cas.

INDEX BIBLIOGRAPHIQUE (1)

ACKERMANN, *D. Arch. f. klin. Med.* X. (1872).
ACTON, *Disord. of the reproduct. organs.* Philad. 1875.
ADAMI, *Jour. of physiol.* VI (1885).
BR. ADAMS, *Hæmatoidinausscheid. i. d. Niere.* Diss. Leipzig 1880.
AFANASSIEW, *Ztschr. f. klin. Med.* VI.
— *Verhdl. d. 2. Congr. f. inn. Med.*, Wiesbaden 1883.
— *Virch. Arch.* XCVIII (1884).
ALBARRAN et HALLÉ, *Gaz. méd. de Paris*, 1888.
ALIBERT, *Etude clin. du mal de Bright.* Thèse. Paris 1880.
ALLEN, *Jour. of. cut. a. gen. urin. dis.* 1887.
AMAT, *Fièvre typh. à forme rénale.* Thèse. Paris 1878.
ANDERSON, *Brit. med. journ.* 1887.
ANDRONICO, *L'osservatore* 1888.
v. ANTAL, *Spez. Path. u. Ther. d. chir. Erkr. d. Harnrœhre u. Blase.* Wien 1888.
— *Pathol. u. Ther. d. Harnrœhre u. Blase.* Stuttgart 1888.
— *Vjschr. f. Derm. und. Syph.* 1887.
ANTON, *Stœr. d. Funct. d. Harnblase.* Diss. Würzbg. 1886.
ARENA, *Riv. clin. di Napoli* 1885.
ARN T, *Die Neurasthenie.* Wien 1885.
ARNHEIM, *Ztschrft. f. klin. Med.* XIII. (1887).
ARNING, *Vjahrsschr. f. Derm. u. Syph.* 1883.
ARTAUD, *Rev. de méd.* 1883.
ASSMUTH, *D. Arch. f. klin. Med.* XX.
ASTASCHEWSKY, *Petersb. med. Wochenschr.* 1881.
ATKINSON, *Revista Argent.* 1885.
AUBERT, *Lyon méd.* 1884, 86, 87.
AUDRY, *Annal. de dermatol. et syph.* 1887.
AUFRECHT : *Diffuse Nephritis u. Entzündung im Allg.* Berlin 1879.
— *Pathol. Mittheil.* Magdeburg 1881.
— *D. med. Wochenschr.* 1878.
— *Centralbl. f. d. med. Wiss.* 1878 u. 1882.
— *Verhdl. d. 1. Congr. f. inn. Med.* Wiesbaden 1882.
— *D. Arch. f. klin. Med.* 1883 et 1885.
AUGAGNEUR, *Lyon méd.* 1885.
AUSPITZ, *Vjahrsschr. f. Derm. u. Syph.* 1879.
AYER, *Bost. med. a. surg. journ.* 1881.

BABES, *Clbl. f. d. med. Wiss.* 1883.
— et CORNIL, *Progr. méd.* 1883.
BABES, *Wien. med. Presse* 1884.
BAGINSKY, *Clbl. f. d. med. Wiss.* 1870.
— *Berl. klin. Wochenschr.* 1887.
BAKO, *Berl. klin. Wochenschr.* 1888.
BALLET, *Revue de méd.* 1881.
v. BAMBERGER, *Wien. med. Halle* 1863.
— *Volkm. Sammlung klin. Vortr.* Nr. 173 (1879).
— *Wien. med. Wochenschr.* 1879. 1881.
BANTI, *Sperimentale* 1880.
BARDELEBEN, *Lehrb. d. Chirurgie.* Berlin 1882.
BARDUZZI, *Boll. della sezione dei cult. d. sc. med.* X (1887).
BARTELS, *Volkm. Samml. klin. Vortr.* Nr. 25 (1871).
— *Ziemssen's Handb.* IX. Leipzig 1875.
BARTHEZ et SANNÉ, *Traité des mal. des enf.* Paris 1884.
BAZY, *Diagnostic des lésions des reins.* Thèse. Paris 1880.

(1) Nous reproduisons ici l'index bibliographique de l'ouvrage original. Les indications spéciales à la traduction ont le plus souvent été données en détail par les annotateurs.

BEALE, *Kidney dis.* etc. 1869.
BEARD, *Die Nervenschwæche (Neurasthenie)*. Leipzig 1881.
BEARD-ROCKWELL, *D. sexuelle Neurasthenie*. Wien 1885.
BECKMANN, *Virch. Arch.* XVI, (1859) u. XX (1861).
— *Verhdl. d. Würzb. phys. med. Ges.* IX (1859).
BECQUEREL, *Séméiotique des urines* etc. 1841.
— et VERNOIS, *Albuminurie et maladie de Bright*. 1856.
BEER, *Bindesubstanz der Niere*. etc. 1859.
BEGBIE, *Edinb. journ. med.* 1874.
BEIGEL, *Pathol. Anatomie d. weibl. Sterilitæt*. 1878.
BECKMANN, *Virch. Arch.* IX (1856).
BELFIELD, *New-York med. journ.* 1887.
BENEDICT, *Oesterr. Zeitschr. f. pract. Heilkunde*. 1864.
— *Electrotherapie* 1868.
BENEKE : *Grundlinien der Pathol. des Stoffw.* Berlin 1874.
BERGH, *Hosp.-Tid.* 2, R. VIII. (1881).
— *Monatsh. f. prakt. Dermatol.* 1884.
v. BERGMANN, *Ber. klin. Wchschr.* 1885.
BERNHARDT, *Ber. klin. Wochenschr.* 1888.
BERTET, *De la Fuchsine*. Thèse. Paris 1880.
BESELIN, *Virch. Arch.* XCIX (1885).
BIDDER, *Holstein. gynæk. Beitrag*. 1867.
BIEGANSKI, *D. Arch. f. klin. Med.* XLIII (1888).
BIERMER, *Virch. Arch.* XIX. (1860).
— *Bresl. ærztl. Zeitschr.* 1882.
BILLROTH, *Wien. med. Bl.* 1885.
BINSWANGER, *Berl. klin. Wochenschr.* 1881.
— *Zeitschr. f. Psychiatrie* XL.
BINZ, *Arzneimittellehre*. Berlin 1881.
— *Verhdl. des 2. inn. Congr.* Wiesbaden 1883.
BIRCH-HIRSCHFELD, *Lehrb. der pathol. Anatomie*. 4. Aufl. Leipzig 1882 u. 1889.
BIZZOZERO : *Handb. der klin. Mikroskopie*. 2 Aufl. Erlangen 1887.
BLACK, *Lancet* 1882.
— *Funct. dis. of the urin. a. reprod. org.* London 1875.
BOAS, *D. Arch. f. klin. Med.* XXXII.
BOCKHART, *Vjahrsschr. f. Derm. u. Syph.* 1883.
— *Monatsh. f. prakt. Derm.* 1886, 87.
BOEGEHOL, *D. med. Wochenschr.* 1879 u. 1883.
BOHN, *Gerhardts Handb. d. Kinderkrankh.* II. (1877).
BOKAI, *Gerhardts Handb. d. Kinderkrankh.* IV. (1878).
— *D. med. Wochenschr.* 1887.
BOLLINGER, *Aerztl. Intell.-Blatt* 1885.
BORN, *D. Zeitschr. f. Chir.* XXV.
BORNEMANN, *Stud. ow. d. gonorrh. rheum* Diss. Kophag. 1887.
BOS, *Over diffuse Nephritis*. Diss. Leiden 1881.
BOSTROEM, *Sitzungsberg. d. phys.-med. Soc. zu Erlanger* 1880.
— *Beitr. z. path. Anat. d. Niere* I (1884)
BOUCHARD, *Revue de méd.* 1881.
— *Comp. rend.* CII (1886).
— *Sur les auto-intoxications*. Paris 1887.
BOUTIN, *De la blennorrh. localisée de la femme*. Thèse. Paris 1883.
BOUVERET, *Lyon. méd.* 1888.
BRAATZ, *Petersb. med. Wochenschr.* 1887, 88.
BRAKENRIDGE, *Edinb. med. journ.* 1881.
BRAULT, *Journ. de l'anat.* XVI.
— *Contribut. à l'étude des néphrites*. Thèse. Paris 1881.
— *Arch. gén. de méd.* 1882.
BRAUN, *D. med. Wochenschr.* 1881.
— *Corr.-Bl. d. Thüring. ærztl.* V. 1885.
BREUS, *Arch. f. Gynaek.* XXI.
— *Wien. med. Bl.* 1884.
BRIEGER, *Berl. klin. Wochenschrift* 1881.
— *Berl. klin. Wochenschr.* 1889.
BRIESE, *D. Arch. f. klin. Med.* XXXIII. (1883).
BRIGHT, *Rep. of. med. cases*. London 1827 u. 31.
— *Guy's hosp. rep.* 1836, 40 u. 43.
BRIGIDI u. SEVERI, *Sperimentale* XLVI.
BRISSAUD, *Arch. de physiol.* 1880.
BRODEUR, *De l'intervent. chir. dans les aff. du rein*. Thèse. Paris 1886.
BRODIE, *Dis. on the urin. org.* 1832.
BROHL, *Wien. med. Presse*. 1889.
BRUECKE, *Vorles über Phys.* Wien 1875.
BRUNNINGHAUSEN, *Allg. med. Clztg.* 1880.
BRUNTZEL, *Bresl. ærztl. Ztschr.* 1882.
BRYSON et BURNETT, *Journ. of. cut. a. gen.-ur. dis.* 1889.
BUCHWALD, *Uroskopie*. Stuttgart 1883.
BUCHWALD u. LITTEN, *Virch. Arch.* LXVI (1876).

BUDA, *Pat. e cura della uretrite cron.* Padua 1888.
BUHL, *Ztschr. f. rat. Med.* 1855.
— *Mitthlg. a. d. path. Inst. zu München* 1878.
BULL, *Nord. med. Ark.* X (1878), XI (1879), XII (1880), XIII (1881).
— *Berl. klin. Wochenschr.* 1886.
BUMM, *Berl. klin. Wochenschr.* 1882.
— *Arch. f. Gynæk.* XXIII. (1884).
— *Verhdl. d. D. Ges. f. Gynæk. in München.* 1886.
— *Der Mikrokokkus der gonorrh. Schleimhautentzündg.* 2. Auflage. Wiesbaden 1887.
— *D. med. Wochenschr.* 1887.
BURCHARD, *D. med. Wochenschr.* 1879.
BURCKHARDT, *Endoskopie u. endoskop. Therap. d. Krankh. d. Harnrœhre u. Blase.* Tübingen 1889.
BURKART, *Die Harncylinder.* Berlin 1874.
— *Volkmanns klin. Vortr.* N. 295. (1884).
BUSCH, *Ztschr. f. Biol.* XVIII (1883).
BUTTE, *Prog. méd.* 1883.

CAHEN, *Virch. Arch.* CXIII (1888).
CAHN, *Arch. f. exp. Pathol.* XXIV.
CANSTATT, *De morb. Bright.* Erlangen 1844.
CANTANI. *Klin. Vort. über Oxalurie, Gicht u. Steinkrh.* Berlin 1880.
— *Bollet. della chir.* 1884.
CAPITAN, *Rech. sur l'albuminurie transit.* Paris 1883.
CAPITAN et CHARRIN, *Revue de méd.* 1881.
CARLO, *Gazz. d. ospit.* 1888, n. 70.
CASPER, *Berlin. klin. Wochenschr.* 1885, 86, 87.
— *Berl. Klinik.* Nr 7. (1888).
CASPER-LIMAN, *Hdbch. d. gerichtl. Med.* Berlin 1876.
CATTANI, *Gaz. degli ospit.* 1880.
— *Arch. d. scienz. med.* 1880.
DU CAZAL, *Union méd.* 1882.
CECI, *Gazz. degli Ospit.* 1884.
CHAMBERT, *De l'éclampsie puerp.* Thèse. Paris 1884.
CHANTEMESSE et TENNESSON, *Rev. de méd.* 1885.
CHARCOT, *Maladies des vieillards.* Paris 1874.
— *Leç. sur l. mal. du foie et des reins* 1877.
— *Rev. de méd.* 1881.
CHARCOT-BRISSAUD, *Rev. de méd.* 1881.
CHARCOT et GOMBAULT, *Arch. de physiol.* 1881.
CHARRIN et ROGER, *Compt. rend.* 1886.
CHARPENTIER, *Presse méd. belge* 1880.
CHAUVET, *Du danger d. méd. actifs d. l. cas de lésions rénales.* Thèse, Paris 1877.
CHIARI, *Wien. med. Jhrb.* 1881.
CHRISTENSEN et MYGGE, *Virch. Arch.*, CXV, 1.
CHRISTISON, *Edinb. med. and. surg. journ.* XXXII (1829).
— *Granul. degen of the kidney.* Edinbourgh 1839.
— *Arch. gén.* 1839.
CITRON, Inaug.-Diss. Berlin 1886.
CLADO, *Annal. des mal. des org. gén.-urin.* 1887.
COE, *N.-York med. rec.* 1887.
COEN u. d'AJUTOLO, *Ziegler's Beitræge zur Pathol.* III.
COHEN, *Nederl. Tijdschr. v. Genecsk.* 1888, n. 24.
COHN, *Diuret. Wirk. d. Calomels.* Diss. Berlin 1887.
COHNHEIM, *Virch. Arch.* XXXIII (1865) u. LIV (1872).
— *Untsuch. üb. d. embol. Proz.* Berlin 1872.
— u. LICHTHEIM, *Virch. Arch.* LXIX (1877).
— *Vorlesungen über allg. Pathologie.* Berlin 1882.
— u. ROY, *Virch. Arch.* XCII (1883).
COIGNARD, *Journ. de thérap.* 1880.
— *Union méd.* 1884.
CORNIL, *Diff. esp. de néphrites.* Thèse. Paris 1869.
— *Journ. de l'anat.* 1879.
— *Compt. rend.* XC.
— *Bull. de l'Acad. d. sciences* 1880.
— *Soc. de biologie* 1880.
— et BRAULT, *Etudes sur la pathol. du rein.* Paris 1884.
— et RANVIER, *Manuel de l'hist. pathol.* 1876.
CORRIGAN, *Dubl. journ. of med. sc.* 1839.
CURNOW, *Pathol. transact. London* 1873.
CURSCHMANN, *Ziemssen's Handbch.* IX (1878).
CZAPEK, *Prag. med. Wochenschr.* 1888.
CZERNY, *Wien. med. Presse* 1881.
— *Arch. f. klin. Chir.* XXV (1880).
CZÉRI, *Wien med. Wochenschr.* 1885.

DA COSTA u. LONGSTRETH, *Americ. journ.* 1880.

— *Med. News* 1888.
DAMSCH, *D. Arch. f. klin. Med.* XXXI (1881).
DANA, *Med. Rec.* 1886.
DARIER et THOINOT, *Progr. Méd.* 1885.
DAVIES-COLDEY, *Guy's hosp. rep.* XLI.
DAVY, *Edinb. med. and surg. journ.* (1883).
DEBOVE et LETULLE. *Prog. méd.* 1879.
DECOURTIEUX, *Uréthr. blennorrh. etc.* Thèse. Paris 1881.
DE JONG *Beitr. z. Nierenexstirpation.* Diss. Heidelberg 1886.
DELEFOSSE, *Journ. de méd. de Paris* 1883.
— *Annales d. méd. gén.-urin.* 1886.
— *Prat. de la chir. des voies urinair.* Paris 1887.
DEMJAKOW, *Petburg. med. Wochenschrift* 1881.
DEMME, *Jahrb. f. Kindhlk.* XVI (1881).
— 23. *Bericht d. Jenner'schen Kinderspitals.* Bern 1886.
DEMUTH, *Vereinsbl. d. Pfælz. Aertze* 1889, avril.
DÉRIGNAC, *Gaz. méd. de Paris* 1884.
DESNOS, *Bull. gén. de thérapie* 1886.
DESSALES, *Riv. clin.* 1884.
DICKINSON, *Med.-chir. transact.* XLIV (1861).
— *Brit. med. journ.* 1859, 72, 76.
— *Pathol. and treatm. of albuminuria.* London 1868.
— *Dis. of the kidney* etc. London 1877.
— *On renal a. urin. aff.* New-York 1885.
DIDAY, *Arch. méd.* 1861.
— *Lyon méd.* 1884.
DIETL, *Wien med. Wochenschr.* 1869.
DIEU, *Journ. de l'anat. et phys.* 1867.
DIEULAFOY, *Gaz. hebdom.* 1877-79.
— *La semaine méd.* 1882.
DISTIN-MADDICK, *Die Harnrœhrenstrictur.* Tübingen 1889.
DITTEL, *Pitha-Billroth's Handbuch* III (1871-75).
— *Wien med. Wochenschr.* 1881.
— *Hdbch. d. Chir.* v. PITHA-BILLROTH III, 2.
— *Wien. klin. Wochenschr.* 1889.
DOCKMANN, *Arch. de physiol.* 1886.
DOEDERLEIN, *Ueb. Nierenkrebs.* Diss. Erlangen 1860.
DOHRN, *Monatsschrift f. Geburtsk.* XXIV.
DOLEGA, *D. Arch. f. klin. Med.* XLV, 1, 2.
DOLÉRIS, *Prog. méd.* 1883.
— et BUTTE, *Compt. rend.* 1886.
DONNÉ, *Expér. sur les spermes.* Paris 1837.
DRASCHE, *Die epidem. Cholera.* 1860.
DRYSDALE, *Pathol. u. Ther. d. syphil. und vener. Krh.* Stuttgart 1882.
DUBOC, *Rhumat. blennorh.* Thèse. Paris 1881.
DUBREUIL, *Rev. de méd.* 1887.
DUCASSE, *Progr. méd.* 1882.
DUFFIN, *Med. Tim. and. Gaz.* 1870.
— *Transact. of. the path. soc.* XXIV (1873).
DUKES, *Brit. med. journ.* 1878.
DUNCAN, *Med. Times a. Gaz.* 1878.
DUNIN, *Virch. Arch.* XCIII (1882).
— *Gaz. lekarsk.* VII (1887).
— *Berl. klin. Wochenschr.* 1889, n. 7.
DUPLAY, *Arch. gén.* 1852.
DUPLAY, *Le Prog. méd.* 1877.
v. DUSCH, *Bericht über d. Heidelb. Poliklinik.* 1859.
— *D. med. Wochenschr.* 1888.
DUVAL, *Des éruptions rénales.* Thèse. Paris 1880.

EBENAU, *D. med. Wochenschr.* 1885.
EBERTH, *Virch. Arch.* LV (1872), LXXX (1880) und LXXXIV (1881).
EBSTEIN, *D. Arch. f. klin. Med.* XXVII (1880), XXVIII (1881) u. XXXIX (1882).
— *Krankheiten des Harnapparats* v. *Ziemssen's Hdbch.* IX (1878).
— *Vhdl. des 2. Congr f. inn. Med.* Wiesbaden 1883.
— *Die Natur u. Behdlg. d. Gicht.* Wiesbaden 1883.
— *Natur u. Behandlg. d. Harnsteine.* Wiesbaden 1884.
— *Die Zuckerharnruhr.* Wiesbaden 1887.
— u. NIKOLAIER, *Ber. klin. Wochenschrit.* 1889.
ECKARD, *Virch. Arch.* CXIV (1888).
ECKERT, *Wratsch.* 1885.
— *Jhrb. f. Kindhlk.* XXVIII, 2.
ECKHARD'S *Beitræge* VII.
ECKSTEIN, *D. med. Wochenschr.* 1888.
EDLEFSEN, *D. Arch. f. klin. Med.* VII (1870).
— *Mitth. f. d. Verein schl.-holst. Aerzte.* 1879.

Ehrlich, *D. med. Wochenschr.* 1881.
— *Ztschr. f. klin. Med.* III (1881).
— *D. Medzeitg.* 1882.
— *Ztschr. f. klin. Med.* 1883.
Ehrmann, *Internat. klin. Rdschau.* 1888.
Eichhorst, *Hdbch. d. spec. Path. u. Ther.* 4. Aufl. Wien u. Leipzig. 1889.
— *Lehrb. d. phys. Untersuchgsmeth.* 3. Aufl. Berlin 1889.
Eisenber, *Hoyer'sche Jubelschrift.* 1885.
Eitner, *Berl. klin. Wochenschr.* 1880.
Elias, *D. med. Wochenschr.* 1879.
Eliaschoff, *Virch. Arch.* XCIV (1883).
Ellis, *Bost. med. a. surg. journ.* 1888.
Engel, *New-York, med. rec.* 1882.
Englisch, *Jhrbch. d. Kindhk.* VIII (1875).
— *Wien. med. Pr.* 1883, 84 u. 87.
— *D. Ztschr. f. Chirurgie.* XI.
— *Eulenburg's Real-Encyklopædie.* 2. Aufl. (1885-89).
— *Wien. med. Wochenschr.* 1886.
— *Wien. Klinik.* 1888.
Erb, *Ziemssen's. Hdbch* XI u. XII.
— *Electrotherapie,* v. Ziemssen's Hdbch. d. allg. Ther. 1882.
Erlenmeyer, *Die Morphiumsucht.* Berlin 1887.
Esbach, *Bull. gén. de thérap.* 1883.
Eschbaum, *D. med. Wochenschr.* 1883.
Esmarch, *Arch. f. klin. Chir.* XXIV (1879).
D'Espine, *Union méd.* 1882.
Estelle, *Rev. mens. de méd.* 1881.
Eulenburg, *v. Ziemssen's Hdbch.* XII (1875).
— *Die hydro-elektr. Bæder.* Wien u. Leipzig 1885.
Ewald, *Virch. Arch.* LXXI (1877). *Eulenburg's Real-Encyclop.* 2. Aufl. (1885-89).
— *Vhdl. des 1. inn. Congr.* Wiesbaden. 1882.

Fabry, *D. med. Wochenschr.* 1888.
Falk, *Ber. klin. Wochenshr.* 1888.
Fehleisen, *Ber. klin. Wochenschr.* 1889.
Fehling, *Arch. f. Gynækol.* XXVII (1885).
Feibes, *Berl. klin. Wochenschr.* 1887.
Feltz u. Ritter, *De l'urémie exp.* Paris 1881.
Feltz, *Compt. rend.* CII (1886).
Fenwick, *Lancet* 1885.
— *Brit. med. journ.* 1888.
— *Illum. of the bladder a. urethra.* London 1888.
Féré, *Arch. de neurologie* 1884.
Fiessinger, *Gaz. méd. de Paris,* 1889, nº 22.
Finger, *Wien. med. Presse* 1880, 85 u. 87.
— *All. Wien. med. Ztg.* 1885.
— *Die Blennorrh. d. Sexualorg.* Leipzig. u. Wien 1888.
A. Fischer, *Clbl. f. d. med. Wiss.* 1882.
H. Fischer, *Ber. klin. Wochenschr.* 1866.
— *Die septische Nephritis.* Breslau 1868.
— *Volkmann's Slg. klin. Vortr.* N. 27.
— *Volkmann's klin. Vortr.* N. 253 (1885).
L. Fischer, *Behandlg. d. Prostatitis.* Leipzig 1887.
Fischl, *Prag. med. Wochenschr.* 1878 u. 1880.
— *D. Arch. f. klin. Med.* XXIX (1881).
— u. Schutz, *Prag. Ztschr. f. Heilk.* III.
— *Ztschr. f. klin. Med.* VII (1884).
— *Prag. Ztschr. f. Heilk.* 1884 u. 86.
Flaischlen, *Ztschr. f. Geburtsk. u. Gynæk.* VIII.
Fleischer, *D. Arch. f. klin. Med.* XXIX (1881).
— *Ber. klin. Wochenschr.* 1881.
— *Vhdl. d. 2., 4. u. 6. Congr. f. inn. Med.* Wiesbaden 1883, 85 u. 87.
— u. Penzoldt, *Sitzgsber. d. phys. med. Soc. zu Erlangen* 1882.
Fœrster, *Würb. med. Ztschr.* 1863.
— *Jhrb. f. Kindhlk.* 1882 u. 87.
Formad, *Americ. med. news.* 1886.
Fortlage, *Kompens. Hypertrophie d. Glomeruli.* Diss. Bonn 1884.
Fournier, *L'Union méd.* 1867.
— *De l'onanisme.* Paris 1885.
A. Frænkel, *Char.-Annal.* V (1880).
— *Ztschr. f. klin. Med.* II (1880).
— *Char.-Annal.* 1886.
— *D. med. Wochenschr.* 1888.
E. Frænkel, *Tagebl. d. Bresl. Naturforscherverslg.* 1874.
— *Virch. Arch.* XCIX (1885).
— *D. med. Wochenschr.* 1888.
Francotte, *De l'œdème hydrémique.* Bruxelles 1888.
Frank, *Berl. klin. Wochenschr.* 1887.
Fraser, *Edinb. med. journ.* 1885.
Frerichs, *Die Bright'sche Nierenkrh. u. ihre Behdlg.* Braunschweig 1851.
— *Ztschr. f. klin. Med.* 1883.
Friedheim, *Arch. f. Dermatol. u. Syph.* XXI (1889).

HILL, *Brit. med. journ.* 1888.
— *The Lancet.* 1889.
HILLER, *Ztschr. f. klin. Med.* II (1880).
HINDENLANG, *Berl. klin. Wochenschr.* 1881.
HIQUET, *All. med. Clztg.* 1862.
HLAVA-THOMAYER, *Prag. Ztschr. f. Hl.* II (1882).
HOCHHAUS, *D. med. Wochenschr.* 1887.
HOEGYES, *Pest. med.-chir. Presse.*
HOFFA, *Ueb. Nephr. saturnina.* Diss. Freiburg, 1883.
C. HOFFMANN, *D. Arch. f. klin. Med.* III (1867).
F. HOFFMANN, *Virch. Arch.* LXXXIX (1883).
— *Vorles. üb. allg. Therapie.* Leipzig 1888.
K. B. HOFMANN, *Lehrb. d. Zoochem,* Wien 1879.
— u. ULTZMANN, *Anleitg z. Unters. des Harns,* Wien 1878.
HOFMEISTER, *Ztschr. f. phys. Chem.* 1880 u. 81.
HOFMEYER, *D. med. Wochenschr.* 1880.
HOLSTI, *D. Arch. f. klin. Med.* XXXVIII (1885).
HOMBURGER, *Berl. klin. Wochenschr.* 1881.
HOPPE-SEYLER, *Virch. Arch.* IX (1856).
— *Physiol. Chemie.* Berlin 1881.
— *Handb. der. chem. Analyse.* Berlin 1883.
HORAND, *Wien. med. Wochenschr.* 1885.
HOROVITZ, *Wien. med. Wochenschr.* 1883.
— *Vjschr. f. derm. u. Syph.* XII (1885).
— *Wien. med. Presse.* 1889.
HORTELOUP, *Annal. de dermat. et syph.* 1886.
HORTOLÈS, *Etude du proc. hist. des néphr.* Paris 1881.
HUBER, *D. Arch. f. klin. Med.* IV (1868).
HUE-MONCEAUX, Thèse. Paris 1881.
HUNTER, *Treatm. of the vener. dis.* Philadelphia 1859.
HUPPERT, *Analyse d. Harns.* Wiesbaden, 1882.
— *Prag. med. Wochenschr.* 1881.
HYDE, *Chicag. med. journ.* 1879.

JAARSVELD u. STOKVIS, *Arch. f. exp. Path. u. Pharm.* X (1879).
JACCOUD, *Leç. de clin. méd.* Paris 1867.
— *Nouv. dictionn. de méd.* Paris 1883.
JACOB, *D. med. Wochenschr.* 1886.
JACOBI, *New-York med. rec.* 1879.
JAECKEL, *Uræm. Læhmung.* Diss. Berlin 1884.
v. JAKSCH, *Prag. Vjahrsschr.* 1860.
— *Wien. med. Pr.* 1882.
— *Prag. med. Wochenschr.*
— *Ztschr. f. klin. Med.* VI (1883).
v. JAKSCH, *Klin. Diagnostik etc.* 2, Aufl. Wien u. Leipzig 1889.
— *D. med. Wochenschr.* 1888.
JAMIN, *Annal. d. mal. d. org. gén.-urin.* 1886.
JANKOWSKI, *Virch. Arch.* XCIII. (1883).
JENDRASSIK, *D. Arch. f. klin. Med.* XXXIX (1886).
ILGNER, *Ueb. Hæmoglobinurie.* Diss. Jena 1878.
IMMERMANN, *D. Arch. f. klin. Med.* XII (1874).
— *Vhdl. des 1. Congr. f. inn. Med.* Wiesbaden 1882.
INGERSLEV, *Ztschr. f. Geburtsk. u. Gynæk.* VI.
JOLLY, *Berl. klin. Wochenschr.* 1873.
JOHNSON, *D. Krankh. d. Niere. D. Uebers.* Quedlinburg 1854.
— *Med.-chir. transact.* 1846, 47, 50, 59, 68, 73.
— *Brit. med. journ.* 1867, 70-75, 78, 79, 84 u. 88.
— *Lect. on Bright's dis.* 1873.
— *Med. tim.* 1885.
B. JONES, *Animal chemistry* 1850.
IRSAI, *Wien. med. Pr.* 1884.
ISRAEL, *Virch. Arch.* LXXXVI (1881).
— *Berl. klin. Wochenschr.* 1882.
— *Ugesk. f. Læg.* 1886.
J. ISRAEL, *Berl. med. Wochenschr.* 1888.
— *Berl. klin. Wochenschr.* 1889, n. 7 et 8.
— *D. med. Wochenschr.* 1888.
JURGENSEN, *D. Arch. f. klin. Med.* VI (1870).
— *Lehrb. d. spec. Path. u. Ther.* 2. Aufl. Leipzig, 1889.
IVERSEN, *Clbl. f. Chir.* 1888.

KABIERSKE, *Die Chromniere.* Diss. Breslau 1880.
KALTENBACH, *Arch. f. ynæk.* III.
— *Arch. f. klin. Chir.* XXX (1884).
KAMMERER, *Clbl. f. Chir.* 1884.
KANNENBERG, *Ztschr. f. klin. Med.* I (1879).
KAPOSI, *Wien. med. Wochenschr,* 1881.
KARL, *Herzog. Path. Anat. d. Auges b. Nierenleiden.* Wiesbaden 1887.

Kast, *D. med. Wochenschr.* 1884.
Kaufmann, *Virch. Arch.* CXVII, 2.
Kaula, *Der. Samenfluss.* Erlangen 1875.
Kehrer, *Zur Sterilitætslehre.* Giessen 1879.
— *Arch. f. Gynæk.* XVIII (1881).
Kekulé, *Verhdl. d. nat-histor. Vereins in Heidelberg.* 1858.
Kelsch, *Arch. de Physiol.* I (1874).
— u. Kiener, *Gaz. méd.* 1880.
— *Arch. de physiol.* 1882.
Keyes, *Journ. of cut. a. gen.-urin. dis.* 1887.
— *Dis. of the urin. org.* New-York 1888.
Kjellberg, *Journ. f. Kinderkrankh.* LIV.
Kirstein, *D. med. Wochenschr.* 1886.
Klebs, *Handb. d. pathol. Anatomie.* Berlin 1876.
— *Verhdl. d. 1. Congr. f. inn. Med.* Wiesbaden 1882.
Klein, *Die æuss. Genital.* Stricker's Gewebelehre. Leipzig 1871.
— *Virch. Arch.* XXXVII (1866).
Klemperer, *Ztschr. f. klin. Med.* XII (1887).
— *Virch. Arch.* CXVIII, 3.
Kleudgen, *Arch. f. Psych.* XI (1880).
— *D. med. Wochenschr.* 1886.
Klotz, *N.-York. med. journ.* 1886.
Knoll, *Prag. Ztschr. f. Heilk.* 1882 u. 84.
Kobert und Kussner, *Virch. Arch.* LXXVIII (1879).
— *Ztschr. f. klin. Med.* II (1880).
Kobler und Obermeyer, *Ztschr. f. klin. Med.* XIII (1887).
Koch, *Verhdl. d. physiol. Ges. zu Berlin* 1882.
— *Berl. klin. Wochenschr.* 1882.
— *Mitth. d. chir. Klin. zu Tübingen.* II (1886).
Kocher, Krankh. des Hodens etc. *Pitha-Billroth's Handb. der Chir.* III (1871—75).
— *Die Krankh. d. mænnl. Geschlechtsorgane.* Stuttgart 1887.
Koenig, *Lehrb. d. spec. Chir.* Berlin 1881.
Koester, *Berl. klin. Wochenschr.* 1882.
Kopp, *Lehrb. d. vener. Erkrankungen.* Berlin 1889.
Koppen, *Arch. f. Psych. und Nervenkrankh.* XX.
Korkunow, *Wratsch.* 1883 u. 84.
Koster, *Nederl. Ark.* II, III.
Kovacs, *Wien. Klin.* 1883.
Kovacz, *Berl. klin. Wochenschr.* 1887.
v. Krafft-Ebing, *Wien. med. Pr.* 1887.
— *Psychopathia sexual.* 4. Aufl. Stuttgart 1889.
Kraus, *Wien. allg. med. Ztg.* 1887.
Krecke, *Münch. med. Wochenschr.* 1887.
Krecker, *Ueb. Epididymitis.* Diss. Breslau 1886.
Kreis, *Wien. med. Wochenschr.* 1885.
Kruche, *Structur u. Entstehung der Uratsteine.* Diss. Jena 1879.
Krukenberg, *Arch. f. Gynæk.* XIX.
— *Chem. Untersuch. z. wiss. Med.* 1888, 2. Heft.
Kruse, *Virch. Arch.* CIX (1887).
Krysiewicz, *D. med. Wochenschr.* 1888.
v. Krzywicki, *Ziegler-Nauwerck'sche Beitr.* III (1888).
Kuhn, *D. Arch. f. klin. Med.* XVI (1875).
Kuhne, *Lehrb. d. physiol. Chem.* Leipzig 1868.
— *Virch. Arch.* XXXIII (1865).
— u. Strauch. *Clbl. f. d. med. Wiss.* 1864.
— *D. Arch. f. klin. med.* XVI.
Kummell, *D. med. Wochenschr.* 1887.
Kussner, *D. Arch. f. klin. Med.* XVI (1875).
— *D. med. Wochenschr.* 1879.
Kuster, *Volkmann's klin. Vortr.* 267/68 (1886).
— *Ber. klin. Wochenschr.* 1884, 88.
— *D. med. Wochenschr.* 1888.
Kustner, *D. med. Wochenschr.* 1883.
Kuttner, *Virch. Arch.* LX (1872).
Kunkel, *Sitzungsb. d. Würzb. phys.-med. Ges.* 1881.
Kussmaul, *Würzburg. med. Ztschr.* 1864.
— *Berl. klin. Wochenschr.* 1871.
Kyber, *Virch. Arch.* LXXXI (1880).

Labadie-Lagrave, *Gaz. méd. de Paris,* 1881.
— *Urol. clin. et mal. d. reins.* Paris 1888.
Lachmann, *D. prim. Nierencarcinom.* Diss. Würzburg 1883.
Lahousse, *Lés. hist. du rein prod. p. le cantharid.* Bruxelles 1885.
Lallemand, *Des pertes sém. involont.* Paris 1836, Montpellier 1838 u. 1842.
Lancereaux, *L'Union méd.* 1863, 80 u. 87.
— *Dechambre's Encyclop.* Art. Reins. 1875.
— *Arch. gén. de méd.* 1881.
— *Gaz. des hôpit.* 1886.

Landau, *Arch. f. klin. chir.* XXVI.
— *Die Wanderniere der Frauen.* Berlin 1881.
— *Ber. klin. Wochenschr.* 1888.
Landois, *Wien. med. Pr.* 1887.
Langebuch, *Berl. klin. Wochenschr.* 1881.
Langgaard, *D. med. Wochenschr.* 1888.
Langhans, *Virch. Arch.* LXXXVI (1879), XCIX (1885) u. CXII (1888).
Lantos, *Arch. f. Gynækol.* XXXI u. XXXII.
Lasègue, *Arch. gén. de méd.* 1880.
Lassar, *Berl. klin. Wochenschr.* 1879.
— *Virch. Arch.* LXXII (1878), LXXVII (1879), LXXIX (1880).
Lauenstein, *Arch. f. Chirurg.* XXXIV (1886).
— *D. med. Wochenschr.* 1887.
Lauer, *Berl. klin. Wochenschr.* 1885.
Laure, *L'Union méd.* 1882.
Lebedeff, *Virch. Arch.* LXXXI (1880).
Lebert, *Ziemssen's Hdbch.* IX (1878).
Lecorché, *Traité des mal. des reins etc.* Paris 1875.
Lecorché et Talamon, *Traité de l'albuminurie et du mal de Bright,* Paris 1888.
Le Dentu, *Gaz. des hôp.* CXXIV (1886).
— *Aff. chirurg. des reins etc.* Paris 1889.
Lefort, *Annal. d. mal. gén.-urin.* 1886.
Lehfeldt, *Hydrops u. Album. bei Schwangschft.* Diss. Berlin 1886.
Lehmann, *Virch. Arch.* XXXVI (1866).
— *D. med. Wochenschr.* 1889.
Lehzen, *Ztschr. f. klin. Med.* XII 1887).
Leibert, *Jahrb. f. Kindhlk.* XXI (1884).
Leichtenstern, *D. med. Wochenschr.* 1882 u. 84.
Leischmann, *Glasg. med. journ.* 1884.
Leistikow, *Berl. klin. Wochenschr.* 1881.
Lemcke, *D. Arch. f. klin. Med.* XXXV.
Lenander, *Hygiea* 1886.
Léo, *Ztschr. f. klin. Med.* XVI, 3, 4.
Lépine, *Rev. mens.* 1880.
— *Rev. de méd.* 1881, 1882.
— *Commun. f. à la Soc. méd. de Lyon.* 1883.
— *Traité d. mal. d. reins de Bartels.* Paris 1884. Berlin 1884.
— et Roux, *Compt. rend.* 1885.
— *Rev. de méd.* 1888, n. 12.
Leprévost, *Etud. sur l. cystit. blennorrh.* Thèse. Paris 1884.
Leroux, *Rev. de méd.* 1883.
v. Lesser, *Virch. Arch.* LXXIX (1880).
E. Lesser, *Vjahrsschr. f. Derm. und. Syph.* 1883.
— *Lehrb. d. Haut-u. Geschlechtskrankh.* 5. Aufl. Leipzig 1889.
Letzerich, *Virch. Arch.* LII (1871), LV (1872) u. LXI (1874).
— *Ztschr. f. klin. Med.* XIII (1888).
Leube, *Virch. Arch.* LXXII (1878), CXIII (1886).
— *D. Arch. f. klin. Med.* VII (1870).
— *Verhdl. des 2 Congr. f. inn. Med.* Wiesbaden 1883.
— *Sitzgsb. d. phys.-med. Ges. zu Würzburg.* 1886.
— *Diagn. d. inn. Krankh.* Leipzig 1889.
Leubuscher,
— *Korrbl. d. Thür. ærztl.* V. 1888.
— *Clbl. f. kl. Med.* 1889.
— u. Ziehen, *Korrbl. d. Thür ærztl.* V. 1888.
Leusser, *Arch. f. klin. Chir.* XXXII (1885).
Lever, *Guy's hosp. rep.* 1843.
Levy, *Bayr. ærztl. Intell.-Bl.* 1879.
Lewers, *Lancet* 1886.
Lewin, *D. klin. Wochenschr.* 1881.
— *Virch. Arch.* XCII (1883).
— u. Posner, *Clbl. f. d. med. Wiss.* 1887.
Lewinsky, *Ztschr. f. klin. Med.* I (1880).
Leyden, *Ztschr. f. klin. Med.* II (1880) u. III (1881).
— *Char.-Annal.* VI (1881).
— *Verhdl. des 1 Congr. f. inn. Med.* Wiesbaden 1882.
— *D. med. Wochenschr.* 1883, 86 u. 87.
— *Char.-Annal.* XIV.
Lichtheim, *Volkmann's Slg. klin. Vortr.* Nr. 134.
— *Ftschr. d. Med.* 1883.
— *Verhdl. d. 7. Congr. f. inn. Med.* Wiesbaden 1888.
Liebermeister, *D. Arch. f. klin. Med.* I (1866).
— *Prag. Vjahrsschr.* IV.
Liégeois, *Virch. Jahresber.* 1870.
Lindner, *D. med. Wochenschr.* 1884.
— *Die Wanderniere b. Frauen.* 1888.
Linhart, *Wien. med. Presse.* 1887.
Litten, *Berl. klin. Wochenschr.* 1878, 81 u. 85.
— *Ztschr. f. klin. Med.* I (1879), II (1880) u. IV (1882).
— *Char.-Annal.* IV (1879).

LITTEN, *Cbl. f. d. med. Wiss.* 1880.
— *Virch. Arch.* LXVI (1876), LXXXIII (1881).
— *D. med. Wochenschr.* 1887.
— *Verhdl. des 6. Congr. f. inn. Med.* Wiesbaden 1887.
LITZMANN, *D. Klin.* 1852 u. 55.
LOEB, *D. Arch. f. klin. Med.* XXXIII (1885).
LOEBISCH, *Anleitung z. Harnanalyse.* Wien u. Leipzig 1881.
— u. v. ROKITANSKY, *Wien med. Presse* 1882.
LOEBL, *Wien. med. Pr.* 1881.
LOEHLEIN, *Ztschr. f. Geburtsk. und Gynæk.* VI u. VIII.
LOEWENMEYER, *Ztschr. f. klin. Med.* X (1886).
LOEWY, *Ztschr. f. physiol. Chem.* IX (1885).
LOHNSTEIN, *Berl. klin. Wochenschr.* 1887.
— *Allg. med. Clztg.* 1888.
LOMER, *D. med. Wochenschr.* 1885.
LONGUET, *Union. méd.* 1885.
LORENZ, *Ztschr. f. klin. Med.* X (1886) XV (1889).
— *Ztschr. f. klin. Med.* XV, 5, 6.
LOSSEN, *D. Ztschr. f. Chir.* XIII (1879).
LOZANO, *Gac. de Enfermedad. de los organ. gen. urin.* 1888, n. 2.
LUDWIG, *Stricker's Handb. d. Lehre von d. Geweben.* Leipzig 1871.
— u. ZAWARYKIN, *Wien. akadem. Sitzgsber.* XLVIII.
LUSTGARTEN u. MANNABERG, *Vjschr. f. Dermatol. u. Syph.* 1885.

MABILLE, *Annal. med-psych.* 1880.
MAGLIERI, *Il Morgagni* 1885.
MAHOMED, *Med.-chir. transact.* 1874.
— *Guy's hosp. rep.* XXIV (1879) u. XXVII (1884).
— *Lancet*, 1879.
MAIXNER, *Prag. Vjahrschr.* III (1879).
MALASSEZ u. TERRILLON, *Arch. de phys.* VII (1880).
MALÉCOT, *De la spermatorrh.* Paris 1884.
MALERBA et SANNA, *Salaris, Rendic. della R. accad. d. sc. fis. e. mat. di Napoli*, 1888, juni.
MANTEGAZZA, *Igiene dell'amore.* Milano 1885.
— *Gli amori degli uomini.* Milano 1886.
MARCANO, *Progr. méd.* 1885.
MARCHAND, *Virch. Arch.* LXXIII (1848) u. LXXXII (1879).
— *Arch. f. exp. Pathol. u. Pharm.* XXII, XXIII (1887).
MARCHIAFAVA, *Arch. p. le scienze med.* 1885.
MARIQUE et DALLEMAGNE, *Journ. de méd. de Brux.* 1886.
MARKWALD, *Nierenaff. b. acut. Infectionskrankh.* Diss. Kœnigsberg 1878.
MARTIN, *Berl. klin. Wochenschr.* 1879.
— RUGE u. BIEDERMANN, *Ber. d. chem. Ges. zu Berlin* 1875.
— *Ztschr. f. Geburtsh. u. Gynæk.* 1886.
— *Rev. de méd.* 1886.
MARTINEAU, *Leç. s. l. blennorrh. de femme.* Paris 1885.
— *Progr. méd.* 1885.
MARTY, *Arch. gén.* 1876.
MASING, *D. Arch. f. klin. Med.* IV (1868).
MATTEI, *Arch. p. le sc. med.* X (1886).
MAURIAC, *Union méd.* 1881.
— *Arch. gén. de méd.* 1886.
— *La sem. méd.* 1887.
C. MAYER, *Virch. Arch.* V (1853).
MECKEL, *Char.-Annal.* 1853.
MEIGS, *Boston med. a surg. journ.* 1882.
MELLE, *La riforma med.* 1888, n. 201 et 202.
MENCHE, *Cbl. f. klin. Med.* 1883.
MENDELSON, *Virch. Arch.* C (1885).
v. MERING, *Wirkg. d. chlors. Kalis.* Berlin 1885.
MERLEY, *Pavy's Krankh.* Paris 1887.
MESNET, *Arch. gén.* 1881.
H. MEYER, *Berl. klin. Wochenschr.* 1886.
L. MEYER, *Virch. Arch.* VI (1854).
O. MEYER, *Aff. der serœsen Hæute bei Nierenkrankh.* Diss. Berlin 1881.
MEYJES, *D. med. Wochenschr.* 1887.
MICHELSON, *Berl. klin. Wochenschr.* 1882.
MIDDLETON, *Glasg. med. journ.* 1884.
MILLARD, *Bright's dis.* London 1884.
MILLS, *Virch. Arch.* XCIX (1885).
MILTON, *Pathol. and treatm. of Gonorrhoea.* London 1883.
— *Path. and treatm. of spermatorrh.* 12 ed. London 1887.
MINKOWSKI, *Berl. klin. Wochenschr.* 1888.
MIRCOLI, *Cbl. f. d. med. Wiss.* 1887.

Preetorius, *Jhrb. f. Kindhlk.* XV (1881).
Prévost, *Rev. méd. de la Suisse rom.* 1882 u. 83.
Pribram, *Wien. med. Pr.* 1881.
Prior, *Münchn. med. Wochenschr.* 1888.
Prout, *Natur. und Behandlung der Krankh. d. Harnorgane.* Leipzig 1843.
Przewoski, *Hoyer's Jubelschr.* 1885.
— *Virch. Arch.* CXVI (1889).

Quincke, *D. Arch. f. klin. Med.* XXX (1882).
— *Berl. klin. Wochenschr.* 1882.
Quiquerez, *Ztschr. f. pract. Heilk.* 1863.

Rahn, *Diss. Berlin.* 1873.
Ralfe, *Dis. of the kidneys* etc. London 1885.
— *Lancet* 1886.
— *Brit. med. journ.* 1887.
Rand, *Sitzungsber. d. med. soc. of the county of kings.* 1887.
Rapin, *Inflamm. des vés. sém.* Thèse. Strasbourg 1859.
Ravogli, *The endoscope in dis. of the urethra.* Cincinnati 1883.
— *Cincinnati Lancet* a. clin. 1883.
Rayer, *Traité d. mal. d. reins.* 1840.
Raymond u. Oulmont, *Gaz. méd.* 1881.
— *Rev. de méd.* 1885.
Reale, *Riv. clin. e terap.* IX (1887).
Récamier, *Étude sur les rapports du rein et son exploration chirurgicale*, thèse, Paris 1889.
v. Recklinghausen, *Virch. Arch.* XX (1861).
Rees, *Natur. u. Behandlg. d. Nierenkrankh.* etc. D. Uebers. (1852).
v. Regéczy, *Arch. f. Physiol.* XXX.
Reinhardt, *Charité-Annal.* 1850.
— u. Leubuscher, *Virch. Arch.* II (1849).
Reissner, *Virch. Arch.* XXIV (1862).
Reliquet, *L'Union méd.* 1882.
— *Leç. sur l. mal. d. voies urin.* Paris 1884.
Renaut, *Arch. de physiol.* 1881.
— *Gaz. méd. de Paris* 1884.
Ribbert, *Nephritis u. Albuminurie.* Bonn 1881.
— *Virch. Arch.* LXXXVIII (1882), XCIII (1883) u. XCVIII (1884).
— *Clbl. f. d. med. Wiss.* 1877, 1881 u. 1882.
— *Fortschr. d. med.* 1888.
Richel, *Wien. med. Pr.* 1888.
F. Richter, *Berl. klin. Wochenschr.* 1882.
Riedel, *D. Ztschr. f. Chir.* 1878.
— *D. med. Wochenschr.* 1889.
— *Petersb. med. Wochenschr.* 1885.
Riegel, *Berl. klin. Wochenschr.* 1882.
— *Ztschr. klin. Med.* VII (1883).
Riehl, *Wien. med. Pr.* 1888.
Riess, *Berl. klin. Wochenschr.* 1882 u. 1887.
— *Arch. f. exp. Pathol. u. Pharm.* XXIV (1887).
— *Ztschr. f. klin. Med.* XVI (1889).
Rindfleisch, *Pathol. Gewebelehre.* Leipzig 1875.
— *Virch. Arch.* LXXXI (1880).
— *Vhdl. d. 1. Congr. f. inn. Med.* Wiesbaden 1882.
Riva, *Gazz. d. ospit.* 1885 et *Arch. ital. de biol.* VI (1885).
Robelin, *Sur l. vessies à cellules.* Thèse. Paris 1886.
Robert u. Gaucher, *Rev. de méd.* 1881.
Roberts, *On urinary and. ven. dis.* London 1872.
— *Brit. med. journ.* 1881 u. 85.
— *Ann. journ. of m. sc.* 1883.
Robin, *Leç. sur les humeurs.* Paris 1874.
— *Journ. de thérap.* 1875.
— *Gaz. méd.* 1881 u. 85.
Roesen, *Stein u. Krebs der Blase.* Diss. München 1886.
Rohrer, *Ueber Nierenkrebs.* Diss. Zurich 1874.
v. Rokitansky, *Lehrbuch d. pathol. Anat.* Wien 1861.
Rollet, *Path. u. Ther. d. bewegl. Niere.* Erlangen 1866.
Rommelaere, *Journ. de méd.* 1867.
Rooke, *Brit. med. journ.* 1878.
Roose, *Die Gicht.* Wien 1887.
Rosenbach, *Berl. klin. Wochenschr.* 1880.
— *D. med. Wochenschr.* 1882.
— *Ztschr. f. klin. Med.* VI. u. VIII.
Rosenberg, *Therap. Monatsh.* 1887.
Rosenberger, *Berl. klin. Wochenschrift* 1880.
— *Münch. med. Wochenschr.* 1888.
Rosenbusch, *Berl. klin. Wochenschr.* 1884.
Rosenheim, *D. med. Wochenschr.* 1886 u. 87.
— *Fortschr. d. Med.* 1887.
— u. Gutzmann, *D. med. Wochenschrift* 1888.

Rosenstein, *Virch. Arch.* XIV (1858), XVI (1859), LIII (1871), LVI (1872).
— *Vhdl. d. 1. Congr. f. inn. Med.* Wiesbaden 1882.
— *Centralbl. f. d. med. Wiss.* 1883.
— *Path. u. Ther. d. Nierenkrankh.* 3. Aufl. Berlin 1886.
Rosenstein, *Rossbach's pharmakolog. Untersuch.* Würzburg 1874.
Rosenthal, *Klin. d. Nervenkrankh.* Stuttgart 1875.
— *Berl. klin. Wochenschr.* 1884.
— *Ueb. Uræmie.* Diss. Erlangen 1887.
— *Wien. Klinik.* 1880.
Rossbach, *Lehrbuch der physik. Heilmethoden.* Berlin 1882.
— *Vhdl. d. 3. Congr. f. inn. Med.* 1884.
Roubaud, *Traité de l'impuissance.* Paris 1876.
Routin, *Progr. méd.* 1884.
Rovida, *Moleschott's Unters.* XI.
Ruhl, *Uebergang d. Riechstoffe in d. Harn b. Nephr.* Diss. Gœttingen 1881.
Ruhle, *Verhdl. des. 1. u. 2. Congr. f. inn. Med.* Wiesbaden 1882. 83.
Runeberg, *Arch. d. Heilk.* XVIII (1877),
— *D. Arch. f. klin. Med.* XXIII (1879) u. XXVI (1880).
— *Zeitschr. f. phys. Chem.* VI.

Sabatier, *Rev. de chir.* 1885.
Sabourin, *Arch. de physiol.* 1882.
Saenger, *Arch. f. Gynæk.* XXV (1884) u. XXVIII (1886).
Salkowski u. Leube, *Die Lehre vom Harn.* Berlin 1882.
Salkowski, *Ktschr. f. phys. Chem.* XIII, 3.
Salvioli, *Arch. p. le scienze med.* III.
v. Santwoord, *The med. rec.* 1883.
Saundby, *Brit. med. journ.* 1879 u. 87.
— *Med. tim.* 1882.
Scanzoni, *Lehrb. d. Krankh. d. weibl. Genitalien.* Wien 1867.
Schabert, Diss. Dorpat 1889.
Schachowa, *Untersuch. üb. d. Niere.* Diss. Bern. 1876.
Schatz, *Arch. f. Gynæk.* XXIX (1886).
Schauta, *Arch. f. Gynæk.* XVIII.
Schede, *Festschr. z. Erœffn. d. Hamb. Krankenhausés* 1889.
Schedler, *Herzaff. nach Tripper.* Diss. Berlin 1880.
Scheitler, *Wien. med. Wochenschr.* 1885.
Scheltema, *Ned. Weekbl.* 1888.
Scheube, *Centralbl. f. klin. Med.* 1883.
Schiffer, *D. Medzeitg.* 1883.
Schlemmer, *Vjahrschr. f. gerichtl. Med.* etc. XVII (1879).
C. Schmidt, *Zur Charact. der epidem Cholera.* 1850.
Schonczewski, *Des névralg. de l'app. gén.-urin.* Krakau 1885.
Schott, *Berl. klin. Wochenschr.* 1885.
— Diss. Berlin 1887.
Schotten, *Kurz. Lehrb. d. Harnalyse,* Wien 1888.
Schottin, *Arch. f. phys. Heilk.* 1851 u. 53.
Schreiber, *Arch. f. exp. Pathol. u. Pharm.* XIX, XX.
— *Berl. klin. Wochenschr.* 1888.
— *Berl. klin. Wochenschr.* 1889, n. 23.
Schreiner, *Annal. d. Chem.* CXCIV. (1878).
Schroeder, *Lehrb. d. Gebhülfe.* Bonn 1882.
— *Ziemssen's Hdbch.* X.
— *Ueb. paranephrit. Krebs.* Diss. Kiel 1874.
Schroeder-Olshausen-Veit, *Lhrb. d. Gebhülfe.* 10. Aufl. Leipzig. 1888.
Schroeder-Hofmeyer, *D. Krankh. d. weibl. Geschlechtsorg.* 9. Aufl. Leipzig 1889.
v. Schroeder, *Arch. f. Anat. u. Phys.* 1880.
Schuchardt, *D. Ztschr. f. Chir.* XV.
Schuller, *Lokalbhdl. d. chron. Blasenkat.* Berlin 1877.
Schutz, *Prag. med. Wochenschr.* 1885.
— *Münch. med. Wochenschr.* 1886. u. 89.
— *Monatsh. f. pr. Derm.* 1887.
Schutze, *Monatsh. f. pr. Derm.* 1888.
— *Berl. klin. Wochenschr.* 1889.
B. Schultze, *D. Klinik.* 1858.
Schultzen, *Arch. f. Anat. u. Phys.* 1868.
Schulz, *Wien. med. Wochenschr.* 1861 u. 62.
Schuster, *Arch. f. Derm. u. Syph.* 1889.
Schuurmans Stekhoven, *D. med. Wochenschr.* 1888.
Schwalbe, *D. Arch. f. klin. Med.* XLIV u. XLV (1889).
Schwartz. *Die vorzeit. Athembeweg.* Leipzig 1858.
Schwarze, *Jrnl. f. Kindhlk.* 1859.
Schwarz, *Ztschr. f. Gebhülfe u. Gynækol.* XII (1885).
— *Volkm's klin. Vortr.* N° 279 (1886).

STILLER, *Wien. med. Wochenschr.* 1880, 86 u. 88.
— *Vhdl. d. 7. Congr. f. inn. Med.* Wiesbaden 1888.
STINTZING, *D. Arch. f. klin. Med.* XCIII 1888.
STOKVIS, *Rech. exp. sur l. condit. pathogén. de l'albuminurie.* Bruxelles 1867.
— *Vhdl. d. 5. Congr. f. inn. Med.* Wiesbaden 1886.
STRAUS, *L'Union méd.* 1881.
— u. GERMONT, *Arch. de phys.* 1882.
— ROUX, NOCARD et THUILLIER, *Arch. de physiol.* etc. 1884.
STRUBING, *D. Arch. f. klin. Med.* XXIX (1881) u. XLIII (1888).
— *D. med. Wochenschr.* 1882.
— *Ztschr. f. klin. Med.* IX (1885).
STRUMPELL. *Arch. d. Heilk.* XVII (1876).
— *Lehrb. d. spec. Path. u. Ther. d. inn. Krankh.* 5. Aufl. Leipzig 1889.
STRUPPI, *Wien. med. Pr.* 1883.
STULER u. MAAS, *D. Ztschr. f. Chir.* XII, (1879)

TALMA, *Ztschr. f. klin. Med.* II (1880).
TANQUEREL DES PLANCHES, *Traité des maladies de plomb.* 1839.
TARNOWSKY, *Vener. Krankh.* Berlin 1872.
TAYLOR, *Amer. journ. of. med. sc.* 1887.
TEISSIER, *Lyon méd.* 1887.
— *Nouv. élém. de pathol. méd.* Paris 1889.
TELLEGEN, *Weekbl. v. h. Ned. Tijdschr. v. Geneesk.* 1846.
TERRILLON. *Bull. et mém. de la Soc. de chir.* 1880.
— *Annal. de derm. et syph.* 1880.
— *Gaz. des hôp.* 1884.
TEUFFEL, *Berl. klin. Wochenschr.* 1864.
— *Wurttemb. med. Korrbl.* 1885.
THIRIAR, *Rev. de chir.* 1888.
THOINOT et DARIER, *Prog. méd.* 1885.
THOMA, *Virch. Arch.* LXXI (1877).
THOMAS, *Arch. d. Heilk.* XI (1870).
— *Ziemssen's Handb.* II (1877).
— *Gerhardt's Handb.* IV (1878).
— *Brit. med. journ.* 1887.
THOMAYER, *Aerztl. Ber. d. Prag. Krankenh.* 1882-84.
THOMPSON, *Clin. lect. of the urin. org.* London 1868.
— *Treatm. of calc. dis.* London 1876.
— *Dis. of the prostata*, London 1886.
— *Lancet* 1883 u. 86.
THOMPSON, *Tum. of the bladder.* London 1884 u. Wien 1885.
— *Die Chir. d. Harnorgane.* Wiesbaden 1885.
— *Strict. u. Fisteln d. Harnrœhre.* München 1888.
THOUVENET, Thèse. Paris 1888.
v. TIEGHEM, *Annal. scient.* Paris 1864.
TISSOT, Leipzig 1784. Paris 1805.
TIZZONI, *Gazz. d. ospit.* 1885.
TOUTON, *Arch. f. Derm. u. Syph.* 1889.
TRAUBE, *Ges. Beitr. z. Path. u. Phys.* II (1871).
— *Ges. Abhdl.* III (1878).
TREITZ, *Prag. Vjahrschr.* IV (1859).
TRIAIRE, *Gaz. des hôp.* 1882.
TROUSSEAU, *Clin. Méd.*
TUCHMANN, *Diagn. d. Blasen. u. Nierenkrankh. mitt. d. Harnleiter-pincette.* Berlin 1887.
TUNGEL, *Klin. Mitthlg. aus d. allg. Krankenh. in. Hamburg.* 1861.
TUFFIER, *Gaz. méd.* 1889.
TYSON, *Philad. med. tim.* 1880.

UDRANSKY et BAUMANN, *Ztschr. f. phys. Chemie.* XIII.
ULTZMANN, *Wien. med. Pr.* 1870.
— *Wien. med. Wochenschr.* 1877.
— *Wien. Klin.* 1879, 83 u. 85.
— *Die Harnconcretionem u. i. Entsteh.* Wien 1882.
— u. BRICK, *Vorles, üb. Krankh. d. Harnorgane.* Wien 1889.
— u. SCHUSTLER, *D. Krankh. d. Harnblase.* Stuttgart 1889.
UNKOWSKI, *Wratsch* 1885.
UNNA, *Virch. Arch.* LXXII (1878).
— *Ther. Monatsh.* 1887.
UNRUH, *Jahrb. f. Kdhlk.* XVII (1881).

v. VAJDA, *Wien med. Pr.* 1880.
— *Wien med. Wochenschr.* 1882.
VALENTINER, *D. chem. Diagn. i. Krankh.* Berlin 1863.
VANNEUFVILLE, *De la néphrorrhaphie.* Thèse. Paris 1888.
VARIOT, *Compt. rend.* 1889.
VEIT, *Volkmann's klin. Vortr.* Nr. 304 1888.
v. d. VELDEN, *Münch. med. Wochenschrift* 1887.
VIERORDT, *Diagnostik d. inn. Krankh.* 2. Aufl. Leipzig 1889.
VIGLEZIO, *Riv. clin.* 1887.
VINCENT, *Rev. de chir.* 1881.

VIRCHOW, *ses Archiv*. IV (1852), VI (1854), VIII-XI (1855-57), XIV, XV (1858), XLVI (1869).
— *Vhdl. d. geburtsh. Ges. zu Berlin*. 1846.
— *Ges. Abhandl*. 1856.
— *D. krankhaft. Geschwülste*. Berlin 1863.
— *Die Cellularpathologie*. Berlin 1871.
— *Berl. klin. Wochenschr*. 1884, 86, 87 u. 88.
VOGEL, *Virch.'s Hdbch. d. spec. Path.* u. *Ther*. VI (1856-65).
VOILLEMIER, *Mal. d. voies urin*. Paris 1881.
VOIT, *Ztschr. f. Biol.* IV (1868).
VOLKMANN, *Clbl. f. d. med. Wiss.* 1882.
VORHOEVE, *Virch. Arch.* LXXX (1880).

E. WAGNER, *Arch. d. Heilk.* II (1861).
— *D. Arch. f. klin. Med.* XXV, XXVII (1880), XXVIII (1881), XLI (1887).
— (v. *Ziemssen's Hdbch.* IX). Leipzig 1882.
— u. UHLE, *Hdbch. d. allg. Pathol.* Leipzig 1876.
WAGNER, *Berl. klin. Wochenschr*. 1887.
— *D. Ztschr. f. Chir.* XXIV (1886).
WALDEYER, *Virch. Arch.* XLI (1867) u. LV (1872).
WALLER, *Journ. of anat. and phys.* 1880.
WARFVINGE, *Om Typh. exanth.* Stockholm 1880.
WARKALLA, *Arch. f. Gynæk.* XXIX (1887).
WARNOTS, *Journ. de méd. de Bruxelles* 1885.
WEBER, *Beitr. z. Path. d. Neugeb.* III. Kiel 1854.
WEDENSKI, *Wratsch* 1886.
WEHENKEL, *Annal. de la Soc. de phys. de Bruxelles* 1882.
WEICHSELBAUM, *Wien. med. Z.* 1881.
WEIGERT, *Volkmann's Slg. klin. Vortr.* Nr. 162, 163.
— *Virch. Arch.* LXXIX (1880), LXXXIV (1881).
WEIKART, *Arch. f. Heilk.* 1860.
WEIL, *Hdbch. u. Atl. d. topogr. Perkuss.* 2. Aufl. Leipzig 1880.
— *Prag. med. Wochenschr*. 1881.
— *Zur. Pathol. d. Typhus. etc.* Leipzig 1885.
WEILL, *Hypertr. card. d. l. néphr.* etc. Paris 1882.
WIENBAUM, Diss. Berlin 1887.
WEINBERG, *Berl. klin. Wochenschr*. 1876.
WEISS, *Rev. de méd. de l'Est* XV (1883).
M. WEISS, *Prag. Ztschr. f. Heilk.* II (1881).
N. WEISS, *Wien. med. Wochenschr*. 1881.
WEISSE, *The. med. Rec.* 1884.
WELANDER, *Nord. med. ark.* XVI (1884).
— *Hygiea*. 1885.
SP. WELLS, *Med. tim.* 1868.
WHITAKER, *The med. news* etc. 1881.
WHITE, *Journ. of. cut. and gén-urin.* dis. 1888, mai.
WIDOWITZ, *Jahrb. f. Kinderheilk.* XXV (1886).
WIEDOW, *Ztschr. f. Gebtsh. u. Gynæk.* XIV (1888).
WILKS, *Guy's hosp. rep.* 1853, 55 u. 77.
WILLE, *Münch. med. Wochenschr*. 1887.
WILMOT, *Brit. med. journ.* 1883.
WILLIS, *Krankh. d. Harnsystems*. 1841.
WINCKEL, *D. med. Wochenschr*. 1879.
— *D. Krankh. d. weibl. Harnrœhre* u. *Blase*. Erlangen 1885.
WINSLOW, *Med. News* 1886.
WITTELSHOEFER, *Wien. med. Wochenschrift* 1883.
WOLFF, *Bresl. ærztl. Ztschr*. 1883.
WYSS, *Arch. f. Heilk.* 1868.
WYSSOKOWITSCH, *Ztschr. f. Hygiene* I (1886).

ZALESKY. *Untersuch. üb. d. uræm. Proz.* 1865.
ZANDER, *Ztschr. f. klin. Med.* IV 1882.
ZEISLER, *Med. Rec.* 1889.
v. ZEISSL, *Allg. Wien. med. Ztg.* 1880. u. 86.
— *Wien. med. Pr.* 1882.
— *Wien. med. Blætt.* 1885.
— *Wiener Klinik* No. 11 u. 12 (1886).
— *Lehrb. d. Syphilis* etc. 5. Aufl. Stuttgart 1888.
ZERNER, *Wien. med. Wochenschr*. 1887.
ZERONI, *Memorabilien* 1882.
ZIEGLER, *Uroskopie a. Krankenbette*. Erlangen 1875.
— *D. Arch. f. klin. Med.* XXV (1880).
v. ZIEMSSEN, *D. Arch. f. klin. Med.* II 1867.
— *D. Neurasthenie*. Leipzig 1887.
ZUAMENSKY, *Arch. f. klin. Chir.* XXXI 1884.
ZULZER, *Lehrb. d. Harnanalyse*. Berlin 1880.
— *Berl. klin. Wochenschr*. 1887.

TABLE ANALYTIQUE

Imp. G. Saint-Aubin et Thevenot, Saint-Dizier. 30, Passage Verdeau, Paris.

www.ingramcontent.com/pod-product-compliance
Ingram Content Group UK Ltd.
Pitfield, Milton Keynes, MK11 3LW, UK
UKHW022317190726
13856UKWH00001B/64